U0231446

CN FA　中国营养保健食品协会推荐用书

生命早期1000天
营养改善与应用前沿

Frontiers in Nutrition Improvement and
Application During the First 1000 Days of Life

生命早期1000天与
未来健康

Early Life During the First 1000 Days and Future Health

杨慧霞
　　　　　│ 主编
董彩霞

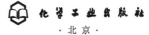

化学工业出版社
·北京·

内容简介

生命早期1000天对于母婴远期健康具有至关重要的作用，是进行干预、减少不良因素暴露的机遇窗口期，对于减少成年期慢性非传染性疾病发生的风险具有重要意义。本书详细阐述了生命早期1000天与未来成年期健康的关系，包括生命早期1000天的基本概念及相关基础研究和流行病学研究的新进展、生命早期1000天对慢性非传染性疾病（包括心血管疾病、肥胖、2型糖尿病、过敏性疾病以及神经精神疾病）的影响等内容，为从事相关专业的研究和管理人员提供参考依据，提高对于生命早期1000天与未来健康的了解和认识，并将其运用于工作实践中，切实践行全生命周期健康的理念。

本书适合预防医学研发及其他从业人员，营养学相关科研人员，特殊医学用途婴幼儿配方食品生产研发人员，婴幼儿营养领域科研及其他从业人员等参阅。

图书在版编目（CIP）数据

生命早期1000天与未来健康/杨慧霞，董彩霞主编． —北京：化学工业出版社，2024.8（2025.4重印）
（生命早期1000天营养改善与应用前沿）
ISBN 978-7-122-45636-6

Ⅰ.①生…　Ⅱ.①杨…②董…　Ⅲ.①孕妇-妇幼保健②婴幼儿-哺育　Ⅳ.①R715.3②TS976.31

中国国家版本馆CIP数据核字（2024）第094978号

责任编辑：李　丽　刘　军　　　　　文字编辑：赵爱萍
责任校对：李雨晴　　　　　　　　　装帧设计：王晓宇

出版发行：化学工业出版社（北京市东城区青年湖南街13号　邮政编码100011）
印　　装：北京建宏印刷有限公司
710mm×1000mm　1/16　印张21¾　字数387千字　2025年4月北京第1版第2次印刷

购书咨询：010-64518888　　　　售后服务：010-64518899
网　　址：http://www.cip.com.cn

"生命早期1000天营养改善与应用前沿"
编委会

姜毓君	东北农业大学
蒋卓勤	中山大学预防医学研究所
李光辉	首都医科大学附属北京妇产医院
厉梁秋	中国营养保健食品协会
刘 彪	内蒙古乳业技术研究院有限责任公司
刘烈刚	华中科技大学同济医学院
刘晓红	首都医科大学附属北京友谊医院
毛学英	中国农业大学
米 杰	首都儿科研究所
任发政	中国农业大学
任一平	浙江省疾病预防控制中心
邵 兵	北京市疾病预防控制中心
王 晖	中国人口与发展研究中心
王 杰	中国疾病预防控制中心营养与健康所
王 欣	首都医科大学附属北京妇产医院
吴永宁	国家食品安全风险评估中心
严卫星	国家食品安全风险评估中心
杨慧霞	北京大学第一医院
杨晓光	中国疾病预防控制中心营养与健康所
杨振宇	中国疾病预防控制中心营养与健康所
荫士安	中国疾病预防控制中心营养与健康所
曾 果	四川大学华西公共卫生学院
张 峰	首都医科大学附属北京儿童医院
张玉梅	北京大学

《生命早期1000天与未来健康》编写人员名单

主编
杨慧霞　董彩霞

副主编
张小松　王　晨　隽　娟　陈　娟

参编人员（按姓氏汉语拼音顺序排序）

陈　娟　董彩霞　冯　烨　高　迪　郭　杰　隽　娟

刘思源　刘　誉　仇　菊　石文标　苏日娜　苏云斐

孙佳增　王　晨　王淑娴　王雪茵　吴　蕾　吴琰婷

闫　婕　杨慧霞　杨振宇　荫士安　张小松　赵兴旺

朱银华

序一

　　生命早期 1000 天是人类一生健康的关键期。良好的营养支持是胚胎及婴幼儿生长发育的基础。对生命早期 1000 天的营养投资被公认为全球健康发展的最佳投资之一，有助于全面提升人口素质，促进国家可持续发展。在我国《国民营养计划（2017—2030 年）》中，将"生命早期 1000 天营养健康行动"列在"开展重大行动"的第一条，充分体现了党中央、国务院对提升全民健康的高度重视。

　　随着我国优生优育政策的推进，社会各界及广大消费者对生命早期健康的认识发生了质的变化。然而，目前我国尚缺乏系统论述母乳特征性成分及其营养特点的系列丛书。2019 年 8 月，在科学家、企业家等的倡导下，启动"生命早期 1000 天营养改善与应用前沿"丛书编写工作。此丛书包括《孕妇和乳母营养》《婴幼儿精准喂养》《母乳成分特征》《母乳成分分析方法》《婴幼儿膳食营养素参考摄入量》《生命早期 1000 天与未来健康》《婴幼儿配方食品品质创新与实践》《特殊医学状况婴幼儿配方食品》《婴幼儿配方食品喂养效果评估》共九个分册。丛书以生命体生长发育为核心，结合临床医学、预防医学、生物学及食品科学等学科的理论与实践，聚焦学科关键点、热点与难点问题，以全新的视角阐释遗传 - 膳食营养 - 行为 - 环境 - 文化的复杂交互作用及与慢性病发生、发展的关系，在此基础上提出零岁开始精准营养和零岁预防（简称"双零"）策略。

　　该丛书是一部全面系统论述生命早期营养与健康及婴幼儿配方食品创新的著作，涉及许多原创性新理论、新技术与新方法，对推动生命早期 1000 天适宜营养的重要性认知具有重要意义。该丛书编委包括国内相关领域的学术带头人及产业界的研发人员，历时五年精心编撰，由国家出版基金资助、化学工业出版社出版发行。该丛书是母婴健康专业人员、企业产品研发人员、政策制定者与广大父母的参考书。值此丛书付梓面世之际，欣然为序。

任发政

2024 年 6 月 30 日

序二

　　儿童是人类的未来，也是人类社会可持续发展的基础。在世界卫生组织、联合国儿童基金会、欧盟等组织的联合倡议下，生命早期1000天营养主题作为影响人类未来的重要主题，成为2010年联合国千年发展目标首脑会议的重要内容，以推动儿童早期营养改善行动在全球范围的实施和推广。"生命早期1000天"被世界卫生组织定义为个人生长发育的"机遇窗口期"，大量的科研和实践证明，重视儿童早期发展、增进儿童早期营养状况的改善，有助于全面提升儿童期及成年的体能、智能，降低成年期营养相关慢性病的发病率，是人力资本提升的重要突破口。我国慢性非传染性疾病导致的死亡人数占总死亡人数的88%，党中央、国务院高度重视我国人口素质和全民健康素养的提升，将慢性病综合防控战略纳入《"健康中国2030"规划纲要》。

　　"生命早期1000天营养改善与应用前沿"丛书结合全球人类学、遗传学、营养与食品学、现代分析化学、临床医学和预防医学的理论、技术与相关实践，聚焦学科关键点、难点以及热点问题，系统地阐述了人体健康与疾病的发育起源以及生命早期1000天营养改善发挥的重要作用。作为我国首部全面系统探讨生命早期营养与健康、婴幼儿精准喂养、母乳成分特征和婴幼儿配方食品品质创新以及特殊医学状况婴幼儿配方食品等方面的论著，突出了产、学、研相结合的特点。本丛书所述领域内相关的国内外最新研究成果、全国性调查数据及许多原创性新理论、新技术与新方法均得以体现，具有权威性和先进性，极具学术价值和社会价值。以陈君石院士、孙宝国院士、陈坚院士、张福锁院士、刘仲华院士为顾问，以任发政院士为编委会主任、荫士安教授为副主任的专家团队花费了大量精力和心血著成此丛书，将为创新性的慢性病预防理论提供基础依据，对全面提升我国人口素质，推动 21 世纪中国人口核心战略做出贡献，进而服务于"一带一路"共建国家和其他发展中国家，也将为修订国际食品法典相关标准提供中国建议。

中国营养保健食品协会会长

2023 年 10 月 1 日

前言

　　随着我国社会经济的快速发展、生活水平的提高和生活方式的改变，心血管疾病、2 型糖尿病、高血压、肥胖等疾病的发病率显著增加，成为我国主要的公共卫生问题。《"健康中国 2030"规划纲要》从国家战略高度提出了全生命周期健康管理理念，《中国妇女发展纲要（2021—2030 年）》也指出妇女全生命周期应享有良好的卫生健康服务。在整个全生命周期中，生命早期 1000 天即从妊娠开始到生后 2 岁这个时期是机体组织、器官、系统发育成熟的关键时期，健康和疾病的发育起源（DOHaD）学说指出生命早期（包括胚胎早期、胎儿和婴幼儿时期）经历营养不良、环境不良等不利因素，将会增加成年后患肥胖、糖尿病、心血管疾病等慢性疾病的风险。随着我国医疗模式由治疗向预防为主的转变，充分认识到生命早期对于预防远期慢性非传染性疾病的重要性，对于全生命周期健康具有深远而持久的意义。

　　在此背景下，为了提高相关专业的研究和管理人员对于生命早期 1000 天与成人慢性非传染性疾病的了解和认识，最终实现改善母婴结局，提高母婴健康水平，降低成年慢性非传染性疾病风险的目标，特组织相关领域的专家编写本书。本书详细阐述了生命早期 1000 天与未来健康的关系，包括生命早期 1000 天的相关理论和基础研究、生命早期 1000 天的流行病学研究进展、生命早期 1000 天对慢性非传染性疾病（包括心血管疾病、肥胖、2 型糖尿病，过敏性疾病和神经精神疾病等）的影响，还包括了新生儿早期基本保健技术和膳食调查方法等实用技术的内容，使读者能够更好应用于实际工作中。

由于我们在专业理论和技术规范方面的认识和经验有限，本书出版之际，希望广大读者在阅读过程中不吝赐教。

最后，非常感谢书中每位作者对本书所做出的贡献。本书是获得 2022 年度国家出版基金"生命早期 1000 天营养改善与应用前沿"丛书的组成部分，在此感谢国家出版基金的支持，同时感谢中国营养保健食品协会对本书出版给予的支持。

杨慧霞　董彩霞

2024 年 3 月

目录

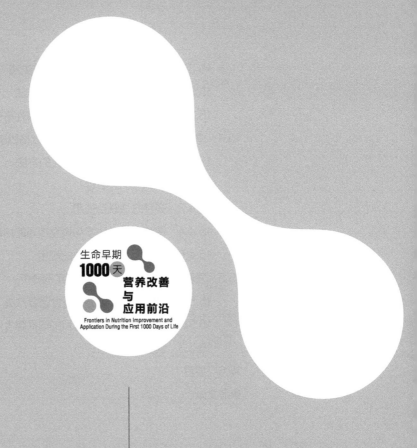

生命早期1000天与未来健康

Early Life During the First 1000 Days and Future Health

第 1 章

生命早期概论

随着我国社会经济的快速发展、居民生活水平的提高和生活方式的改变，代谢综合征（metabolic syndrome, MS，如肥胖、血脂代谢异常、高血糖、高血压等）、慢性非传染性疾病（non-communicable chronic diseases, NCDs）的发病率显著增加，而且呈现年轻化的特点，已经成为我国主要的公共卫生问题[1,2]。《"健康中国 2030"规划纲要》从国家战略高度提出了全生命周期健康的概念，要把全生命周期健康管理理念贯穿城市规划、建设、管理全过程各环节。近年来，我国开始提倡医疗模式由重视治疗向预防为主转变。鉴于成年期对 NCDs 预防效果不佳，建议将 NCDs 的防治延伸至生命早期，充分认识到生命早期对于预防远期 NCDs 的重要性，对于全生命周期健康具有深远而持久的意义[3,4]，而且国际上多年来的系列循证研究结果逐渐形成了健康和疾病的发育起源（development origins of health and disease, DOHaD）假说，即人类在发育过程的早期（包括胎儿、婴幼儿和儿童时期）经历的不良因素或环境刺激，将会增加成年时期罹患糖尿病、心血管疾病、哮喘、肿瘤、骨质疏松症、神经精神疾病的易感性[5-9]。

1.1 DOHaD 假说发展史

著名流行病学家英国南安普顿大学 David Barker 教授早在 20 世纪 90 年代初期基于多项临床流行病学研究发现，胎儿宫内生长发育状况与其成年疾病的发生存在一定的关联[5-6]。不仅是出生时体格小，孕妇体型异常（消瘦或超重、肥胖），孕妇的膳食、代谢和内分泌状态异常都会引起胎儿生理功能的改变，进而增加成年后发生 NCDs 的概率。

早在 1989 年，Barker 教授通过对 20 世纪初出生于英国死于心血管疾病的男性患者的调查发现，低出生体重和 1 岁时体重低于正常标准的男性死于缺血性心脏病的人数较多。后来通过许多流行病学调查的结果显示，胎儿宫内生长发育状况与某些成人疾病的发生存在一定的关系，根据这些研究结果，1995 年 Barker 提出了"成人疾病的胎儿起源"（fetal origins of adult disease, FOAD）假说，即著名的"Barker 假说"（Barker hypothesis）[10]。这一假说认为胎儿在孕中晚期营养不良，会引起生长发育失调，从而导致成年后易患冠心病，并进一步提出，人的生长发育在胎儿期就已规划好，又称"胎儿规划"（fetal program）。研究还发现与低出生体重相关的疾病还包括动脉粥样硬化、冠心病、2 型糖尿病、脑卒中、慢性支气管炎、骨质疏松症以及胰岛素抵抗和代谢综合征（包括高血糖、高血压和高血脂）等。此外，不仅是低出生体重，还有孕妇消瘦或超重、肥胖，孕妇的饮食、代谢和内分泌状态异常，胎儿出生后早期的发育问题等，都会引起胎儿和新生儿的生长发育改变，进而增加成年期发生 NCDs 的概率。于是，"成人疾病的胎儿起源"概念渐渐过渡到了"健康和疾病的发育起源"的理论，即 DOHaD 假说或理论[11]。

DOHaD 理论的提出，已经从单纯强调胎儿期环境因素的影响发展到关注生命发育的全过程。DOHaD 假说强调：人类在早期发育过程中（包括胎儿期、婴儿期、儿童时期）经历不良因素（营养不足、营养过剩等），组织器官在结构和功能上会发生永久性或程序性改变，影响成年期代谢综合征、心血管疾病、精神行为异常等 NCDs 的发生发展，成为成年期 NCDs 病因研究的重要组成部分。

DOHaD 理论为 NCDs 的研究提供了一个全新的视角，以新的生态模式对人类疾病的发生加以解释，强调认识成人疾病不能忽视生命早期的发育阶段。而 DOHaD 领域的研究目前更涉及多个领域，如肥胖、代谢性疾病、心血管疾病、认知能力、行为异常、肿瘤等。

1.2 生命早期健康和疾病发育起源的主要理论

1.2.1 Baker 假说

Barker 假说的主要内容是生命早期营养不良等不利因素将会增加成年后罹患肥胖、糖尿病、心血管疾病、血脂紊乱等代谢综合征的风险，这种影响甚至会持续多代人（代际传递）[8]，这提示生命早期的生活方式和营养状况对成年后 NCDs 的易感性具有重要影响。这一关联目前已得到国内外专家的一致认可，又称为"胎儿编程"学说[7,8,12]。该假说成功解释了宫内环境在成年 NCDs 发生发展中的作用。随后开展的大量研究在一定程度上证实了这一假说。此外，研究也提示与出生体格较小相关的疾病还包括高血压、胰岛素抵抗、2 型糖尿病、骨质疏松症等。

1.2.2 Hales 假说

1962 年，Neel 引入节俭基因假说用于解释肥胖和糖尿病（diabetes mellitus, DM）的流行。1992 年，Hales 等[8]提出"节约表型"假说（the thrifty phenotype hypothesis）用于解释胎儿编程现象的生物学机制。在面临不利生存环境时，胎儿会发生适应性改变来限制自身生长，优先保障重要组织器官发育，促进成熟，增加其在营养缺乏环境下的生存率。比如，减少下半身和四肢的血流供应来优先保障大脑的血供，导致肌肉沉积减少，影响肝脏、胰腺以及肾脏等次要器官的发育；促胎儿生长相关激素（如胰岛素、胰岛素样生长因子等）的分泌量以及敏感度降低；下丘脑-垂体-肾上腺轴活性上调促进胎儿成熟等。一旦出生后营养环境与胎儿编程方向不符，这些适应性改变会导致各种 NCDs 的发生发展。

1.2.3 DOHaD 理论

随着生命早期环境危险暴露与成年期健康状况和疾病易感性研究的深入和扩展，上述不同的假说逐步发展成为健康和疾病的发育起源理论或学说，即 DOHaD 理论。该理论指出生命早期营养状况与母婴近期和远期健康有着密切的联系，人类在生命发育早期的环境因素将会影响成年期肥胖、2 型糖尿病、高血压、心血管疾病、哮喘、肿瘤、骨质疏松症等的发生发展，成为成年期 NCDs 病因的重要组成部分[13]。DOHaD 理论在围产医学领域越来越受瞩目，该理论的提出为成年期 NCDs 的预防提供了新的思路和视角,为真正降低成年期 NCDs 的发生给出了更为有效的干预措施。国际妇产科联盟(International Federation of Gynecology and Obstetrics, FIGO)也呼吁营养优先,强调了妊娠期营养的重要性,以确保孕妇和胎儿健康以及产后婴儿健康的生长发育,将合理营养和均衡膳食贯穿于生命全周期[7]。

1.2.4 FOAD 概念与 DOHaD 理论

FOAD 概念向 DOHaD 概念的转变,主要有两个重要的原因:第一,大量的实验结果显示生命早期经历了不良因素会决定后来一些疾病的风险,这不仅仅特异性地发生在胎儿期,而是发生在整个发育的可塑期。使用"发育(development)"概念可更准确地表明这种效应不仅发生在胎儿阶段,还包括出生早期的新生儿期和婴幼儿期。第二,DOHaD 概念强调研究领域不仅仅是疾病和预防,也包括健康促进(health promotion),这对世界各地的公共卫生和教育计划是非常重要的。提出"发育起源(developmental origins)"概念,说明人类在促进健康和疾病发生发展方式的思考上发生了根本性的转变[9]。

1.2.5 可塑性发育和适应性反应

可塑性发育(developmental plasticity)和适应性反应(adaptive responses, PARs)是 DOHaD 假说的主要理论基础。可塑性发育是指在发育过程中一个基因型能够产生许多不同的生理和形态学的现象。可塑性发育试图调节基因的表达,产生与预测环境最适宜的表型。正是因为存在可塑性发育,机体在面对环境干扰时,才能做出适应性反应,机体这种对环境做出的适应性反应包括即刻的适应性反应(immediately adaptive responses, IAPs)和预测的适应性反应(predictive adaptive responses, PARs)[14]。

宫内营养不良时最明显的 IAPs 是胎儿生长减慢,胎儿生长受限(fetal growth restriction, FGR)可视为 IAPs 的结果。FGR 产生的主要原因是胎盘传递给胎儿的营养成分减少,胎儿通过减少其代谢需求(如降低血浆胰岛素、胰岛素样生长因子 1 的水平)适应不良的营养成分供给,或者重新分配胎儿血流保护重要脏器(脑)的发育,导致不对称的生长受限。这种降低胎儿某些器官 / 组织的生长,虽然能保证胎儿存活,但是却可能导致低出生体重(low birth weight, LBW)、新生儿合并症和死亡的风险增加,同时成年时 NCDs 的易感性亦随之增加。无疑,IAPs 虽然带来暂时的存活优势,但是却为远期的健康埋下了隐患。从这一意义上讲，IAPs 和节约表型的假说是相同的。发育中的器官对其代谢环境很敏感，根据所预测生后环境调节其内环境自稳调定点，选择发育轨迹，这一机制组成了 PARs，如果在发育中预测单独信息揭示可获得的营养受限，那么器官调节其发育轨迹保证个体的代谢内环境更好地适应受限的环境。如果机体的实际生活环境超过了所期待的生理内环境调节范围、膳食供给丰富，那么成年时罹患 NCDs 的风险就会增加。

1.3　DOHaD 理论的意义

基于这一理论，国际学术组织提出从怀孕开始的胎儿期（280 天）到出生之后 2 岁（720 天）这一时期是机体可塑性最强的阶段，是生长发育的第一个关键时期，对人的一生起到决定性作用，这 1000 天被称为"生命早期 1000 天"，是机体组织、器官、系统发育成熟的关键时期，是预防成年期 NCDs 的最大"机遇窗口期"，对全生命周期健康具有深远的影响 [3,15-16]。

近年来，"生命早期 1000 天"受到社会各界的高度关注。NCDs 已成为全球面临的一个主要公共卫生问题，全球 NCDs 患病人群的发展速度尤为严峻，甚至出现了年轻化的趋势。不仅严重影响人群健康，同时也影响社会经济的发展和进步。纠正 NCDs 的危险因素开始得越早越好，尽早纠正 NCDs 的危险因素被认为是控制 NCDs 发病的最有效途径。因此应充分认识到生命早期开展的营养改善对于预防远期 NCDs 的重要性，关注"生命早期 1000 天"，铸造健康生命全周期。基于上述理论和倡导，若能够及时地从妊娠期开始尽早干预，就能够真正降低个体患病风险，同时还能阻断向下一代传递，从卫生经济学角度出发，对于中国，乃至全球多个国家政策的制定和执行将会产生深远的影响。鉴于成人期对于 NCDs 的预防效果不佳，我国政府近年来在多次全国医改工作中，强调加强对 NCDs 的预防筛查，将防控关口前移，做到预防为主，早诊早治。

为了推动儿童早期营养改善行动在全球范围的实施和推广，联合国儿童基金会、世界卫生组织（WHO）、美国国际开发署、世界银行、欧盟、比尔及梅琳达·盖茨基金会等组织及机构联合发表了一个行动框架文件"Scaling Up Nutrition：A Framework for Action"。该主题也成为 2010 年联合国千年发展目标首脑会议的重要内容。2010 年 4 月 21 日在纽约召开了有关儿童早期营养的国际高层会议，提出了要在全球推动以改善婴幼儿营养为目的"1000 天行动"（1000 Days Movement），其口号是"生命早期 1000 天：改变一生，改变未来！（1000 Days：Change a Life, Change the Future！）"。生命早期 1000 天是影响人类未来的重要主题，也是尚未被足够重视的主题。每年全球有 350 万母亲和 5 岁以下儿童死于营养不良相关疾病，更多的母亲和儿童遭遇营养缺乏的问题。生命早期 1000 天营养不良的后果是不可逆的，但是是可以预防的。每年我们可以拯救 100 万以上儿童的生命，帮助 360 万儿童和他们的母亲获得更健康的未来。每年在儿童早期营养上投入 100 亿美元，可以在全球发展方面获得更好的回报。对生命早期 1000 天营养的投入将有助于联合国千年发展目标的实现，包括消除贫困、饥饿，降低孕产妇死亡率和儿童死亡率，降低儿童发病率。营养为儿童健康和生长发育奠定基础，只有改善营养，才能全面实现千年发展目标。改善营养有利于家庭乃至国家消除贫困。据估计，对营养的投入，可以增加每年 2% ～ 3% 的 GDP，其影响是持久的。改善婴幼儿营养可以保障和促进下一代的健康成长，从而有力地促进国家的发展。

DOHaD 概念的提出，促使人们开始认识到有必要在生命历程的早期进行健康干预，强调了改善孕前、妊娠期和婴幼儿期健康和营养状况的重要性以及对遏制人群 NCDs 持续上升态势的战略意义 [17-18]。国际组织（如 WHO 和联合国儿童基金会等）积极促进各国 DOHaD 框架的推广和实施，提出投资于妇女、儿童和青少年的健康和营养改善将带来 10 倍的回报率，包括更好的教育、劳动力参与率和社会贡献等方面 [17,19]，其结果必将促使各国政策制定者认识到 DOHaD 概念与改善人群营养与健康状况以及减少 NCDs 的重要性，并制定相关的政策，促进 DOHaD 框架在各国的落地实施 [20-21]。

1.4 DOHaD 的发展

自 1995 年 Barker 提出成人疾病的胎儿起源假说以来，引起许多科学家和临床医生的极大兴趣，越来越多的研究者投入到此领域，使国际都哈（DOHaD）研究得到迅速发展。在 Barker 等一批学者的大力推动下，成立世界 DOHaD 学术组织、举办世界 DOHaD 学术大会、创办 DOHaD 杂志、建立 DOHaD 研究中心等，是 DOHaD 研究得到实质性进步并迅速发展的标志。

1.4.1 国际 DOHaD 行动

1.4.1.1 建立国际 DOHaD 学术组织

2003 年 Barker 等教授发起成立"国际健康和疾病的发育起源学会"（The International Society for Developmental Origins of Health and Disease），简称国际

DOHaD 学会（International Society of DOHaD）。国际都哈学会将从事基础医学研究的科学家与临床专家联系在一起，积极开展多学科不同专业的合作和交流，深入研究生命早期发育与远期健康和疾病之间的关系，寻找相互之间的规律性，以应对新的公共卫生挑战，为制定公共卫生政策提供依据。学会的使命是促进"国际健康和疾病的发育起源"的研究，促进该领域的学术交流和合作。学会与其他国际组织开展合作，如联合国、世界卫生组织、联合国儿童基金会、世界银行、美国国家儿童健康和人类发展研究所（NICHD）等，争取更多支持，促进国际都哈领域的发展。

国际 DOHaD 学会的目标是：①协调世界不同国家开展都哈研究的战略；②积极提出应对 NCDs 防治的公共卫生战略；③积极争取政府或非政府组织的支持，建立都哈研究基金；④支持从事都哈研究的科学家和临床专家获得培训机会；⑤定期召开会议，讨论研究成果和可能的干预措施；⑥促进全世界不同实验室、科学家和研究人员交流学术思想；⑦代表国际都哈研究工作者向政府、非政府组织和其他相关机构表达发展都哈研究的意义。

此外，世界许多国家和地区也相继建立了 DOHaD 学术组织，促进当地开展 DOHaD 研究及学术交流，传播 DOHaD 学术理念。2008 年我国成立了"中国 DOHaD 联盟"。2018 年，北京大学第一医院妇产科杨慧霞教授向国际 DOHaD 学会提交成立中国 DOHaD 分会申请，并获批。并在其后积极推动中国 DOHaD 分会各项活动，并紧密与国际 DOHaD 学会联系。

目前，国际 DOHaD 的地区组织共有 9 个，包括非洲、澳大利亚 / 新西兰、加拿大、中国、法国、日本、拉丁美洲、巴基斯坦和美国。

1.4.1.2 举办世界 DOHaD 大会

自 2001 年举行第一届世界 DOHaD 大会以来，迄今已举行 12 届世界 DOHaD 大会，现在每两年举办一次。定期举办世界 DOHaD 大会有力地促进了国际 DOHaD 研究的发展，促进国际 DOHaD 领域的合作和交流。20 多年来，共举办了 12 届世界 DOHaD 大会（表 1-1），参会的国家、专业和代表逐届增加。

表 1-1　历届世界 DOHaD 大会简介

届次	时间	地点	会议主题和 / 主要事件
第 1 届	2001	印度孟买	主题：成人疾病的胎儿起源，Barker 教授是大会主要组织者，来自世界各地 502 名代表参加会议
第 2 届	2003	英国布莱顿	主题：成人疾病的胎儿起源；会议决定成立相应国际性学术组织"国际健康和疾病的发育起源学会"

届次	时间	地点	会议主题和 / 主要事件
第 3 届	2005	加拿大多伦多	会议名称从"胎儿起源"改为"发育起源",体现人们对该领域的认识更加深入和扩展
第 4 届	2006	荷兰	主题:表观遗传学调控在 DOHaD 研究领域的应用
第 5 届	2007	澳大利亚珀斯	主题:国际健康和疾病的发育起源
第 6 届	2009	智利首都圣地亚哥	主题:世界健康和疾病的发育起源,阐述了 DOHaD 研究进展及对慢性病防治策略的影响
第 7 届	2011	美国波特兰	主题:全球范围的 NCDs 挑战;炎症、胰岛素抵抗和程序化;早产与程序化;胎盘的作用;表观遗传学;如何实现发育健康
第 8 届	2013	新加坡	主题:从科学到政策与实践
第 9 届	2015	南非	主题:代谢性疾病的跨代风险
第 10 届	2017	荷兰鹿特丹	主题:生命全周期健康与疾病
第 11 届	2019	澳大利亚墨尔本	主题:国际健康与疾病起源,宗旨为"促进人类的未来健康"
第 12 届	2022	加拿大温哥华	主题:DOHaD 中的社会和环境破坏——"成功干预健康未来"受疫情影响,DOHaD 中国分支缺席了此次会议
第 13 届	2025	阿根廷布宜诺斯艾利斯	主题:DOHaD,通向统一健康的桥梁
第 14 届	2027	日本横滨	主题:跨代整体生命保健和发育可塑性

1.4.1.3 创办 DOHaD 杂志

为更好地促进 DOHaD 领域的学术交流,DOHaD 研究领域的学术期刊应运而生,2009 年一本全新的 DOHaD 杂志(Journal of Developmental Origins of Health and Disease, J DOHaD)创办,由英国剑桥大学出版社与国际 DOHaD 学会联合出版。

DOHaD 杂志主要发表 DOHaD 领域的研究论文,聚焦动物和人类早期发育过程中的环境因素,环境因素与遗传的关系,对后期健康的影响,及后期发生疾病的危险因素。DOHaD 杂志接受原著论文、短篇交流和综述,也刊登学术会议报告、评论、意见交流等。DOHaD 杂志是一本多学科交流的期刊,涉及的学科和相应专家有:生理学、人类生物学、分子生物学、遗传学、表观遗传学、营养科学、内分泌与代谢、人类学、进化发育生物学等及临床专家、营养专家、流行病学家、社会学家、公共卫生专家、政策制定者等。

1.4.1.4 建立 DOHaD 研究中心

为更好地开展 DOHaD 研究，2000 年 1 月在英国南安普顿大学建立"DOHaD 研究中心"，后来世界其他国家也建立了一些类似的 DOHaD 研究机构。DOHaD 研究机构的建立使多学科专家集中研究 DOHaD，DOHaD 研究队伍进一步发展壮大。

1.4.2 中国 DOHaD 行动

随着中国学者对 DOHaD 概念的了解和认识的逐步深入和关注，2008 年 5 月 24 日，DOHaD 亚太区营养研讨会在中国上海召开，会议邀请到了 DOHaD 研究领域的国际多位知名专家学者，会议期间，包括来自亚太地区 10 个国家 400 余名儿科、产科和营养学领域的专家学者汇聚一堂，展开了热烈的讨论和交流。

1.4.2.1 成立中国 DOHaD 联盟

2008 年 5 月 25 日，由北京大学第一医院杨慧霞教授和同济大学附属第一妇婴保健院段涛教授牵头，在上海成立了"中国 DOHaD 联盟"。中国 DOHaD 联盟是由产科、计划生育科、新生儿科、儿科、儿保科、妇幼保健中心以及临床流行病等多专业领域的，以及密切关注这一领域进展的 20 名专家组成。委员会采取开放式管理，鼓励专家积极参与委员会活动。

1.4.2.2 中国 DOHaD 联盟的目的

成立中国 DOHaD 联盟的目的包括：加强对临床医生的教育和培训，从而为国内医生提供一个了解 DOHaD 的窗口，提高国内医生对 DOHaD 的认识，推广 DOHaD 概念，让广大临床医生进一步、全方位地了解 DOHaD 国际研究进程和最新研究结果，提高我国相应临床医生学术和科研水平，推动我国相应研究发展。中国 DOHaD 联盟的工作内容包括：设立 DOHaD 科研基金，鼓励相关的临床科研；采取巡回会议的形式对医生进行继续教育；通过推广资料、科普短文、书籍等形式对公众进行相关知识的科普教育；参与孕妇营养咨询门诊的工作，直接对孕妇进行营养指导并获得数据进行调研。

中国 DOHaD 联盟的成立得到了国际 DOHaD 联盟前任主席 Peter D. Gluckman 教授以及 Mark Hanson 教授、太平洋地区代表 John Newnham 教授的大力支持，Peter D. Gluckman 教授以及 Mark Hanson 教授同时受聘任职中国 DOHaD 联盟荣誉委员。在中国 DOHaD 联盟成立会上，国内外有识之士纷纷表示，中国这样一个人口数量众多、计划妊娠占较大比例的国家，开展 DOHaD 研究意义尤其重大。

同年，由中国 DOHaD 联盟主办"DOHaD 中国行 CME 项目"正式启动，在全国多个城市，对千余名临床医师进行 DOHaD 概念推广。2010 年，中国 DOHaD 联盟与国际 DOHaD 学会联合在中国首次举办召开"DOHaD 专题研讨会（DOHaD China workshop 2010），引起了中外学者的关注和踊跃参与。2013 年，杨慧霞教授与段涛教授主编发行《健康与疾病的发育起源：DOHaD 在中国》进一步促使 DOHaD 理论在中国的推广，加强人们对于生命早期历程的关注和重视。

1.4.2.3　成立中国 DOHaD 分会

2018 年，北京大学第一医院妇产科杨慧霞教授向国际 DOHaD 学会提交成立中国 DOHaD 分会申请，并获批。并在其后积极推动中国 DOHaD 分会各项活动，并紧密与国际 DOHaD 学会联系。DOHaD 理念，旨在倡导生命早期健康影响人类一生健康概念，并力求从根本帮助缓解"近、远期"慢病的发生。中国 DOHaD 分会希望可以通过密切联系包括产科、儿科、营养及临床流行病学等专业领域的学者，鼓励并促进开展围绕 DOHaD 理论的相关研究，推广 DOHaD 概念，提高 DOHaD 认识，响应"健康中国 2030"规划纲要，实现从胎儿到生命终点覆盖全生命周期的全程健康服务和健康保障目标，推动中国 DOHaD 发展，在 DOHaD 研究领域，给予更多中国的声音。所以我们诚挚欢迎大家成为国际 DOHaD 学会中国分会的一员，共同为中国 DOHaD 事业的茁壮发展贡献力量。

1.5　展望

DOHaD 假说无疑为成年 NCDs 的病因学研究提供了一个新的窗口，但是到目前为止，基于 DOHaD 的干预研究仍有待进一步深入，而且需要实施长期纵向干预研究；同时 DOHaD 框架的实施和参与不仅限于研究界，还包括临床医生和政策制定者。因此，目前对 DOHaD 的研究尚需要从以下几个方面进行深入研究。

（1）进一步开启多中心大样本的纵向研究　成年 NCDs 的发生，特别是代谢综合征，与种族和社会经济水平相关。DOHaD 假说在不同国家、不同种族间的表观遗传是否存在差异，在 DOHaD 框架这一大前提下，尚需要各国大样本人群研究的充实，寻求各自疾病发育起源的特点。这也是中国 DOHaD 研究面临的首要任务。

（2）探究成年非代谢性疾病的发育起源　目前许多研究主要关注于生命早期不良环境与成年代谢性疾病的关联，而与成年非代谢性疾病的关联仍需要加强探讨。

（3）进一步探讨成年代谢性疾病发育起源的可能机制　组织重建和神经内分泌轴的编程具体过程还不清楚，且目前表观遗传学研究仅局限于为数不多的几个基因，而参与代谢调控因子错综复杂，其中关键因子的表型是否会代代相传，还需要更广泛的流行病学资料支持，且表观遗传和遗传基因的作用哪个更重要还有待进一步探讨；而且无论是代谢编程还是预测的适应性反应都只发生在发育的可塑期，不同组织和器官其发育窗口期存在时间和种属的差异。因此后续应以与人类器官发育过程类似的物种作为研究对象。

（4）寻求合理的干预措施，预防成年代谢相关疾病的发生发展　根据"匹配-不匹配"理论，对于发达国家的孕妇，应避免体重增长过快，加强身体活动和运动锻炼；发展中国家的孕妇，应注重孕前和妊娠期的营养保健，根据孕妇和胎儿出生情况筛选高危人群予以合理的膳食、运动指导。倡导母乳喂养，因为母乳喂养不仅可防止肥胖的发生，而且可减少成年代谢综合征及各组分异常发病率。总之，通过合理的营养干预和生活规划，建立健康的生长发育模式非常关键。

（5）政策引导　DOHaD 框架落地实施与推广，需要积极的政策导向和国家层面的行动 [21]，例如从禁止向儿童推销不健康食品、制订和完善卫生保健从业人员和卫生系统的指导方针（如提供孕前营养健康护理和妊娠期营养改善与补充）到影响人们行为和选择的政策（如增加糖税，丰富超市中减糖、减脂、减盐的替代品等），加大对公众减少与 DOHaD 相关风险因素的科普宣传，引起公众对身体健康、营养、怀孕计划和准备的兴趣。

然而，DOHaD 框架的实施，无法通过单一战略解决。为了应对和遏制 NCDs，与 DOHaD 相关政策的制订和实施涉及多政府部门协调工作，就像 DOHaD 是一门跨学科的科学，将遗传学、临床医学、营养学、环境学与社会的发展联系起来一样。

（杨慧霞，隽娟，王晨）

参考文献

[1] 国家卫生健康委疾病预防控制局 . 中国居民营养与慢性病状况报告（2020 年）. 北京：人民卫生出版社，2022.

[2] 赵丽云，丁钢强，赵文华，等 . 2015—2017 年中国居民营养与健康状况监测报告 . 北京：人民卫生出版社，2022.

[3] 荫士安，董彩霞，杨振宇 . 遏制人群慢性病上升态势的全生命周期预防建议 . 中华预防医学杂志，2024, 58(1): 107-113.

[4] 王宇，江华 . 生命全周期营养与慢性病防治 . 中华预防医学杂志，2022, 56(2): 154-158.

[5] Barker D J, Osmond C. Infant mortality, childhood nutrition, and ischaemic heart disease in England and Wales. Lancet, 1986, 1(8489): 1077-1081.

[6] Barker D J, Osmond C, Golding J, et al. Growth in utero, blood pressure in childhood and adult life, and

mortality from cardiovascular disease. BMJ, 1989, 298(6673): 564-567.

[7] Hanson M. The birth and future health of DOHaD. J Dev Orig Health Dis, 2015, 6(5): 434-437.

[8] Hales C N, Barker D J. The thrifty phenotype hypothesis. Br Med Bull, 2001, 60: 5-20.

[9] 杨慧霞，段涛 . 健康与疾病的发育起源：DOHaD 在中国 . 北京：人民卫生出版社，2013.

[10] Barker D J. The fetal and infant origins of disease. Eur J Clin Invest, 1995, 25(7): 457-463.

[11] Hoffman D J, Reynolds R M, Hardy D B. Developmental origins of health and disease: current knowledge and potential mechanisms. Nutr Rev, 2017, 75(12): 951-970.

[12] Hanson M A, Gluckman P D. Developmental origins of health and disease--global public health implications. Best Pract Res Clin Obstet Gynaecol, 2015, 29(1): 24-31.

[13] Barker D J. Developmental origins of adult health and disease. J Epidemiol Community Health, 2004, 58(2): 114-115.

[14] Gluckman P D, Hanson M A, Beedle A S. Early life events and their consequences for later disease: a life history and evolutionary perspective. Am J Hum Biol, 2007, 19(1): 1-19.

[15] Saavedra J M, Dattilom A M. Chapter 1 - Nutrition in the first 1000 days of life: Society′s greatest opportunity. Sawston, Cambridge: Woodhead Publishing, 2022.

[16] Subcomisión DOHaD – SAP "Origen de la Salud y Enfermedad en el Curso de la Vida" – Sociedad Argentina de Pediatría. Developmental origins of health and disease concept: the environment in the first 1000 days of life and its association with noncommunicable diseases. Arch Argent Pediatr, 2020, 118(4): S118-S129.

[17] Clark H, Coll-Seck A M, Banerjee A, et al. A future for the world′s children? A WHO-UNICEF-Lancet Commission. Lancet, 2020, 395(10224): 605-658.

[18] Stephenson J, Heslehurst N, Jennifer Hall J, et al. Before the beginning: nutrition and lifestyle in the preconception period and its importance for future health. Lancet, 2018, 391(10132): 1830-1841.

[19] World Helath Organization. Global stragety for women′s children′s and adolescent′s health 2016-2030. 2015.

[20] Reddy S P, Mbewu A D. The implications of the developmental origins of health and disease on public health policy and health promotion in South Africa. Healthcare (Basel), 2016, 4(4): 83.

[21] Jacob C M, Hanson M. Implications of the developmental origins of health and disease concept for policy-making. Current Opinion in Endocrine and Metabolic Research, 2020, 13: 20-27.

第 2 章

配子源性疾病

人体生长发育各个阶段所面临的环境都会不同程度对健康产生影响[1]。发育源性疾病是指生命早期不良环境暴露导致出生后的不良健康状态，可以表现为出生缺陷和生长发育迟缓，也可表现为远期成年时罹患肥胖、糖尿病、血脂异常、心血管疾病等代谢综合征的风险增加，这种不良风险甚至可能出现隔代传递[2-5]。上述研究多关注宫内环境对胎儿的影响，然而，受精卵和早期胚胎时期，作为表观遗传重编程、细胞快速分化和器官发生的关键时间窗，也是环境干扰的敏感阶段。与早期胚胎和胎儿发育相比，配子（精子、卵子）发生和成熟阶段，历经的时间更长，更易受到不良环境暴露的潜在影响，而且这些影响导致的改变可传递给后代并对胚胎发育和成年期健康状况产生负面影响[6]。因此，目前关于慢性疾病预防的关注点应进一步前移到配子发生期，即"配子源性疾病"。

2.1 配子源性疾病的起源

配子、胚胎源性疾病的本质在于，生殖细胞在结合、发育成为胚胎前，因外界环境发生改变而做出的适应性变化，可以传递给子代，而且这种改变往往不依赖于 DNA 序列的变化，而与表观遗传修饰有关。这种现象的本质依然围绕着遗传与发育，因此配子、胚胎源性疾病的渊源不得不从最初的物种进化理论说起。

2.1.1 获得性遗传理论

今天，我们早已知道发育源性疾病与表观遗传学息息相关，且表观遗传学已是科学研究的热点，相关的研究内容层出不穷。一位名叫 Lamarck 的科学家提出的理论与表观遗传学十分相似。法国博物学家、生物学家拉马克（Jean-Baptiste Lamarck，1744—1829）于 19 世纪初提出了获得性遗传理论（inheritance of acquired traits）的概念，今天更多的人称之为 "soft inheritance" [3]。该理论作为 Lamarck 进化理论的一部分，在他发表的著作《动物学哲学》（*Philosophie zoologique*）中进行了系统阐述。Lamarck 认为，亲代为了适应环境，会发生表型的改变，而这种因适应环境所获得的性状会遗传给下一代，生物对环境的适应能力促进了物种的复杂性。Lamarck 的这个理论强调了物种对于环境所作出的适应性改变及其遗传。比如，长颈鹿为了吃到更高的树上的叶子，会伸长脖子，随着时间的推移，子代的脖子也会越来越长 [7]。这种理论的提出扩展了遗传的范围。遗传不仅是亲代至子代简单的纵向遗传，还有环境带来的更加广泛的改变。尽管获得性性状的理论在 19 世纪初十分流行，然而，继达尔文发表 "自然选择" 的理论之后，个体在进化中所扮演的角色显得微不足道。同时，获得性性状理论在 19 世纪末 20 世纪初受到了巨大争议，直至 1962 年。当时许多遗传学的教材都未曾提及获得性性状遗传的实例，仅 7 本教材提及获得性性状的遗传或者 Lamarck 的人名 [8]。

2.1.2 种质论

德国进化生物学家魏斯曼（August Friedrich Leopold Weismann，1834—1914）提出 "种质论"（germ plasm theory），认为生殖细胞，即卵子和精子，是遗传信息传递的唯一方式。体细胞和遗传无关，生殖细胞可以转换为体细胞，但是体细胞后天经环境获得的特性无法通过体细胞影响到生殖细胞，继而无法影响到子代。换句话说，配子时期发生的突变是自然选择使生物发生改变的唯一途径。这种生殖细胞与体细胞间的屏障也被称作"魏斯曼屏障"（Weismann barrier）[9]。根据该理论，魏斯曼彻底否定了拉马克的学说。魏斯曼剪去了 68 只小鼠的尾巴，并重复了 5 代，出生的 901 个子代，没有一个出现尾巴变短或尾巴小的情况[10]。可以说，在很长一段时间里，拉马克的进化理论都不被人认可。

2.1.3　表观遗传概念

19 世纪初，还有两位极负盛名的科学家，"现代遗传学之父"孟德尔（Gregor Johann Mendel，1822—1884）和进化论的奠基者达尔文（Charles Robert Darwin，1809—1882）。达尔文在其书中也曾表达了对拉马克理论的赞同，并称其为"泛生论"（pangenesis）。达尔文认为，在生殖细胞和体细胞之间，存在着某种可以传递信息的物质[3]。可见，在 20 世纪初，发育生物学和遗传学仍然处于众说纷纭的阶段，争论不断。人们都试图用各自的理论去解释生物进化、遗传的机制，"基因"是否是唯一将表型代代相传的关键物质。直至英国发育生物学家瓦丁顿（Conrad Hal Waddington，1905—1975）提出了表观遗传的概念，才得以使多个概念出现了统一的局面。而拉马克的获得性遗传理论，也再次被人提及[11]。今天，表观遗传学的兴起与包括拉马克在内的诸多科学家仿佛进行了一场隔空对话，其背后是人们对于遗传学、发育学更深刻的认知。今天，我们已经知道遗传不仅仅是 DNA 序列的简单延续，而是一场环境与人类共同参与的进化盛事。

瓦丁顿取了希腊词汇中"epigenesis"一词并将其改为"epigenetics"，"epigenesis"原指发育生物学中的理论，即早期胚胎是未分化的。他同样提出了"epigenotype"一词，将其定义为"生物的整个发育系统，包括相互联系的发育途径，通过这些发育方式，物种得以发育成熟。"原话为"The total developmental system consisting of interrelated developmental pathways through which the adult form of the an organism is realized"。瓦丁顿这一学说的一大突破在于，表观遗传学将发育生物学和遗传学相联系，解释了两个学说中的许多问题。当时，人们只知道"表观遗传"的概念，但对其分子机制仍然一无所知[3]。

有了这一系列学说的基础，发育源性疾病的机制阐明似乎出现了曙光。如今，科学家已屡次发现，生物对环境所做的改变可以通过生物的配子遗传，从而影响子代的发育轨迹，甚至影响子代的健康。这一概念被称为"生殖细胞介导的表观遗传"[11]。

2.2 配子源性疾病概述

某一性状从父母到后代的生物遗传的经典观点涉及了遗传的因素，但现在人们认识到非遗传因素（即在不改变 DNA 序列的情况下改变基因的功能，且同时对环境敏感）也有贡献。尽管过去对于获得性表观遗传的改变在哺乳动物中是否可以遗传仍然有争议，近些年，已经有越来越多的实验证明了这一现象 [12]。

2.2.1 代间与跨代传递

在对配子源性疾病相关研究进行描述时，经常使用术语"代间"和"跨代"描述此类影响。跨代效应特指不能归因于特定触发因素对受影响生物体的直接影响的现象。例如，环境刺激可以直接影响妊娠胚胎（以及哺乳动物雌性胚胎内已形成的卵母细胞）[13]。因此，当刺激发生时，仅当第二代（父系传播）或第三代（母系传播）的表现出现改变时才真正可以称为跨代遗传（即 F_0 至 F_2 或者 F_3）。较短时间跨度的影响被描述为父母或代间遗传（即 F_0 至 F_1）。尽管如此，代间效应与跨代效应具有诸多相同的发生机制 [14]。

起初，有关表观遗传信息可以通过配子遗传的结论来源于转基因小鼠的实验。如果亲代小鼠经转基因成功表达某个基因，则子代该基因也表达 [15]。内源性基因方面，Whitelaw 首次在哺乳动物中证明，agouti viable yellow（A^{vy}）基因的表观遗传修饰可以通过生殖细胞遗传。该实验在小鼠的模型中进行，Whitelaw 发现，毛发修饰基因 agouti 受到了反转座子 IAP 启动子的调节。IAP 启动子的甲基化状态导致 IAP 表达沉默，从而表达 agouti 基因。这种甲基化并没有在重编程中消失，从而使得子代毛发颜色出现了改变 [16]。

后来，又陆续出现了诸多研究，证明了生殖细胞的不良暴露可以遗传给子代。2005 年，MSkinner 和他的团队首次力证，雌性大鼠暴露于环境因素即内分泌干扰物乙烯菌核利（vinclozolin，具有抑制雄激素的功能）可以导致子代精子发生异常，引起雄性子代的不育，且这种异常可以连续遗传四代。这种影响和生殖细胞的甲基化改变有关 [17]。同一时期，在人类中发现亲代吸烟以及营养状况产生的影响可通过配子遗传给子代 [18-20]。在神经学、行为学等方面也有研究证明了依赖于生殖细胞的非基因遗传 [12]。

环境是否会引起亲代在行为学上的适应性改变，并且通过配子遗传也是科学家关注的焦点。部分关注小鼠行为学的研究发现了跨代遗传的现象，在小鼠中，出生后早期［出生后第1天（P1）～ P14］的慢性且不可预测的创伤经历和青春期的慢性社会不稳定（P27 ～ P76）分别改变了长达三代的社会认知和互动能力。这些改变会通过雌性和雄性传递给后代，即使雄性本身没有症状。这一发现表明生殖细胞中存在跨代遗传机制以及存在"沉默携带者"父母，他们可以将表型传递给子代，但自身却不表达异常 [12, 21-22]。

2.2.2 配子源性疾病的发生机制

这种亲代获得性的改变究竟是如何通过配子遗传给子代的？其背后的分子机制实则紧密围绕着表观遗传学的种种现象。在过去的60年里，人类基因学的研究一直关注于DNA。当时，科学家认为DNA是携带遗传信息的关键载体，遗传信息通过DNA从亲代传至子代。单个基因的突变或小部分基因的突变和生物的表型紧密联系。基于基因测序的技术发展迅速，全基因组关联分析研究（genome-wide association studies, GWAS）可以发现和疾病相关的单核苷酸多态性（single nucleotide polymorphism, SNP），包括关联较弱的SNP[15]。尽管许多疾病如代谢性疾病的孟德尔遗传规律已经发现，但是这已经不足以解释诸多疾病的高发率。例如，GWAS仅可解释2型糖尿病遗传现象的10%、空腹血糖遗传现象的5%。因此，表观遗传学在解释疾病发生率中的作用，引起了人们更多的重视 [23]。在瓦丁顿提出表观遗传学的概念之后，分子机制一直不明确。1969年，Griffith和Mahler首先提出甲基化在大脑的长期记忆中发挥了重要作用 [24]。随后，在1975年，Arthur Riggs指出，甲基化可以控制基因的"开"与"关"，影响基因的表达，从而影响生物的发育 [11]。

30多年前，科学家发现受精后，胚胎DNA的甲基化水平与成熟配子以及刚刚种植后相比，整体下降。自此以后，甲基化在配子发育、胚胎形成中清除和重建的概念成了表观遗传的一个重要研究基础。获得性性状可以跨代表观遗传的关键在于表观基因组是否可以发生转录，以及在哪个阶段，表观遗传的重组没有发生 [15]。表观遗传的修饰在早期胚胎发育阶段可以逃脱基因的重编程，这一现象最初发现于小鼠的印记基因。等位基因的亲代来源不同，则表达方式不同，且这种表观遗传的修饰可以数代相传。如果印记基因发生突变，也可以通过生殖细胞遗传给子代 [25]。随后，科学家又发现染色体蛋白即组蛋白修饰等其他表观遗传修饰 [26-27]。可见，除了"跨代遗传"和"代间遗传"外，贯穿配子源性疾病的另一个重要术语是表观遗传，即如前所述的基于非DNA序列遗传的基因组相关机制，主要是DNA甲基化、组蛋白修饰和可遗传的RNA[28]。下文将继续深入探讨精子和卵细胞中存在的配子源性疾病及其相关机制。

2.3 精子不良暴露与子代健康

环境中存在的许多不同的生活方式因素和化学物质会对人类的生殖系统构成威胁。父母孕前的暴露可能改变配子以及这些改变可能传递给后代并对胚胎生长和发育产生负面影响。母亲暴露与后代健康之间的联系是流行病学研究中经常关注的焦点，但却很少关注父亲在精卵结合前的暴露，而这也是后代健康非常重要的决定因素。已有研究发现，男性的一些环境和生活方式会改变精子的表观遗传学，从而调节胚胎早期发育过程中的基因表达。表观遗传信息被认为是生物体进化的一种机制，可以将其生活经历的信息传递给后代 [6]。

2.3.1 精子对环境暴露的敏感性

人们发现男性的一些环境和生活方式因素会改变精子表观遗传学，从而调节早期胚胎发育过程中的基因表达。表观遗传信息被认为是生物体进化的一种机制，将其生活经历的信息传递给后代。DNA 甲基化是一种经过充分研究的表观遗传调节因子，对体细胞和精子的环境暴露敏感。在男性的整个成年生活中，精原干细胞不断产生精子，并且精原干细胞存在于血睾屏障之外，使它们容易受到环境侵害。此外，精子 DNA 甲基化模式的改变可以在整个发育过程中持续存在，并最终导致损伤，从而使后代容易患病 [6,29]。精子表观基因组的年龄依赖性变化可能与自闭症谱系障碍有关，而且化学物质暴露和不良生活方式以及人类辅助生殖技术（assisted reproductive technology, ART）可能会影响精子的表观遗传老化 [29-30]。

2.3.2 父亲生活习惯对子代健康的影响

在男性的整个成年期，精原干细胞持续不断地产生精子，而且精原干细胞存在于血睾屏障之外，这使得它们易受到环境的损害 [6]。诸多流行病学研究提示，父亲自身的生活习惯或是健康状况均会对子代的健康产生影响，尤其是对于子代的精神疾病，包括自闭症、自闭症谱系障碍和精神分裂症等，但也有研究发现与死产、任一出生缺陷、唇腭裂和 21-三体综合征有关。父亲的身高，而非体重指数（body mass index, BMI）与后代的出生体重相关；而父亲的 BMI 与后代儿童时期的 BMI、体重和 / 或体脂有关。还有研究发现，父亲吸烟与小于胎龄儿增加、先天性心脏缺陷、唇腭裂等出生缺陷、癌症和急性淋巴细胞白血病有关 [31]。在影响较为明显的精神疾病方面，一项荟萃分析纳入了包括 6 项队列研究和 6 项病例对照研究。在这两项研究设计中，均发现高龄父亲的后代患精神分裂症的风险出现了显著增加，高龄父亲（≥ 50 岁）的相对风险为 1.66 [95% 置信区间（confidence interval, CI）1.46 ～ 1.89] [32-33]。另一项荟萃分析纳入了 10 项研究，发现高龄父亲的后代患精神分裂症的风险增加，父亲≥ 55 岁的后代患精神分裂症的风险汇总估计值为 2.21（95% CI 1.46 ～ 3.37），父亲≥ 45 岁的后代患精神分裂症的风险汇总值为 1.38（95% CI 0.95 ～ 2.01），父亲≥ 35 岁的后代患精神分裂症的风险汇总值为 1.28（95% CI 1.10 ～ 1.48）[34]。也有研究报道，不仅父亲年龄 35 岁以上的孩子患精神分裂症的概率较高，父亲年龄在 20 岁以下也会增加子代患精神分裂症的风险 [35-36]。然而，近年也有研究结果显示，控制了第一个孩子出生时父亲的年龄后，父亲高龄并不能预测精神分裂症或双相情感障碍的风险增加 [37]。

2.3.3 作用机制

DNA 甲基化是研究较多的表观遗传修饰，对体细胞和精子的环境暴露敏感。通过动物研究可以发现，DNA 甲基化在精子的表观遗传中发挥了一定的作用。精子中的 DNA 可能会因环境因素在各个位点发生高甲基化或低甲基化，并且这种改变可以遗传给后代，即精子 DNA 甲基化模式的改变可以在整个发育过程中维持，并最终导致损伤，这可能使后代患某些疾病的敏感性增加。胎儿乙烯菌核利治疗或在能量限制后，原始生殖细胞（primordial germ cell, PGC）和精子中的多个差异甲基化位点（differentially methylated regions, DMR）出现 DNA 甲基化水平降低 [38-39]。相比之下，胎儿酒精暴露会增加精子中阿片黑皮素原（proopiomelanocortin, Pomc）启动子等位点的 DNA 甲基化水平并降低 DNA 羟甲基化水平 [40-41]。乙烯菌核利和乙醇诱导的 DMR 在精子中持续存在至少三代 [17,40,42]。在另外一项研究中，将 F_0 小鼠习惯于特定气味与恐惧联系起来，在 F_1 和 F_2 代小鼠中的行为也出现了对该气味敏感，但对其他气味没有反应。F_1 和 F_2 代表现出嗅觉神经解剖学改变，F_0 和 F_1 代的精子的气味受体 Olfr151 基因甲基化水平出现了降低，该研究进一步提示环境因素可以在行为学、解剖学以及表观遗传的水平上产生跨代影响 [43]。

近期，许多研究都发现 RNA 也可以携带遗传信息，并传至后代。这一现象在精子中很常见。过去，人们认为精子的作用仅仅是将遗传信息传递至卵母细胞。随着测序技术的发展，科学家发现精子中还存在有大量不同种类的 RNA[3]。Krawetz 及其团队的其他成员用有力的实验证据表明，精子中存在许多 RNA 种类，且这些 RNA 可以在受精的时候传递给卵母细胞 [44]。在 Rassoulzadegan 实验室 2006 年发表的论文中，该研究组发现，如果将转基因小鼠精子或者体细胞的 RNA 注射入合子，子代的健康将受到很大影响，且这种影响可以持续数代[45]。之后，相继有数个实验室都发现精子中的 RNA 会因外界环境变化而相应做出改变。Mansuy 研究团队于 2014 年发现精子 RNA 可以将父亲复杂的、获得性表型传递至子代，如早期获得的创伤性应激[46-47]。

2.3.4　精子中小非编码 RNA 的作用

一系列的发现使人们开始意识到，精子对于子代的贡献远不止一半的 DNA 序列，还蕴含着更多的重要的遗传信息。小非编码 RNA（small non-coding RNA, sncRNA），特别是转运 RNA 衍生的小 RNA（tRNA-derived small RNA, tsRNA）和微 RNA（miRNA, microRNA），是哺乳动物精子进行环境信息传输的可能介质[48]。tsRNA 源自前体或成熟 tRNA，具有不同的大小和生物发生机制，并参与各种细胞过程，包括转座元件的抑制。与 miRNA 一样，tsRNA 可以与 Argonaute 家族的小 RNA 结合蛋白相互作用，通过与目标 mRNA 3′ 非翻译区的序列互补来诱导转录后基因沉默[28]。小鼠成熟精子中小 RNA 的成分主要是 tsRNA[49]。已有研究开始关注。如果父亲在特定情况下受到了影响比如应激和饮食的变化，精子是否可以将亲代的获得性性状传递至子代，并将关注点缩小至某一特定种类的 RNA。最近，研究人员发现 tRNA 碎片（fragmented tRNA）及其修饰可以作为遗传信息跨代传递[49]，饮食也可以改变 tRNA 在成熟精子中的表达量[50]。在给予高脂肪饲料（high fat diet, HFD）的父系小鼠模型中，一项研究发现 tsRNA 子集主要来自 5′ 末端部分，大小范围为 30～34 个核苷酸，表现出表达谱和 RNA 修饰的变化。将来自 HFD 雄性的精子 tsRNA 片段注射到正常受精卵中，会在 F_1 后代中产生代谢紊乱，并改变 F_1 后代早期胚胎和胰岛中代谢途径的基因表达，这与 CpG（胞嘧啶鸟嘌呤二核苷酸）富集区域的 DNA 甲基化无关。因此，精子 tsRNA 代表了一种父系表观遗传因子，可能介导了饮食引起的代谢紊乱的代际遗传[51]。

另外，Rassoulzadegan 的早期研究发现，miRNA 对于配子源性疾病发挥的作用也可以被其他 RNA 混合物替代。可见，配子源性疾病的机制探究以及精子的"RNA 之旅"还有很长的道路要走。诸多研究试图通过细分 RNA 的种类来探究究竟是哪一种 RNA（miRNA、tRNA 碎片等）在配子传递的遗传信息中发挥着重要作用，而这需要 RNA 测序技术的发展，这将帮助我们揭示精子 RNA 在配子源性疾病中所发挥的作用。近年，SpermBase 数据库（http://www.spermbase.org/）的建立在揭示精子 RNA 信息中也取得了一定进展。如果未来可以知道究竟哪一种 RNA 可以发挥作用，则可以阻断遗传的发生[52]。

综上所述，父本精子表观基因组在接触外界物质和不同的生活方式后可能会发生代际或跨代改变，未来还需要更多的研究去探寻背后的机制。

2.4　卵母细胞不良暴露与子代健康

已有许多流行病学及动物研究发现母亲在妊娠期的接触和生活习惯会影响后代 DNA 甲基化模式或其他表观遗传的改变[53]，包括接触酒精[54]、烟草[55]、妊娠期膳食情况[56-57]、血糖水平[58]，以及运动[59]。但是，在卵母细胞方面，单独研究卵子的不良暴露是否可以影响子代健康的研究仍然较少。

已有动物实验发现，小鼠在孕前昼夜节律紊乱，将影响雌性子代的卵巢功能[60]。这些研究提示孕前的不良暴露就已经可能影响到子代，但背后的机制是否与卵母细胞相关仍然存疑。因为研究卵母细胞这一单独的因素需要排除宫内环境的干扰。配子结合为合子种植在子宫后，将受到宫内环境的影响，因此，如果想要得知精子，尤其是卵子对子代的影响，必须通过体外受精（*in vitro* fertilization, IVF）的方法，将胚胎种植入代孕的小鼠。采用 IVF 的方法，并将胚胎移植入代孕的小鼠，已经证明卵子受到的影响可以遗传给子代。这种研究方法成功避免了宫内环境带来的干扰[15]。

近期，一项研究探究了卵源性疾病的发病机制，通过构建孕前糖尿病小鼠模型，发现了孕前高糖是如何通过改变卵母细胞的表观遗传而影响子代的。该研究采用了链脲佐菌素（streptozocin, STZ）诱导的孕前期高血糖小鼠模型，随后将卵母细胞在培养皿中进行体外受精，并将胚胎移植入正常代孕母鼠体内孕育子代。体外受精-胚胎移植（in vitro fertilization-embryo transfer, IVF-ET）系统可以避免妊娠期和产后的干扰因素，确保子代的表型完全来自于孕前期卵母细胞的不良暴露。该研究发现孕前高血糖使后代更容易出现葡萄糖不耐受。在高糖小鼠模型（HG 小鼠）的卵母细胞中，TET3 双加氧酶，即负责 5-甲基胞嘧啶氧化和 DNA 去甲基化的酶，表达降低。卵母细胞 TET3 去甲基化不足会导致多个胰岛素分泌基因［包括葡萄糖激酶基因（*Gck*）］的父系等位基因过度甲基化，该基因从受精卵一直持续到成年，从而导致葡萄糖稳态受损，这在很大程度上是由于葡萄糖刺激的胰岛素分泌缺陷所致。与这些发现一致的是，源自母体杂合子和纯合子 *Tet3* 缺失的卵母细胞的小鼠后代表现出与 HG 小鼠卵母细胞相似的葡萄糖耐受不良和表观遗传异常。此外，HG 小鼠卵母细胞中外源 *Tet3* mRNA 的表达改善了后代的母体效应。同时，该研究还收集了孕前患有糖尿病的母亲的生发泡期卵母细胞，发现这些卵母细胞和体外培养的囊胚也分别显示出 *Tet3* mRNA 表达降低的趋势，*GCK* 启动子区域高甲基化的状态[61]。

该研究表明卵母细胞发育中存在环境敏感窗口，通过使 *Tet3* 表达下降而不是通过直接扰动卵母细胞表观基因组，使下一代更易出现糖耐量异常。妊娠糖尿病对后代的长期健康具有深远而持久的影响[62-65]。然而，孕前糖尿病与下一代成年后疾病风险之间的联系尚未得到充分研究。这一发现表明，母亲受孕前干预对于保护后代的健康具有潜在的好处，为改善孕前糖尿病对子代的不良影响带来了一定的启发，也揭示了配子源性疾病的机制。

除了孕前高血糖外，也有研究发现，将孕前已出现肥胖小鼠的卵母细胞与正常体重的雄性小鼠精子通过 IVF 植入正常的代孕小鼠体内，发现子代同样出现了体重增加，并且糖耐量出现异常[14]。

综上，传统的研究认为基因组中的遗传信息是代间遗传、跨代遗传的媒介，然而结合以上研究，可以发现表观遗传在性状的传递中发挥了重要作用。无论是动物学研究或是流行病学研究，均提示配子的不良暴露可以直接影响到子代的健康。而分子遗传学的研究也提示 DNA 甲基化、非编码 RNA 等表观遗传信息载体在配子源性疾病的机制中发挥了重要的作用。

纵观配子／胚胎源性疾病的发展历史以及既往的诸多研究，实则是人类对于生物遗传、进化在各个维度循序渐进的认知。这一学说涵盖的内容不仅仅是今天观察到的流行病学现象，它可以追溯至数百年前，人类试图解释物种自身的进化、物种与周围环境的互动而付出的努力。早年许多科学家的启蒙想法，在今天解释这些现象中发挥了重要的作用。再结合今天更为扎实的分子基础理论，这些研究将为未来解释、预防诸多慢性非传染性疾病包括 2 型糖尿病、肥胖等带来更多的启发。

（吴琰婷，苏云斐）

参考文献

[1] Gluckman P D, Hanson M A, Beedle A S. Early life events and their consequences for later disease: a life history and evolutionary perspective. Am J Hum Biol, 2007, 19(1): 1-19.

[2] Mo J, Liu X, Huang Y, et al. Developmental origins of adult diseases. Med Rev (Berl), 2022, 2(5): 450-470.

[3] 杨慧霞，段涛. 健康与疾病的发育起源：DOHaD 在中国. 北京：人民卫生出版社，2013.

[4] Hanson M A, Gluckman P D. Developmental origins of health and disease—global public health implications. Best Pract Res Clin Obstet Gynaecol, 2015, 29(1): 24-31.

[5] Paraskevas K I, Briana D D, Malamitsi-Puchner A, et al. Fetal/infant origins of adult vascular disease. Curr Vasc Pharmacol, 2020, 18(4): 418-420.

[6] Greeson K W, Crow K M S, Edenfield R C, et al. Inheritance of paternal lifestyles and exposures through sperm DNA methylation. Nat Rev Urol, 2023, 20(6): 356-370.

[7] Landires I. The post-Darwinist concept of species: a place for Lamarck? Lancet, 2010, 375(9717): 806.

[8] Landman O E. The inheritance of acquired characteristics. Annu Rev Genet, 1991, 25: 1-20.

[9] Weismann A. The germ plasm: A theory of heredity. Br Med J, 1893, 1(1681): 592-593.

[10] Weismann A, Poulton E B. Essays upon heredity and kindred biological problems. London: Kessinger Legacy Reprints, 1891.

[11] Holliday R. Epigenetics: a historical overview. Epigenetics, 2006, 1(2): 76-80.

[12] Bohacek J, Mansuy I M. Molecular insights into transgenerational non-genetic inheritance of acquired behaviours. Nat Rev Genet, 2015, 16(11): 641-652.

[13] Heard E, Martienssen R A. Transgenerational epigenetic inheritance: myths and mechanisms. Cell, 2014, 157(1): 95-109.

[14] Huypens P, Sass S, Wu M, et al. Epigenetic germline inheritance of diet-induced obesity and insulin resistance. Nat Genet, 2016, 48(5): 497-499.

[15] Daxinger L, Whitelaw E. Understanding transgenerational epigenetic inheritance via the gametes in mammals. Nat Rev Genet, 2012, 13(3): 153-162.

[16] Morgan H D, Sutherland H G, Martin D I, et al. Epigenetic inheritance at the agouti locus in the mouse. Nat Genet, 1999, 23(3): 314-318.

[17] Anway M D, Cupp A S, Uzumcu M, et al. Epigenetic transgenerational actions of endocrine disruptors and male fertility. Science, 2005, 308(5727): 1466-1469.

[18] Kaati G, Bygren L O, Edvinsson S. Cardiovascular and diabetes mortality determined by nutrition during parents' and grandparents' slow growth period. Eur J Hum Genet, 2002, 10(11): 682-688.

[19] Pembrey M E, Bygren L O, Kaati G, et al. Sex-specific, male-line transgenerational responses in humans. Eur J Hum Genet, 2006, 14(2): 159-166.

[20] Pembrey M E. Male-line transgenerational responses in humans. Hum Fertil (Camb), 2010, 13(4): 268-271.

[21] Franklin T B, Linder N, Russig H, et al. Influence of early stress on social abilities and serotonergic functions across generations in mice. PLoS One, 2011, 6(7): e21842.

[22] Saavedra-Rodriguez L, Feig L A. Chronic social instability induces anxiety and defective social interactions across generations. Biol Psychiatry, 2013, 73(1): 44-53.

[23] Rando O J, Simmons R A. I'm eating for two: parental dietary effects on offspring metabolism. Cell, 2015, 161(1): 93-105.

[24] Griffith J S, Mahler H R. DNA ticketing theory of memory. Nature, 1969, 223(5206): 580-582.

[25] DeChiara T M, Robertson E J, Efstratiadis A. Parental imprinting of the mouse insulin-like growth factor II gene. Cell, 1991, 64(4): 849-859.

[26] Portela A, Esteller M. Epigenetic modifications and human disease. Nat Biotechnol, 2010, 28(10): 1057-1068.

[27] Gunjan A, Singh R K. Epigenetic therapy: targeting histones and their modifications in human disease. Future Med Chem, 2010, 2(4): 543-548.

[28] Perez M F, Lehner B. Intergenerational and transgenerational epigenetic inheritance in animals. Nat Cell Biol, 2019, 21(2): 143-151.

[29] Ashapkin V, Suvorov A, Pilsner J R, et al. Age-associated epigenetic changes in mammalian sperm: implications for offspring health and development. Hum Reprod Update, 2023, 29(1): 24-44.

[30] Asenius F, Danson A F, Marzi S J. DNA methylation in human sperm: a systematic review. Hum Reprod Update, 2020, 26(6): 841-873.

[31] Oldereid N B, Wennerholm U B, Pinborg A, et al. The effect of paternal factors on perinatal and paediatric outcomes: a systematic review and meta-analysis. Hum Reprod Update, 2018, 24(3): 320-389.

[32] Naserbakht M, Ahmadkhaniha H R, Mokri B, et al. Advanced paternal age is a risk factor for

schizophrenia in Iranians. Ann Gen Psychiatry, 2011, 10: 15.

[33] Miller B, Alaraisanen A, Miettunen J, et al. Advanced paternal age, mortality, and suicide in the general population. J Nerv Ment Dis, 2010, 198(6): 404-411.

[34] Torrey E F, Buka S, Cannon T D, et al. Paternal age as a risk factor for schizophrenia: how important is it? Schizophr Res, 2009, 114(1-3): 1-5.

[35] Khachadourian V, Zaks N, Lin E, et al. Reprint of: Advanced paternal age and risk of schizophrenia in offspring - Review of epidemiological findings and potential mechanisms. Schizophr Res, 2022, 247:84-91.

[36] Wohl M, Gorwood P. Paternal ages below or above 35 years old are associated with a different risk of schizophrenia in the offspring. Eur Psychiatry, 2007, 22(1): 22-26.

[37] Weiser M, Fenchel D, Frenkel O, et al. Understanding the association between advanced paternal age and schizophrenia and bipolar disorder. Psychol Med, 2020, 50(3): 431-437.

[38] Martinez D, Pentinat T, Ribo S, et al. In utero undernutrition in male mice programs liver lipid metabolism in the second-generation offspring involving altered Lxra DNA methylation. Cell Metab, 2014, 19(6): 941-951.

[39] Radford E J, Ito M, Shi H, et al. In utero effects. In utero undernourishment perturbs the adult sperm methylome and intergenerational metabolism. Science, 2014, 345(6198): 1255903.

[40] Govorko D, Bekdash R A, Zhang C, et al. Male germline transmits fetal alcohol adverse effect on hypothalamic proopiomelanocortin gene across generations. Biol Psychiatry, 2012, 72(5): 378-388.

[41] Gangisetty O, Chaudhary S, Palagani A, et al. Transgenerational inheritance of fetal alcohol effects on proopiomelanocortin gene expression and methylation, cortisol response to stress, and anxiety-like behaviors in offspring for three generations in rats: Evidence for male germline transmission. PLoS One, 2022, 17(2): e0263340.

[42] Sarkar D K. Male germline transmits fetal alcohol epigenetic marks for multiple generations: a review. Addict Biol, 2016, 21(1): 23-34.

[43] Dias B G, Ressler K J. Parental olfactory experience influences behavior and neural structure in subsequent generations. Nat Neurosci, 2014, 17(1): 89-96.

[44] Krawetz S A. Paternal contribution: new insights and future challenges. Nat Rev Genet, 2005, 6(8): 633-642.

[45] Rassoulzadegan M, Grandjean V, Gounon P, et al. RNA-mediated non-mendelian inheritance of an epigenetic change in the mouse. Nature, 2006, 441(7092): 469-474.

[46] Gapp K, Jawaid A, Sarkies P, et al. Implication of sperm RNAs in transgenerational inheritance of the effects of early trauma in mice. Nat Neurosci, 2014, 17(5): 667-669.

[47] Gapp K, Soldado-Magraner S, Alvarez-Sánchez M, et al. Early life stress in fathers improves behavioural flexibility in their offspring. Nat Commun, 2014, 5: 5466.

[48] Yang C, Zeng Q X, Liu J C, et al. Role of small RNAs harbored by sperm in embryonic development and offspring phenotype. Andrology, 2023, 11(4): 770-782.

[49] Peng H, Shi J, Zhang Y, et al. A novel class of tRNA-derived small RNAs extremely enriched in mature mouse sperm. Cell Res, 2012, 22(11): 1609-1612.

[50] Sharma U, Conine C C, Shea J M, et al. Biogenesis and function of tRNA fragments during sperm maturation and fertilization in mammals. Science, 2016, 351(6271): 391-396.

[51] Chen Q, Yan M, Cao Z, et al. Sperm tsRNAs contribute to intergenerational inheritance of an acquired metabolic disorder. Science, 2016, 351(6271): 397-400.

[52] Gapp K, Bohacek J. Epigenetic germline inheritance in mammals: looking to the past to understand the

future. Genes Brain Behav, 2018, 17(3): e12407.

[53] Legoff L, D'Cruz S C, Tevosian S, et al. Transgenerational Inheritance of Environmentally Induced Epigenetic Alterations during Mammalian Development. Cells, 2019, 8(12): 1559.

[54] Loke Y J, Muggli E, Saffery R, et al. Sex- and tissue-specific effects of binge-level prenatal alcohol consumption on DNA methylation at birth. Epigenomics, 2021, 13(24): 1921-1938.

[55] Rahimabad P K, Jones A D, Zhang H, et al. Polymorphisms in glutathione S-transferase (GST) genes modify the effect of exposure to maternal smoking metabolites in pregnancy and offspring DNA methylation. Genes (Basel), 2023, 14(8): 1644.

[56] Koeners M P, Racasan S, Koomans H A, et al. Nitric oxide, superoxide and renal blood flow autoregulation in SHR after perinatal L-arginine and antioxidants. Acta Physiol (Oxf), 2007, 190(4): 329-338.

[57] Lecorguille M, Teo S, Phillips C M. Maternal dietary quality and dietary inflammation associations with offspring growth, placental development, and DNA methylation. Nutrients, 2021, 13(9): 3130.

[58] Taschereau A, Thibeault K, Allard C, et al. Maternal glycemia in pregnancy is longitudinally associated with blood DNAm variation at the FSD1L gene from birth to 5 years of age. Clin Epigenetics, 2023, 15(1): 107.

[59] Kusuyama J, Makarewicz N S, Albertson B G, et al. Maternal exercise-induced SOD3 reverses the deleterious effects of maternal high-fat diet on offspring metabolism through stabilization of H3K4me3 and protection against WDR82 carbonylation. Diabetes, 2022, 71(6): 1170-1181.

[60] Guan Y, Xu M, Zhang Z, et al. Maternal circadian disruption before pregnancy impairs the ovarian function of female offspring in mice. Sci Total Environ, 2023, 864:161161.

[61] Chen B, Du Y R, Zhu H, et al. Maternal inheritance of glucose intolerance via oocyte TET3 insufficiency. Nature, 2022, 605(7911): 761-766.

[62] Hjort L, Novakovic B, Grunnet L G, et al. Diabetes in pregnancy and epigenetic mechanisms-how the first 9 months from conception might affect the child's epigenome and later risk of disease. Lancet Diabetes Endocrinol, 2019, 7(10): 796-806.

[63] Maslova E, Hansen S, Grunnet LG, et al. Maternal glycemic index and glycemic load in pregnancy and offspring metabolic health in childhood and adolescence-a cohort study of 68,471 mother-offspring dyads from the Danish National Birth Cohort. Eur J Clin Nutr, 2019, 73(7): 1049-1062.

[64] Pettitt D J, Baird H R, Aleck K A, et al. Excessive obesity in offspring of Pima Indian women with diabetes during pregnancy. N Engl J Med, 1983, 308(5): 242-245.

[65] Nakshine V S, Jogdand S D. A comprehensive review of gestational diabetes mellitus: impacts on maternal health, fetal development, childhood outcomes, and long-term treatment strategies. Cureus, 2023, 15(10): e47500.

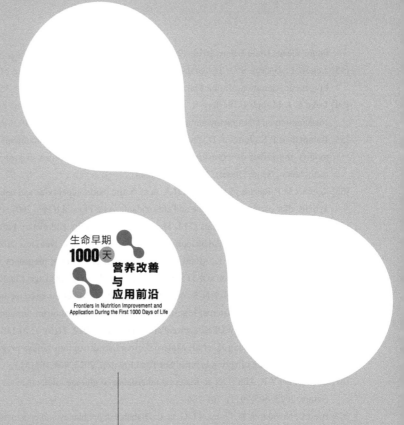

生命早期
1000天
营养改善
与
应用前沿
Frontiers in Nutrition Improvement and
Application During the First 1000 Days of Life

生命早期1000天与未来健康

Early Life During the First 1000 Days and Future Health

第 3 章

生命早期疾病和营养暴露与婴幼儿生长发育

妊娠期是影响后代慢性疾病风险的关键时期。营养在这个时期发挥重要作用，它是决定个体终身健康和疾病发生发展轨迹的可改变重要风险因素之一。尽管世界卫生组织（WHO）提供了产前护理指南[1]，然而还需要完善从妊娠前到怀孕和哺乳期间女性的全面营养需求和膳食指南。近年来，研究人员、临床医生和政策专家更加关注从孕前、妊娠期、分娩以及延伸至儿童和青少年时期所需提供最佳营养的作用。全面改善孕前和妊娠期妇女的营养和健康状况将有助于胎儿获得最佳生长，避免不良出生结局，改善围产期存活率以及使母亲及后代获得更好的长期健康潜力。

3.1 生命早期营养概述

在 20 世纪，研究人员和临床医生认为胎儿是一个"完美的寄生体"[2]，除了极端饥荒外，母体能够满足其营养需求。这种观点鼓励孕妇限制膳食并尽量减少妊娠期体重增加[3]。那时人们认为体重过轻的婴儿"瘦弱"，但"相对没有问题"[4]。然而，当前的证据表明，孕前和妊娠期的母亲体型、膳食习惯和营养状况对胎儿的生长和健康至关重要。孕前和妊娠期的营养不足和过度以及体重增加会影响胎盘、胚胎和胎儿的发育以及围产期并发症的发生风险，从而导致母亲和出生婴儿的不良妊娠结局[5-14]。动物模型和人类的研究结果表明，无论是否伴有低出生体重，孕妇的营养和孕前代谢状态可以调节胎盘基因表达、器官结构与功能、代谢和生长，影响儿童发育时期和成年期罹患心血管、代谢、呼吸、免疫、神经精神系统等慢性疾病的风险[8,15-17]。营养缺乏（宫内限制营养的情况下）导致宫内环境建立不良的健康轨迹，如果在出生后获得营养过剩的环境，可加剧不良健康轨迹的发生发展[18-19]。例如，基于第二次世界大战期间从荷兰饥荒冬季中相对迅速恢复过来人群的调查，早期暴露于饥荒的孕妇后代成年后患有肥胖和心血管疾病（CVD）的风险显著增加，而且怀孕后半程经历饥荒孕妇后代中 2 型糖尿病（type 2 diabetes mellitus, T2DM）更常见[18]。

3.1.1 孕前和妊娠期营养

WHO 报告已将孕前和妊娠期护理作为六个关键行动领域之一，并呼吁为促进产前护理的良好营养和膳食咨询提供清晰的指导和支持。WHO 的全球产前护理指南为健康妊娠推荐了几项核心营养和健康干预措施，包括推荐使用含铁和叶酸的多种微量营养素补充剂，钙补充剂可用于低钙摄入量环境下预防先兆子痫，以及平衡能量和蛋白质的补充剂用于降低新生儿低体重发生风险。然而，除了微量营养素（如补充叶酸预防神经管畸形）之外，医护人员和公众对于孕前营养状况重要性的认识仍十分有限。虽然目前已有推荐适宜妊娠期体重增长的健康膳食指南和体育活动以及咨询，但是实用性、依从性和可操作性十分有限。在一些低收入到中等收入国家（Low-to middle-income countries, LMICs）和不发达地区，未能定期监测孕妇的体重，通常也不知道孕前的体重指数（body mass index, BMI）。

在母亲营养不良和食品质量差的地区迫切需要具有可及性、可接受性、经济实惠、适合育龄妇女的营养食品、营养强化食品或营养素补充剂，用于改善孕前和妊娠期妇女的营养和健康状况，改善胎儿生长环境，预防不良妊娠结局和降低围产期死亡率。最近完成的研究中，比较了孕前全面营养干预与孕早期干预（与无干预的对照组相比），观察对出生结局的影响，包括出生身长和体重、低出生体重（LBW < 2500g）、小于胎龄儿（SGA，胎龄分娩体重 10% 以下）和发育迟缓，早期营养干预可明显改善这些指标，而且以孕前干预组的改善效果最明显[20-21]。育龄期妇女中 2/3 以上的主要公共卫生问题与超重和肥胖有关，孕前进行生活方式干预可以改善母亲的膳食构成[22-24]，如有限的研究证据显示孕前和妊娠期多摄入含蔬菜、水果、全谷物、坚果、豆类和鱼类的膳食，减少红肉和加工肉类食品的摄入量，有助于预防肥胖和降低罹患妊娠高血压和妊娠糖尿病的风险，然而目前仍缺少孕前进行的前瞻性干预试验的证据[25]。

3.1.2 孕妇营养状况对胎儿的影响

孕前和妊娠期妇女的营养不良与异常胎儿生长模式和分娩结局有因果关系，包括 LBW、SGA 或胎儿生长受限（FGR）、巨大儿（> 4 ~ 4.5kg）和大于胎龄儿（LGA，胎龄分娩体重 90% 以上），以上均与增加儿童和成人慢性疾病发生风险有关。

孕妇营养对胎儿发育的强大影响在出生体重极端的新生儿中得到证明，SGA 和 LGA 的出生体重部分反映了孕前和妊娠期母亲的营养状况[26]。最近发表在《柳叶刀》的论文估计，全球将有 2050 万名婴儿出生体重不足，因此 WHO 的全球营养目标之一要求减少 LBW 30%[27]，然而实现这个目标的进展缓慢[28]。妊娠前 BMI 评分低或高、妊娠期体重增加不足、身材矮小、贫血和微量元素缺乏等孕妇营养状况与 LBW 的发生有关，还可能与早产、胎儿生长受限或两者结果相关。一项纳入 11323 例产妇进行了妊娠期体重增加的回顾性调查发现，孕前低体重、正常体重及超重或肥胖的孕妇，妊娠期体重增加不足（< 0.28kg/W）者发生早产的风险分别是妊娠期体重增加适宜者（0.28 ~ 0.67kg/W）的 1.69 倍、1.62 倍和 1.49 倍；而孕前低体重、正常体重及超重或肥胖的孕妇，妊娠期体重增加过多（> 0.67kg/W）者发生早产的风险分别是妊娠期体重增加适宜者的 1.76 倍、1.26 倍和 2.58 倍[29]。

3.1.2.1 妊娠期营养缺乏 / 不足

在孕妇营养不足的极端情况下，会发展为 FGR[30]，这是"以牺牲某些相对不重要组织器官生长为代价求生"的典型例子。这种表型包括胰腺生长、发育和胰岛素分泌减少；外周组织（如骨骼肌）对葡萄糖摄取能力增加[31]；氨基酸被减少用于蛋白质合成和细胞生长；在羊模型实验中出现肝胰岛素抵抗，导致胎儿缺氧和营养供应不足[32]。FGR 表型，特别是出生以后的生活中摄入过多能量时，会增加发生肥胖、胰岛素抵抗和糖尿病的风险[33-34]。然而，目前尚无改善 FGR 胎儿的生长和发育的策略，之前通过母体吸氧、卧床休息、增加营养和药物等尝试，无明显作用甚至可以造成伤害[35]。因此，目前处理 FGR 的方法是进行胎儿监测，并在明显出现不良生理状况时分娩，希望 FGR 新生儿能够在宫外更有效地接受治疗[36]。虽然目前没有直接的营养策略来治疗 FGR，但最近以绵羊为模型的研究显示，涉及血管内皮生长因子的子宫胎盘基因疗法可以安全地增加胎儿生长速度并降低 FGR 发生率[37]。最近的数据表明，孕前进行营养支持和运动可能比妊娠期间能更有效地促进健康的胎盘形成和胎儿生长[38]。如果以目前新生儿体重作为新生儿重症监护室或医院出院的主要标准的策略，可能导致过快的追赶性生长，特别是增加身体脂肪含量，因为父母和医务工作者会努力使新生儿的摄入量和营养满足体重增长的目标，而不是维持正常的胎儿宫内生长轨迹[39-40]。

3.1.2.2　妊娠期过度营养

妊娠妇肥胖、糖尿病和高脂高糖摄入导致的胎儿过度营养可能导致巨大儿或 LGA[41]。这些情况会向胎儿提供过多的葡萄糖和脂肪，并与一些妊娠并发症相关。禁食和餐后脉冲性高血糖促进胎儿胰岛素分泌，导致胎儿过多的糖原储存和脂肪积累，尤其是在妊娠合并 T2DM、妊娠糖尿病（gestational diabetes mellitus, GDM）和 T1DM（特别是在合并肥胖的情况下）尤为突出[42]。尽管合并 GDM 通常与巨大儿和 / 或 LGA 相关，但大多数巨大儿和 / 或 LGA 与母体妊娠期肥胖有关，如我国 2020 年中国居民营养与慢性病报告中育龄妇女（18 ～ 44 岁）超重和肥胖率分别为 27.1% 和 12.7%[43]，经济发达地区或西式生活方式变迁明显地区育龄妇女的超重和肥胖问题会更严重[24]。当母体血浆葡萄糖和脂质浓度高时，胎儿脂肪堆积更为严重[42,44-45]。最近的证据表明，胎儿体内脂肪酸（fatty acid, FA）水平升高主要是由胎盘脂肪酶水解甘油三酯为游离脂肪酸（free fatty acid, FFA）所致，妊娠期促进了胎儿脂肪堆积的速度[42,46-47]。胎儿 FA 的氧化能力有限[48-49]，但可以储存脂肪。宫内过多积累的脂肪可能会导致以后发生肥胖，尤其是在出生后 1 ～ 2 年的早期生活阶段，脂肪积累导致的儿童肥胖可能持续至成年期。在非人类灵长动物的模型实验中，母体西式膳食导致胎儿暴露于更高的餐后葡萄糖和脂质，从而导致子代 3 岁时出现更高的葡萄糖水平；此外，胰岛素分泌更多，表明这些胰岛在出生前就被预先调节以高分泌胰岛素[50]。相反，在胎儿中出现极高且相对稳定的葡萄糖浓度实际上会抑制胰岛素的产生和对葡萄糖刺激的反应[51]，再加上异常的胎盘形成和胎盘灌注减少，可能解释了一些有长期 T1DM 并发血管疾病的妇女虽然出生时是 SGA，也在更大程度上未来容易患代谢性疾病，尤其是暴露于肥胖的环境中时[4,51]。

持续过高的母体血浆葡萄糖浓度可能抑制胎儿神经发育，导致神经元数量减少、树突增殖和突触形成减少，最终导致后代智力下降。最近在 T1DM 妇女的青少年后代中进行的一项研究表明，智力显著降低、智商得分较低、学习困难更大，这些后代母亲的高血糖更严重[52]。此外，母体患有 T1DM 和 T2DM 的妊娠后代中，先天性心脏缺陷和中枢神经系统发育畸形（如尾部退化综合征）的发病率较高，而风险期在器官发生期（< 8 周），通常是在妇女意识到怀孕之前[53]。然而，患有 T2DM 的母亲中近足月胎死宫内风险最高，尤其是当伴随肥胖时，这两种情况都与过多的母体能量摄入和营养不良有关[54-55]。

孕妇过度营养在儿童肥胖和非酒精性脂肪性肝病（nonalcoholic fatty liver disease, NAFLD）等炎症性疾病的早期起源中起重要作用，NAFLD 是全球最常见的肝病之一，影响 1/3 的肥胖青少年[56]。已经提出了一个"多重打击"病理模型来解释儿童 NAFLD 中的进行性肝脏损伤[57]。人类数据表明，肥胖和 GDM 孕妇分娩的新生儿肝脏脂肪含量较高，与母体妊娠前 BMI 和母体皮下脂肪甘油三酯存储之间有很强的相关性[58]；美国国家儿科非酒精性脂肪性肝炎（nonalcoholic steatohepatitis, NASH）网络的证据显示，高出生体重或低出生体重，即使调整了儿童 BMI，也会使 NAFLD 青少年发展为进展期纤维化的风险增加一倍[59]，表明出生时的改变可能预测 NAFLD 的快速发病，其中的原因仍不清楚，而且尚无有效治疗方法，在青少年早期，患有 NASH 的儿童在成年期患肝硬化和与肝脏相关死亡的风险增加。

所有育龄妇女都应接受孕前咨询，并获得有关营养、体力活动和最佳妊娠期体重增加的指导，尤其应特别关注那些营养不足或营养过剩的妇女，体重过轻、超重或肥胖妇女的孕前 BMI 以及有并发症的妇女（包括有糖尿病、糖尿病前期、胰岛素抵抗、GDM 病史、慢性高血压）和患有其他慢性疾病的妇女（心肺疾病、阻塞性睡眠呼吸暂停、风湿疾病、NAFLD、胃肠道疾病等）。在怀孕前应优化慢性病的医疗管理，在达到最佳怀孕时机前，应为妇女提供有效的避孕措施。

3.1.3　孕妇营养治疗

怀孕之前和妊娠期间采用健康的膳食模式有助于减少罹患妊娠疾病的风险，包括 GDM、早产和与肥胖相关的并发症、子痫前期和妊娠高血压。营养治疗为 GDM 的治疗和临床症状的改善提供了基础，并且对于那些进行了减重手术后肥胖孕妇的健康恢复尤为重要。下面以 GDM、子痫前期、早产和减重手术后的妊娠为例，说明营养改善的重要作用。

3.1.3.1 妊娠糖尿病

营养治疗是 GDM 治疗的重要基础。这种方法的根源可以追溯到胰岛素前时代，当时低碳水的膳食模式（碳水化合物占比 ≤ 10%）是少数可以延长 T1DM 患者生命的干预措施之一[60]。糖尿病合并妊娠领域的先驱者认识到母体营养塑造了影响胎儿生长的宫内环境[61]。此外，过去二三十年的证据支持空腹和餐后血糖水平与婴儿出生体重的关联，巩固了在受糖尿病影响的妊娠中控制母体葡萄糖以防止胎儿过度生长的必要性[62]。限制膳食碳水化合物会导致增加膳食脂肪摄入的风险，因为碳水化合物被脂肪能量所取代，特别是受加工食品和低碳水化合物流行膳食的影响[63]。同时，越来越多的证据支持高饱和脂肪膳食导致升高的游离脂肪酸抑制胰岛素信号转导并导致胰岛素抵抗，可能增加胎儿暴露于过量营养物质的风险，而且胎儿暴露于过量的母体脂质，特别是甘油三酯，与胎儿过度生长和过度脂肪堆积有关，这两者都是后期儿童肥胖和代谢紊乱的强大预测因子[42,60,64]。2005 年，美国糖尿病协会认识到了由于母体膳食过量脂质暴露而引起过量胎儿脂质暴露，减弱了对碳水化合物限制的侧重点[65]，世界范围内对 GDM 营养治疗的最佳方法仍没有达成共识[66-67]。

当孕妇被诊断为 GDM 时，不管使用的是哪种诊断标准，营养治疗是第一线治疗方法。在不使用胰岛素或口服糖尿病药物辅助治疗的情况下，仅通过营养治疗就能有效经济地治疗越来越多的患有 GDM 的妇女。最近的数据强调了膳食治疗的 GDM 和未合并 GDM 肥胖孕妇，两者糖代谢和脂代谢的相似性[68]。这突显了更加全面地以营养为目标治疗肥胖妇女的重要性；对于所有怀孕的妇女来说，良好的营养状况尤为重要，因为其在空腹和餐后甘油三酯与新生儿脂肪堆积之间存在强相关（在正常体重孕妇和未合并 GDM 肥胖孕妇均观察到这样的相关），这支持了针对这些营养敏感指标的作用[45]。虽然通过膳食和生活方式改变的随机对照试验（randomized controlled trial, RCT）导致妊娠期增重（GWG）稍微减少，但总体上并未能成功预防 GDM。

目前的证据不支持采用特定统一的营养方法治疗 GDM。全球范围内对 GDM 的营养建议分布在碳水化合物限制和更为自由的碳水化合物摄入之间，重点是选择低升糖指数的食物、摄入更多的复合碳水化合物、增加膳食纤维和限制饱和脂肪的摄入量[69]。然而，目前可利用证据的质量很差，研究之间存在很高的异质性，没有控制混杂药物，GWG 报告较差，膳食依从性低[66]。最近一项有对照的试验中，将 GDM 妇女随机分配到低碳水化合物和高脂肪（40% 碳水化合物和 45% 脂肪）膳食与高复合碳水化合物膳食（60% 碳水化合物和 25% 脂肪）（整个妊娠期提供的餐食都是等能量），发现出生体重、Peapod 新生儿脂肪堆积或脐血 C-肽方面没有差异，支持在传统建议基础上可以将复合碳水化合物自由化 20%，并能够同样使胎儿正常生长，扩大 GDM 的营养选择。一项包括 18 个 RCT 和 8 种 GDM 营养模式的荟萃分析数据表明，任何 GDM 诊断后营养质量和摄入量的改善都可以有效降低空腹和餐后血糖，并降低婴儿出生体重 [70]。妊娠糖尿病的膳食管理，可参考《孕妇和乳母营养》分册第 10 章妊娠期高血糖及营养防治。

3.1.3.2　子痫前期和早产

子痫前期的病理生理机制被认为与胎盘形成异常、胎盘细胞氧化和内质网应激以及异常血管生成有关，早期营养改善似可以调节这些过程。因此，人们非常关注营养在子痫前期的作用，然而这些概念迄今尚未进行充分研究，而且许多情况下得出的结论相反（过度营养与营养不足、过多与过少的膳食盐摄入量等）。微量营养素在子痫前期中的作用也受到越来越多的关注。然而，由于研究营养物质在预防子痫前期方面所面临的挑战，它们之间的关系仍然未能得到很好解决。在 4 项关于调整子痫前期和妊娠高血压风险的孕前和妊娠期营养研究中，有限的数据表明，摄入更多的蔬菜、水果、全谷类、坚果、豆类、鱼类和植物油以及减少肉类和精制谷物的膳食可降低发生风险。

微量营养素营养状况的改善效果研究为预防子痫前期提供了希望。例如，临床上已证明低钙摄入量情况下补钙是有益的 [71]；几项大型研究用维生素 C 和维生素 E 治疗并未被证明对预防子痫前期有效 [72-73]。其他一些微量营养素，包括叶酸、维生素 A 和维生素 D、锌、碘、n-3 脂肪酸和精氨酸等，有些补充研究支持它们的有益作用，但并非所有研究都得出一致性结论。一份局限在中低收入国家的荟萃分析报告指出，补充 n-3 脂肪酸对子痫前期有显著影响 [风险比（RR）为 0.40；95% 置信区间（CI）为 0.21 ～ 0.77；I^2 为 0%；6 项研究，n=1343]，但对严重子痫前期、子痫或妊娠高血压则没有显著影响 [74]。其他还需要进一步研究的微量食物成分包括孕前维生素补充情况 [75-76]、膳食硝酸盐摄入量 [77]、低钠（减盐）膳食情况 [78] 和其他非维生素 C 和维生素 E 抗氧化剂的使用等。

妊娠期营养素的摄入与早产的发生也密切有关。血清中铁、叶酸和锌含量不足的人群早产发生率高。有研究提示，妊娠期增补叶酸可增加新生儿出生体重和 Apgar 评分，减少胎儿发育迟缓和母体感染，可在一定程度上减少早产的发生。孕早、中期贫血是早产的独立危险因素。孕早中期中重度贫血的孕妇，早产风险是正常人群的近 2 倍，而轻度贫血的孕妇也会增加 10% ～ 40% 的早产风险。子痫前期和早产的营养管理，可参考《孕妇和乳母营养》分册第 11 章妊娠期高血压疾病及营养防治。

3.1.3.3 减重手术后的妊娠

超重、肥胖危害母婴健康。《中国居民膳食指南（2022）》指出，备孕期对于肥胖妇女来说，孕前减重有望改善母体和胎儿的健康状况，但仅凭生活方式的改变很难实现减重，尤其那些极度肥胖者。相比之下，减重手术（目前最常见的是 Roux-en-Y 胃旁路术和袖状胃切除术）可导致总体减重平均接近 25%～30%，伴随着大多数与肥胖相关的并发症（包括 GDM）好转及消失 [79]。越来越多的极度肥胖妇女接受减重手术，并随后怀孕。虽然对于母亲研究结果的荟萃分析通常表明可获得有益的妊娠和分娩结局，包括较低的妊娠高血压疾病发病率（降低62%）、GDM 发病率（降低 80%）和更少的 LGA 婴儿出生（减少 69%），然而，与术前 BMI 匹配的女性相比，报告的早产（OR=1.35）略微增加和 SGA 发生率增加（OR=2.16）[80]。接受肥胖手术的时间和手术类型是影响新生儿小于正常体重出生的重要风险因素。因为女性第一年肥胖手术后，正处于积极减重和身体恢复阶段，应避免怀孕，而且接受肥胖手术的患者中微量营养素缺乏（如铁、维生素 D 和维生素 B_{12}）也很常见，尤其是进行 Roux-en-Y 胃旁路手术的患者必须在怀孕前和妊娠期间预防微量营养素缺乏。目前关于术后母体体重、代谢和微量营养素变化对婴儿和儿童发育以及成年后罹患慢性疾病（如肥胖症、糖尿病和心血管疾病）风险的长期影响尚不清楚。

综上所述，对于孕前（计划怀孕）和妊娠期的妇女，应该评估和改善其营养状况，提供改善孕前、妊娠期和哺乳期营养状况的个性化指导建议。

3.2　妊娠期营养不良的流行情况

生命早期经历营养不良（包括营养过剩和营养不足）可能会显著增加成年期患慢性疾病的风险。营养过剩是指能量摄入过多，通常会导致超重、肥胖和妊娠期体重增加过多。营养不足主要是由于宏量营养素和 / 或微量营养素摄入不足或膳食摄入不均衡，可能导致胎儿生长受限、出生体重过轻等。均衡营养是良好的宫内环境和婴儿健康的保证，应进一步提高人们对妊娠期营养重要性的认识，改善营养不良状况，预防营养缺乏。

3.2.1　妊娠期营养特点

妊娠期营养是妊娠期保健的重要内容之一。妊娠期对于母亲而言，将经历妊娠早、中、晚期；对胎儿而言，是其在宫内生长、发育及各器官不断发育、完善的过程，胎儿发育完全依赖于孕妇的营养供给。因此，妊娠期是母亲和胎儿生命过程中对营养状况最为敏感的时期。孕妇在妊娠期除应满足生理性变化引起的营养需求增加外，还需要提供胎儿发育所必需的营养物质。妊娠期营养不仅影响妊娠期母体并发症的发生，如妊娠高血压、GDM 等，还可以导致围产儿的不良结局，如巨大儿、胎儿生长受限、低出生体重、早产等，因此妊娠期营养受到前所未有的关注。近年医学界前沿的研究结果还显示，妊娠期营养状况与婴幼儿早期营养不良和成年后的一些营养相关慢性疾病（如糖尿病、原发性高血压、心血管疾病等）的发生发展密切相关，妊娠期营养状况关系到母婴两代人的健康（既有近期影响，也有远期效应）。发展的趋势是成年期慢性疾病的预防应从胎儿期开始，即开始于生命最初 1000 天（妊娠期和婴幼儿期）[81-82]。

随着我国社会及经济的不断发展和国民收入的提高，物资供应丰富，人们的生活条件已得到明显改善，广大妇女开始关注其膳食的平衡和营养状况改善，然而，对于合理营养的理念，尤其是妊娠期合理营养的认识尚缺乏科学和深入了解，存在很多误区。很多国家或地区的孕妇的营养状况，面临营养过剩和营养不足的双重挑战，发达国家和地区以及一些快速发展的新型经济体中 50% 以上的孕妇正经历着超重和肥胖的困扰，超重、肥胖增加发生许多母婴不良结局的风险，包括妊娠期并发症（妊娠高血压、妊娠糖尿病、子痫前期或子痫等）、早产儿、巨大儿等，同时还会使子代儿童期肥胖和远期慢性非传染性疾病等的发生风险显著增加；在一些经济欠发达的国家 / 地区，由于食物短缺或失衡发生的妊娠期营养不良导致子代早期出现生长发育迟缓、低出生体重等，继而对感染等有害因素抵抗力下降，同时也会增加子代远期慢性非传染性疾病的发生风险。

妊娠期营养不良除可使孕产妇缺铁、缺维生素 D 和钙，出现贫血、低蛋白血症和骨质疏松症外，还增加妊娠高血压、剖宫产、产后出血、产后感染的危险。WHO 根据 1993 ～ 2005 年世界多国的调查结果总结，42% 的孕妇合并贫血，其中 60% 与营养不良相关，严重贫血易导致子痫前期和产后出血。全球的妊娠合并贫血患病率均较高，缺铁是绝大多数妊娠合并贫血的原因。妊娠期间红细胞数量增加、胎儿生长、胎盘发育等导致铁需求增加，使妊娠合并缺铁性贫血患病率高。2015 ～ 2017 年中国孕妇贫血率为 13.6%，其中城乡均为 13.6%。妊娠期低钙摄入，可对母体骨密度造成不良影响。目前，我国女性生育年龄多为 25 ～ 32 岁，正处于骨密度峰值形成期，一旦缺钙，对骨密度的影响是永久性的。尽管迄今尚无妊娠期骨质疏松症发病率的大规模人群调查数据，但资料表明，随着妊娠时间增加，孕妇骨钙丢失逐渐加重。研究显示，子痫前期孕妇血钙含量明显低于正常孕妇，低钙摄入与该病发生密切相关。

3.2.2　妊娠期营养不良的危害

母体低体重或妊娠期营养不良与不良出生结局（如早产、宫内胎儿生长受限及低出生体重、死产等）相关。Dietz 等 [83] 研究发现，不同体重指数组中，体重增长率极低（0.12kg/W）孕妇的早产（早产发生在 20 ～ 31 孕周）概率增加，与低 BMI 关联最强。母体妊娠期营养不良，蛋白质及营养素摄入不足，可致胎儿出现营养和血流再分配以保证重要器官（如心、脑等）发育，从而导致其他组织改变和宫内 FGR。妊娠期孕妇体重增加过少是致 FGR 的重要因素。新生儿死亡原因中，出生体重为 1500 ～ 1999g 和出生体重为 2000 ～ 2499g 的死亡相对风险分别是出生体重 2500g 的 8.1 倍和 2.8 倍。

除能量和蛋白质摄入不足外，妊娠结局还与微量元素、维生素等的摄入密切相关。此类物质对孕妇的正常代谢、胎儿生长发育及免疫功能、维持机体健康状况等至关重要。某些维生素和微量元素缺乏，可直接影响妊娠结局。妊娠早期母体缺乏叶酸，是神经管缺陷发生的主要原因。妇女孕前及妊娠早期增补叶酸，可有效预防神经管缺陷的发生。铁缺乏可致胎儿慢性缺氧和宫内生长受限。重度贫血可致心肌缺氧引起的贫血性心脏病和胎盘缺氧，进而引起宫内生长受限和早产，甚至围生儿死亡。锌缺乏与宫内生长受限相关。妊娠期缺铜可致先天性心血管畸形，还可致死胎、流产等。

妊娠期营养不良不仅可使孕产妇妊娠并发症发生率增高，也使低出生体重、早产、先天畸形、围生期死亡等发生率增加，危及分娩安全。妊娠期是胚胎和母体营养物质不断积累的过程，妊娠期营养的摄入应当遵循膳食平衡的原则，即膳食中所含的营养素种类齐全、数量充足、比例适当，膳食所提供的各种营养素与机体需要保持平衡。研究显示积极对营养过剩或营养不足的孕妇给予干预可以改善母婴健康结局。重视对超重和肥胖孕妇的孕前咨询、宣传教育和管理干预，鼓励超重和肥胖女性积极减重，自身体重控制达标后再妊娠。超重和肥胖孕妇的妊娠期管理是妊娠前管理的补充和延续，旨在通过正确的生活方式干预维持合理的体重增长，降低妊娠糖尿病等妊娠期并发症的发生风险，主要是通过合理膳食和运动锻炼维持适宜的妊娠期体重增长。北京大学第一医院开展的"运动预防肥胖和超重孕妇妊娠糖尿病发生"的随机对照研究发现，妊娠早期起始规律的中等强度固定式自行车运动可使超重和肥胖孕妇妊娠糖尿病的发生率显著下降，下降幅度高达 46.5%，并可有效控制超重和肥胖孕妇的妊娠期体重增长。对于营养不足女性同样应积极予以干预，中国台湾省一项研究发现，第一胎新生儿出生后，如果给予营养不良的女性每天补充 800kcal 能量和 40g 蛋白质进行干预，与每天仅补充 80kcal 能量的女性相比第二胎新生儿的出生体重显著增加；美国一项类似研究发现，第一胎新生儿出生后对女性进行 5 ～ 7 个月的营养素补充剂干预，与仅干预 2 个月的女性相比，第二胎新生儿的出生体重显著增加。因此，通过妊娠期合理膳食和均衡营养以及建立良好的生活方式对于促进母婴健康、降低子代成年慢性非传染性疾病的发生风险具有重要意义。

3.2.2.1　不同妊娠期发生营养不良的影响

孕妇在胎盘增长的最快时期发生营养不良会影响胎儿的发育和体重。妊娠早期营养不良还将会影响心血管系统，导致子代成年时冠心病的发病风险增加，而且妊娠初期高碳水化合物膳食与低出生体重婴儿及其子代中年高血压的发生有关。妊娠晚期胎儿生长最快，如果发生营养不良将会影响子代的中间代谢，特别是葡萄糖胰岛素的动态平衡，进而增加患 2 型糖尿病的发病风险；流行病学调查资料显示，孕妇妊娠晚期膳食蛋白质摄入过多会影响子代体重和血压，以蛋白质的形式补充能量会导致子代出生体重下降，孕妇摄入大量肉类和子代在 28 ～ 30 岁出现高胆固醇血症有关。

3.2.2.2　妊娠期超重和肥胖增加妊娠合并症发生风险

妊娠期营养过剩所致的超重和肥胖，使孕妇发生妊娠并发症的风险增加。Nohr 等 [84] 研究表明，超重孕妇和肥胖孕妇发生妊娠高血压的概率分别为正常体重孕妇的 2.5 倍和 3.2 倍；子痫前期的概率分别是正常体重孕妇的 1.6 倍和 3.3 倍；与正常体重的孕妇相比，无论孕前还是妊娠期肥胖的孕妇对胰岛素抵抗性增高。Weiss 等 [85] 调整可能共变量的结果显示，肥胖孕妇发生妊娠糖尿病风险的 OR 为 4.0。超重和肥胖孕妇分娩时，因妊娠期增重过多，可导致产妇脂肪堆积，增加软产道阻力，导致宫缩乏力、产程进展慢等，使产后出血及剖宫产概率增加。Bhattacharya 等 [86] 报道，极度肥胖孕妇引产率最高，而低体重孕妇引产率最低；与正常体重孕妇和低体重孕妇相比，肥胖孕妇急诊剖宫产率最高。肥胖孕妇及妊娠期体重增加过多孕妇将增加子痫前期、糖尿病发生率及剖宫产概率。

3.2.2.3　孕前、妊娠期肥胖导致不良妊娠结局风险增加

孕前或妊娠期超重的妇女可致新生儿出现早产、巨大儿、出生缺陷风险增高和围生儿死亡率增高。一项纳入了 25 项研究 196670 名研究对象的 Meta 分析结果显示，妊娠期体重增长和孕前体重范围与不良妊娠结局（包括先兆子痫、妊娠高血压、妊娠糖尿病、剖宫产、早产以及小于胎龄儿）的风险存在关联。孕前低体重孕妇在妊娠期体重增加较少时，不良妊娠结局风险较高；孕前肥胖孕妇在妊娠期体重增加较多时，不良妊娠结局的绝对风险较高。Bhattacharya 等 [86] 对 24241

例孕妇，按照 IOM 体重指数分类标准进行分组的分析结果显示，肥胖孕妇 33 周前早产风险更高。Kinnunen 等 [87] 对 1960 ～ 2000 年芬兰妇女妊娠期增重的研究显示，妊娠期增重过多可显著增加新生儿平均出生体重和巨大儿发生风险。2009 年 Stothard 等 [88] 发表了关于孕前肥胖与新生儿先天畸形的系统评价，纳入 39 篇相关研究论文中，18 篇为 Meta 分析。其结果显示，与正常体重组孕妇相比，肥胖组孕妇所产新生儿更易发生神经管畸形、脊柱裂、心血管畸形、腭裂等 8 种出生缺陷。此外，Nohr 等 [84] 研究表明，超重孕妇与正常体重孕妇相比，死胎发生率增加 2 倍；而肥胖孕妇与正常孕妇比较，死胎发生率增加 2.4 倍。

3.3　妊娠期体重管理及运动建议

妊娠期合理的能量摄入是保障胎儿正常发育的重要保障，妊娠期体重增长是反映孕妇能量摄入情况的直观指标。近年来，随着营养条件的改善，妊娠期体重增长过快的问题较显著，同时亚洲妇女妊娠期体重增长不足的情况依旧严峻，妊娠期体重增长面临双重挑战。明确妊娠期能量摄入对儿童肥胖及代谢的影响有利于针对孕妇妊娠期体重增长进行重点防控。

3.3.1　妊娠期增长体重的构成

妊娠期增长的体重主要包括胎儿、胎盘、羊水、组织液、母体增大的子宫、乳腺组织和孕妇的脂肪储备等。妊娠前期增加 1/3，妊娠后期增加 2/3，主要为胎儿生长发育提供所需营养。积极进行妊娠期体重管理可以有效减少妊娠并发症或合并症的发生，减少母婴不良妊娠结局。有关妊娠期体重管理与妊娠结局关系的 14 篇文献的 Meta 分析结果显示，妊娠期体重管理可以减少剖宫产 [OR=0.53；95% CI 置信区间：0.46，0.61]、巨大胎儿 [OR=0.29；95% CI 置信区间：0.23，0.30]、妊娠高血压 [OR=0.43；95% CI 置信区间：0.33，0.58]、妊娠糖尿病 [OR=0.29；95% CI 置信区间：0.21，0.40] 等并发症的发生。因此，妊娠期应当定期记录体重，并要根据孕妇孕前体重指数（BMI）开展个体化指导。

3.3.2　妊娠期避免摄入过多能量

妊娠期过多的能量摄入将导致孕妇体重增长过多，诱发子代儿童肥胖和代谢性疾病的发病。既往研究发现 31% 的亚洲妇女存在妊娠期体重过度增长的情况，控制妊娠期能量摄入避免妊娠期体重过度增长势在必行。众多流行病学研究报道，母亲妊娠期体重过度增长与子代从出生到青春期的各个时期肥胖发病风险均显著相关，这种关联主要与妊娠早期和妊娠中期的体重过度增长有关。此外，研究发现妊娠早期母亲增重过度与子代 4 岁和 6 岁时血压升高有关，妊娠期体重过度增加对子代心血管代谢的影响应引起重视。

3.3.3 妊娠期体重管理策略

体重是反映营养状况最实用的简易指标。大量研究证实，妊娠前过度消瘦或超重 / 肥胖、妊娠期体重过度增长与妊娠期并发症（如妊娠糖尿病、子痫前期等）、剖宫产、巨大儿、早产等不良妊娠结局密切相关，且子代成年后代谢性疾病发生风险增加。因此，保证孕前体重正常、妊娠期体重适宜增长，可减少妊娠并发症和不良出生结局以及子代远期疾病的发生。

3.3.3.1 需要多学科多渠道联合

体重管理的开展需要通过多种途径和策略，包括健康教育、产前监测、营养指导及运动干预等综合干预措施，并且要根据孕妇的实际情况给予个性化管理。对于孕妇及家属应当开展宣教，使其了解妊娠期体重管理的重要性，积极配合专业人员的指导以及开展自我体重监测和管理。营养管理的原则是不同妊娠期不同的推荐，确定需要摄入营养素的量，实现多样化的膳食。产前监测包括孕妇自我监测和定期医院产检。孕妇应在妊娠期自我监测体重和腹围并记录。产检是指医务人员应指导孕妇按时进行产前检查并根据体重增加情况提出指导建议。此外，孕妇可以根据自身情况制订运动计划，选择适当的运动方式和强度。

3.3.3.2 提高参与者的认知和依从性

为保证孕育质量，夫妻双方都应做好充分的孕前准备，使健康和营养状况尽可能达到最佳后再怀孕。女性孕前应将体重调整至正常范围，即 BMI 为 $18.5 \sim 23.9 \text{kg/m}^2$，并确保身体健康和营养状况良好。超重（$24 \leqslant \text{BMI} < 28 \text{kg/m}^2$）、肥胖（$\text{BMI} \geqslant 28.0 \text{kg/m}^2$）或低体重（$\text{BMI} < 18.5 \text{kg/m}^2$）的备孕妇女应通过合理膳食和适度运动，将体重逐渐调整至正常范围，并维持相对稳定。妊娠期体重适宜增长有利于保证母婴的营养并获得良好的妊娠结局。平均而言，妊娠期总增重约 12kg 较为适宜，其中妊娠早期增重不超过 2kg，妊娠中、晚期每周增重约 350g。孕前体重较轻的妇女妊娠期增重可稍多，孕前超重 / 肥胖者妊娠期增重应少些。推荐我国孕前体重正常妇女妊娠期增重 $8 \sim 14 \text{kg}$，孕前低体重者增重 $11 \sim 16 \text{kg}$，超

重者增重 7 ~ 11kg，肥胖者增重 5 ~ 9kg[89]。

3.3.3.3　体重监测的频率

体重监测和管理要从备孕期开始，每周至少称重一次，使体重在整个妊娠期按计划适宜增长。除了使用校准的体重秤，还要注意每次在固定的时间称重，如晨起空腹时，称重前排空大、小便，脱鞋，仅着单衣，以保证测量数据的准确性和监测的有效性。

3.3.3.4　规律的身体活动建议

对于妊娠期的运动推荐，建议所有无妊娠期运动禁忌证的孕妇妊娠期进行规律运动。每周进行 5 天持续 30 分钟的中等强度运动。有氧运动及抗阻力运动均是妊娠期可接受的运动形式。推荐的运动形式包括步行、游泳、固定式自行车运动等。同时，妊娠期应避免需要有身体接触、快速移动等增加摔倒风险的运动，以及容易引起静脉回流减少和低血压的仰卧位运动。妊娠期运动以中等强度为宜，即运动时心率达到 60% ~ 80% 最大心率，或感知运动强度评分应为 13 ~ 14 分。妊娠前无规律运动的孕妇，妊娠期运动应由低强度开始，循序渐进；运动过程中应保持充足的水分供给，穿宽松的衣服，并避免在高温和高湿度环境中运动[90]。

妊娠期运动可有效控制妊娠期体重增长，预防和有效管理妊娠期并发症如妊娠糖尿病、妊娠高血压等。近期有研究更证实，妊娠期运动有助于子代葡萄糖稳态、降低肥胖等代谢性疾病的发生风险[91-92]。

3.4　合理营养对婴幼儿生长发育的重要性

相比于成年人，婴幼儿需要更多的能量和营养成分用于生长。对于健康的新生儿而言，出生后 4 ~ 5 个月体重就达到出生时 2 倍；孕 30 周出生的早产儿若宫外生长速度与宫内相当的话，仅需 6 周体重就达到出生时的 2 倍。因此，健康新生儿单位体重的能量需求量约为成年人的 3 倍，早产儿的需要量更多。脂肪酸是许多脂类的主要成分，必需脂肪酸必须通过膳食来提供，促进神经系统、免疫系统和消化系统的发育以维持健康的生长。由于蛋白质是细胞结构、各种酶和神经递质的重要组成成分，在生命早期的营养供给中占有重要地位。葡萄糖是机体生长、神经冲动和突触的主要能量来源，对中枢神经系统的发育起着关键作用。

此外，相对于健康成年人而言，一些特殊营养素的供给对于生命早期而言十分重要。例如，新生儿由于快速生长和神经发育，对于 n-3 脂肪酸等长链多不饱和脂肪酸的合成能力相对不足，成为婴儿早期的条件必需营养素。补充适量维生素 A 有助于免疫系统发育，降低腹泻、呼吸道感染、荨麻疹等的发生风险。补充锌元素可降低腹泻和下呼吸道感染的发生率。铁缺乏增加贫血的发生风险，婴儿期患缺铁性贫血即便是在幼儿期铁营养状况得以纠正，其受损的认知功能仍难以逆转，且这种影响将长期存在。由于铁是神经递质所需酶的组成部分，铁缺乏导致氧携带能力降低，影响大脑-神经系统的发育。

母乳为婴儿提供个性化精准营养，与母婴长期健康结局息息相关[93-94]。母乳可满足足月正常婴儿的生后最初 6 个月内营养需要，并且其婴儿期母乳喂养可降低后期患慢性病风险，同时可消耗妊娠期母体内储存的脂肪，预防生育性肥胖。对于 GDM 妇女，有证据表明，纯母乳喂养至少 6 个月可以降低母亲 2 型糖尿病的风险，并保护其后代降低发生儿童肥胖的风险。已有研究结果显示，哺乳的女性患 2 型糖尿病的风险降低，哺乳时间更长和强度增加与 2 年较低的糖尿病发病率相关[95-97]。此外，母乳喂养与降低母亲代谢综合征[96]、心血管疾病[98]和癌症[99]的风险相关。母乳喂养时间对健康足月婴儿的大脑发育起着重要作用。在 Deoni 等[100]的研究中，母乳喂养时间延长（15 个月）的婴儿在幼儿时期表现出视觉、语言和运动控制相关区域的 VFM 增加，并伴有粗大和精细运动、接受性和表达性语言以及视觉接收得分的提高。一项研究发现，母乳喂养的有益影响可持续到青春期，持续时间越长、顶叶皮质厚度增加、全面智商得分越高。早产儿与健康足月婴儿相比，其营养和能量需求显著增加，因此需要在母乳喂养中添加补充物（母乳强化剂）以提高宏量和微量营养成分的含量。根据 2012 年美国儿科学会的声明，"鉴于母乳喂养具有短期和长期的医疗和神经发育优势，婴儿营养应被视为公共卫生问题，而不仅是一种生活方式选择"。

妊娠期营养状况优劣关系到母子两代的健康。胎儿娩出到婴幼儿时期，由于机体"代谢记忆"机制，合理的营养管理对儿童的生长发育起到关键作用，将影响到儿童的未来健康状况和疾病发生轨迹。妊娠期和婴儿期的膳食计划、体格锻炼和健康的生活习惯是预防成人期与膳食相关的慢行疾病、保证生命进程中骨骼和肌肉储备、维持适宜的器官功能状态的关键。婴幼儿时期是儿童生长发育的关键时期，这一时期大脑和身体快速发育。为婴幼儿提供良好的养育照护和健康管理，有助于儿童在生理、心理和社会能力等方面得到全面发展，为儿童未来的健康成长奠定基础，并有助于预防成年期心脑血管病、糖尿病、抑郁症等多种疾病的发生。

（闫婕，苏日娜，隽娟，王晨）

参考文献

[1] World Health Organization. WHO antenatal care recommendations for a positive pregnancy experience: Nutritional interventions update: Multiple micronutrient supplements during pregnancy. 2020.

[2] Almond D, Currie J. Killing Me Softly: The Fetal Origins Hypothesis. J Econ Perspect, 2011, 25(3): 153-172.

[3] Abrams B, Altman S L, Pickett K E. Pregnancy weight gain: still controversial. Am J Clin Nutr, 2000, 71(5 Suppl): S1233-S1241.

[4] Hytten F. Nutritional requirements in pregnancy. What happens if they are not met? Midwifery, 1990, 6(3): 140-145.

[5] Keats E C, Haider B A, Tam E, et al. Multiple-micronutrient supplementation for women during pregnancy. Cochrane Database Syst Rev, 2019, 3(3): CD004905.

[6] De-Regil L M, Pena-Rosas J P, Fernandez-Gaxiola A C, et al. Effects and safety of periconceptional oral folate supplementation for preventing birth defects. Cochrane Database Syst Rev, 2015, 2015(12): CD007950.

[7] Borge T C, Aase H, Brantsaeter A L, et al. The importance of maternal diet quality during pregnancy on cognitive and behavioural outcomes in children: a systematic review and meta-analysis. BMJ Open, 2017, 7(9): e016777.

[8] Lindsay K L, Buss C, Wadhwa P D, et al. The interplay between nutrition and stress in pregnancy: implications for fetal programming of brain development. Biol Psychiatry, 2019, 85(2): 135-149.

[9] Ramakrishnan U, Grant F, Goldenberg T, et al. Effect of women's nutrition before and during early pregnancy on maternal and infant outcomes: a systematic review. Paediatr Perinat Epidemiol, 2012, 26 (Suppl 1): S285-S301.

[10] Hanson M A, Bardsley A, De-Regil L M, et al. The international federation of gynecology and obstetrics (FIGO) recommendations on adolescent, preconception, and maternal nutrition: "Think Nutrition First". Int J Gynaecol Obstet, 2015, 131 (Suppl 4): S213-S253.

[11] Rasmussen K, Yaktine A. Weight gain during pregnancy: reexamining the guidelines. Washington (DC): The National Academies Press, 2009.

[12] Fleming T P, Watkins A J, Velazquez M A, et al. Origins of lifetime health around the time of conception: causes and consequences. Lancet, 2018, 391(10132): 1842-1852.

[13] Stephenson J, Heslehurst N, Jennifer Hall J, et al. Before the beginning: nutrition and lifestyle in the preconception period and its importance for future health. Lancet, 2018, 391(10132): 1830-1841.

[14] Bodnar L M, Simhan H N, Parker C B, et al. Racial or ethnic and socioeconomic inequalities in adherence to national dietary guidance in a large cohort of US pregnant women. J Acad Nutr Diet, 2017, 117(6): 867-877, e863.

[15] Lassance L, Haghiac M, Leahy P, et al. Identification of early transcriptome signatures in placenta exposed to insulin and obesity. Am J Obstet Gynecol, 2015, 212(5): 647, e1-e11.

[16] Fall C H D, Kumaran K. Metabolic programming in early life in humans. Philos Trans R Soc Lond B Biol Sci, 2019, 374(1770): 20180123.

[17] Aris I M, Fleisch A F, Oken E. Developmental origins of disease: emerging prenatal risk factors and future disease risk. Curr Epidemiol Rep, 2018, 5(3): 293-302.

[18] Calkins K, Devaskar S U. Fetal origins of adult disease. Curr Probl Pediatr Adolesc Health Care, 2011, 41(6): 158-176.

[19] Stanner S A, Bulmer K, Andres C, et al. Does malnutrition in utero determine diabetes and coronary

heart disease in adulthood? Results from the Leningrad siege study, a cross sectional study. BMJ, 1997, 315(7119): 1342-1348.

[20] Hambidge K M, Bann C M, McClure E M, et al. Maternal characteristics affect fetal growth response in the women first preconception nutrition trial. Nutrients, 2019, 11(10): 2534.

[21] Hambidge K M, Westcott J E, Garces A, et al. A multicountry randomized controlled trial of comprehensive maternal nutrition supplementation initiated before conception: the Women First trial. Am J Clin Nutr, 2019, 109(2): 457-469.

[22] van Elten T M, Karsten M D A, Geelen A, et al. Preconception lifestyle intervention reduces long term energy intake in women with obesity and infertility: a randomised controlled trial. Int J Behav Nutr Phys Act, 2019, 16(1): 3.

[23] van Elten T M, Karsten M D A, Geelen A, et al. Effects of a preconception lifestyle intervention in obese infertile women on diet and physical activity; A secondary analysis of a randomized controlled trial. PLoS One, 2018, 13(11): e0206888.

[24] ACOG Practice Bulletin, Number 230: Obesity in Pregnancy. Obstet Gynecol. 2021,137(6):e128-e144.

[25] Opray N, Grivell R M, Deussen A R, et al. Directed preconception health programs and interventions for improving pregnancy outcomes for women who are overweight or obese. Cochrane Database Syst Rev, 2015, 2015(7): CD010932.

[26] Catalano P M, Tyzbir E D, Allen S R, et al. Evaluation of fetal growth by estimation of neonatal body composition. Obstet Gynecol, 1992, 79(1): 46-50.

[27] World Health Organization. WHO Recommendations on Antenatal Care for a Positive Pregnancy Experience. 2016.

[28] Blencowe H, Krasevec J, de Onis M, et al. National, regional, and worldwide estimates of low birthweight in 2015, with trends from 2000: a systematic analysis. Lancet Glob Health, 2019, 7(7): e849-e860.

[29] 张丹丹，谈迪心，王斌，等 . 孕期增重与早产关联的流行病学分析 . 中华流行病学杂志，2016, 37(7): 1012-1016.

[30] Bergmann R L, Bergmann K E, Dudenhausen J W. Undernutrition and growth restriction in pregnancy. Nestle Nutr Workshop Ser Pediatr Program, 2008, 61: 103-121.

[31] Thorn S R, Rozance P J, Brown L D, et al. The intrauterine growth restriction phenotype: fetal adaptations and potential implications for later life insulin resistance and diabetes. Semin Reprod Med, 2011, 29(3): 225-236.

[32] Thorn S R, Brown L D, Rozance P J, et al. Increased hepatic glucose production in fetal sheep with intrauterine growth restriction is not suppressed by insulin. Diabetes, 2013, 62(1): 65-73.

[33] Gluckman P D, Hanson M A, Buklijas T, et al. Epigenetic mechanisms that underpin metabolic and cardiovascular diseases. Nat Rev Endocrinol, 2009, 5(7): 401-408.

[34] Ross M G, Beall M H. Adult sequelae of intrauterine growth restriction. Semin Perinatol, 2008, 32(3): 213-218.

[35] Morrison J L, Regnault T R. Nutrition in pregnancy: optimising maternal diet and fetal adaptations to altered nutrient supply. Nutrients, 2016, 8(6): 342.

[36] American College of Obstetricians and Gynecologists′ Committee on Practice Bulletins—Obstetrics and the Society forMaternal-FetalMedicin. ACOG Practice Bulletin No. 204: Fetal growth restriction. Obstet Gynecol, 2019, 133(2): e97-e109.

[37] Carr D J, Wallace J M, Aitken R P, et al. Uteroplacental adenovirus vascular endothelial growth factor

gene therapy increases fetal growth velocity in growth-restricted sheep pregnancies. Hum Gene Ther, 2014, 25(4): 375-384.

[38] Potdar R D, Sahariah S A, Gandhi M, et al. Improving women's diet quality preconceptionally and during gestation: effects on birth weight and prevalence of low birth weight--a randomized controlled efficacy trial in India (Mumbai Maternal Nutrition Project). Am J Clin Nutr, 2014, 100(5): 1257-1268.

[39] Embleton N D, Korada M, Wood C L, et al. Catch-up growth and metabolic outcomes in adolescents born preterm. Arch Dis Child, 2016, 101(11): 1026-1031.

[40] Embleton N D, Skeath T. Catch-up growth and metabolic and cognitive outcomes in adolescents born preterm. Nestle Nutr Inst Workshop Ser, 2015(81): 61-71.

[41] Heude B, Thiebaugeorges O, Goua V, et al. Pre-pregnancy body mass index and weight gain during pregnancy: relations with gestational diabetes and hypertension, and birth outcomes. Matern Child Health J, 2012, 16(2): 355-363.

[42] Barbour L A, Hernandez T L. Maternal lipids and fetal overgrowth: making fat from fat. Clin Ther, 2018, 40(10): 1638-1647.

[43] 国家卫生健康委疾病预防控制局. 中国居民营养与慢性病状况报告（2020 年）. 北京：人民卫生出版社，2022.

[44] Hernandez T L, Van Pelt R E, Anderson M A, et al. A higher-complex carbohydrate diet in gestational diabetes mellitus achieves glucose targets and lowers postprandial lipids: a randomized crossover study. Diabetes Care, 2014, 37(5): 1254-1262.

[45] Barbour L A, Farabi S S, Friedman J E, et al. Postprandial triglycerides predict newborn fat more strongly than glucose in women with obesity in early pregnancy. Obesity (Silver Spring), 2018, 26(8): 1347-1356.

[46] Kulkarni S R, Kumaran K, Rao S R, et al. Maternal lipids are as important as glucose for fetal growth: findings from the Pune Maternal Nutrition Study. Diabetes Care, 2013, 36(9): 2706-2713.

[47] Adank M C, Benschop L, Kors A W, et al. Maternal lipid profile in early pregnancy is associated with foetal growth and the risk of a child born large-for-gestational age: a population-based prospective cohort study : Maternal lipid profile in early pregnancy and foetal growth. BMC Med, 2020, 18(1): 276.

[48] Herrera E, Desoye G. Maternal and fetal lipid metabolism under normal and gestational diabetic conditions. Horm Mol Biol Clin Investig, 2016, 26(2): 109-127.

[49] Kim S R, Kubo T, Kuroda Y, et al. Comparative metabolome analysis of cultured fetal and adult hepatocytes in humans. J Toxicol Sci, 2014, 39(5): 717-723.

[50] Elsakr J M, Dunn J C, Tennant K, et al. Maternal Western-style diet affects offspring islet composition and function in a non-human primate model of maternal over-nutrition. Mol Metab, 2019, 25: 73-82.

[51] Carver J D. Dietary nucleotides: effects on the immune and gastrointestinal systems. Acta Paediatr Suppl, 1999, 88(430): 83-88.

[52] Bytoft B, Knorr S, Vlachova Z, et al. Long-term cognitive implications of intrauterine hyperglycemia in adolescent offspring of women with type 1 diabetes (the EPICOM Study). Diabetes Care, 2016, 39(8): 1356-1363.

[53] Oyen N, Diaz L J, Leirgul E, et al. Prepregnancy diabetes and offspring risk of congenital heart disease: a nationwide cohort study. Circulation, 2016, 133(23): 2243-2253.

[54] Mackin S T, Nelson S M, Wild S H, et al. Factors associated with stillbirth in women with diabetes. Diabetologia, 2019, 62(10): 1938-1947.

[55] Browne K, Park B Y, Goetzinger K R, et al. The joint effects of obesity and pregestational diabetes on the

risk of stillbirth. J Matern Fetal Neonatal Med, 2021, 34(3): 332-338.

[56] Anderson E L, Howe L D, Jones H E, et al. The prevalence of non-alcoholic fatty liver disease in children and adolescents: a systematic review and meta-analysis. PLoS One, 2015, 10(10): e0140908.

[57] Wesolowski S R, Kasmi K C, Jonscher K R, et al. Developmental origins of NAFLD: a womb with a clue. Nat Rev Gastroenterol Hepatol, 2017, 14(2): 81-96.

[58] Brumbaugh D E, Tearse P, Cree-Green M, et al. Intrahepatic fat is increased in the neonatal offspring of obese women with gestational diabetes. J Pediatr, 2013, 162(5): 930-936, e931.

[59] Newton K P, Feldman H S, Chambers C D, et al. Low and High Birth Weights Are Risk Factors for Nonalcoholic Fatty Liver Disease in Children. J Pediatr, 2017, 187: 141-146, e141.

[60] Hernandez T L, Brand-Miller J C. Nutrition therapy in gestational diabetes mellitus: time to move forward. Diabetes Care, 2018, 41(7): 1343-1345.

[61] Freinkel N. Banting Lecture 1980: Of pregnancy and progeny. Diabetes, 1980, 29(12): 1023-1035.

[62] Hernandez T L. Glycemic targets in pregnancies affected by diabetes: historical perspective and future directions. Curr Diab Rep, 2015, 15(1): 565.

[63] Hernandez T L. Carbohydrate content in the GDM diet: two views: view 1: nutrition therapy in gestational diabetes: the case for complex carbohydrates. Diabetes Spectr, 2016, 29(2): 82-88.

[64] Barbour L A, Hernandez T L. Maternal non-glycemic contributors to fetal growth in obesity and gestational diabetes: spotlight on lipids. Curr Diab Rep, 2018, 18(6): 37.

[65] Metzger B E, Buchanan T A, Coustan D R, et al. Summary and recommendations of the Fifth International Workshop-Conference on Gestational Diabetes Mellitus. Diabetes Care, 2007, 30(Suppl 2): S251-S260.

[66] Han S, Middleton P, Shepherd E, et al. Different types of dietary advice for women with gestational diabetes mellitus. Cochrane Database Syst Rev, 2017, 2(2): CD009275.

[67] Tsirou E, Grammatikopoulou M G, Theodoridis X, et al. Guidelines for medical nutrition therapy in gestational diabetes mellitus: systematic review and critical appraisal. J Acad Nutr Diet, 2019, 119(8): 1320-1339.

[68] Barbour L A. Metabolic culprits in obese pregnancies and gestational diabetes mellitus: big babies, big twists, big picture : The 2018 Norbert Freinkel Award Lecture. Diabetes Care, 2019, 42(5): 718-726.

[69] Garcia-Patterson A, Balsells M, Yamamoto J M, et al. Usual dietary treatment of gestational diabetes mellitus assessed after control diet in randomized controlled trials: subanalysis of a systematic review and meta-analysis. Acta Diabetol, 2019, 56(2): 237-240.

[70] Yamamoto J M, Kellett J E, Balsells M, et al. Gestational diabetes mellitus and diet: a systematic review and meta-analysis of randomized controlled trials examining the impact of modified dietary interventions on maternal glucose control and neonatal birth weight. Diabetes Care, 2018, 41(7): 1346-1361.

[71] Hofmeyr G J, Lawrie T A, Atallah A N, et al. Calcium supplementation during pregnancy for preventing hypertensive disorders and related problems. Cochrane Database Syst Rev, 2018, 10(10): CD001059.

[72] Rumbold A, Ota E, Hori H, et al. Vitamin E supplementation in pregnancy. Cochrane Database Syst Rev, 2015, 2015(9): CD004069.

[73] Rumbold A, Ota E, Nagata C, et al. Vitamin C supplementation in pregnancy. Cochrane Database Syst Rev, 2015, 2015(9): CD004072.

[74] Kinshella M W, Omar S, Scherbinsky K, et al. Effects of maternal nutritional supplements and dietary interventions on placental complications: an umbrella review, Meta-analysis and evidence map. Nutrients, 2021, 13(2): 472.

[75] Bodnar L M, Tang G, Ness R B, et al. Periconceptional multivitamin use reduces the risk of preeclampsia. Am J Epidemiol, 2006, 164(5): 470-477.

[76] Catov J M, Nohr E A, Bodnar L M, et al. Association of periconceptional multivitamin use with reduced risk of preeclampsia among normal-weight women in the Danish National Birth Cohort. Am J Epidemiol, 2009, 169(11): 1304-1311.

[77] Ormesher L, Myers J E, Chmiel C, et al. Effects of dietary nitrate supplementation, from beetroot juice, on blood pressure in hypertensive pregnant women: A randomised, double-blind, placebo-controlled feasibility trial. Nitric Oxide, 2018, 80: 37-44.

[78] Rakova N, Muller D N, Staff A C, et al. Novel ideas about salt, blood pressure, and pregnancy. J Reprod Immunol, 2014, 101-102:135-139.

[79] Courcoulas A P, King W C, Belle S H, et al. Seven-year weight trajectories and health outcomes in the longitudinal assessment of bariatric surgery (LABS) study. JAMA Surg, 2018, 153(5): 427-434.

[80] Kwong W, Tomlinson G, Feig D S. Maternal and neonatal outcomes after bariatric surgery; a systematic review and meta-analysis: do the benefits outweigh the risks? Am J Obstet Gynecol, 2018, 218(6): 573-580.

[81] Barker D J, Osmond C. Infant mortality, childhood nutrition, and ischaemic heart disease in England and Wales. Lancet, 1986, 1(8489): 1077-1081.

[82] Barker D J, Osmond C, Golding J, et al. Growth in utero, blood pressure in childhood and adult life, and mortality from cardiovascular disease. BMJ, 1989, 298(6673): 564-567.

[83] Dietz P M, Callaghan W M, Cogswell M E, et al. Combined effects of prepregnancy body mass index and weight gain during pregnancy on the risk of preterm delivery. Epidemiology, 2006, 17(2): 170-177.

[84] Nohr E A, Bech B H, Davies M J, et al. Prepregnancy obesity and fetal death: a study within the Danish National Birth Cohort. Obstet Gynecol, 2005, 106(2): 250-259.

[85] Weiss J L, Malone F D, Emig D, et al. Obesity, obstetric complications and cesarean delivery rate--a population-based screening study. Am J Obstet Gynecol, 2004, 190(4): 1091-1097.

[86] Bhattacharya S, Campbell D M, Liston W A, et al. Effect of body mass index on pregnancy outcomes in nulliparous women delivering singleton babies. BMC Public Health, 2007, 7: 168.

[87] Kinnunen T I, Luoto R, Gissler M, et al. Pregnancy weight gain from 1960s to 2000 in Finland. Int J Obes Relat Metab Disord, 2003, 27(12): 1572-1577.

[88] Stothard K J, Tennant P W, Bell R, et al. Maternal overweight and obesity and the risk of congenital anomalies: a systematic review and meta-analysis. JAMA, 2009, 301(6): 636-650.

[89] 中华人民共和国国家卫生健康委员会. 中华人民共和国卫生行业标准《妊娠期妇女体重增长推荐值标准（WS/T 801—2022）》. 2022.

[90] 中国妇幼保健协会妊娠合并糖尿病专业委员会，中华医学会妇产科学分会产科学组. 妊娠期运动专家共识（草案）. 中华围产医学杂志，2021, 24(9): 641-645.

[91] Kusuyama J, Makarewicz N S, Albertson B G, et al. Maternal exercise-induced SOD3 reverses the deleterious effects of maternal high-fat diet on offspring metabolism through stabilization of H3K4me3 and protection against WDR82 carbonylation. Diabetes, 2022, 71(6): 1170-1181.

[92] Kusuyama J, Alves-Wagner A B, Conlin R H, et al. Placental superoxide dismutase 3 mediates benefits of maternal exercise on offspring health. Cell Metab, 2021, 33(5): 939-956, e938.

[93] Bartick M C, Schwarz E B, Green B D, et al. Suboptimal breastfeeding in the United States: Maternal and pediatric health outcomes and costs. Matern Child Nutr, 2017, 13(1): e12366.

[94] Section on B. Breastfeeding and the use of human milk. Pediatrics, 2012, 129(3): e827-841.

[95] Gunderson E P, Hurston S R, Ning X, et al. Lactation and progression to type 2 diabetes mellitus after gestational diabetes mellitus: a prospective cohort study. Ann Intern Med, 2015, 163(12): 889-898.

[96] Choi S R, Kim Y M, Cho M S, et al. Association between duration of breast feeding and metabolic syndrome: the Korean national health and nutrition examination surveys. J Womens Health (Larchmt), 2017, 26(4): 361-367.

[97] Gunderson E P, Lewis C E, Lin Y, et al. Lactation Duration and Progression to Diabetes in Women Across the Childbearing Years: The 30-Year CARDIA Study. JAMA Intern Med, 2018, 178(3): 328-337.

[98] Peters S A E, Yang L, Guo Y, et al. Breastfeeding and the risk of maternal cardiovascular Disease: A Prospective Study of 300000 Chinese Women. J Am Heart Assoc, 2017, 6(6): e006081.

[99] Chowdhury R, Sinha B, Sankar M J, et al. Breastfeeding and maternal health outcomes: a systematic review and meta-analysis. Acta Paediatr, 2015, 104(467): 96-113.

[100] Deoni S C, Dean D C 3rd, Piryatinsky I, et al. Breastfeeding and early white matter development: a cross-sectional study. Neuroimage, 2013, 82: 77-86.

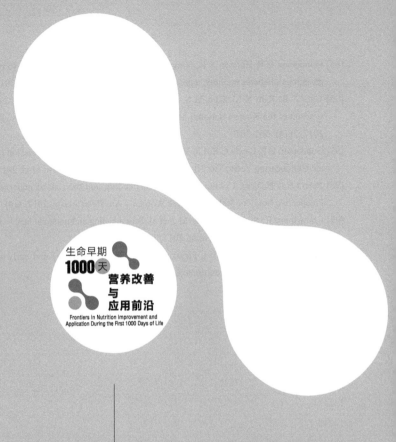

生命早期1000天与未来健康

Early Life During the First 1000 Days and Future Health

第 4 章
生命早期饥荒暴露对成年期
健康状况的影响

　　饥荒是指大范围的非正常的威胁生命的饥饿，导致营养不良。生命早期饥荒暴露是指个体在胎儿期、婴幼儿期经历的饥饿或营养不良的情况，这种暴露可能由于多种原因，包括自然灾害、社会经济状况恶化、食品供应不足等。生命早期是机体各组织器官形成、发育和逐渐成熟的关键时期，同时也是对环境因素作用的敏感时期，该时期的营养状况直接影响到机体的生长、发育及成年后的健康状况和慢性非传染性疾病（NCDs）的发生发展，生命早期经历饥荒可能对个体的生长、发育和健康状况产生短期和长期的深远影响 [1]。

20 世纪以来，世界上很多国家和地区遭遇过饥荒，如表 4-1 所示。其饥荒对人类危害巨大，除了直接导致过早死亡的短期危害之外，饥荒对幸存者的健康状况也会产生较大的远期危害，尤其是对于正处在生长发育关键期的胎儿和婴幼儿，其可能会因为母亲重度营养不良和粮食 / 食物短缺而出现不同程度的营养不良。DOHaD 假说认为，生命早期发育过程中经历不利因素（如子宫胎盘功能不全、营养不良等），将对机体组织与器官的结构和功能产生程序性或永久性改变，进而影响成年期糖耐量异常或糖尿病、腹型肥胖、脂代谢紊乱或血脂异常、高血压等代谢综合征的发生发展，而且这种影响可能会持续好几代人。在人类社会中，饥荒作为一种极端的营养不良环境因素，为观察生命早期营养不良的长期负面健康效应提供了独特的机会。诸多研究也表明，生命早期 1000 天饥荒暴露对成年期健康的不良影响，显著增加了成年期代谢性疾病以及精神疾病（如精神分裂症等疾病）的发生风险。

表 4-1　20 世纪以来发生的主要饥荒举例

饥荒名称	国家或地区	时间	结果
乌克兰饥荒	苏联	1932 ～ 1933	死亡人数 300 万～ 500 万，部分原因为自然灾害，更多的是因错误政策
列宁格勒饥荒	苏联	1941 ～ 1944	纳粹德国围攻和包围列宁格勒。280 万人口被围困城市里，其中包括 400000 名儿童。食物极度匮乏，导致很多人死于饥饿
荷兰饥荒	阿姆斯特丹	1944 年 11 月至 1945 年 5 月	第二次世界大战末期，德军为报复铁路工人罢工切断了向阿姆斯特丹城运送粮食和燃料的途径，导致食物短缺，1945 阿姆斯特丹城居民死亡率较 1939 年高一倍
印度大饥荒	印度	1946	1946 年第二次世界大战结束后，连续两年大旱导致粮食作物歉收出现饥荒。官方估计直接死亡人口 300 万

在中国三年困难时期，大量的孕产妇和新生儿处于长期营养不良的状态，这个时期出生的人群目前已到达多种 NCDs 高发年龄。如今，大多数 60 岁以上中国人的母亲在产前或产后都曾经历过不同程度的饥荒暴露，并可能因此引发一系列的健康问题。基于此，应该将一些疾病尤其是 NCDs 的预防"关口前移"，将干预从成人期提前到儿童期、婴幼儿期甚至是围生期 [2]，以确保机体在生命早期可以获得足够的营养，并且有针对性地对生命早期处于营养不良环境的特殊人群进行 NCDs 的预防和控制，从而减轻 NCDs 给个人、家庭、社会带来的负担，提高全民生活质量。

4.1 生命早期饥荒暴露与 NCDs

生命早期饥荒暴露通过影响表观遗传学，对机体代谢产生长期持久的影响，迄今研究较多的是早期饥荒暴露对成年时期 NCDs 发生轨迹和易感性的影响。已有相当多的基于荷兰饥荒和中国三年困难时期的队列研究、文献综述和 Meta 分析，探讨了早期饥荒暴露对机体代谢的影响以及与 NCDs 发生、发展的关系。部分研究结果如表 4-2 所示。

表 4-2　生命早期饥荒暴露对成年期营养相关慢性病易感性的影响

疾病	地点	研究内容	对代谢的影响
糖尿病	荷兰	饥荒期间阿姆斯特丹出生的 702 名儿童，成年期口服 75g 葡萄糖耐量试验	产前饥荒暴露，尤其是妊娠晚期暴露，与成年后葡萄糖耐量受损有关；儿童和青年期经历饥荒与患 T2DM 风险增加有关
	乌克兰	回顾性队列研究，比较了 43150 例 40 岁以上糖尿病患者和 1930 ~ 1938 年间出生的 1421024 例个体 T2DM 患病风险	与其他时期出生的个体相比，1934 年上半年极端饥荒地区和重度饥荒地区出生的个体发生 T2DM 的风险显著增加
	中国	基于 2002 年中国居民营养与健康状况调查数据，比较 1954 ~ 1966 年出生人群的成年期高血糖发生风险	与未暴露组相比，胎儿期饥荒暴露与成年期高血糖的发生风险显著相关
血脂异常	荷兰	胎儿期暴露荷兰饥荒个体的血脂水平	饥荒暴露组的 TC、低密度脂蛋白胆固醇（LDL-C）水平较高，而高密度脂蛋白胆固醇（HDL-C）水平较低；女性的血总胆固醇（TC）、甘油三酯（TG）水平显著增加
	中国	6445 名胎儿期饥荒暴露组成年期血脂异常发生风险	与非暴露组相比，女性和缺乏体育锻炼的人群血脂异常的发病风险显著增加
高血压	荷兰	胎儿期饥荒暴露成年期收缩压（SBP）和舒张压（DBP）的水平	暴露组成年期高血压的发病风险显著增加，但调整了吸烟、饮酒、身高和腰围后，饥荒暴露与高血压无显著关联
	中国	胎儿期、婴儿期饥荒暴露与成年时高血压患病风险	与非饥荒暴露组相比，胎儿期、儿童早期、儿童中期和儿童晚期饥荒暴露组高血压患病风险较高

疾病	地点	研究设计	对代谢的影响
超重、肥胖	荷兰	30余万名19岁青年男性饥荒队列研究，妊娠早期饥荒暴露与肥胖风险	妊娠早期饥荒暴露肥胖风险显著升高，妊娠晚期和婴儿期饥荒暴露个体肥胖风险降低
	中国	生命早期饥荒暴露与成年期肥胖风险的易感性	胎儿/婴儿期、儿童期、青春期饥荒暴露均显著增加成年期发生肥胖的风险
心血管疾病	荷兰	足月单胎出生的2414名男性和女性饥荒暴露对成年期疾病的影响	妊娠早期饥荒暴露组冠心病的患病率明显高于未暴露人群，而饥荒暴露者脑卒中风险低于未暴露者
	中国	饥荒暴露组和未暴露组与成年时发生心血管疾病（CVD）的风险	早期饥荒暴露增加总CVD、冠状动脉疾病、心肌梗死、心力衰竭和脑卒中的发生风险

4.1.1 饥荒暴露与糖尿病

糖尿病的发病率和患病率在全球范围内持续上升，呈现年轻化趋势，已成为各国重要的公共卫生问题。糖尿病是一系列以高血糖为特征的代谢紊乱，糖尿病控制不佳会导致微血管和大血管并发症，累及多个器官，导致肾衰竭、失明、截肢和CVD等。糖尿病作为一组病因复杂的代谢性疾病，由遗传和环境因素共同所致，大量研究表明，生命早期不良因素，特别是宫内营养不良，可能会增加成年后糖尿病的患病风险。

4.1.1.1 国外饥荒暴露研究

Ravelli等[3]利用第二次世界大战时荷兰饥荒期间阿姆斯特丹出生的702名儿童，在其成年时期口服75g葡萄糖耐量试验2h后血糖结果显示，产前饥荒暴露，尤其是妊娠晚期暴露，与成年后葡萄糖耐量受损有关，与未暴露组血糖5.8mmol/L相比，妊娠晚期暴露组血糖约上升0.5（95% CI：0.1～0.9）mmol/L，妊娠中期暴露组血糖约上升0.4（95% CI：0～0.8）mmol/L，妊娠早期暴露组血糖约上升0.1（95% CI：-0.4～0.6）mmol/L。基于欧洲癌症与营养前瞻性调查数据[4]，研究同样发现儿童和青年期经历荷兰饥荒与患T2DM的风险增加有关，并呈剂量-反应关系，与未暴露饥荒的人群相比，严重饥荒地区和中度饥荒地区出生的个体发生T2DM的风险显著增加（严重饥荒地区：HR=1.64；95% CI为1.26～2.14。中度饥荒地区：OR=1.36；95% CI为1.09～1.70）。

基于乌克兰饥荒的一项大型回顾性队列研究[5]，比较了43150例40岁以上的糖尿病患者和 1930 ～ 1938 年间出生的 1421024 例个体 T2DM 患病风险，发现调整出生季节后，与其他时期出生的个体相比，1934 年上半年极端饥荒地区和重度饥荒地区出生的个体发生 T2DM 的风险显著增加（极端饥荒地区：OR=1.47；95% CI 为 1.37 ～ 1.58；重度饥荒地区：OR=1.26；95% CI 为 1.14 ～ 1.39），而非饥荒地区出生的个体风险并未增加（OR=1.00；95% CI 为 0.91 ～ 1.09）。男女性中 T2DM 的发生风险与饥荒之间的关联也是一致的。但也有部分地区的研究结果未发现生命早期饥荒暴露与 T2DM 和糖代谢的显著关联。

4.1.1.2 我国饥荒暴露研究

中国的饥荒研究也同样发现，生命早期饥荒暴露可能影响糖尿病的发生发展。Li 等[6] 发现，在严重饥荒地区，与未暴露饥荒组相比，胎儿期饥荒暴露与成年期高血糖的发生风险显著相关（OR=3.92；95% CI：1.64 ～ 9.39），而在受饥荒影响较轻的地区则未发现差异（OR=0.57；95% CI：0.25 ～ 1.31），并且在严重饥荒地区出生的个体，成年时采用高热量膳食模式或者经济水平较高的人群中，患高血糖的风险会进一步升高。Wang 等[7] 基于华东地区的研究也观察到，与未暴露饥荒组相比，调整年龄和性别后，胎儿期（OR=1.53；95% CI：1.09 ～ 2.14）和儿童期（OR=1.82；95% CI：1.21 ～ 2.73）饥荒暴露与糖尿病的发生有关，成年时生活在经济水平较富裕地区的受试者患糖尿病的风险更高。进一步的研究发现，不仅胎儿期饥荒暴露会增加其成年期高血糖和糖尿病的患病风险，与父母均无饥荒暴露的后代相比，父母有饥荒暴露，尤其是父母双方均有饥荒暴露的后代，其成年期高血糖的发生风险显著增加（OR=2.02；95% CI：1.12 ～ 3.66）[8]。可见生命早期饥荒暴露不仅会影响个体成年期糖尿病或高血糖的发生发展，甚至可能会增加下一代人成年期发生高血糖的风险。

总体来看，Grey 等[9] 纳入 57 项研究的系统综述结果显示，儿童期饥荒暴露与葡萄糖代谢受损的风险增加有关，15 项中有 2 项发现高血糖风险增加，7 项发现糖尿病风险增加，尤其是女性更明显。2018 年一项纳入 11 篇文献的 Meta 分析结果显示[10]，生命早期饥荒暴露与 T2DM 风险显著增加明显相关（RR=1.38；95% CI：1.17 ～ 1.63），与未暴露组相比，胎儿期 / 婴儿期饥荒暴露组的 T2DM 风险增加 36%（RR=1.36；95% CI：1.12 ～ 1.65），儿童期饥荒暴露组的 T2DM 风险增加 40%（RR=1.40；95% CI：0.98 ～ 1.99）。

生命早期饥荒暴露与成年期糖尿病之间存在明显的关联，可能是由于饥荒暴露导致子代胰腺发育障碍、β 细胞功能受损和胰岛素功能缺陷等。动物研究结果显示，妊娠期进行能量限制的动物，其后代 β 细胞的质量比正常动物的后代下降 30% ～ 50%，β 细胞的增殖分化能力也明显下降。此外，胚胎期经历营养不良可能改变相关基因的表观遗传学修饰水平，如暴露于荷兰饥荒的人群，*IGF2* 基因甲基化水平会发生改变，从而影响胰岛 β 细胞的功能。

4.1.2　饥荒暴露与高血脂

20 世纪 80 年代以来，我国人群，包括儿童和青少年，血脂水平变化显著，血脂异常患病率明显增加。血脂成分的平均水平是评价人群血脂变化趋势的重要指标，2018 年全国调查数据显示，与 2002 年、2010 年、2015 年的全国数据相比，我国成人血清总胆固醇（total cholesterol, TC）、低密度脂蛋白胆固醇（low-density lipoprotein cholesterol, LDL-C）、甘油三酯（triglyceride, TG）的平均水平均明显升高，成人血脂异常总患病率为 35.6%，其中高胆固醇血症患病率的增加最为明显[11]。中国成人血脂异常患病率近年来一直维持在较高水平。血脂异常受到遗传因素、年龄、性别以及不良生活方式等的影响，国内外已开展了一系列研究探索饥荒暴露对血脂水平的影响。

4.1.2.1　国外饥荒暴露研究

Roseboom 等[12]基于荷兰饥荒的一项研究结果显示，胎儿期暴露于饥荒人群的 LDL/HDL 比值显著高于非饥荒暴露组（13.9%；95% CI：2.6 ～ 26.4），而且饥荒暴露组有较高的 TC、LDL-C 水平和较低的 HDL-C 水平。在另一项基于荷兰饥荒的研究中，Lumey 等[13]分性别进行分析发现，与非饥荒暴露组相比，胎儿期饥荒暴露组女性的 TC、TG 水平显著增加，但男性人群中没有发现这样的关联。而 Stanner 等[14]基于列宁格勒地区饥荒人群的研究结果发现，暴露组与非暴露组的 TC、TG、HDL-C 和 LDL-C 水平均没有差别。

4.1.2.2　我国饥荒暴露研究

中国学者也研究了生命早期饥荒暴露对血脂水平的影响。在 Wang 等[15]一项纳入了 6445 名华东地区人群的研究中发现，男女性中胎儿期饥荒暴露组的 TG 水平均显著高于非暴露组，而 HDL-C 水平差异无统计学意义。Xin 等[16]基于中国健康与营养调查（China Health and Nutrition Survey, CHNS）的结果显示，与非饥荒暴露组相比，胎儿期饥荒暴露组（OR=1.34；95% CI：1.05 ～ 1.70）、儿童期饥荒暴露组（OR=1.44；95% CI：1.23 ～ 1.69）和青春期饥荒暴露组（OR=1.41；95% CI：1.17 ～ 1.71）的血脂异常发病风险均显著增加。同样使用上述 CHNS 队列数据，Ding 等[17]通过分层分析的结果显示，生命早期暴露于中国三年困难时期的人群，尤其是女性和缺乏体育锻炼的人群，其成年后血脂异常的发病风险显著增加，提示健康的生活方式，可能会部分减轻饥荒暴露的不利影响。Wang 等 [18] 基于中国健康与退休纵向队列（China health and petirement longitudinal study, CHARLS）的研究也获得类似结果，生命早期饥荒暴露者成年期的 LDL-C 水平显著增加，按性别分层分析结果显示，生命早期饥荒暴露增加成年女性血脂异常的发生风险，与非饥荒暴露组相比，胎儿期、婴儿期和学龄前儿童饥荒暴露组的血脂异常发生风险均显著增加，而在男性人群中没有观察到类似关联。

一项纳入 11 项研究的 Meta 分析结果显示 [19]，产前饥荒暴露与血脂异常风险增加相关（OR=1.74；95% CI：1.31 ～ 2.31），且与 TC、LDL-C 水平升高，HDL-C 水平降低有关。动物实验结果表明，生命早期营养缺乏会改变胆固醇的合成以及升高血清胆固醇的水平，从而导致血脂异常和代谢紊乱，并且荷兰饥荒人群的研究也发现，生命早期暴露于饥荒的受试者表现出对高脂肪食物的偏好，并表现出与体力活动能力下降有关。另外，既往研究中发现的生命早期饥荒暴露与成年期血脂异常关联的性别差异，可能归因于部分父母存在"重男轻女"的现象，这种偏好可能导致女性的健康状况不佳，增加其成年期患血脂异常的风险。性别差异可以部分解释为是由于死亡率的自然选择，在饥荒期间，男性的死亡率高于女性。这些发现表明，生命早期营养不良，特别是胎儿时期的暴露，在成年期血脂异常的发生、发展中起重要作用，强调了在人类发育的最初阶段确保合理营养在成年期疾病预防策略中的重要意义。

4.1.3　饥荒暴露与高血压

我国人群高血压的患病率仍呈现升高趋势，根据中国慢性病及危险因素监测，2018 年我国 18 岁及以上居民高血压患病率达 27.5%，人群高血压患病率随年龄增加而显著增高（60 岁以上居民接近 60%），男性高于女性（30.8% 和 24.2%）、北方高于南方 [20]。目前呈现出大中型城市高血压患病率较高的特点，如北京、天津和上海居民的高血压患病率分别为 35.9%、34.5% 和 29.1%，不同民族之间高血压患病率也存在差异。血压水平与心脑血管病发病和死亡风险之间存在密切的因果关系，在对全球 61 个人群（约 100 万人，40 ～ 89 岁）的前瞻性观察研究中，发现收缩压（systolic blood pressure, SBP）或舒张压（diastolic blood pressure, DBP）与脑卒中、冠心病事件、心血管病死亡的风险呈连续、独立、直接的正相关关系，SBP 每升高 20 mmHg 或 DBP 每升高 10 mmHg，心、脑血管病发生的风险倍增 [21]。高血压的危险因素包括遗传因素、年龄以及多种不良生活方式（如高钠低钾膳食、超重肥胖、过量饮酒、长期精神紧张、缺乏体力活动）等，人群中普遍存在这些危险因素的聚集效应，随着高血压危险因素聚集的数量和严重程度增加，血压水平呈现升高的趋势，高血压患病的风险进一步增加[22]。除此以外，宫内营养不良以及饥荒暴露对血压的影响也备受关注，国内外进行了大量关于饥荒暴露与成年期高血压关联的研究，但尚缺乏统一的结论。

4.1.3.1 国外饥荒暴露研究

Stein 等[23] 基于荷兰饥荒队列的研究指出，胎儿期饥荒暴露者其成年期 SBP 和 DBP 的水平均高于非暴露组；与非饥荒暴露组相比，成年期高血压的发病风险显著增加（OR=1.44；95% CI：1.04 ～ 2.00），但在进一步调整吸烟、饮酒、身高和腰围后，饥荒暴露与高血压的关联无统计学意义（OR=1.32；95% CI：0.94 ～ 1.84）。Hult 等[24] 利用队列研究探讨了非洲人群饥荒暴露（1968 ～ 1970）与高血压的关系，该研究表明生命早期饥荒暴露与成年后患高血压的风险增加有关联，与饥荒后出生的人群相比，生命早期饥荒暴露会增加成年后 SBP 水平（+7mmHg；$P < 0.001$）和 DBP 水平（+5mmHg；$P < 0.001$）。

4.1.3.2 我国饥荒暴露研究

在中国人群中也有类似的研究，但结论也并不一致。基于 CHARLS 研究全国调查数据[25]，在饥荒影响严重的地区，与非暴露组相比，婴儿期暴露组患高血压的风险显著增加 (OR=2.11；95% CI：1.18 ～ 3.77)，然而，未在胎儿期暴露组中发现显著的关联。而一项基于宜昌市健康管理大数据中心 142016 名参与者的研究结果显示[26]，与非饥荒暴露组相比，胎儿期、儿童早期、儿童中期和儿童晚期饥荒暴露组高血压患病风险较高，OR（95% CI）值分别为 1.16（1.11 ～ 1.22）、1.27（1.21 ～ 1.33）、1.54（1.47 ～ 1.60）、1.84（1.76 ～ 1.92），并且性别与饥荒暴露分组具有交互作用（$P < 0.001$），女性人群中的上述关联更强。Li 等[27] 基于 CHNS 数据的横断面研究纳入了 7874 人，该研究按照饥荒严重程度进行了分层分析，在轻度饥荒地区的结果显示，胎儿期与成年后高血压的关联无统计学意义；但在严重饥荒地区，胎儿期饥荒暴露和高血压的关系有边缘统计学意义，并且增加 SBP 和 DBP 的水平，这提示饥荒的严重程度可能会影响高血压的患病风险。这些研究结果不一致的原因可能是不同研究之间的饥荒暴露分组、研究设计、样本量大小和各地区饥荒暴露的持续时间及严重程度不同所致。

Hidayat 等[28] 一项 Meta 分析结果显示，胎儿期暴露于饥荒会增加成年后高血压的发病风险（RR=1.30；95% CI：1.07 ～ 1.57），并且发现这一现象在女性群体中更明显。Xin 等[29] 的 Meta 分析结果也显示相似结果。因此，多数研究均一致表明，生命早期饥荒暴露与成年后高血压风险增加有关，尤其是在女性群体中更为明显。生命早期饥荒暴露影响血压水平的机制可能有以下几个途径，胎儿期暴露于严重的营养不良环境可能会导致新生儿出生体重较轻、肾单位数量减少，从而影响肾脏的排钠功能，并且可能会影响肾素-血管紧张素系统的表达，进一步引发血压水平的升高。另外，胎儿期饥荒暴露引起的来自组织器官变化的压力可能会激活一些复杂的内分泌以及免疫反应，在这些反应中，人体适当调节压力反应可能会引发血压水平的升高。

国内外较多研究已经证实生命早期饥荒暴露会增加成年期一些 NCDs 的发病风险，这也提示对 NCDs 的预防和控制要从成人期提前至儿童期乃至胎儿期，及早制定早期预防的政策，确保胎儿期能处于一个营养适中的成长环境[2]。同时，需要有针对性地关注出生于饥荒环境的人群，进行有效干预以减轻这些慢性病高危人群发病的风险，从而减轻疾病给个人、家庭以及社会带来的负担。

4.1.4 饥荒暴露与肥胖

随着社会经济水平的提高和生活方式的改变，超重和肥胖日益成为人们关注的健康问题。数据显示，全球成年肥胖人数已由 1975 年的 1 亿人升至 2016 年的 6.71 亿[30]。《中国居民营养与慢性病状况报告（2020 年）》指出我国成人肥胖率已达到 16.4%[20]。已经有大量研究发现，肥胖与一系列 NCDs 的患病风险相关，如心血管疾病、高血压、T2DM、血脂异常、脑卒中、食管癌、结肠癌等，不仅影响身心健康，也给个体、家庭及社会带来巨大的经济负担。而相关研究提示生命早期营养不良也可增加成年期肥胖的发生风险[31-32]。饥荒暴露是研究生命早期营养与成年疾病关系的主要关注点之一，从最早研究饥荒暴露的荷兰饥荒队列到近些年我国针对饥荒暴露人群的研究，目前关于饥荒暴露与超重和肥胖的研究日益增多[33]。

4.1.4.1 国外饥荒暴露研究

在荷兰饥荒队列研究中，30 余万名 19 岁青年男性的研究结果显示，妊娠早期饥荒暴露的后代发生肥胖风险显著升高，妊娠晚期和婴儿期饥荒暴露个体的肥胖风险降低[34]。在非洲比亚法拉纳入 1339 名女性的饥荒研究结果显示[24]，胎儿期饥荒暴露组超重风险增加，但肥胖风险未见增加，而且胎儿期、婴儿期饥荒暴露组人群的腰围增加 3cm（$P < 0.001$），超重风险增加 1.14 倍（95% CI：1.03 ～ 1.93）。

4.1.4.2 我国饥荒暴露研究

我国有研究认为[35]，胎儿 / 婴儿期（OR=1.49；95% CI：1.20 ～ 1.86）、儿童期（OR=1.24；95% CI：1.02 ～ 1.49）、青春期（OR=1.64；95% CI：1.40 ～ 1.93）等各

期的饥荒暴露均与成年期肥胖风险增加相关。黎学颖等[36]对1279名壮族居民的调查发现，与未经历三年困难时期人群相比，胎儿期暴露（OR=3.527；95% CI：1.877 ～ 6.627）和儿童期暴露（OR=2.863；95% CI：1.3297 ～ 6.167）的研究对象成年后中心性肥胖的风险较高。Chang等[37]对于2708名研究对象的研究显示，暴露组的肥胖风险是对照组的1.294倍（OR=1.294；95% CI：1.019 ～ 1.645），而且严重暴露地区更为明显，但仅女性符合上述结论。Fang等[38]的局部线性回归研究发现，胎儿期饥荒暴露农村女性的BMI、体重、腰围、臀围均高于胎儿期未暴露组农村女性，而农村男性饥荒暴露人群和城市男性饥荒暴露人群的上述指标比较无统计学差异，但缺乏对混杂因素（如膳食、年龄）的校正。关于生命早期饥荒暴露与成年期肥胖关系的国内外研究结论并不完全一致，大部分研究认为两者之间存在密切关联。不同国家和种族、不同时期饥荒暴露、不同暴露程度以及研究类型、研究设计方法、混杂因素、样本量等均可能影响研究结果。

关于饥荒暴露后超重和肥胖发生风险增加的机制目前尚无定论，主要围绕节约基因型假说和节约表型假说、表观遗传学和器官发育学说等内容进行研究和探讨，相关内容可参考其他章节。总之，饥荒暴露作为一种极端的生命早期营养不良状态会增加成年期超重和肥胖的风险，提示生命早期营养状态与肥胖的关系应予以重视。在进行超重和肥胖的防治工作中，应注意"关口前移"，在妊娠期甚至孕前要调整备孕女性或孕妇的营养状态，降低其子代成年期肥胖的发生风险。

4.2　生命早期饥荒暴露与心血管疾病

CVD已严重威胁大众的健康。我国相关研究显示CVD是导致死亡和过早死亡的主要原因，是中国人口中40%的死亡原因，位居我国居民慢性病死因第一位[39]。在国际上，中国和印度的CVD负担最重[40]。我国学者的研究指出从1990 ～ 2016年，我国CVD导致的年死亡人数从251万增加到397万；CVD的患病人数自1990年以来翻了一番，2016年达到近9400万例。CVD的年龄标化患病率从1990 ～ 2016年上升了14.7%。我国2020年发布的《中国居民营养与慢性病状况报告（2020年）》指出[20]，中国居民心血管疾病死亡率为364.6/（1.0×10^4），每年约死亡509.3万人，其中脑卒中死亡率为171.7/（1.0×10^4），每年约死亡240.0万人，缺血性心脏病死亡率为147.2/（1.0×10^4），每年约死亡205.7万人。

根据发育起源假说，生命早期营养是成人健康的主要决定因素。饥荒暴露是生命早期营养不足的极端状态，这一理论已经通过饥荒暴露的自然实验在人类身上得到了验证，尤其是基于荷兰和乌克兰的饥荒研究结果。我国目前对于饥荒暴露后对于成人疾病的研究也日益增多，相关研究对于了解成年人 CVD 的发生和预防有一定的意义。

4.2.1 饥荒暴露与冠心病

4.2.1.1 国外饥荒暴露研究

冠心病是常见的 CVD 之一，研究提示生命早期的营养状况与冠心病的发生风险有关。荷兰饥荒队列是较著名的关于饥荒暴露对成年期疾病影响的研究，包括 1943 年 11 月 1 日和 1947 年 2 月 28 日期间作为足月单胎出生的 2414 名男女性。妊娠期暴露于饥荒的定义是孕妇在妊娠期内任意 13 周的平均每日摄入的能量低于 1000kcal。根据官方公布的一般人口每日口粮，1945 年 1 月 7 日至 1945 年 12 月 8 日在阿姆斯特丹出生的儿童被认为在产前生活中面临饥荒。将这些儿童分为了三类：主要暴露于妊娠晚期（出生于 1945 年 1 月 7 日至 4 月 28 日），妊娠中期（出生于 1945 年 4 月 29 日至 8 月 18 日）或妊娠早期（出生于 1945 年 8 月 19 日至 12 月 8 日）的儿童。未遭受饥荒的定义是出生在饥荒之前（出生于 1943 年 11 月 1 日至 1945 年 1 月 7 日之间），或出生于饥荒之后（出生于 1945 年 12 月 9 日至 1947 年 2 月 28 日之间）。在该队列进行的冠心病发生情况的研究中，共计 735 人纳入研究，其中 24 人在成年期患有冠心病，检出率为 3.3%。研究结果显示，妊娠早期饥荒暴露冠心病的患病率明显高于未暴露人群（8.8% 比 3.2%；OR=3.0；95% CI 为 1.1 ～ 8.1）。妊娠中期（0.9%；OR=0.3；95% CI 为 0 ～ 2.2）或妊娠晚期（2.5%；OR=0.8；95% CI 为 0.2 ～ 2.8）饥荒暴露人群冠心病患病率没有增加。从妊娠早期营养不足到后来营养充足的过渡导致了冠状动脉疾病发生风险的增加 [41]。

4.2.1.2 我国饥荒暴露研究

我国学者对中国南方参加以患者为中心的心脏事件评估（PEACE）百万人项目的 71667 名男女性 [42]，使用特定的出生年份来定义两个队列：暴露组（出生于三年困难时期）和未暴露组出生于三年困难时期之前（1949 ～ 1958）或三年困难时期之后（1963 ～ 1972）。使用多变量调整的广义线性模型来检查饥荒暴露与发生 CVD 风险的关系。与非饥荒组相比，早期暴露于三年困难时期与总 CVD 风险增加显著相关（OR=1.28；95% CI：1.16 ～ 1.41），且与冠状动脉疾病（OR=1.23；95% CI：1.07 ～ 1.41），心肌梗死（OR=1.32；95% CI：1.01 ～ 1.70），心力衰竭（OR=2.01；95% CI：1.53 ～ 2.60）和脑卒中（OR=1.28；95% CI：1.12 ～ 1.45）的发生风险增加有关。此外，我国学者对于经历三年困难时期人群的研究也提示：那些出生在严重饥荒地区的人比那些出生在不太严重地区的人更容易患 CVD[43]。

饥荒暴露后 CVD 发生风险增加的机制目前尚无定论，不同研究结果不同。发生机制的探讨主要集中在胎儿编程、甲基化或表观遗传学等方面。结果表明，在这一时期（受孕后前 8 周）母体营养不良可能对胎儿产生永久性影响。用成年大鼠暴露饥荒的研究结果表明，受孕后头四天母体营养不良增加子代出生时的体重以及心脏、肾脏和肺的相对重量，可能是胎儿通过编程应对妊娠早期营养不良状况提高营养物质的可及性产生的内分泌变化或调节。也有人认为，由于母亲的压力，胎儿下丘脑-垂体-肾上腺轴的编程可能解释了宫内不良环境与晚年疾病之间的联系。此外，有研究指出胎儿心血管系统的结构变化可能是由于饥荒导致的早期营养不良引起的表观遗传变化持续一生的关键原因[44]。每个饥荒暴露队列中 CVD 的潜在原因可能是不同的。胎儿期饥荒暴露组导致的组织结构变化可能比儿童期暴露组更严重，因为低出生体重更可能出现在前一组。其次，荷兰饥荒研究的结果表明，产前接触饥荒增加了对高脂肪食物的偏好，并且血脂异常的患病率很高；饥荒暴露的时间影响 DNA 甲基化[45]。妊娠期饥荒暴露与胰岛素样生长因子 II 差异甲基化区域甲基化相关[46]。

总之，对于饥荒暴露后，由于妊娠期极端营养不良的状态，会增加成年期 CVD 的发生风险，其机制需要更多的研究。

4.2.2　饥荒暴露与脑卒中

脑卒中是全球第二大死因，也是常见的脑血管疾病之一，包括缺血性脑卒中和出血性脑卒中，临床表现主要以突然发病、迅速出现局灶性或全面性神经功能缺损为主，是一组器质性脑损伤导致的脑血管病。而缺血性脑卒中是脑卒中最常见的类型，占全部脑卒中的 60%～80%，具有高发病率、高致残率、高死亡率、高复发率、高经济负担的特点，严重影响患者的预后，同时也给个人、家庭和社会带来沉重的负担，是全球性的公共卫生问题[47]。随着我国经济水平提高，老龄化和城市化进程的不断加快以及人们生活方式的改变，我国缺血性脑卒中发病率及疾病负担也日趋升高[47]。全球疾病负担研究的相关数据提示，约 90% 的脑卒中风险归因于可控的危险因素[48]，如高血压、高血糖、高脂血症、肥胖等，而上述危险因素和生命早期营养状态也有一定关系。饥荒暴露的相关研究提示，妊娠期饥荒暴露会增加其后代发生高血压、糖尿病、肥胖以及认知功能低下等的风险。目前关于饥荒暴露和脑卒中关系的研究相对较少，且研究结果不尽相同。

4.2.2.1 国外饥荒暴露研究

荷兰饥荒队列研究[49]结果显示了饥荒暴露对脑卒中风险的影响,饥荒暴露者发生脑卒中的风险低于未暴露者,调整混杂因素后仍有显著的统计学差异（HR=0.77；95% CI：0.59 ～ 0.99）。在幼儿期（暴露年龄为 0 ～ 9 岁）暴露于饥荒的妇女和在青年期暴露于饥荒（暴露年龄为 ≥ 18 岁）的妇女与未暴露的妇女相比具有较低的脑卒中风险。其他学者在对荷兰 1177 名产前饥荒暴露人群的队列研究中发现,49 名（4.2%）研究对象成年期发生脑卒中后存活。非致死性脑卒中风险在饥荒未暴露和暴露组之间没有显著差异：在妊娠早期、中期和晚期不同时期饥荒暴露与未暴露组的脑卒中风险（HR）分别为 1.12（95% CI：0.46 ～ 2.71）、1.23（95% CI：0.53 ～ 2.83）和 1.23（95% CI：0.53 ～ 2.82）。虽然既往研究发现产前饥荒暴露可能会增加脑卒中相关危险因素的暴露风险,如血脂异常、葡萄糖耐量受损、高血压和肥胖,但此研究中并未发现产前饥荒暴露增加脑卒中风险的直接证据,未来仍有待进一步研究[50]。

4.2.2.2 我国饥荒暴露研究

我国近年来对于经历三年困难时期后的相关研究也逐渐增加。我国关于生命早期饥荒暴露与成年时脑卒中关系的研究,概括如表 4-3 所示。例如,Tao 等[51]（2021）、Kim 等[52]（2017）、Du 等[53]（2020）、Meng 等[54]（2020）研究均是利用我国三年困难时期,分析生命早期不同阶段饥荒暴露与成年时期患病风险。

表 4-3　生命早期饥荒暴露与成年时脑卒中关系的研究

作者	题目	数据来源	结果
Tao 等[51]	胎儿期饥荒暴露与中年时缺血性脑卒中发生风险	17787 名研究对象（平均 10.4 年 ±2.2 年）的随访中观察到,其中 547 例研究对象发生了缺血性脑卒中	与未暴露饥荒组相比,胎儿期暴露饥荒人群成年后患缺血性脑卒中风险增加（HR=1.45；95% CI 为 1.14 ～ 1.84）
Kim 等[52]	胎儿期营养不良对健康的长期影响	利用 CHARLS 数据,选取 1954 ～ 1966 年出生的 7276 名参与者	胎儿期暴露于饥荒者与脑卒中发病风险增加有关
Du 等[53]	饥荒暴露与后期发生心血管疾病风险	出生于 1941 ～ 1974 年的 234219 名研究对象的横断面分析	生命早期的各个阶段暴露于饥荒均会增加成年后患脑卒中的风险
Meng 等[54]	早期饥荒暴露和成年时疾病发生风险	对出生于 1941 ～ 1974 年的 234219 名研究对象的横断面分析	没有观察到全人群中饥荒暴露与脑血管病的发病风险有关

不同研究对于饥荒暴露与脑卒中发生的风险结果不尽相同，这可能与暴露于饥荒的程度以及之后的生活质量和医疗保健不同有关。但生命早期饥荒暴露的相关研究已经表明饥荒暴露与高血压、肥胖等脑卒中的危险因素相关，相应也会增加脑卒中的发生风险，因此对于生命早期营养状况应予以关注，降低远期发生脑血管疾病的发生率。

关于生命早期饥荒暴露增加脑卒中发病风险的具体机制尚不明确。研究提示生命早期饥荒暴露（营养不足）可能会通过表观遗传修饰改变基因的表达和随后的表型，增加了成年后NCDs包括脑卒中的发病风险[55]。此外，相关研究结果显示，生命早期饥荒暴露与血压、血糖异常存在关联，而血压和血糖异常可能会造成动脉内皮细胞损害以及脂质沉积，导致脑组织低灌注，从而增加脑卒中的发生风险[56]。另有研究发现，生命早期饥荒暴露与肾小球滤过率降低和患慢性肾脏病的风险增加也有关，而肾小球滤过率的降低会促进血管炎症反应，增加动脉狭窄的程度，从而引发脑卒中发生[57-59]。综上所述，生命早期饥荒暴露或营养不良对于脑卒中以及脑卒中发生的危险因素均有影响，因此在备孕期以及妊娠期应积极进行营养指导和检查，了解营养状况并及时进行调整，预防营养不良，最终达到降低成年时期脑卒中发生的目的。

4.3 生命早期饥荒暴露与其他疾病

DOHaD学说表明，在生命早期（胎儿期、婴儿期和儿童期）经历不良因素（如营养不足、营养过剩等）均可能导致成年后罹患多种NCDs的发生风险增加[60]。目前关于生命早期营养状况与成年期疾病关系的研究，较为广泛的研究方式主要是利用与生命早期营养不足接近的自然暴露状态，即以历史上发生在多个国家的粮食供应短缺事件作为生命早期饥荒暴露。截至目前，大量流行病学和动物实验研究结果均提示，生命早期的不良刺激尤其是宫内营养不良，会导致胎儿各系统发生改变并将永久性地留下"烙印"，影响成年后代代谢综合征、哮喘、肿瘤、骨质疏松症等多种疾病的发生发展轨迹，增加成年期患NCDs的易感性。

4.3.1 饥荒暴露与神经精神疾病

近年来，我国儿童、青少年和成人的神经精神疾病发病率不断上升，极大地影响了这些家庭的生活质量，造成了极大的经济负担和社会负担。大量的流行病学和动物实验研究结果提示，生命早期的不利因素会对神经精神疾病的发生发展产生印迹效应。在精神障碍方面，胎儿时期的营养不良与成年后的精神疾病之间有紧密联系。基于中国健康与退休纵向队列有关中国成年人早期饥荒暴露与自评健康状况的研究提示[61]，婴儿期饥荒暴露人群更有可能报告不良的自我健康评估且其罹患包含神经精神疾病在内的慢性非传染性疾病的可能性更大。而 2020 年发表于《Lancet》的系统评价和荟萃分析也指出，来自地理位置和种族不同环境的大队列研究提示生命早期饥荒暴露是后期罹患精神疾病的危险因素[62]。生命早期饥荒暴露对成年时神经精神疾病的影响主要关注于精神分裂症、认知功能障碍、抑郁症，相关的研究汇总于表 4-4。

表4-4　生命早期饥荒暴露与成年时患神经精神疾病关系的研究

疾病	作者	题目	数据来源	结果
精神分裂症	Jones[63] 和 Susser[64]	妊娠期饥荒暴露人群子代精神分裂症患病风险	1944 ～ 1945 年荷兰饥荒受孕人群的队列研究	出生前饥荒暴露其子代发生精神分裂症的相对易感性约是正常人的两倍
	St Clair 等[65]	妊娠期暴露于饥荒成年人精神分裂症发生率	基于安徽芜湖地区年医疗记录分析	母亲妊娠期间经历饥荒的成年子代罹患精神分裂症相对风险明显升高
	Xu 等[66]	妊娠期营养不良与精神分裂症——中国三年困难时期	柳州地区1971 ～ 2001 年的精神科治疗记录	妊娠期或妊娠早期饥荒暴露其子代成年患精神分裂症风险高于非暴露组，且生活在农村地区的子代发病率更高
认知功能障碍	Richards 等[67]	出生体重和认知功能	英国1946 年出生队列的随访	出生体重与其 8 岁、11 岁、15 岁、26 岁及 43 岁的认知功能相关
	Kim 等[52]	胎儿营养不良对健康的长期影响	来自中国三年困难时期的数据	胎儿期营养不良影响其远期认知功能，包括成年后语言能力和精神敏锐度等
	Wang 等[68]	生命早期饥荒暴露与成年时认知功能的关系	胎儿期、婴幼儿期暴露于饥荒和非暴露组的认知测试	妊娠期和儿童期的饥荒暴露与整体和特异性认知能力下降有关，尤其影响选择性注意和反应抑制
	Rong 等[69]	生命早期饥荒暴露与认知能力下降的风险	2015 年 CHARLS 调查数据，出生于1952 ～ 1964 年 6417 名成人	生命早期不同阶段的饥荒暴露与晚年认知能力下降呈正相关
抑郁症	Stein 等[70]	孕前和妊娠期母亲饥荒暴露：后代成年时生命质量和抑郁症	1945 ～ 1946 年出生的 923 名受试者；荷兰饥荒暴露数据	子代成年期出现抑郁症的风险显著增加

疾病	作者	题目	数据来源	结果
抑郁症	Li 等 [71]	生命早期饥荒暴露与成年时抑郁症	2015 年 CHARLS 调查数据,包括 17505 名直接和间接饥荒	妊娠期、儿童期和青少年期/成人期的饥荒暴露与女性老年罹患抑郁症相关
	Liang 等 [72]	生命早期饥荒暴露与其成年时抑郁症症状进展	2015 年 CHARLS 调查数据,包括 7053 名参与者	生命早期暴露于严重饥荒与抑郁症患病率升高和其症状加重有关

4.3.2　饥荒暴露与其他疾病的相关性

生命早期饥荒暴露除了与上述成年疾病的易感性增加有关之外,也有些研究结果提示还与甲状腺功能异常、高尿酸血症以及骨骼健康状况密切相关,不同研究结果汇总于表 4-5。

表 4-5　生命早期饥荒暴露与成年时其他疾病关系的研究

疾病	作者	题目	数据来源	结果
甲状腺功能异常	Keestra 等 [73]	荷兰饥荒出生队列中产前饥荒暴露后 50 岁时甲状腺功能	妊娠早期、中期或晚期经历荷兰饥荒的子代 910 名,50 岁时采集 728 名血样评价甲状腺功能	妊娠中期经历饥荒的女性子代,促甲状腺激素(TSH)水平较低,提示甲状腺发育关键期,饥荒暴露可能对成年后下丘脑-垂体-甲状腺轴调节的影响有性别特异性
	Guo 等 [74]	生命早期饥荒暴露与成年时甲状腺功能和紊乱	暴露于中国三年困难时期的 9881 名受试者,2015～2017 年评价其甲状腺功能	与未暴露的参与者相比,胎儿期饥荒暴露与成年较高的 TSH 水平有关,农村参与者中尤为显著
	Zheng 等 [75]	生命早期饥荒暴露与成年时甲状腺功能和结节	2017 年来自产前暴露、产后暴露和未暴露的对照组,评价甲状腺功能	生命早期饥荒暴露环境中与成年期甲状腺功能下调之间存在显著关联,出生后的饥荒暴露可能更容易导致晚年甲状腺功能受限
高尿酸血症	Zhang 等 [76]	生命早期饥荒暴露和高尿酸血症的风险	2015 年 CHARLS 调查数据,45 岁以上 2478 名受试者中胎儿期暴露组、儿童早期暴露组和对照组	胎儿期暴露组高尿酸血症患病率高于未暴露组(14.1% 与 10.7%);超重/肥胖加重了胎儿期暴露组成年期高尿酸血症发病率
	Wang 等 [77]	生命早期饥荒暴露与成年时高尿酸血症	SPECT 数据,7431 名受试者,其中胎儿期饥荒暴露组 965 名	低收入人群生命早期饥荒暴露与高尿酸血症不相关,而高收入人群生命早期饥荒暴露与高尿酸血症呈正相关

疾病	作者	题目	数据来源	结果
高尿酸血症	Yang 等[78]	早期饥荒暴露是成年时高尿酸血症的独立危险因素	出生于 1952 ~ 1964 年的 1150 名受试者,分成 5 组:未暴露、胎儿期暴露、儿童早、中、晚期暴露组	与未暴露组相比,胎儿期饥荒暴露组的参与者成年时患高尿酸血症的风险高达 1.59 倍
	Shao 等[79]	生命早期饥荒暴露与成年时女性患高尿酸血症风险	35 ~ 74 岁 9055 名饥荒暴露中国青岛市受试者,2006 年进行横断面调查,2009 年随访	在女性受试者中,儿童暴露组和青少年暴露组高尿酸血症发病风险较高。与男性相比,生命早期经历饥荒对女性的伤害更大
	Zhang 等[80]	早期饥荒暴露与中年和老年时的血清尿酸水平	2011 年 CHARLS 调查中的 9368 名 45 ~ 90 岁受试者	胎儿 / 婴儿期饥荒暴露与成人罹患高尿酸血症无显著相关
骨骼健康	Zong 等[81]	生命早期暴露于饥荒与成年后患骨质疏松症的风险	1955 ~ 1965 年出生的 2292 名受试者,其中 1378 名用超声仪测定跟骨骨密度	儿童和青少年时期的饥荒暴露影响成年期的骨量,早期饥荒暴露可部分解释成年时骨质疏松症的高患病率
	Yang 等[82]	生命每个阶段饥荒暴露和骨质疏松症及骨折的风险	2014 ~ 2016 年 4807 名三年困难期出生的参与者,分析其骨密度和骨折风险	胎儿期到婴儿期以及儿童和青少年时期的饥荒暴露与骨质疏松症风险增加有关,其中绝经后妇女明显,而对男性的影响不明显
	Yang 等[83]	生命早期饥荒暴露与健康成年人血钙水平	9315 名有完整血清生化数据和出生年份信息的分析	生命早期饥荒暴露营养不良人群,成年时的血钙水平偏低
	Qi 等[84]	生命早期饥荒暴露与成年后骨量的关系	8780 名 1943 ~ 1962 年出生受试者分成非饥荒暴露组,胎儿、儿童和青春期饥荒暴露组	生命早期、童年和青春期接触饥荒与成年后女性骨量减少有关,但对男性没有影响
	刘雪梅等[85]	生命早期饥荒经历与绝经后妇女的超声骨密度	2011 年 10140 名 40 岁以上受试者,比较饥荒暴露对成年时骨密度和骨质疏松病风险的影响	绝经女性中,生命早期经历饥荒与超声骨密度呈显著负相关,与骨质疏松患病风险增加有关
	Kim 等[52]	生命早期经历饥荒与绝经后妇女的骨骼健康	65 岁以上中国香港居民早年经历饥荒的受试者,测定股骨颈的 BMD 和 BMC	与没有经历饥荒的对照组相比,经历过饥荒女性股骨颈 BMC 和骨密度(BMD)显著降低,骨质疏松症患病率增加 5.3%,患骨质疏松症风险增加 1.25 倍
	陈江鹏等[86]	生命早期饥荒暴露对成年后骨质疏松症的影响	2013 年募集 1956 ~ 1965 年出生受试者 3951 名,测量跟骨 BMD	生命早期饥荒暴露影响成年后骨质疏松发生率,男性人群明显,该结论与其他团队研究结果不一致

注:SPECT 为中国华东地区代谢性疾病患病率及危险因素调查(survey on prevalence in east China for metabolic diseases and risk factors);BMD 为骨密度(bone mineral density);BMC 为骨矿物质含量(bone mineral content)。

目前对全球围绕饥荒时期出生子代进行越来越多的队列研究，获得较一致性的结果强调出生前和出生后早期生长和发育的关键时期确保充足营养的重要性。因此，必须要注重生命早期营养和营养改善的机遇窗口期，采用针对个体化的健康干预。

（张小松，高迪，吴蕾）

参考文献

[1] Yin S A, Dong C X. The usage of complementary food supplements for young children during natural disasters. Wageningen: Wageningen Academic Publishers, 2015.

[2] 荫士安，董彩霞，杨振宇. 遏制人群慢性病上升态势的全生命周期预防建议. 中华预防医学杂志，2024, 58(1): 107-113.

[3] Ravelli A C, van der Meulen J H, Michels R P, et al. Glucose tolerance in adults after prenatal exposure to famine. Lancet, 1998, 351(9097): 173-177.

[4] van AbeelenA F, Elias S G, Bossuyt P M, et al. Famine exposure in the young and the risk of type 2 diabetes in adulthood. Diabetes, 2012, 61(9): 2255-2260.

[5] Lumey L H, Khalangot M D, Vaiserman A M. Association between type 2 diabetes and prenatal exposure to the Ukraine famine of 1932-33: a retrospective cohort study. Lancet Diabetes Endocrinol, 2015, 3(10): 787-794.

[6] Li Y, He Y, Qi L, et al. Exposure to the Chinese famine in early life and the risk of hyperglycemia and type 2 diabetes in adulthood. Diabetes, 2010, 59(10): 2400-2406.

[7] Wang N, Wang X, Han B, et al. Is exposure to famine in childhood and economic development in adulthood associated with diabetes? J Clin Endocrinol Metab, 2015, 100(12): 4514-4523.

[8] Li J, Liu S, Li S, et al. Prenatal exposure to famine and the development of hyperglycemia and type 2 diabetes in adulthood across consecutive generations: a population-based cohort study of families in Suihua, China. Am J Clin Nutr, 2017, 105(1): 221-227.

[9] Grey K, Gonzales G B, Abera M, et al. Severe malnutrition or famine exposure in childhood and cardiometabolic non-communicable disease later in life: a systematic review. BMJ Glob Health, 2021, 6(3): e003161.

[10] Liu L, Wang W, Sun J, et al. Association of famine exposure during early life with the risk of type 2 diabetes in adulthood: a meta-analysis. Eur J Nutr, 2018, 57(2): 741-749.

[11] 中国血脂管理指南修订联合专家委员会. 中国血脂管理指南（2023 年）. 中国循环杂志，2023, 38(3): 237-271.

[12] Roseboom T J, van der Meulen J H, Osmond C, et al. Plasma lipid profiles in adults after prenatal exposure to the Dutch famine. Am J Clin Nutr, 2000, 72(5): 1101-1106.

[13] Lumey L H, Stein A D, Kahn H S, et al. Lipid profiles in middle-aged men and women after famine exposure during gestation: the Dutch Hunger Winter Families Study. Am J Clin Nutr, 2009, 89(6): 1737-1743.

[14] Stanner S A, Bulmer K, Andrès C, et al. Does malnutrition in utero determine diabetes and coronary heart disease in adulthood? Results from the Leningrad siege study, a cross sectional study. BMJ, 1997, 315(7119): 1342-1348.

[15] Wang N, Wang X, Li Q, et al. The famine exposure in early life and metabolic syndrome in adulthood.

Clin Nutr, 2017, 36(1): 253-259.

[16] Xin X, Wang W, Xu H, et al. Exposure to Chinese famine in early life and the risk of dyslipidemia in adulthood. Eur J Nutr, 2019, 58(1): 391-398.

[17] Ding X Y, Yang Z Y, Zhao L Y, et al. Are lipid profiles in middle age associated with famine exposure during prenatal and early postnatal period? Nutrients, 2020, 12(8): 2266.

[18] Wang Z, Li C, Yang Z, et al. Fetal and infant exposure to severe Chinese famine increases the risk of adult dyslipidemia: Results from the China health and retirement longitudinal study. BMC Public Health, 2017, 17(1): 488.

[19] Arage G, Belachew T, Tamiru D, et al. Early life exposure to famine and risk of dyslipidemia in adults: a systematic review and Meta-analysis. J Diabetes MetabDisord, 2022, 21(2): 1809-1817.

[20] 国家卫生健康委疾病预防控制局. 中国居民营养与慢性病状况报告（2020 年）. 北京：人民卫生出版社，2021.

[21] Lewington S, Clarke R, Qizilbash N, et al. Age-specific relevance of usual blood pressure to vascular mortality: a meta-analysis of individual data for one million adults in 61 prospective studies. Lancet, 2002, 360(9349): 1903-1913.

[22] 中国高血压防治指南修订委员会. 中国高血压防治指南（2018 年修订版），2018.

[23] Stein A D, Zybert P A, van der Pal-de Bruin K, et al. Exposure to famine during gestation, size at birth, and blood pressure at age 59 y: evidence from the Dutch Famine. Eur J Epidemiol, 2006, 21(10): 759-765.

[24] Hult M, Tornhammar P, Ueda P, et al. Hypertension, diabetes and overweight: looming legacies of the Biafran famine. PLoS One, 2010, 5(10): e13582.

[25] Wang Z, Li C, Yang Z, et al. Infant exposure to Chinese famine increased the risk of hypertension in adulthood: results from the China Health and Retirement Longitudinal Study. BMC Public Health, 2016, 16: 435.

[26] 郭宏杰，丁雄，蒋蔚，等. 生命早期饥荒暴露与成年期高血压患病风险的关联分析. 中华预防医学杂志，2021, 55(6): 732-736.

[27] Li Y, Jaddoe V W, Qi L, et al. Exposure to the Chinese famine in early life and the risk of hypertension in adulthood. J Hypertens, 2011, 29(6): 1085-1092.

[28] Hidayat K, Du X, Shi B M, et al. Foetal and childhood exposure to famine and the risks of cardiometabolic conditions in adulthood: A systematic review and meta-analysis of observational studies. Obes Rev, 2020, 21(5): e12981.

[29] Xin X, Yao J, Yang F, et al. Famine exposure during early life and risk of hypertension in adulthood: a meta-analysis. Crit Rev Food Sci Nutr, 2018, 58(14): 2306-2313.

[30] NCD Risk Factor Collaboration (NCD-RisC). Worldwide trends in body-mass index, underweight, overweight, and obesity from 1975 to 2016: a pooled analysis of 2416 population-based measurement studies in 128.9 million children, adolescents, and adults. Lancet, 2017, 390(10113): 2627-2642.

[31] 中国营养学会. 中国肥胖预防和控制蓝皮书. 北京：北京大学医学出版社，2019.

[32] 花思桦，刘国恩，孙利华，等. 超重与肥胖对高血压患者医疗费用负担的影响. 卫生经济研究，2017, (10): 27-29.

[33] 敖洪萍，夏杰，张巧. 生命早期营养不良与成年期肥胖关系的研究进展. 医学综述，2022, 28(3): 527-531.

[34] Ravelli G P, Stein Z A, Susser M W. Obesity in young men after famine exposure in utero and early infancy. N Engl J Med, 1976, 295(7): 349-353.

[35] Liu L, Pang Z C, Sun J P, et al. Exposure to famine in early life and the risk of obesity in adulthood in Qingdao: Evidence from the 1959-1961 Chinese famine. Nutr Metab Cardiovasc Dis, 2017, 27(2): 154-160.

[36] 黎学颖，戴霞，谢继萱，等 . 壮族居民生命早期经历饥荒与成年后中心型肥胖的相关性研究 . 现代 预防医学，2022, 49(21): 3904-3907.

[37] Chang X, Song P, Wang M, et al. The risks of overweight, obesity and abdominal obesity in middle age after exposure to famine in early life: evidence from the China's 1959-1961 famine. J Nutr Health Aging, 2018, 22(10): 1198-1204.

[38] Fang Z, Chen C, Wang H, et al. Association between fetal exposure to famine and anthropometric measures in adulthood: A regression discontinuity approach. Obesity (Silver Spring), 2020, 28(5): 962-969.

[39] Liu S, Li Y, Zeng X, et al. Burden of cardiovascular diseases in China, 1990-2016: findings from the 2016 global burden of disease study. JAMA Cardiol, 2019, 4(4): 342-352.

[40] Teo K K, Rafiq T. Cardiovascular risk factors and prevention: A perspective from developing countries. Can J Cardiol, 2021, 37(5): 733-743.

[41] Roseboom T J, van der Meulen J H, Osmond C, et al. Coronary heart disease after prenatal exposure to the Dutch famine, 1944-45. Heart, 2000, 84(6): 595-598.

[42] Chen C, Nie Z, Wang J, et al. Prenatal exposure to the Chinese famine of 1959-62 and risk of cardiovascular diseases in adulthood: findings from the China PEACE million persons project. Eur J Prev Cardiol, 2022, 29(16): 2111-2119.

[43] Shi Z, Nicholls S J, Taylor A W, et al. Early life exposure to Chinese famine modifies the association between hypertension and cardiovascular disease. J Hypertens, 2018, 36(1): 54-60.

[44] Heijmans B T, Tobi E W, Stein A D, et al. Persistent epigenetic differences associated with prenatal exposure to famine in humans. Proc Natl Acad Sci USA, 2008, 105(44): 17046-17049.

[45] Lussana F, Painter R C, Ocke M C, et al. Prenatal exposure to the Dutch famine is associated with a preference for fatty foods and a more atherogenic lipid profile. Am J Clin Nutr, 2008, 88(6): 1648-1652.

[46] Seckl J R. Glucocorticoids, feto-placental 11 beta-hydroxysteroid dehydrogenase type 2, and the early life origins of adult disease. Steroids, 1997, 62(1): 89-94.

[47] 刘乐，余超，廖逸文，等 . 1990—2019 年中国缺血性脑卒中疾病负担变化分析 . 中国循证医学杂志，2022, 22(9): 993-998.

[48] Benjamin E J, Muntner P, Alonso A, et al. Heart disease and stroke statistics-2019 update: A report from the American heart association. Circulation, 2019, 139(10): e56-e528.

[49] van Abeelen A F, Elias S G, Bossuyt P M, et al. Cardiovascular consequences of famine in the young. Eur Heart J, 2012, 33(4): 538-545.

[50] Horenblas J, de Rooij S R, Roseboom T J. The risk of stroke after prenatal exposure to famine. J Dev Orig Health Dis, 2017, 8(6): 658-664.

[51] Tao B, Yang P, Wang C, et al. Fetal exposure to the Great Chinese Famine and risk of ischemic stroke in midlife. Eur J Neurol, 2021, 28(4): 1244-1252.

[52] Kim S, Fleisher B, Sun J Y. The long-term health effects of fetal malnutrition: evidence from the 1959-1961 China great leap forward famine. Health Econ, 2017, 26(10): 1264-1277.

[53] Du R, Zheng R, Xu Y, et al. Early-life famine exposure and risk of cardiovascular diseases in later fife: findings from the reaction study. J Am Heart Assoc, 2020, 9(7): e014175.

[54] Meng R, Yu C, Guo Y, et al. Early famine exposure and adult disease risk based on a 10-year prospective study of Chinese adults. Heart, 2020, 106(3): 213-220.

[55] 何必子，王丹华．生命早期营养影响远期健康的表观遗传机制．中国新生儿科杂志，2013, 28(5): 346-348.

[56] Silva F C, de Menezes R C, Chianca D A, Jr. The implication of protein malnutrition on cardiovascular control systems in rats. Front Physiol, 2015, 6: 246.

[57] Huang C, Guo C, Nichols C, et al. Elevated levels of protein in urine in adulthood after exposure to the Chinese famine of 1959-61 during gestation and the early postnatal period. Int J Epidemiol, 2014, 43(6): 1806-1814.

[58] Wang N, Ning Z, Xia F, et al. Exposure to famine in early life and chronic kidney diseases in adulthood. Nutr Diabetes, 2018, 8(1): 4.

[59] 张萃萍，欧阳晓春，余小骊，等．中老年人群肾小球滤过率与急性缺血性脑卒中的关系．上海交通大学学报（医学版），2019, 39(1): 65-68.

[60] Barker D J. The origins of the developmental origins theory. J Intern Med, 2007, 261(5): 412-417.

[61] Li W, Sun N, Kondracki A J, et al. Exposure to famine in early life and self-rated health status among Chinese adults: a cross-sectional study from the Chinese Health and Retirement Longitudinal Study (CHARLS). BMJ Open, 2021, 11(10): e048214.

[62] Davies C, Segre G, Estradé A, et al. Prenatal and perinatal risk and protective factors for psychosis: a systematic review and meta-analysis. Lancet Psychiatry, 2020, 7(5): 399-410.

[63] Jones P. Schizophrenia after prenatal exposure to the Dutch hunger winter of 1944-1945. Arch Gen Psychiatry, 1994, 51(4): 333-334.

[64] Susser E S, Lin S P. Schizophrenia after prenatal exposure to the Dutch Hunger Winter of 1944-1945. Arch Gen Psychiatry, 1992, 49(12): 983-988.

[65] St Clair D, Xu M, Wang P, et al. Rates of adult schizophrenia following prenatal exposure to the Chinese famine of 1959-1961. JAMA, 2005, 294(5): 557-562.

[66] Xu M Q, Sun W S, Liu B X, et al. Prenatal malnutrition and adult schizophrenia: further evidence from the 1959-1961 Chinese famine. Schizophr Bull, 2009, 35(3): 568-576.

[67] Richards M, Hardy R, Kuh D, et al. Birth weight and cognitive function in the British 1946 birth cohort: longitudinal population based study. BMJ, 2001, 322(7280): 199-203.

[68] Wang C, An Y, Yu H, et al. Association between Exposure to the Chinese famine in different stages of early life and decline in cognitive functioning in adulthood. Front Behav Neurosci, 2016, 10: 146.

[69] Rong H, Lai X, Mahmoudi E, et al. Early-life exposure to the Chinese famine and risk of cognitive decline. J Clin Med, 2019, 8(4): 484.

[70] Stein A D, Pierik F H, Verrips G H, et al. Maternal exposure to the Dutch famine before conception and during pregnancy: quality of life and depressive symptoms in adult offspring. Epidemiology, 2009, 20(6): 909-915.

[71] Li Y, Zhao L, Yu D, et al. Exposure to the Chinese famine in early life and depression in adulthood. Psychol Health Med, 2018, 23(8): 952-957.

[72] Liang J, Li X, Huang X, et al. Progression of depressive symptoms after early exposure to famine: The China Health and Retirement Longitudinal Study. J Affect Disord, 2023, 322: 46-51.

[73] Keestra S M, Motoc I, Ravelli A C J, et al. Thyroid function at age fifty after prenatal famine exposure in the Dutch famine birth cohort. Front Endocrinol (Lausanne), 2022, 13: 836245.

[74] Guo J, Teng D, Shi X, et al. Exposure to the Chinese great famine in early life and thyroid function and disorders in adulthood: A cross-sectional study. Thyroid, 2021, 31(4): 563-571.

[75] Zheng X, Long J, Ren W, et al. Exposure to the Chinese famine in early life and the thyroid function and noodules in adulthood. EndocrPract, 2019, 25(6): 598-604.

[76] Zhang W, Luan R. Early-life exposure to the Chinese famine of 1959-61 and risk of Hyperuricemia: results from the China health and retirement longitudinal study. BMC Public Health, 2020, 20(1): 15.

[77] Wang Y, Weng P, Wan H, et al. Economic status moderates the association between early-life famine exposure and hyperuricemia in adulthood. J Clin Endocrinol Metab, 2020, 105(11): e3862-e3873.

[78] Yang Y, Hong X, Li J, et al. Early life exposure to the Chinese Famine of 1959 - 1961 is an independent risk factor of adulthood elevated homocysteine, hyperuricemia, high LDL, and hypertension. Clin Nephrol, 2022, 97(6): 346-360.

[79] Shao Y, Liu L, Li X, et al. Early-life exposure to the Chinese famine and risk of hyperuricaemia in adult females in Qingdao. Br J Nutr, 2022, 127(11): 1639-1646.

[80] Zhang L, Yang L, Wang C, et al. Individual and combined association analysis of famine exposure and serum uric acid with hypertension in the mid-aged and older adult: a population-based cross-sectional study. BMC Cardiovasc Disord, 2021, 21(1): 420.

[81] Zong L, Cai L, Liang J, et al. Exposure to famine in early life and the risk of osteoporosis in adulthood: A prospective study. Endocr Pract, 2019, 25(4): 299-305.

[82] Yang M, Yin H, Zhen D, et al. Exposure to famine in every stage of life and the risk of osteoporosis and fractures later in life: A cross-sectional study. Bone, 2023, 168: 116644.

[83] Yang Y Y, Zhang D, Ma L Y, et al. Association of famine exposure and the serum calcium level in healthy Chinese adults. Front Endocrinol (Lausanne), 2022, 13: 937380.

[84] Qi W, Cui L, Yin X, et al. Association of early-life famine exposure with low bone mass in adulthood. Arch Osteoporos, 2023, 18(1): 32.

[85] 刘雪梅, 张巧, 时立新, 等. 生命早期经历饥荒对绝经后女性超声骨密度的影响. 中华内分泌代谢杂志, 2020, 36(11): 920-925.

[86] 陈江鹏, 彭斌, 阙萍, 等. 生命早期饥荒对成年后骨质疏松的影响. 中国骨质疏松杂志, 2016, 22(4): 492-496.

第 5 章

生命早期营养与肠道菌群

人体内居住着大约 10^{14} 个微生物细胞（microorganism），包括细菌、古生菌、真菌、病毒和噬菌体等。这些微生物细胞聚集在身体各部位，形成菌群（microbiota），它们的协调作用对人类生命健康至关重要（图 5-1）。在长期的进化过程中，菌群与宿主形成了互利共生的关系，在代谢、免疫等方面发挥着重要作用[1]。人类微生物细胞群在肠道的密度最高，在此它们共同形成了一个微生物群落，称为肠道菌群（gut microbiota）。成人肠道表面积为 200 ~ 400 m²，是微生物定植、繁衍与共生的最佳场所。菌群之间、菌群与宿主之间相互依存、相互作用，构成三者间动态平衡命运共同体。

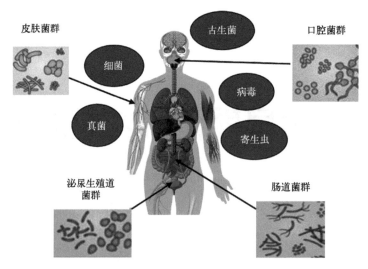

图 5-1　人体内的微生物群落

5.1　婴儿早期肠道菌群的形成

婴幼儿肠管长度是其身高的 5 ～ 7 倍，较之成人比例更大，更利于生命早期肠道微生物的定植与成熟，且肠壁较薄、通透性较高、屏障功能较差，故肠道菌群代谢产物、肠内毒素更容易经肠黏膜进入机体内，扰乱婴幼儿肠道菌群的稳定性。

5.1.1　营养不良与早期菌群定植

20 世纪 90 年代初期，英国的 David Barker 教授提出了"成人疾病的胎儿起源"假说，即著名的"Barker 假说"，这一假说认为胎儿宫内生长发育情况与成年期疾病发生风险密切相关，妊娠中晚期营养不良会引起胎儿生长发育失调，从而导致成年期易患冠心病。生命早期营养不良等不利因素将会增加成年后罹患肥胖、糖尿病、心血管疾病等的风险，这种影响甚至会持续多代人，这提示生命早期的生活和营养状况对成年后慢性非传染性疾病的易感性具有重要影响 [2-4]。随着研究的不断深入和扩展，发现除了胎儿宫内的生长发育，出生后的早期营养也会影响成年期慢性病的发生，"成人疾病的胎儿起源"假说逐步发展成为健康和疾病的发展起源理论，也称都哈理论。世界卫生组织（World Health Organization, WHO）将母亲妊娠到婴儿出生后 2 岁这 1000 天定义为个人生长发育的重要窗口期，生命早期的营养代谢不仅影响个人胎儿期和儿童期的正常生长发育，还会对其成年期健康状况甚至终生产生影响。生命早期是婴幼儿生长发育的关键时期，代谢器官、免疫系统、神经和认知能力迅速发育，同时也是肠道菌群建立和发展的关键窗口期，肠道菌群在这一时期迅速定植和成熟，这一过程若受到干扰，可对健康产生长远影响[5-7]。因此，探索生命早期肠道菌群的建立及演替规律，预防远期 NCDs，铸造健康生命全周期具有非凡意义。

生命早期肠道菌群的建立与成熟受诸多因素影响，如分娩及喂养方式、营养及膳食结构、生活环境等因素。根据 WHO 对营养不良的定义，营养不良是指一个人摄入的能量、营养成分不足及过量或不均衡等情况，主要包括：①营养不足；②营养过剩或不均衡；③微量营养素不足或过度。根据这个定义来测算，全球约有 20% 的儿童遭受营养不良。营养不良严重影响儿童的生长代谢、免疫及神经系统发育，并增加儿童传染性疾病的发病率及死亡率，成为 5 岁以下儿童死亡的重要原因。值得关注的是，有些人遭遇了营养不良的"双重打击"，即儿童期的营养不良及成年后的肥胖。2015 年，联合国提出可持续发展目标，其中第二条和第三条分别是"消除饥饿，实现粮食安全和改善营养"和"确保健康的生活方式，提高不同年龄段的所有人的生活质量"，研究强调营养不良不能仅仅归因于食物或营养缺乏，而是由生物和环境因素共同导致的混杂结果[8]。越来越多的证据表明，微生物组学，特别是肠道中数十亿的微生物群落与机体的营养代谢、免疫调控、神经发育密切相关，在维持机体稳态中发挥关键作用。

生命早期不良因素暴露，尤其是营养不足或过剩、生长发育速度异常等均是高血压、冠心病、糖尿病等 NCDs 的高危因素。越来越多的证据表明，食物的营养价值受到肠道微生物结构及功能的影响，而反过来，摄入不同成分的营养物质也可以塑造肠道微生物及其基因组[9-10]。因此，为了更好地了解食物的营养价值和机体的营养状况，我们需要更多地了解宿主肠道微生物的构成及功能，包括生命早期肠道微生物的起源、建立及成熟的过程，以及与机体免疫、代谢反应的互作关系。

多项研究表明，健康儿童与营养不良儿童之间的肠道微生物存在显著差异。一项关于孟加拉国儿童的研究结果提示，急性营养不良的婴儿肠道菌群结构较健康婴儿变化明显，其中变形菌门丰度增加，包括一些致病菌属，如克雷伯菌、埃希氏菌、志贺菌及链球菌，而拟杆菌门显著下降[11]。另一项研究提示，在 3 ～ 24 月龄患有急性严重营养不良（severe acute malnutrition, SAM）的婴幼儿中，能够代谢多种人乳低聚糖（human milk oligosaccharides, HMOs）的双歧杆菌丰度明显低于同龄健康婴幼儿[12]。值得一提的是，一些研究结果表明，与营养不良相关的肠道菌群变化可以通过粪菌移植（fecal microbial transplantation, FMT）转移至动物模型体内，显示肠道微生物与发育迟缓及肠病发生机制的潜在因果关系。将来自马拉维的营养不良婴儿粪便移植给无菌小鼠后，小鼠出现体重下降，与移植健康婴儿粪便的小鼠相比，移植营养不良婴儿粪便的小鼠表现出生长发育迟缓，炎性肠病易感性增加[13]。

5.1.2 母乳与早期肠道菌群

不同的年龄阶段及膳食结构极大程度上影响了肠道微生物的发育与成熟，新生儿在刚出生的几周和几月内，膳食结构单一，肠道菌群的演化过程比较缓慢。母乳是新生儿能量与营养的首要来源，与婴儿配方食品相比，母乳不仅可提供更适合新生儿的碳水化合物、脂肪、蛋白质，还提供包括分泌型 IgA（secretory IgA, sIgA）抗体、乳铁蛋白（lactoferrin, LF）、溶菌酶等多种活性物质。母乳中含有极其丰富的蛋白质组分和 HMOs 分子，以及各类细胞因子、生长因子等活性物质，可直接或间接影响婴儿肠道菌群的定植，为新生儿肠道菌群的最初定植营造良好的微环境。

研究表明，营养不良具有代际传递效应。儿童时期经历营养不良的女性分娩低出生体重儿的概率更大，母亲在孕前及妊娠期的营养健康状况也影响新生儿的生长发育[14]。这种代际效应可能通过 3 种途径产生：①妊娠期的代谢转移；②生后的微生物及代谢产物传递；③生后的母乳喂养及皮肤接触。

母乳作为新生儿最理想的天然食品，影响着新生儿肠道菌群的组成和胃肠功能。与婴儿配方食品喂养婴儿相比，母乳喂养婴儿肠道微生物多样性较低，但双歧杆菌属的数量却显著增加，这很大程度上与母乳中特有的 HMOs 有关，HMOs 可以选择性地促进有益菌群（如双歧杆菌、拟杆菌）的生长和功能[15]。HMOs 很难被消化，可直接到达大肠，被肠道中的双歧杆菌、乳酸杆菌等发酵分解。Yu 等[16] 发现长双歧杆菌 JCM7007 菌株和婴儿双歧杆菌 ATCC15697 菌株能有效地消耗 HMOs 的主要成分，如 2′-岩藻糖基乳糖（2′-fucosyl lactose, 2′-FL）、3′-FL 和乳糖二岩藻糖四糖，发酵过程中产生的短链脂肪酸（short chain fatty acids, SCFA）反过来可促进双歧杆菌和乳酸杆菌等菌群的生长繁殖。此外，HMOs 消化后产生的有机酸使肠道 pH 水平下降，从而抑制了大肠埃希菌、产气荚膜梭菌等致病菌生长，使得双歧杆菌等有益菌在母乳喂养婴儿肠道中富集。

随着辅食的添加，婴幼儿食物能量来源发生变化，肠道菌群组成及代谢能力也随之变化，肠道微生物的多样性和丰度增加，与淀粉、碳水化合物、丙酮酸代谢相关的基因增加。随着乳类食物摄入量的减少，肠道中代谢乳类食物的细菌丰度也相应减少，如双歧杆菌、韦荣球菌、乳酸杆菌、肠杆菌和肠球菌；而能够降解复杂多糖的微生物增多，如毛螺菌科、瘤胃球菌科、布劳特菌、拟杆菌和艾克曼菌。

固体食物的添加是婴儿肠道微生物结构向成人肠道微生物结构逐渐过渡的开始，微生物群趋于更加复杂多样化，以适应成人膳食中的植物源多糖，更有利于宿主和微生物之间的互利共生，直到三岁时形成类似于成人的稳定的肠道微生物结构[17]。

5.1.3 母乳与微生物

传统观点认为母乳是无菌的，20 世纪 70 年代已证实母乳中存在细菌。近年通过细菌培养、宏基因组测序方法同样证实了母乳中含有不同菌群，如葡萄球菌、链球菌、棒状菌、乳酸杆菌、肠球菌和双歧杆菌等[18]。科学家们通过对母亲乳汁及新生儿粪便菌群进行宏基因组测序，证实多个菌株出现在同一对母婴的乳汁及粪便样本中，其中包括双歧杆菌、乳酸杆菌、葡萄球菌等[19]，提示母乳中含有的细菌是新生儿肠道菌群定植的重要来源。

5.1.3.1 母乳中微生物菌群帮助抵抗外源性病原体入侵

母乳中的微生物菌群有助于新生儿抵抗外源性病原体的入侵。母乳中微生物菌群主要通过竞争、抑制、取代等方式抑制病原体黏附。母乳中碳水化合物含量较高，双歧杆菌通过分解摄入的碳水化合物使肠道酸度增加，由于酸性环境不利于革兰氏阴性菌生长，母乳喂养婴儿肠道内病原微生物受抑制，感染性疾病发生率下降。母乳中双歧杆菌可能对母乳性黄疸有防范作用，母乳中双歧杆菌和患儿粪便中双歧杆菌、青春双歧杆菌、长双歧杆菌与血清胆红素水平呈负相关。

5.1.3.2 母乳喂养与婴儿配方食品喂养对肠道菌群的影响

母乳喂养婴儿与非母乳喂养婴儿的肠道菌群存在明显差异。在生后 1 个月的母乳喂养婴儿粪便中检测出长双歧杆菌、唾液链球菌、乳酸链球菌、假性肺炎链球菌和格氏乳杆菌等，其中长双歧杆菌、唾液链球菌和格氏乳杆菌属于益生菌，其含量占母乳喂养儿肠道菌群的 93.8%，特别是长双歧杆菌数量在母乳喂养儿肠道内更丰富，而婴儿配方食品喂养儿肠道菌群中益生菌仅占 63.8%。长双歧杆菌的富集可在一定程度上降低子代远期哮喘的发生风险，其中母乳中 HMOs 的主要成分岩藻糖基化低聚糖可能是发挥作用的关键分子[20]。此外，双歧杆菌在母乳喂养的婴儿肠道中富集，通过分解色氨酸产生下游分子，如吲哚-3-乳酸（indole-3-lactic acid, ILA），ILA 通过干扰肠细胞中炎症因子 IL-8 的产生发挥抗炎效应。

近期，韩国一项出生队列随访研究提示，与完全婴儿配方食品喂养的儿童相比，部分母乳喂养的儿童入院率显著降低 12%，纯母乳喂养的儿童入院率显著降低 15%[21]，这可能与母乳中 HMOs、分泌型免疫球蛋白 A(sIgA)、乳铁蛋白、菌群等成分从各个层面发挥着对新生儿的免疫调节作用等功能有关。母乳喂养促进肠道有益菌生长，同时抑制致病菌繁殖，降低感染性疾病发生率及严重程度，为新生儿提供保护作用。母乳喂养婴儿的抗体水平明显高于非母乳喂养婴儿，从母乳中获得的 IgA 可以促进调节性免疫系统的发育，可诱导调节性 T 细胞参与 T 辅助细胞 Th1/Th2 平衡，增强全身先天性免疫力。

与婴儿配方食品喂养的婴儿相比，3 ～ 5 个月的母乳喂养婴儿粪便中乳酸和乙酸的相对比例较高。这一类短链脂肪酸是特定的肠道菌群（如结肠厌氧菌等）发酵膳食纤维和抗性淀粉后产生的代谢物，SCFA 可通过激活腺苷一磷酸（adenosine monophosphate, AMP）活化的蛋白质激酶（AMP-activated protein kinase, AMPK）上调紧密连接蛋白的表达量，从而增强婴幼儿肠屏障功能。主要通过抑制和激活 G 蛋白偶联受体这两种信号转导机制调节机体反应，维持婴幼儿肠道健康，另外 SCFA 可通过激活 G 蛋白偶联受体、抑制组蛋白去乙酰化酶活性和调节 Treg 细胞等下调相关免疫细胞分泌促炎因子的表达水平，发挥免疫调节作用，抑制机体炎症、过敏等的发生。与人工喂养的婴儿相比，长期母乳喂养的婴儿中枢神经系统（central nervous system, CNS）髓鞘化进程更快，婴儿言语、非言语等认知能力的评分也显著提高；母乳中 n-3 必需多不饱和脂肪酸和可溶性 CD14 浓度的增加也与婴儿的先天免疫力有关，而且这两个成分的增加与湿疹发病风险的降低有关 [22]。

5.2　肠道微生物对健康的影响

在漫长的生物共演化过程中，人类宿主与肠道微生物之间形成了互利共生的关系。肠道微生物生态与宿主代谢、免疫、神经等众多系统的发育及功能异常，还有和疾病的发生、发展等密切相关。随着近代分子技术的发展和检测仪器的进步，肠道微生物在人类健康与疾病发生中的作用越来越明晰。遍布人体胃肠道的复杂微生态系统正在成为决定人类健康和疾病发生、发展的关键角色。

生命早期肠道菌群的建立和发育是一个复杂而动态的进化过程，仍有诸多特征和机制有待揭示，而关于新生儿最初肠道菌群定植的来源和时间点，科学家们各执己见。尽管有研究提出在健康妊娠的胎盘 [23-27]、羊水 [24,28-30]、胎膜 [30]、胎便 [24,31]内均存在特有的微生物群落，但目前的技术仍制约对低丰度微生物的检测，对"菌群宫内定植"这一理论尚待进一步研究证明。

在婴儿出生的第一年，相对简单的新生儿肠道微生态成熟和发展成为一个更复杂的微生物生态系统。正常情况下，人类肠道菌群发育达到了一定程度，会达到体内稳态，但当肠道微生态系统受到干扰时，相对少量的机会致病菌大量繁殖，威胁宿主健康，破坏体内平衡，导致所谓的肠道菌群紊乱。由于缺乏对"正常"或"健康"肠道菌群的明确定义，目前对肠道菌群紊乱的确切含义也存在争议。生命第一年的微生物组成通常以低物种多样性和高不稳定性为特征。出生后新生儿的肠道菌群最初以需氧和兼性厌氧菌为主，后逐渐发展为专性厌氧菌。刚出生后暂时由肠杆菌和葡萄球菌所控制，此后短短几天内，双歧杆菌、梭菌和拟杆菌迅速得以定植，婴儿的肠道菌群开始以双歧杆菌和某些乳酸菌为主导，并一直保持到辅食添加为止。随着添加辅食，肠道双歧杆菌菌群由拟杆菌、普雷沃氏菌、瘤胃球菌、梭菌等替代，并逐渐走向稳定和多样性，肠道菌群开始趋向于成年人菌群的特征（图 5-2）。Stewart 等[32] 将生命早期肠道菌群的发育成熟总结为 3 个阶段，如表 5-1 所示。

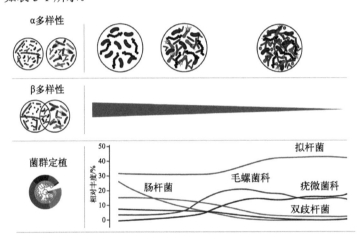

图 5-2　生命早期肠道菌群定植过程（改编自 Derrien M, et al. Trends Microbiol. 2019）[5]

表 5-1　生命早期（婴幼儿）肠道菌群发育阶段

阶段	月龄 / 月	特征
早期	3 ～ 14	菌群多样性普遍较低，主要以双歧杆菌属为主
过渡	15 ～ 39	双歧杆菌比例逐渐下降，梭状芽孢杆菌比例缓慢上升；变形菌门在出生后以较快速度发育，成为优势菌群之一
稳定	≥ 31	肠道菌群呈现高度多样性及较高的稳定性，此时以厚壁菌门为优势菌[33]

出生后 36 个月，婴儿的肠道菌群经历最后的转变，形成一个稳定的系统，以拟杆菌、普雷沃氏菌和其他厚壁菌为主。一旦建立，整个生命周期中 60% ～ 70% 的微生物群组成将保持稳定。上述研究结果反映了工业化国家健康婴儿肠道微生物发育成熟的主要变化趋势，尽管在生后 6 月内，几乎所有的婴儿都以双歧杆菌和链球菌为肠道优势菌，而菌株及微生物基因表达水平却存在差异，尤其是与代

谢 HMOs 有关的基因。短双歧杆菌代谢 HMOs 的能力有限，却在工业化国家的婴儿肠道中富集，而长双歧杆菌亚种则在低密度工业化国家婴儿肠道中占主导地位。超过 6 月后，低密度工业化国家婴儿肠道中富集普雷沃氏菌及普拉梭菌，这些菌种却很少出现在工业化国家的婴儿肠道中[34]。

5.2.1 肠道菌群与生命早期健康

人们普遍认为肠道菌群具有三个关键作用，即直接防御病原体、诱导抗体产生进而参与免疫应答、代谢食物中的碳水化合物。近年来，随着研究的不断深入，已知肠道菌群在生命早期神经系统发育、慢性代谢性疾病发生等方面发挥着重要作用。

5.2.1.1 肠道菌群与早期免疫构建

生命早期 1000 天，是婴儿发育的机遇窗口期。肠道微生态的动态发展与肠道免疫系统的发育相辅相成。微生物群是在出生时获得的，并与宿主平行发育。肠道菌群在婴儿时期逐渐发育，直至 2 ～ 3 岁时接近成年形态[35-36]。

肠道黏膜是人体一大免疫系统，在微生物定植于宿主肠道、保护宿主肠壁屏障完整性以及宿主健康等方面发挥重要作用。在生命早期 1000 天建立健康的肠道菌群，对肠道黏膜免疫系统和全身免疫系统的发育和成熟具有重要作用，尤其是婴幼儿期。生命早期定植的厌氧菌、兼性厌氧菌可诱导肠道黏膜引起免疫反应，以抵御病原微生物的入侵、增强宿主的抗病能力、避免肠道受损害。正常人肠黏膜层在保护肠道壁完整性、微生物定植以及肠道免疫等多方面发挥重要作用。

5.2.1.2 抵御病原体

肠道菌群通过主动限制病原体在肠道内定植，参与人体对病原体的抵御过程。肠道正常菌群大多为专性厌氧菌，这些专性厌氧菌在数量上占有绝对优势，可通过争夺营养成分而抑制潜在致病菌的生长和繁殖。肠道正常菌群能酵解食物产生短链脂肪酸、次级胆汁酸和细菌素等抗菌物质，对肠道内的潜在致病菌起抑制或杀灭作用。肠道正常菌群可促进肠上皮细胞的生长和变化，从而影响肠上皮屏障的发育、结构及功能。肠道正常菌群能够刺激免疫系统，改变噬菌体对细菌的影响。SCFA 的影响，包括结肠 Treg 细胞的增加和髓系细胞激活的减少[37]。

5.2.1.3 诱导免疫系统发育成熟

肠道菌群是最重要的微生物刺激来源，在诱导新生儿免疫系统发育、成熟并维持免疫反应稳态中发挥重要作用。肠道菌群是 sIgA 的主要刺激源，无论是共生菌还是外源致病菌均会刺激肠上皮浆细胞分泌 sIgA。sIgA 对菌群应答可用于判断肠黏膜免疫发育是否健康。细菌定植在无菌动物肠道后，宿主即分泌防御素和 sIgA，使肠道菌群的组成发生显著变化，梭菌属细菌的丰度降低，拟杆菌属和杆菌属增加，而肠内节丝状细菌则几乎消失，此时的黏液层结构转变为内外两层，菌群多样性等也趋于与正常个体基本一致，表明稳定的黏液分泌参与维持肠道微生态。研究表明，肠道菌群的免疫应答稳态取决于多种因素，先天性及适应性免疫系统共同提供了菌群与宿主上皮层间的生化屏障，减少菌群与上皮细胞的直接接触；菌群产生的信号在上皮细胞或树突细胞的介导下直接或间接与 CD_4^+ T 细胞互相作用，影响后者分化为 Th1、Th17、调节性 T 细胞（regulatory cell, Treg）、Th2、自然杀伤 T 细胞（natural killer cell, NKT）等；菌群还可以通过不同的途径影响自身免疫性疾病及炎症性疾病 [38]。

5.2.2　肠道菌群与营养代谢

肠道菌群的代谢和营养作用主要发生在结肠。肠道菌群能够利用来自上消化道不被人体消化和吸收的食物残渣、各种消化道分泌物及死亡脱落的上皮细胞、死亡细菌的残骸等，进行代谢和生物合成，一方面使这些物质进一步被分解排出体外，另一方面合成一些人体必需的营养物质（如维生素 K）维持人体健康，并且其代谢产物在调节宿主免疫系统、神经系统等生理功能方面也发挥着重要作用。大肠菌群以拟杆菌、双歧杆菌、梭菌和大肠杆菌等为优势菌种，合成各种复杂的消化酵解酶，通过糖酵解、磷酸戊糖以及厌氧分解等途径代谢糖类。复杂的碳水化合物经小肠消化吸收，成为简单的糖类。后者在大肠内被肠道菌群进一步发酵，产生 SCFAs，以进一步消化或降解从胃和小肠转运来的未被消化的食物和食物残渣（复杂多糖、低聚果糖和蛋白质等）等剩余营养物质以及失去活力的菌群。

2016 年 Jeffrey Gordon 团队发表在 *Science* 上的研究发现 [13]，营养不良的孩子与健康孩子的肠道菌群组成有差异，将营养不良儿童的肠道菌群移植到无菌小鼠的体内会导致其体重降低，出现营养不良的现象。而通过与健康小鼠的肠道菌群交换，可以使其营养不良的症状得以缓解，逐渐恢复正常。通过比对不同的肠道菌群，发现有 5 种菌在其恢复正常的过程中发挥重要作用，上述结果表明关注肠道菌群可能成为治疗营养不良的新思路。同样地，2021 年 Gordon 团队在 *The New England Journal of Medicine* 上发表了关于利用菌群导向性食物（microbiota-directed food）治疗儿童营养不良的临床试验结果。Gordon 团队与营养学专家 Tahmeed Ahmed 团队采用易于获取的食物进行组合，开发了几种能够促进关键细菌生长的辅食

（microbiota-directed complementary food, MDCF）。测试发现一种由鹰嘴豆、香蕉、大豆、花生粉和油混合而成的复杂混合物（MDCF-2），能显著改善营养不良儿童的健康状态，他们团队对 MDCF-2 进行长期测试，发现其不仅能促进血浆中与生长相关的蛋白的增多，还促进儿童体内有益细菌的大量增加 [39]。

5.2.3　肠道菌群与肥胖、糖尿病

肥胖及糖尿病等代谢性疾病已成为当今世界最为严重的社会和健康问题之一。近年来，越来越多的研究结果显示，人体肠道菌群与肥胖、2 型糖尿病等代谢性疾病的发生、发展密切相关。2004 年，Gordon 研究小组创新性地提出"肠道菌群作为一种环境因素调节脂肪存储"的观点 [40]。在同样饲料喂养的情况下，无菌小鼠全身脂肪含量比普通小鼠低近 40%，而将普通小鼠肠道菌群移植给无菌小鼠肠道后，无菌小鼠体内脂肪含量在 2 周内增加接近 60%，提示肠道菌群可能协助机体消化多糖以获得能量，储存脂肪。2013 年，Gordon 团队再次在 *Science* 上发表轰动性研究结果 [41]，将成年女性双胞胎（一瘦一胖）的粪便菌群移植给无菌小鼠，移植了胖人粪便菌群的小鼠，体重及脂肪质量增加，且表现出肥胖相关代谢表型，而将移植了瘦人粪便菌群的小鼠与移植了相应的胖人粪便菌群的小鼠同窝饲养，可抑制移植了胖人粪便菌群小鼠的体重增加及肥胖相关代谢表型；提示肠道菌群成为解决肥胖问题的重要切入点。

5.2.3.1　与肥胖的关系

膳食结构很大程度上影响肠道菌群的结构。伴随着社会经济的高速增长，人类的膳食结构从低脂低糖的植物性食物到高脂高糖的动物性食物转变，与人体共生的肠道菌群也随之发生了改变。科学家通过分析全球不同人群的 1900 个健康婴儿粪便菌群，发现年龄和生活方式（其中膳食结构为主）与菌群的组成和功能密切相关。其中，在非洲哈扎部落婴儿菌群中发现 745 个物种，23.4% 是新物种；而工业化国家的婴儿菌群中丢失的物种远多于新获得的，且缺乏婴儿双歧杆菌和分解 HMOs 的基因 [34]。高脂 / 高糖的膳食可增加肠道厚壁菌门和减少拟杆菌门的数量。Ley 等 [42] 发现肥胖者比瘦者远端结肠拟杆菌门丰度降低 90%，而厚壁菌门丰度升高 20%。动物实验也得出一致的结果，与正常小鼠相比，瘦素缺失的肥胖小鼠肠道菌群结构组成不同，表现为革兰氏阴性拟杆菌门丰度降低及革兰氏阳性厚壁菌门丰度升高 [43]。以上研究提示，肠道菌群参与调控宿主的能量代谢，促进脂肪合成和储存；肥胖者肠道菌群的结构组成与非肥胖者之间存在差异；膳食结构变化造成的肠道菌群改变可能促使肥胖发生。

5.2.3.2　与血糖的关系

肠道菌群同样影响血糖和胰岛素抵抗。无菌小鼠植入正常肠道菌群后葡萄糖摄入量增加，血糖和胰岛素水平升高，并出现胰岛素抵抗[40]。国内杨慧霞研究团队发现，分别将妊娠糖尿病患者和健康孕妇的粪便移植至无菌小鼠后，移植糖尿病（GDM）孕妇粪便的无菌小鼠空腹血糖高于移植正常孕妇粪便的小鼠，而且前者体内炎症因子水平更高[44]。近期，瑞典哥德堡大学一项队列研究显示，在前驱糖尿病及 T2DM 患者的肠道菌群中，部分产丁酸盐细菌减少，丁酸盐生物合成相关基因的丰度降低，糖耐量受损（IGT），复合性糖耐量受损（CGT）及 2 型糖尿病患者的肠道菌群功能发生显著改变；从菌株层面分析，产丁酸菌中偏向于富集毒力因子的菌株功能上调。该研究进一步证明肠道菌失衡确实与糖尿病的发病相关，而且早在糖尿病前期 IGT 而非空腹血糖受损（impaired fasting glucose, IFG）阶段就已开始发生变化，同时该研究间接揭示肠道菌与全身性胰岛素的关联可能远大于其与肝胰岛素的关联[45]。

综上所述，肠道菌群与血糖升高和胰岛素抵抗密切相关，其构成改变尤其是厚壁菌门数量增加和拟杆菌门数量减少，很可能参与了 2 型糖尿病的发生。而肥胖是 2 型糖尿病的重要危险因素。因此，肠道菌群可能通过直接和间接两种方式影响糖尿病的发生。

5.2.4　肠道菌群与神经系统发育（肠–脑轴）

中枢神经系统的发育是一个始于胚胎期并一直延续到生后数年的长期动态过程，包括神经管形成、皮质新生、海马神经元发生以及胶质细胞发育等。随着对肠道菌群研究的不断深入，越来越多的证据表明生命早期肠道菌群定植在神经系统发育过程中起着重要作用。肠道菌群、肠道和肠道神经系统构成了人体的"第二大脑"——肠–脑轴，肠道菌群可通过免疫系统、迷走神经、肠道菌群衍生物及代谢产物等参与肠–脑轴影响中枢神经系统功能。然而，早期肠道菌群的正常定植和塑造极易受到各种内外因素的影响，导致神经系统发育异常、认知功能受损，如杏仁核与额叶皮质相关的大脑功能和结构连接异常，以及下丘脑-垂体-肾上腺轴（hypothalamic pituitary adrenal axis, HPA）和自主神经系统功能的紊乱。因此，调节和维持肠道菌群之间的平衡对于神经系统早期的正常发育和成熟具有重要意义。

肠道菌群在脑组织结构发育过程中发挥着重要作用，例如血脑屏障的完善、髓鞘形成、神经发生及小胶质细胞成熟等。研究发现，脆弱芽孢杆菌产生的神经毒素能导致阿尔茨海默病患者的神经突触结构异常，而肠易激综合征相关的特征性菌群也被证实与大脑感觉区域结构改变有关[46]。另外，肠道菌群对于动物的神经心理行为功能也具有调控作用，生命早期肠道菌群的构成与婴幼儿的社交能力及精细运动等发展存在相关性，不同的菌株发挥不同的神经行为功能。

生命早期摄入的营养成分也可通过调控肠道菌群影响神经系统的发育和功能。母乳喂养婴儿肠道中富集的双歧杆菌有助于加快中枢神经系统髓鞘化进程，提升婴儿言语、非言语等认知能力。动物实验证实，在饲料中添加益生元等营养物质，可上调小鼠海马脑源性神经营养因子表达，抑制 N-甲基-D-天冬氨酸受体亚基（2α）表达，同时降低了下丘脑糖皮质激素受体 mRNA 水平。肠道菌群的代谢产物，如神经递质、短链脂肪酸、次级胆汁酸及其他生物活性小分子在神经发育、突触调节、学习记忆、认知改变等相关作用机制中发挥重要调节作用。例如，肠道菌群产生的下游产物短链脂肪酸，可通过增强肠嗜铬细胞内 5-羟色胺生物合成酶 TPH1 的活性，进而促进动物体内的 5-羟色胺的生成，而肠道菌群通过调节色氨酸的代谢途径影响犬尿氨酸的生成，进而影响中枢神经系统的功能。

5.3 妊娠期营养和其他因素对肠道菌群形成的影响

肠道微生物组构成与机体健康息息相关，其自身及代谢物具有调节机体健康和维持机体内环境稳态的作用。妊娠期膳食中营养成分的种类、数量以及膳食模式都会影响肠道菌群的形成。膳食种类主要包括不同类型碳水化合物、脂肪、蛋白质等宏量营养素，以及多种微量营养素，如维生素 A 和维生素 D、铁等。膳食模式主要包括西方国家以动物性食物为主的膳食、发展中国家以植物性食物为主的膳食、日本等海岛国家动物性/植物性食物比例比较均衡的膳食以及地中海膳食，即以谷薯类粗粮等复合碳水化合物类食物为主食，富含新鲜蔬菜、水果、鱼类等海产品、豆类及坚果，烹调用油以富含不饱和脂肪酸的橄榄油为主，被公认为是健康的膳食模式。在探讨膳食结构对肠道微生物组构成影响的研究中，使用 16S rRNA 基因测序技术，分析 116 例进行较高脂肪及饱和脂肪酸膳食或较高碳水化合物膳食的孕妇肠道菌群构成特征，结果发现，前者肠道菌群中变形菌门和拟杆菌门的相对丰度较低，而碳水化合物摄入量较高的孕妇则相反；除此之外，孕妇总蛋白质（特别是动物蛋白）摄入量与放线杆菌门水平呈负相关[47]。另一项队列研究发现，脂溶性维生素、单链不饱和脂肪酸以及胆固醇摄入量与变形菌门丰度增加有关，而饱和脂肪酸、维生素 E 或蛋白质的摄入能降低其丰度[48]。由于变形菌门相关菌丰度增加能够促进炎症反应，因此后者的膳食构成更有可能对机体发挥有益作用。外周血连蛋白（例如 Zonulin）浓度增加与肠通透性增加、肠道功能紊乱相关，多不饱和脂肪酸、纤维及维生素摄入量增加能够降低外周循环连蛋白水平，同时拟杆菌、韦荣氏菌、布劳特氏菌丰度降低，粪杆菌属丰度增加[49]。

5.3.1 碳水化合物与肠道菌群形成

碳水化合物主要包括可消化的碳水化合物（如单糖、低聚糖、淀粉等）和不易消化的碳水化合物（如抗性淀粉、不可消化多糖、非淀粉多糖等）等类型，是肠道微生物碳和能量的主要来源，在调节肠道菌群结构和功能方面发挥重要作用。改变膳食中碳水化合物的量和类型，能够显著影响肠道菌群构成与代谢产物类型，进而发挥不同生理作用，如妊娠中期增加复杂多糖摄入量能够显著降低放线菌门/厚壁菌门比例，增加单糖摄入量则产生相反的效果。一项随访研究中，妊娠期及产后高果糖膳食，乳酸菌、明串珠菌等菌群丰度降低，肠道菌群构成和肠道屏障被破坏[50-51]。在动物实验中，孕鼠饲料中添加果糖能够明显增强机体的氧化应激反应，并改变肠道菌群构成，主要表现为乳酸菌和拟杆菌减少[52-53]。除改变肠道菌群构成，过多果糖摄取还可能通过改变肠道通透性、增加内毒素血症、减少有益代谢产物生产等途径，导致肠道功能紊乱。抗性淀粉能够增加母猪妊娠期拟杆菌门/厚壁菌门比例、双歧杆菌等有益菌的丰度[54]。高膳食纤维同样有利于妊娠期肠道菌群构成与代谢平衡，例如增加肠道微生物组多样性和丰度，而且与霍尔德曼菌、毛螺菌属、粪球菌属及阿克曼氏菌属的相对丰度呈正相关，与放线菌门中柯林斯菌、变形菌门中萨特氏菌的相对丰度呈负相关[55-57]。其中，阿克曼氏菌属与妊娠糖尿病模式小鼠外周血糖和炎症因子水平呈显著负相关，是常见的益生菌[44]；毛螺菌属与低密度脂蛋白、甘油三酯浓度成反比，特定菌株能够发酵膳食纤维产生丁酸等短链脂肪酸，从而改善糖脂代谢[58]，宏基因组数据提示，毛螺菌属也可能通过特定菌种表达ATP结合区蛋白转运体，实现有机物及产物的利用[59]。但是毛螺菌属对高脂/高蛋白代谢环境，或罹患其他代谢综合征孕妇中的作用尚不明确，需进一步进行探讨。柯林斯菌属可以通过改变肠道胆固醇吸收、减少肝糖生成和增加甘油三酯合成影响代谢，与2型糖尿病发病有关。此外，柯林斯菌还能够增加乳酸生产，通过抑制糖酵解、损害胰岛素信号通路增加胰岛素抵抗[60]。萨特氏菌是常见的"促炎"菌，与C反应蛋白水平和脂多糖生成呈正相关。

5.3.2 脂质与肠道菌群形成

膳食脂肪主要为甘油三酯。动物实验证明，妊娠相关肠道菌群构成差异在妊娠早期已经出现，并容易受到怀孕前、妊娠期膳食结构的影响。其中，与正常组小鼠相比，高脂饲养的小鼠厚壁菌门 / 拟杆菌门比例增加，并且与脂肪酸、酮体、维生素及胆汁酸代谢相关的菌群被显著富集。妊娠期脂肪摄入量的增加或摄入类型的改变，也会导致肠道菌群 α 与 β 多样性下降，菌群构成例如瘤胃球菌、帕拉普氏菌属发生变化[61]。与碳水化合物摄入量相比，脂肪或特定维生素摄入过度能够使孕妇肠道菌群构成更趋于促炎状态[48]。胆固醇和单不饱和脂肪酸摄入增加，能够提高变形菌门相关物种丰度[62]，亚油酸等多不饱和脂肪酸则与变形菌门菌属、柯林斯菌属等呈负相关。随妊娠过程进展，高脂饲料对大鼠肠道菌群构成的影响远远高于妊娠状态，但饲料效应会在妊娠过程中有所减弱，提示肠道菌群微生物组容易受到膳食构成的影响，同时也能适应长期恒定的膳食习惯[63]。

5.3.3 蛋白质与肠道菌群形成

蛋白质是细胞组成中含量最丰富、功能最多的营养物质，机体中的细胞和所有重要组成部分都有蛋白质参与，占人体重量的 16% ～ 20%，在大多数生命过程中发挥关键作用，不同类型膳食蛋白质同样影响肠道微生物组性质和构成。在富含蛋白质与脂肪的膳食中，拟杆菌群构成占较大优势[64]。动物实验研究发现，进食高蛋白饲料大鼠梭状芽孢杆菌增加，进食富含益生元饲料可增加大鼠肠道的双歧杆菌、减少梭状芽孢杆菌[65]，与人群队列研究结果相一致[61]，可能与肠道菌群发酵蛋白质或氨基酸，产生对机体健康不利的酚类、吲哚类物质有关。高蛋白膳食能够增加萨特氏菌丰度，尤其在铁制剂缺乏的膳食结构中，能够促进脂多糖释放，导致机体处于慢性炎症状态，从而增加肥胖、糖尿病等发病率[60]。

5.3.4 其他微量营养素与肠道菌群形成

除宏量营养素外，肠道微菌群也受到微量营养素的调控。尤其在妊娠早期，补充维生素 D 能够明显抑制脱硫弧菌属等硫酸盐还原菌的生长，已知维生素 D 与肠道慢性炎症发病相关[66]，维生素 D 还能增加产丁酸菌丰度，减少硝酸盐产生，同时增强肠上皮细胞的黏附能力和屏障功能。此外，维生素 D 与放线菌门 / 变形菌门、放线菌门 / 拟杆菌门、变形菌门 / 厚壁菌门三个比例增加有关，其他脂溶性维生素例如维生素 E 摄入增加，同样与放线菌门 / 变形菌门比例增加相关。在属水平，葡萄球菌属和萨特氏菌属分别能够抵抗维生素 D 和维生素 E 的有益作用。其他矿物元素例如膳食中磷摄入增加，能够提高变形菌门 / 厚壁菌门比例，铁缺乏能够增加萨特氏菌丰度，促进炎性状态[48,60]。钠含量增加，能够与蛋白质和脂肪共同促进拟杆菌株丰度[64]。

5.3.5 妊娠期营养补充与肠道菌群形成

妊娠期补充某些或某种营养素能够直接影响肠道菌群构成，如膳食纤维、蛋白质或氨基酸等能够被盲肠、结肠中的微生物发酵成短链脂肪酸，作为能量底物或信号分子对机体产生不同的影响。

短链脂肪酸主要包括醋酸、丙酸、丁酸三种类型，占所有短链脂肪酸的95%，各自所占比例大约为60∶20∶20[67]。研究发现，产醋酸菌种类比较广泛，产丙酸或丁酸菌株相对保守。正常妊娠中，外周血丙酸浓度与母体瘦素水平呈显著负相关[68]，丁酸浓度与外周血白细胞数、中性粒细胞数呈负相关[69]，醋酸、丙酸和丁酸水平均与妊娠期体重增长、胰岛素水平呈负相关[70]，提示短链脂肪酸能够通过抵抗炎症反应、调节糖脂代谢对机体产生有益作用。作为能量底物，丁酸通过线粒体β氧化为结肠细胞提供60%～70%的能量，促进细胞生长、维持肠道屏障完整性[71]。丙酸和醋酸是胆固醇和脂肪酸合成的底物，能够依赖或独立于ATP依赖的蛋白激酶信号通路降低脂肪分解、减少脂肪积累，从而增强胰岛素敏感性和葡萄糖耐量[72]。此外，丁酸还可以通过酰基辅酶A合成酶短链家族成员2被转化为丁酰辅酶A，增强肉毒碱棕榈酰基转移酶1A活性，促进脂肪酸氧化，诱导调节T细胞分化，保持免疫代谢稳态[73]。丙酸是糖异生的原料，肠道部位糖异生反应增强能够减少肝脏葡萄糖产生、增加能量消耗[74]。动物实验中，肠道糖异生功能受损，补充丙酸和丁酸产生的有益效果则会消失。面包中额外补充丙酸，能够通过减少淀粉分解，降低餐后两小时血糖水平，推测可能与短链脂肪酸参与三羧酸循环的某一环节，减少了对葡萄糖作为唯一能量底物的需求[75]。

正常生理状态下，短链脂肪酸在近端结肠中的浓度是70～140mmol/L，远端结肠中为20～70mmol/L，外周血循环中醋酸浓度为100～200μmol/L，丙酸和丁酸浓度为1～20μmol/L[76-78]。短链脂肪酸浓度过高，亦可能对能量代谢和炎症反应调控产生负向影响。在TOLL样受体-5基因缺陷小鼠中，菌株过度生长伴随短链脂肪酸水平升高，导致肝脏原位脂肪生成增加、能量累积，从而产生代谢紊乱[79]。作为信号转导分子，短链脂肪酸通过G蛋白偶联受体或组蛋白去乙酰化酶发挥作用，发挥促进肠道L细胞分泌肠促胰素、胃肠肽类激素改善葡萄糖耐量等多种作用[80]。在用高脂饲料饲养的大鼠中，丙酸和G蛋白偶联受体43水平均降低，胎盘迷路区面积减少，破坏正常营养物质转运和摄取[81]。在人脐静脉内皮细胞中，添加10mmol/L醋酸至16小时或0.3mmol/L丙酸和0.1mmol/L丁酸至24小时，能够通过激活G蛋白偶联受体显著抑制白介素-6水平；添加0.1mmol/L丁酸和 0.3mmol/L 丙酸至 12 小时、5mmol/L 丁酸至 6 小时或 10mmol/L 丙酸至 48 小时，组蛋白去乙酰化酶活性被显著抑制[82]。在正常分娩时，短链脂肪酸相关受体水平升高能够抑制促炎症反应，有利于分娩正常发动[83]。然而，用脂多糖刺激胎盘外植体后，添加 5mmol/L 丁酸和 10mmol/L 丙酸 1 小时，能显著抑制白介素因子-1 和白介素因子-6、炎性趋化因子的水平[84]，但沉默 G 蛋白偶联受体后上述效果未受到影响，组蛋白去乙酰化酶是否参与相关过程，尚需进一步探讨。因此，肠道菌群及代谢产物短链脂肪酸在正常妊娠及相关疾病中的作用效果及机制，需要进一步进行基础与临床试验验证。

色氨酸是另一种肠道菌群与宿主相互影响的重要代谢物，主要通过犬尿氨酸、血清素和吲哚途径进行进一步代谢[85]。双歧杆菌与吲哚衍生物产生相关，其主要代谢产物吲哚-3-丙酸通过作用于芳烃受体，促进肠道上皮细胞恢复、保持屏障完整性及改善免疫细胞功能，从而维持肠道稳态。代谢综合征患者菌群生成芳烃受体配体的能力下降，导致肠道屏障受损、肠促胰素分泌减少，补充芳烃受体激动剂或能生成大量芳烃受体配体的益生菌可以防治代谢紊乱[86]。此外，激活芳烃受体还能够通过增强糖酵解活性促进调节 T 细胞分化、改善结肠炎症状[87]。在既往研究基础上，正常妊娠及不同营养环境中，参与色氨酸代谢的相关菌株、色氨酸代谢途径及其代谢产物发挥作用的方式，尚需要进一步探讨。

5.3.6 影响肠道菌群形成的其他临床指标

其他影响妊娠期肠道菌群结构的因素还有血糖异常及控制水平、孕前体重指数、妊娠期体重增长、是否使用抗生素、环境因素（例如可吸入颗粒物）等。这些因素单独或共同对肠道微生物组构成产生影响，如空腹血糖水平分别与双歧杆菌丰度和乳杆菌丰度呈负相关，与肠杆菌、肠球菌的菌落数呈正相关，并导致不良妊娠结局[88]。GDM 是最常见的妊娠期并发症之一，此类妊娠妇女通常表现为菌群多样性下降，双歧杆菌等益生菌丰度降低。利用肠道菌群风险系数算法，发现了十种与 GDM 相关的菌种，经过用富含高膳食纤维的膳食调节后，疾病菌种丰度明显下降[89]。另一项研究，同样发现血糖控制不良的孕妇，肠杆菌含量增加、厚壁菌门 / 拟杆菌门比例升高[90]，严格遵循膳食咨询和膳食指导后，机体免疫代谢应答增强、拟杆菌比例减少[91]。孕前超重或肥胖孕妇，肠道菌群 α 多样性——香农指数降低，校正妊娠周数和是否使用抗生素，对结果无影响。肠道菌群构成方面，此类孕妇克里斯滕森菌、普拉梭菌、毛螺菌属、双歧杆菌等菌群丰度下降[92-93]，拟杆菌、葡萄球菌及梭状芽孢杆菌等数量显著增加[94]。既往菌群移植实验发现，克里斯滕森菌能够抵抗体重增加[95]，双歧杆菌作为常见益生菌，通过与普拉梭菌等产短链脂肪酸菌相互作用，可提高丁酸浓度，进而作为能源物质或信号分子参与糖脂代谢。双歧杆菌还可以通过色氨酸代谢产生吲哚-3-丙酸，维持肠道局部或全身免疫稳态。此外，肠道微生物组能够使难以消化的多糖水解为易于吸收的单糖，激活脂蛋白脂肪酶，从而在肝源性甘油三酯的从头合成过程中，葡萄糖被迅速吸收，脂肪酸被过度储存，影响体重。血糖异常及控制水平可以联合孕前 BMI，共同影响肠道菌群构成及对膳食的反应程度。孕前超重或肥胖孕妇罹患 GDM 时，肠道菌群构成更加趋于"稳定"状态，即对膳食干预的反应较小，相反在非肥胖/超重的 GDM 孕妇中，限制能量摄入后，艾克曼氏菌计数明显升高 [96]。妊娠期体重增长过度时，妊娠中期拟杆菌门增加而厚壁菌门减少，布劳特氏菌含量增加，与罹患 GDM 且血糖控制不佳时此菌丰度增加的表现一致，同时可能与远期血糖水平异常有关 [92,97-98]。在其他环境因素例如可吸入颗粒物暴露与妊娠期微生物组关系研究中，发现暴露与母亲放线菌门丰度呈正相关，新生儿群落组成差异的 14.8% 可归因于可吸入颗粒物暴露，为从环境风险角度进行母亲、胎儿宫内发育的保健管理提供理论依据 [99]。

　　肠道微生物组是机体消化吸收及能量代谢的基础，个性化膳食能够通过调节肠道菌群构成、肠道微生物组互作方式、产生有益代谢产物等途径，促进肠道和代谢健康，对孕妇机体产生有益影响（图 5-3）。因此，制定妊娠期及产后合理的膳食模式具有重要意义。

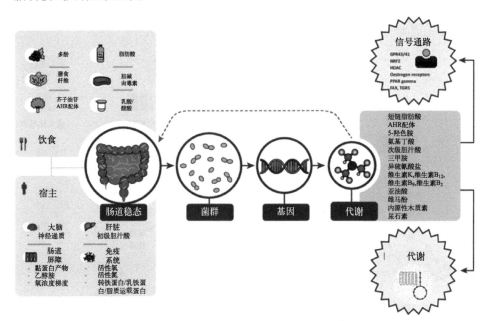

图 5-3　膳食因素通过肠道菌群及代谢产物对机体免疫代谢的影响
（改编自 Muriel Derrien, et al. Trends Microbiol, 2017）[100]

5.4 婴儿肠道菌群的组成对肠道菌群稳定性的影响

5.4.1 婴儿肠道菌群的组成

按生物结构归类，人体肠道细菌主要分为 10 个门类，其中以拟杆菌门、放线菌门、变形菌门以及厚壁菌门为主。根据对人体的作用，将肠道菌群分为益生菌、中性菌和致病菌三大功能类别。在健康个体中，它们之间相互竞争、制约，维持着一种正常的动态平衡状态。

人类的肠道环境在生命早期经历了从无菌到有菌、从单一到复杂的演变过程。目前，大多数学者仍认为肠道菌群的定植始于出生后。母体菌群是新生儿肠道菌群的首要来源，这种垂直传播更有利于微生物群之间的互利共生。婴儿肠道微生物群主要由放线菌、拟杆菌、厚壁菌、变形菌和疣微菌 5 个门组成。新生儿肠道内氧气较多，主要由需氧菌和兼性厌氧菌定植，如大肠杆菌、葡萄球菌、链球菌等，待其耗尽肠道内氧气，肠内 pH 值降低，则厌氧菌（如双歧杆菌属和拟杆菌属）开始定植。婴儿肠道菌群的发育和成熟是一个动态、有序的过程，其中关键菌群之间存在正向和负向相互作用[101]，在此期间，同时也会受到分娩方式、喂养方式、抗生素暴露、宿主基因、孕周、妊娠期母亲膳食、环境因素的影响，直到两三岁形成类似于成人的、稳定的肠道菌群结构（图 5-4）。

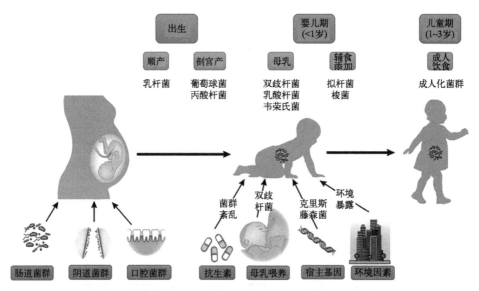

图 5-4 生命早期肠道菌群的影响因素（改编自 Tamburini S, et al. Nat Med, 2016）[102]

5.4.2 分娩方式对婴儿肠道菌群的影响

大量研究表明，生命早期肠道菌群受分娩方式影响。顺产婴儿早期肠道菌群与母亲阴道和肠道菌群相似，以乳酸杆菌、普雷沃氏菌（*Prevotella*）、拟杆菌等为优势菌；而剖宫产婴儿肠道菌群多样性低，含有较多的葡萄球菌、丙酸杆菌（*Propionibacterium*）、梭菌（*Clostridium*）、克雷伯菌（*Klebsiella*）等，可能来自母亲皮肤或医院环境[103-106]。变形杆菌和厚壁菌是早期的两大优势菌，放线杆菌可在出生后第 7 ~ 15 天出现在剖宫产婴儿的肠道中。与顺产婴儿相比，剖宫产婴儿肠道微生物群的多样性降低，双歧杆菌和拟杆菌的定植减少，梭状芽孢杆菌和艰难梭状芽孢杆菌定植增加[106-109]。不同分娩方式为不同肠道菌群在生命早期的定植提供了竞争优势，研究人员发现剖宫产婴儿相较于顺产婴儿所缺乏的特有菌群，如拟杆菌、埃希氏菌和副拟杆菌，不利于婴儿肠道菌群的成熟，而剖宫产婴儿会富集肠球菌、肠杆菌和克雷伯菌等医院环境相关机会致病菌，这些机会致病菌存在毒力因子和抗生素耐药性，可能增加新生儿的感染风险[110]。但随着年龄增长，顺产与剖宫产婴儿肠道菌群的差异也逐渐减小。值得注意的是，有学者发现，顺产和剖宫产的儿童之间肠道菌群组成和结构在生后 7 年仍存在差异。相反地，也有研究报道，剖宫产对新生儿早期肠道菌群的建立并无显著影响，无论顺产还是剖宫产的婴儿，肠道菌群均向多样化的趋势进行演变[111-112]。

随着全球剖宫产率的增加，越来越多的研究发现，剖宫产子代生后患哮喘[113]、过敏[114]、1 型糖尿病[115]、肥胖[116]的风险较顺产子代明显增高，其机制可能与不同分娩方式的婴儿肠道菌群差异有关。加拿大的一项对 935 名足月产婴儿的观察性研究结果显示，与体重正常孕妇顺产的婴儿相比，超重 / 肥胖孕妇顺产的婴儿及超重孕妇剖宫产的婴儿，在 1、3 岁时的超重风险分别是前者的 3 倍和 5 倍。超重孕妇产下的婴儿肠道菌群中厚壁菌门，尤其是毛螺菌科的相对丰度显著增加。对不同分娩方式与婴儿进行分层分析，发现毛螺菌科相对丰度与产妇和婴儿的体重呈显著相关，提示剖宫产与婴儿期肠道菌群中毛螺菌科的相对丰度有关，可能是超重和肥胖跨代传递的重要风险因素[117]。由此可以推测，妊娠期肥胖和剖宫产可影响婴儿的肠道菌群，从而增加后代发生肥胖的风险。值得注意的是，分娩方式会影响成年期的健康状况，而对肠道菌群组成的影响会随着年龄的增长逐渐降低，这一发现更加突显了早期肠道菌群与宿主健康发育的重要性。

5.4.3 喂养方式对婴儿肠道菌群的影响

在生命早期肠道菌群定植阶段，喂养方式同样发挥着重要作用。大量研究结果表明，母乳喂养和婴儿配方食品喂养婴儿之间，肠道菌群存在显著差异。母乳中不仅含有多种营养成分和生物活性成分（如抗体），还有一定数量的微生物菌群，并有助于新生儿抵抗外源性病原体的入侵。从母乳中获得的 IgA 可以促进调节性免疫系统的发育。母乳中特有的 HMOs，可以选择性地促进有益菌群（如双歧杆菌、拟杆菌）的生长和功能。与配方奶粉喂养婴儿相比，母乳喂养婴儿肠道菌群多样性显著降低，这可能与双歧杆菌、拟杆菌等优势菌的竞争性生长有关。不同喂养方式引起不同肠道菌群定植模式，母乳喂养的婴儿粪便中双歧杆菌和乳杆菌的相对丰度显著高于婴儿配方食品喂养的婴儿，而潜在病原体的含量较低，包括葡萄球菌、拟杆菌、梭状芽孢杆菌、肠球菌、肠杆菌等 [118-120]。由于这些菌群的差异，母乳喂养婴儿和婴儿配方食品喂养婴儿的粪便中 SCFAs 的水平也不尽相同，例如，婴儿配方食品喂养婴儿粪便中的丙酸酯和丁酸酯含量高于母乳喂养的婴儿 [121]。肠道上皮细胞的转录组学分析表明，喂养方式影响宿主基因表达，母乳喂养可增强与免疫和能量代谢相关基因的转录 [105,122-123]。此外，婴儿配方食品喂养的婴儿向成人化肠道菌群分化的时间更早 [105,122]。

在早期母乳喂养阶段，婴儿肠道菌群处于高度变化阶段，伴随着断奶和辅食添加，肠道菌群逐渐朝着成人化的状态过渡，形成更加稳定和复杂的菌群结构。与早期（仅包括纯母乳喂养）喂养阶段相比，目前有关断奶阶段对肠道菌群发育影响的研究较少。断奶期间，由于多种新型食物和营养素的添加，婴儿肠道菌群α多样性增加，引起厚壁菌门和拟杆菌门相对丰度增加，进而取代变形菌门和放线菌门，成为优势菌群 [17]。一项针对 9 ～ 18 月龄婴儿的肠道菌群的调查发现，断奶后，婴儿肠道中双歧杆菌科、放线菌科、韦荣氏科、肠杆菌科、乳杆菌科、肠球菌科、梭状芽孢杆菌等菌群的相对丰度逐渐下降。而添加辅食期间，蛋白质摄入量的增加被证明与乳杆菌科的增加和糖酵解菌的减少有关，如双歧杆菌科的成员，这通常与母乳和早期婴儿喂养有关，而膳食纤维的摄取被证明与普雷沃氏菌科的水平较高有关。然而，有趣的是，在婴儿早期缺乏或相对丰度极低的两个菌群——普拉梭菌和阿克曼氏菌，分别在 12 个月和 24 个月龄时增加到与成年一致的数量水平。对于阿克曼氏菌来说，其相对丰度的增加可能反映了黏蛋白产量的逐渐增加，而黏蛋白是黏液杆菌发酵的主要碳源，在婴儿早期处于非常低的水平，而随着阿克曼氏菌相对丰度的增加，肠道中黏蛋白含量增加，进而改变肠道菌群的组成和结构 [124]。

总而言之，新生儿肠道菌群一直处于动态变化中，这种变化容易受到遗传、环境以及营养膳食等多种因素影响，而肠道菌群与婴儿及成年后的健康状况密切相关，健康的肠道菌群能够帮助机体向有益的方向发展，而菌群的变化在某种程度上可作为机体异常的预示。

5.5 肠道微生物组对免疫力和健康的影响

肠道是人体最大的免疫器官之一，由肠黏膜、肠上皮细胞、肠道菌群和免疫细胞组成，形成肠道的四大屏障：物理屏障、生化屏障、免疫屏障和微生态平衡，这些屏障相互作用，尤其是肠道微生物组与人体共生共存，对免疫调节发挥关键作用。妊娠期间，母体为了使其自身免疫系统耐受有一半异体基因的胎儿，会发生免疫系统的适应性改变[125]，同时，妊娠期母体菌群产生的脂多糖或代谢产物（例如类维生素 A、短链脂肪酸、胆汁酸等），穿过肠道、胎盘等屏障，可以直接影响胎儿发育，继续通过作用于 TOLL 样受体、G 蛋白偶联受体、芳烃受体等机制，影响胎儿免疫系统发育[126]。

5.5.1 肠道菌群对 T 细胞的影响

随着肠道微生物组在免疫应答发育和维持作用中认识的不断深入，发现肠道菌群可以影响包括调节性 T 细胞、Th17 细胞、单核细胞等各种免疫细胞的数量和活化状态。Th17 细胞为 CD_4^+ 辅助性 T 细胞的一种亚型，是机体抵抗细菌、真菌感染所必需的，通过分泌白介素-17、白介素-22、白介素-21 等促炎因子和招募中性粒细胞发挥作用。Treg 细胞同样具有抗炎和维持机体对自身成分免疫耐受的作用，研究显示，无菌小鼠或经过抗菌药物处理的小鼠，Th17、Treg 细胞数量均减少[127]。动物实验中，与非妊娠小鼠相比，妊娠小鼠 Th1 细胞百分比下降，Treg 和 Th2 细胞百分比增加，在无菌小鼠中，妊娠状态对 Treg 和 Th2 细胞没有影响[128]。进一步将肠道菌群构成与免疫细胞亚群进行相关性分析，发现包含各种产短链脂肪酸菌的细菌簇 1 和细菌簇 2，与免疫细胞簇 B 中的免疫细胞（主要包括 Treg 细胞和 Th2 细胞）正相关。喂饲高脂饲料的小鼠，十二指肠和回肠的 T 细胞标志物 CD_4^+、单核细胞标志物 CD_{68}^+ 明显增加，回肠中巨噬细胞成熟标志物 F4/80 明显增加，同时伴随 TOLL 样受体 2、白介素-6 转录水平提高[129]。联合补充乳酸菌、双歧杆菌和特定链球菌种，能够显著减少 Th2 样细胞因子及白介素-4 和白介素-10 的水平[130]。直接补充肠道菌群代谢产物丁酸，能够提高厚壁菌门丰度，提高肠黏膜屏障标志物浓度和胎盘生长因子水平，同时降低可溶性 fms 样酪氨酸激酶-1 和可溶性内分泌蛋白水平，从而改善妊娠大鼠子痫前期症状[131]。母体免疫状态的改变进一步通过影响胎盘血管生成或母乳肠道菌群构成，对子代生长发育产生影响。罗氏乳杆菌是源自母乳、包被分泌型免疫球蛋白的菌株，干预后通过提高乳酸杆菌、阿克曼菌丰度，调节 Th1/Th2 细胞比例和调节性 T 细胞增殖，改善子代特异性皮炎的症状[132]。无菌小鼠子代，胸腺 CD$_4^+$ T 细胞和 Treg 细胞发育受到损害，母体摄入高膳食纤维或者补充短链脂肪酸能够上调自身免疫调节因子，促进 Treg 细胞发育，促进子代免疫发育[133-134]。

5.5.2　肠道菌群对体液免疫的影响

体液免疫和肠道菌群之间也存在重要的相互作用。机体通过分泌免疫球蛋白 A 抵御外部感染、抑制共生菌结合。B 细胞通过 Th 细胞依赖性或非依赖性途径分化为浆细胞，肠道菌群参与诱导上述过程中特定因子的表达而发挥作用。研究结果表明，肠道菌群代谢产物醋酸，能够促进野生型小鼠肠道局部免疫球蛋白 A 反应、抵抗肠道炎症反应，且依赖 G 蛋白偶联受体 43 实现这一保护作用[135]。在特异性免疫球蛋白 A 存在下，菌群通过转换表达靶向表位和下调表达与一氧化氮代谢相关的基因，来适应特异性免疫球蛋白 A 的存在，因此减少炎症信号的诱发。免疫球蛋白 A 不仅在阻断细菌介导的炎症中是必需的，同时，人体的获得性免疫也通过其使细菌表面结构趋于多样化，因此，免疫球蛋白 A 在与肠道菌群的互相调节及维持肠道免疫稳态中具有重要作用[127]。B10 细胞通过分泌抗炎因子白介素-10 维持免疫稳态，产丁酸菌丰度增加时，升高的丁酸水平能够抑制组蛋白去乙酰化酶活性，进而通过丝裂原活化蛋白激酶（尤其是 p38MAPK）信号通路促进白介素-10 分泌[136]。厚壁菌门是重要的产丁酸菌，其丰度升高分别与趋化因子-17、免疫球蛋白 E 水平呈负相关，并调节 T 细胞分化和 Treg 细胞扩张，为后续调节胎儿自身免疫反应奠定理论基础[137]。人乳 N-聚糖的核心岩藻糖基化能够选择性促进肠道双歧杆菌丰度，通过 B 细胞受体介导的信号通路促进 B 细胞活化，为母乳蛋白糖基化在塑造早期肠道微生物组、促进新生儿 B 细胞活化中的关键作用提供新证据，是潜在的益生元候选分子[138]。

5.5.3　肠道菌群组对固有免疫的影响

固有淋巴细胞根据细胞因子和转录因子的表达形式分为三个亚群：ILC1s、ILC2s、ILC3s。肠道固有层以 ILC3s 为主，接受食物或肠道菌群代谢物（例如短链脂肪酸）的信号后，激活 G 蛋白偶联受体 43，通过 AKT-信号传导与转录激活因子 3 通路调节 ILC3s 增殖、分泌产生白介素-22，进而诱导肠道上皮细胞产生抗菌肽，对病原菌或共生菌产生影响[139]。抗菌肽是由肠上皮细胞产生的另一种重要保护成分，能够通过 G 蛋白偶联受体 43 维持肠道免疫细胞稳态，在野生型小鼠中，添加短链脂肪酸能够通过雷帕霉素机械靶蛋白和信号传导与转录激活因子3通路诱导 Reg Ⅲ γ 和 β-防御素等抗菌肽产生，G 蛋白偶联受体 43 敲除小鼠中则无此类保护作用 [140]。中性粒细胞中，添加 4mmol/L 以上丙酸或者 0.4mmol/L 以上丁酸，能够通过抑制组蛋白去乙酰化酶减少肿瘤坏死因子-α 和中性粒细胞趋化因子-2αβ 产生，抑制中性粒细胞趋化作用和炎症反应 [141]。以普雷沃氏菌、嗜肽球菌、厌氧球菌和卟啉单胞菌属占主导地位的肠型，与脂联素水平呈正相关，并增加对不平衡免疫因子的易感性。此外，正常妊娠中所需的促炎因子，例如干扰素、白介素-6、白介素-17 等，在以此类肠型为主的孕妇中表达水平也减少 [142]。已知妊娠能够引起肠道粪副拟杆菌及其衍生代谢物刺芒柄花素含量降低，巨噬细胞内异质核糖核蛋白 UL2 作为刺芒柄花素的负向调控蛋白受体，由胞内易位至胞核并结合 Nllrp3 基因启动子区，联合紊乱的肠道菌群启动巨噬细胞焦亡，加重妊娠期脓毒症反应 [143]。在另一种同样具有慢性炎症特征的妊娠并发症子痫前期中，疾病组肠道菌群构成紊乱，主要表现为嗜黏蛋白艾克曼菌显著降低。直接移植艾克曼菌或补充其代谢产物丙酸或丁酸，能够有效减轻子痫前期模型大鼠的疾病表现，可能与调节螺旋动脉重塑、胎盘自噬反应以及 M2 型巨噬细胞极化，从而减轻炎症反应有关。此外，丙酸还能够激活 AKT 信号通路，下调 AKT 抑制分子磷酸酶和张力蛋白同源体的表达，减轻内毒素对滋养层细胞的影响、促进滋养层细胞侵袭 [144]。膳食结构能够影响肠道微生物组构成，同样能进一步影响母儿免疫因子构成。研究发现，多不饱和脂肪酸与母体血浆中免疫球蛋白 M、免疫球蛋白 G 呈显著负相关，不饱和脂肪酸和植物甾醇与免疫球蛋白 G2、免疫球蛋白 G4 及免疫球蛋白 E、免疫球蛋白 A 呈显著正相关，与母体瘦素水平负相关，不同膳食纤维类型，例如纤维素、总膳食纤维均与脂联素水平呈负相关 [142]。孕妇低纤维饮食时，能够通过改变母乳微生物组结构影响婴儿肠道菌群构成，进而减少肠道上皮细胞分泌树突状细胞生长因子 Flt3L，导致严重下呼吸道感染 [145]。分娩后直接补充干酪乳杆菌等益生菌，能够提高外周血自然杀伤细胞比例，分娩后 10 天提高免疫球蛋白 G4 水平 [146]。孕妇补充足够的膳食纤维，同时心理压力水平较低时，普雷沃氏菌作为琥珀酸的重要产生菌，能够刺激树突细胞前体的骨髓造血功能，其移动到包括肺在内的外周组织中，诱导 Treg 细胞生成，从而减轻炎症反应，降低子代患过敏性疾病和哮喘的风险 [147]。妊娠期不合理使用抗生素，能够降低普雷沃氏菌的丰度，增加后代食物过敏的风险，出生后 6 个月，子代普雷沃氏菌丰度与出生后 1 年食物过敏程度负相关，调整母亲此菌丰度后相关性明显减弱，证明母亲妊娠期普雷沃氏菌丰度与后代过敏性疾病降低的相关性，独立于子代自身中此菌的丰度 [148]。因此，合理膳食不仅影响孕妇自身肠道菌群构成，对妊娠期间及胎儿免疫系统发育同样发挥关键的作用。

5.5.4　肠道菌群对免疫健康的影响

革兰氏阴性菌的细胞外壁中含有能够促进炎症反应的内毒素——脂多糖，当革兰氏阴性细菌死亡时，这些内毒素会被释放到周围环境中，降低肠道紧密连接蛋白水平，最终导致肠通透性降低。脂多糖产生过多是肠道菌群紊乱的特征之一，当肠道屏障功能障碍时，脂多糖穿过肠道黏膜进入血液后，能够抑制丁酸盐 / 过氧化物酶体增殖物激活受体 α/CYP1X1 轴，促进结肠巨噬细胞向 M1 型转化，并上调促炎因子肿瘤坏死因子-α 和白介素-1β 水平，导致慢性全身性炎症反应[149]。在合并以慢性炎症为主的妊娠并发症（例如妊娠糖尿病）时，拟杆菌、瘤胃球菌丰度增加，与胰岛素信号通路、脂多糖产生呈显著正相关[150]。脂多糖可以通过 TOLL 样受体介导的 MyD88 依赖性途径，促进白介素-6、白介素-8 表达，加重炎症反应；此外还能够通过 MyD88 非依赖性途径，即 TLR4-TRAM-TRIF-TRAF3 级联反应参与免疫过程[151-152]。补充乳酸菌的孕妇胎盘中 TOLL 样受体 1、7 表达水平降低，对脂多糖反应减弱[153]。联合乳酸菌和鼠李糖杆菌能够降低 TOLL 样受体 1、TIR 域结合调节蛋白水平，后者主要为连接 TOLL 样受体 4 和 MyD88 级联反应的中间介质[153]。膳食纤维摄入量和粪便短链脂肪酸浓度，与脂多糖结合蛋白水平呈负相关[154]，直接补充丁酸钠，能够缓解脂多糖导致的肠绒毛损伤和炎症细胞浸润，主要表现为 TOLL 样受体 4、肿瘤坏死因子-α、白介素-6 在转录层面的表达水平降低，同时缓解脂多糖诱导的核萎缩、细胞凋亡和线粒体损伤，且通过增加双歧杆菌丰度逆转脂多糖引起的肠道菌群构成紊乱[155]。线粒体抗病毒信号蛋白是固有免疫系统中维持肠道完整性的重要组成部分，研究发现，此蛋白敲除小鼠具有更严重的肾脏损伤表型，同时白介素-17 水平升高，给正常小鼠注射脂多糖能够产生相同的效果[156]。经高脂饲养的大鼠，产短链脂肪酸菌中拟杆菌、普雷沃氏菌属、乳酸菌属等丰度降低，伴随粪便中脂多糖浓度增加，血浆中单核细胞趋化蛋白-1 和白介素-1β 水平升高[157]。饲料中添加黄连素、姜黄素、甘草等活性成分，能够增加妊娠小鼠产短链脂肪酸菌丰度及短链脂肪酸浓度、改善肠黏膜屏障紊乱、抑制 TOLL 样受体通路激活等，进而发挥抗炎效果[158-160]。腹腔注射脂多糖构造大鼠炎症模型，经过特殊糖浆干预后，肠道微生物组多样性增加，拟杆菌门被抑制，厚壁菌门和放线菌门丰度增加，同时调节 Th1/Th2 和 Treg/Th17 细胞平衡，改善脂多糖诱导的炎性抑制状态[161]。在缺乏肠道菌群的小鼠中，上述有益作用均消失，提示肠道菌群及其代谢物，尤其是短链脂肪酸是肠道紧密连接蛋白的重要调节因子，并能够抑制脂多糖诱导的炎症反应、保护肠道完整性[162]。

肠道菌群与免疫系统密切相关，免疫系统和代谢系统之间的相互作用，在整个生物体生命过程中对于促进机体健康至关重要，同时在适应不断变化的环境构成和营养压力方面发挥关键作用。肠道微生物组也是连接母亲和子代的生物纽带，能够影响子代健康结局，与此相关的益生菌等关键微生物的发现与研发应用，可以改善、促进母婴健康，确保生命的良好开端。

（杨慧霞，刘誉，王淑娴）

参考文献

[1] Costello E K, Stagaman K, Dethlefsen L, et al. The application of ecological theory toward an understanding of the human microbiome. Science, 2012, 336(6086): 1255-1262.

[2] Barker D J, Osmond C. Infant mortality, childhood nutrition, and ischaemic heart disease in England and Wales. Lancet, 1986, 1(8489): 1077-1081.

[3] Barker D J, Osmond C, Golding J, et al. Growth in utero, blood pressure in childhood and adult life, and mortality from cardiovascular disease. BMJ, 1989, 298(6673): 564-567.

[4] Barker D J. Fetal origins of coronary heart disease. BMJ, 1995, 311(6998): 171-174.

[5] Derrien M, Alvarez A S, de Vos W M. The gut microbiota in the first decade of life. Trends Microbiol, 2019, 27(12): 997-1010.

[6] Gensollen T, Iyer S S, Kasper D L, et al. How colonization by microbiota in early life shapes the immune system. Science, 2016, 352(6285): 539-544.

[7] Maynard C L, Elson C O, Hatton R D, et al. Reciprocal interactions of the intestinal microbiota and immune system. Nature, 2012, 489(7415): 231-241.

[8] Fontaine F, Turjeman S, Callens K, et al. The intersection of undernutrition, microbiome, and child development in the first years of life. Nat Commun, 2023, 14(1): 3554.

[9] Muegge B D, Kuczynski J, Knights D, et al. Diet drives convergence in gut microbiome functions across mammalian phylogeny and within humans. Science, 2011, 332(6032): 970-974.

[10] Goodman A L, Kallstrom G, Faith J J, et al. Extensive personal human gut microbiota culture collections characterized and manipulated in gnotobiotic mice. Proc Natl Acad Sci USA, 2011, 108(15): 6252-6257.

[11] Monira S, Nakamura S, Gotoh K, et al. Gut microbiota of healthy and malnourished children in bangladesh. Front Microbiol, 2011, 2:228.

[12] Barratt M J, Nuzhat S, Ahsan K, et al. Bifidobacterium infantis treatment promotes weight gain in Bangladeshi infants with severe acute malnutrition. Sci Transl Med, 2022, 14(640): eabk1107.

[13] Blanton L V, Charbonneau M R, Salih T, et al. Gut bacteria that prevent growth impairments transmitted by microbiota from malnourished children. Science, 2016, 351(6275): doi:10.1126/science.aad3311.

[14] Ahmed T, Hossain M, Sanin K I. Global burden of maternal and child undernutrition and micronutrient deficiencies. Ann Nutr Metab, 2012, 61(Suppl 1):S8-S17.

[15] Hesla H M, Stenius F, Jaderlund L, et al. Impact of lifestyle on the gut microbiota of healthy infants and their mothers-the ALADDIN birth cohort. FEMS Microbiol Ecol, 2014, 90(3): 791-801.

[16] Yu Z T, Chen C, Kling D E, et al. The principal fucosylated oligosaccharides of human milk exhibit prebiotic properties on cultured infant microbiota. Glycobiology, 2013, 23(2): 169-177.

[17] Koenig J E, Spor A, Scalfone N, et al. Succession of microbial consortia in the developing infant gut microbiome. Proc Natl Acad Sci USA, 2011, 108 (Suppl 1): S4578-S4585.

[18] McGuire M K, McGuire M A. Got bacteria? The astounding, yet not-so-surprising, microbiome of human milk. Curr Opin Biotechnol, 2017, 44: 63-68.

[19] Asnicar F, Manara S, Zolfo M, et al. Studying vertical microbiome transmission from mothers to infants by strain-level metagenomic profiling. mSystems, 2017, 2(1):e00164-16.

[20] Dai D L Y, Petersen C, Hoskinson C, et al. Breastfeeding enrichment of *B. longum* subsp. infantis mitigates the effect of antibiotics on the microbiota and childhood asthma risk. Med, 2023, 4(2): 92-112, e115.

[21] Lee J S, Shin J I, Kim S, et al. Breastfeeding and impact on childhood hospital admissions: a nationwide birth cohort in South Korea. Nat Commun, 2023, 14(1): 5819.

[22] Thijs C, Muller A, Rist L, et al. Fatty acids in breast milk and development of atopic eczema and allergic sensitisation in infancy. Allergy, 2011, 66(1): 58-67.

[23] Antony K M, Ma J, Mitchell K B, et al. The preterm placental microbiome varies in association with excess maternal gestational weight gain. Am J Obstet Gynecol, 2015, 212(5): 653, e1-16.

[24] Collado M C, Rautava S, Aakko J, et al. Human gut colonisation may be initiated in utero by distinct microbial communities in the placenta and amniotic fluid. Sci Rep, 2016, 6: 23129.

[25] Dong X D, Li X R, Luan J J, et al. Bacterial communities in neonatal feces are similar to mothers' placentae. Can J Infect Dis Med Microbiol, 2015, 26(2): 90-94.

[26] Doyle R M, Alber D G, Jones H E, et al. Term and preterm labour are associated with distinct microbial community structures in placental membranes which are independent of mode of delivery. Placenta, 2014, 35(12): 1099-1101.

[27] Prince A L, Ma J, Kannan P S, et al. The placental membrane microbiome is altered among subjects with spontaneous preterm birth with and without chorioamnionitis. Am J Obstet Gynecol, 2016, 214(5): 627, e621-627, e616.

[28] Stinson L F, Boyce M C, Payne M S, et al. The Not-so-sterile womb: evidence that the human fetus is exposed to bacteria prior to birth. Front Microbiol, 2019, 10: 1124.

[29] Wang J, Zheng J, Shi W, et al. Dysbiosis of maternal and neonatal microbiota associated with gestational diabetes mellitus. Gut, 2018, 67(9): 1614-1625.

[30] Zhu L, Luo F, Hu W, et al. Bacterial communities in the womb during healthy pregnancy. front microbiol, 2018, 9: 2163.

[31] Jimenez E, Marin M L, Martin R, et al. Is meconium from healthy newborns actually sterile? Res Microbiol, 2008, 159(3): 187-193.

[32] Stewart C J, Ajami N J, O'Brien J L, et al. Temporal development of the gut microbiome in early childhood from the TEDDY study. Nature, 2018, 562(7728): 583-588.

[33] La Rosa P S, Warner B B, Zhou Y, et al. Patterned progression of bacterial populations in the premature infant gut. Proc Natl Acad Sci USA, 2014, 111(34): 12522-12527.

[34] Olm M R, Dahan D, Carter M M, et al. Robust variation in infant gut microbiome assembly across a spectrum of lifestyles. Science, 2022, 376(6598): 1220-1223.

[35] Yatsunenko T, Rey F E, Manary M J, et al. Human gut microbiome viewed across age and geography. Nature, 2012, 486(7402): 222-227.

[36] Yassour M, Vatanen T, Siljander H, et al. Natural history of the infant gut microbiome and impact of antibiotic treatment on bacterial strain diversity and stability. Sci Transl Med, 2016, 8(343): 343-381.

[37] Torow N, Hand T W, Hornef M W. Programmed and environmental determinants driving neonatal mucosal immune development. Immunity, 2023, 56(3): 485-499.

[38] Brown E M, Kenny D J, Xavier R J. Gut microbiota regulation of T cells during inflammation and autoimmunity. Annu Rev Immunol, 2019, 37: 599-624.

[39] Briend A, Friis H, Michaelsen K. A Microbiota-directed food intervention for undernourished children. N Engl J Med, 2022, 386(15): 1483.

[40] Backhed F, Ding H, Wang T, et al. The gut microbiota as an environmental factor that regulates fat storage. Proc Natl Acad Sci USA, 2004, 101(44): 15718-15723.

[41] Ridaura V K, Faith J J, Rey F E, et al. Gut microbiota from twins discordant for obesity modulate metabolism in mice. Science, 2013, 341(6150): 1241214.

[42] Ley R E, Turnbaugh P J, Klein S, et al. Microbial ecology: human gut microbes associated with obesity. Nature, 2006, 444(7122): 1022-1023.

[43] Ley R E, Backhed F, Turnbaugh P, et al. Obesity alters gut microbial ecology. Proc Natl Acad Sci USA, 2005, 102(31): 11070-11075.

[44] Liu Y, Qin S, Feng Y, et al. Perturbations of gut microbiota in gestational diabetes mellitus patients induce hyperglycemia in germ-free mice. J Dev Orig Health Dis, 2020, 11(6): 580-588.

[45] Wu H, Tremaroli V, Schmidt C, et al. The gut microbiota in prediabetes and diabetes: a population-based cross-sectional study. Cell Metab, 2020, 32(3): 379-390,e373.

[46] Labus J S, Hollister E B, Jacobs J, et al. Differences in gut microbial composition correlate with regional brain volumes in irritable bowel syndrome. Microbiome, 2017, 5(1): 49.

[47] Selma-Royo M, Garcia-Mantrana I, Calatayud M, et al. Maternal diet during pregnancy and intestinal markers are associated with early gut microbiota. Eur J Nutr, 2021, 60(3): 1429-1442.

[48] Mandal S, Godfrey K M, McDonald D, et al. Fat and vitamin intakes during pregnancy have stronger relations with a pro-inflammatory maternal microbiota than does carbohydrate intake. Microbiome, 2016, 4(1): 55.

[49] Gohir W, Whelan F J, Surette M G, et al. Pregnancy-related changes in the maternal gut microbiota are dependent upon the mother's periconceptional diet. Gut Microbes, 2015, 6(5): 310-320.

[50] Tain Y L, Lee W C, Wu K L H, et al. Resveratrol prevents the development of hypertension programmed by maternal plus post-weaning high-fructose consumption through modulation of oxidative stress, nutrient-sensing signals, and gut microbiota. Mol Nutr Food Res, 2018, 62(15): e1800066.

[51] Hsu C N, Yu H R, Chan J Y H, et al. The impact of gut microbiome on maternal fructose intake-induced developmental programming of adult disease. Nutrients, 2022, 14(5): 1031.

[52] Astbury S, Song A, Zhou M, et al. High fructose intake during pregnancy in rats influences the maternal microbiome and gut development in the offspring. Front Genet, 2018, 9: 203.

[53] Oyabambi A O, Michael O S, Areola E D, et al. Sodium acetate ameliorated systemic and renal oxidative stress in high-fructose insulin-resistant pregnant Wistar rats. Naunyn Schmiedebergs Arch Pharmacol, 2021, 394(7): 1425-1435.

[54] Leblois J, Massart S, Soyeurt H, et al. Feeding sows resistant starch during gestation and lactation impacts their faecal microbiota and milk composition but shows limited effects on their progeny. PLoS One, 2018, 13(7): e0199568.

[55] Barrett H L, Gomez-Arango L F, Wilkinson S A, et al. A vegetarian diet is a major determinant of gut microbiota composition in early pregnancy. Nutrients, 2018, 10(7): 890.

[56] Gomez-Arango L F, Barrett H L, Wilkinson S A, et al. Low dietary fiber intake increases Collinsella abundance in the gut microbiota of overweight and obese pregnant women. Gut Microbes, 2018, 9(3): 189-201.

[57] Laitinen K, Mokkala K. Overall dietary quality relates to gut microbiota diversity and abundance. Int J

Mol Sci, 2019, 20(8): 1835.

[58] Biddle A, Stewart L, Blanchard J, et al. Untangling the genetic basis of fibriolytic specialisation by Lachnospiraceae and Ruminococcaceae in diverse gut communities. Diversity, 2013, 5(3): 627-640.

[59] Allin K H, Nielsen T, Pedersen O. Mechanisms in endocrinology: gut microbiota in patients with type 2 diabetes mellitus. Eur J Endocrinol, 2015, 172(4): R167-177.

[60] Kunasegaran T, Balasubramaniam V, Arasoo V J T, et al. Diet gut microbiota axis in pregnancy: a systematic review of recent evidence. Curr Nutr Rep, 2023, 12(1): 203-214.

[61] Ruebel M L, Gilley S P, Sims C R, et al. Associations between maternal diet, body composition and gut microbial ecology in pregnancy. Nutrients, 2021, 13(9): 3295.

[62] Roytio H, Mokkala K, Vahlberg T, et al. Dietary intake of fat and fibre according to reference values relates to higher gut microbiota richness in overweight pregnant women. Br J Nutr, 2017, 118(5): 343-352.

[63] Mann P E, Huynh K, Widmer G. Maternal high fat diet and its consequence on the gut microbiome: A rat model. Gut Microbes, 2018, 9(2): 143-154.

[64] Haddad E N, Nel N H, Petrick L M, et al. Associations between the gut microbiota, urinary metabolites, and diet in women during the third trimester of pregnancy. Curr Dev Nutr, 2023, 7(4): 100025.

[65] Hallam M C, Barile D, Meyrand M, et al. Maternal high-protein or high-prebiotic-fiber diets affect maternal milk composition and gut microbiota in rat dams and their offspring. Obesity (Silver Spring), 2014, 22(11): 2344-2351.

[66] Aparicio A, Gold D R, Weiss S T, et al. Association of vitamin D level and maternal gut microbiome during pregnancy: findings from a randomized controlled trial of antenatal vitamin D supplementation. Nutrients, 2023, 15(9): 2059.

[67] Cummings J H, Pomare E W, Branch W J, et al. Short chain fatty acids in human large intestine, portal, hepatic and venous blood. Gut, 1987, 28(10): 1221-1227.

[68] Priyadarshini M, Thomas A, Reisetter A C, et al. Maternal short-chain fatty acids are associated with metabolic parameters in mothers and newborns. Transl Res, 2014, 164(2): 153-157.

[69] Wang S, Liu Y, Qin S, et al. Composition of maternal circulating short-chain fatty acids in gestational diabetes mellitus and their associations with placental metabolism. Nutrients, 2022, 14(18): 3727.

[70] Szczuko M, Kikut J, Maciejewska D, et al. The associations of SCFA with anthropometric parameters and carbohydrate metabolism in pregnant women. Int J Mol Sci, 2020, 21(23): 9212.

[71] Canfora E E, Jocken J W, Blaak E E. Short-chain fatty acids in control of body weight and insulin sensitivity. Nat Rev Endocrinol, 2015, 11(10): 577-591.

[72] Hasain Z, Mokhtar N M, Kamaruddin N A, et al. Gut microbiota and gestational diabetes mellitus: a review of host-gut microbiota interactions and their therapeutic potential. Front Cell Infect Microbiol, 2020(10): 188.

[73] Hao F, Tian M, Zhang X, et al. Butyrate enhances CPT1A activity to promote fatty acid oxidation and iTreg differentiation. Proc Natl Acad Sci USA, 2021, 118(22):e2014681118.

[74] De Vadder F, Kovatcheva-Datchary P, Goncalves D, et al. Microbiota-generated metabolites promote metabolic benefits via gut-brain neural circuits. Cell, 2014, 156(1-2): 84-96.

[75] Todesco T, Rao A V, Bosello O, et al. Propionate lowers blood glucose and alters lipid metabolism in healthy subjects. Am J Clin Nutr, 1991, 54(5): 860-865.

[76] Zietek M, Celewicz Z, Szczuko M. Short-chain fatty acids, maternal microbiota and metabolism in pregnancy. Nutrients, 2021, 13(4): 1244.

[77] Wong J M, de Souza R, Kendall C W, et al. Colonic health: fermentation and short chain fatty acids. J Clin Gastroenterol, 2006, 40(3): 235-243.

[78] Priyadarshini M, Wicksteed B, Schiltz G E, et al. SCFA receptors in pancreatic beta cells: novel diabetes targets? Trends Endocrinol Metab, 2016, 27(9): 653-664.

[79] Singh V, Chassaing B, Zhang L, et al. Microbiota-dependent hepatic lipogenesis mediated by stearoyl coA desaturase 1 (SCD1) promotes metabolic syndrome in TLR5-deficient mice. Cell Metab, 2015, 22(6): 983-996.

[80] Tolhurst G, Heffron H, Lam Y S, et al. Short-chain fatty acids stimulate glucagon-like peptide-1 secretion via the G-protein-coupled receptor FFAR2. Diabetes, 2012, 61(2): 364-371.

[81] Wang Y W, Yu H R, Tiao M M, et al. Maternal obesity related to high fat diet induces placenta remodeling and gut microbiome shaping that are responsible for fetal liver lipid dysmetabolism. Front Nutr, 2021, 8: 736944.

[82] Li M, van Esch B, Henricks P A J, et al. The anti-inflammatory effects of short chain fatty acids on lipopolysaccharide- or tumor necrosis factor alpha-stimulated endothelial cells via activation of gPR41/43 and inhibition of HDACs. Front Pharmacol, 2018, 9: 533.

[83] Boro P, Kumaresan A, Singh A K, et al. Expression of short chain fatty acid receptors and pro-inflammatory cytokines in utero-placental tissues is altered in cows developing retention of fetal membranes. Placenta, 2014, 35(7): 455-460.

[84] Roy R, Nguyen-Ngo C, Lappas M. Short-chain fatty acids as novel therapeutics for gestational diabetes. J Mol Endocrinol, 2020, 65(2): 21-34.

[85] Xue C, Li G, Zheng Q, et al. Tryptophan metabolism in health and disease. Cell Metab, 2023, 35(8): 1304-1326.

[86] Natividad J M, Agus A, Planchais J, et al. Impaired aryl hydrocarbon receptor ligand production by the gut microbiota is a key factor in metabolic syndrome. Cell Metab, 2018, 28(5): 737-749, e734.

[87] Lee R, Li J, et al. Synthetic essentiality of tryptophan 2,3-dioxygenase 2 in APC-mutated colorectal cancer. Cancer Discov, 2022, 12(7): 1702-1717.

[88] 陈晓辉，赵艳. 孕妇肠道菌群分布特征及与空腹血糖水平的关系. 现代妇产科进展，2022, 31(8): 584-587, 592.

[89] Sun Z, Pan X F, Li X, et al. The gut microbiome dynamically associates with host glucose metabolism throughout pregnancy: longitudinal findings from a matched case-control study of gestational diabetes mellitus. Adv Sci (Weinh), 2023, 10(10): e2205289.

[90] Huang L, Sililas P, Thonusin C, et al. Early gut dysbiosis could be an indicator of unsuccessful diet control in gestational diabetes mellitus. J Diabetes, 2021, 13(12): 1054-1058.

[91] Ferrocino I, Ponzo V, Gambino R, et al. Changes in the gut microbiota composition during pregnancy in patients with gestational diabetes mellitus (GDM). Sci Rep, 2018, 8(1): 12216.

[92] Stanislawski M A, Dabelea D, Wagner B D, et al. Pre-pregnancy weight, gestational weight gain, and the gut microbiota of mothers and their infants. Microbiome, 2017, 5(1): 113.

[93] Santacruz A, Collado M C, Garcia-Valdes L, et al. Gut microbiota composition is associated with body weight, weight gain and biochemical parameters in pregnant women. Br J Nutr, 2010, 104(1): 83-92.

[94] Collado M C, Isolauri E, Laitinen K, et al. Distinct composition of gut microbiota during pregnancy in overweight and normal-weight women. Am J Clin Nutr, 2008, 88(4): 894-899.

[95] Goodrich J K, Waters J L, Poole A C, et al. Human genetics shape the gut microbiome. Cell, 2014, 159(4):

789-799.

[96] Mokkala K, Paulin N, Houttu N, et al. Metagenomics analysis of gut microbiota in response to diet intervention and gestational diabetes in overweight and obese women: a randomised, double-blind, placebo-controlled clinical trial. Gut, 2021, 70(2): 309-318.

[97] Ye G, Zhang L, Wang M, et al. The gut microbiota in women suffering from gestational diabetes mellitus with the failure of glycemic control by lifestyle modification. J Diabetes Res, 2019, 2019: 6081248.

[98] Aatsinki A K, Uusitupa H M, Munukka E, et al. Gut microbiota composition in mid-pregnancy is associated with gestational weight gain but not prepregnancy body mass index. J Womens Health (Larchmt), 2018, 27(10): 1293-1301.

[99] Cao Y, Zang T, Qiu T, et al. Does PM(1) exposure during pregnancy impact the gut microbiota of mothers and neonates? Environ Res, 2023, 231(Pt 3): 116304.

[100] Derrien M, Veiga P. Rethinking diet to aid human-microbe symbiosis. Trends Microbiol, 2017, 25(2): 100-112.

[101] Avershina E, Lundgard K, Sekelja M, et al. Transition from infant- to adult-like gut microbiota. Environ Microbiol, 2016, 18(7): 2226-2236.

[102] Tamburini S, Shen N, Wu H C, et al. The microbiome in early life: implications for health outcomes. Nat Med, 2016, 22(7): 713-722.

[103] Bokulich N A, Chung J, Battaglia T, et al. Antibiotics, birth mode, and diet shape microbiome maturation during early life. Sci Transl Med, 2016, 8(343): 343.

[104] Rodriguez J M, Murphy K, Stanton C, et al. The composition of the gut microbiota throughout life, with an emphasis on early life. Microb Ecol Health Dis, 2015, 26: 26050.

[105] Backhed F, Roswall J, Peng Y, et al. Dynamics and stabilization of the human gut microbiome during the first year of life. Cell Host Microbe, 2015, 17(6): 852.

[106] Dominguez-Bello M G, Costello E K, Contreras M, et al. Delivery mode shapes the acquisition and structure of the initial microbiota across multiple body habitats in newborns. Proc Natl Acad Sci USA, 2010, 107(26): 11971-11975.

[107] Adlerberth I, Strachan D P, Matricardi P M, et al. Gut microbiota and development of atopic eczema in 3 European birth cohorts. J Allergy Clin Immunol, 2007, 120(2): 343-350.

[108] Jakobsson H E, Abrahamsson T R, Jenmalm M C, et al. Decreased gut microbiota diversity, delayed bacteroidetes colonisation and reduced Th1 responses in infants delivered by caesarean section. Gut, 2014, 63(4): 559-566.

[109] Hill C J, Lynch D B, Murphy K, et al. Evolution of gut microbiota composition from birth to 24 weeks in the INFANTMET Cohort. Microbiome, 2017, 5(1): 4.

[110] Shao Y, Forster S C, Tsaliki E, et al. Stunted microbiota and opportunistic pathogen colonization in caesarean-section birth. Nature, 2019, 574(7776): 117-121.

[111] Falony G, Joossens M, Vieira-Silva S, et al. Population-level analysis of gut microbiome variation. Science, 2016, 352(6285): 560-564.

[112] Chu D M, Ma J, Prince A L, et al. Maturation of the infant microbiome community structure and function across multiple body sites and in relation to mode of delivery. Nat Med, 2017, 23(3): 314-326.

[113] Thavagnanam S, Fleming J, Bromley A, et al. A meta-analysis of the association between Caesarean section and childhood asthma. Clin Exp Allergy, 2008, 38(4): 629-633.

[114] Bager P, Wohlfahrt J, Westergaard T. Caesarean delivery and risk of atopy and allergic disease: meta-

analyses. Clin Exp Allergy, 2008, 38(4): 634-642.

[115] Cardwell C R, Stene L C, Joner G, et al. Caesarean section is associated with an increased risk of childhood-onset type 1 diabetes mellitus: a meta-analysis of observational studies. Diabetologia, 2008, 51(5): 726-735.

[116] Pei Z, Heinrich J, Fuertes E, et al. Cesarean delivery and risk of childhood obesity. J Pediatr, 2014, 164(5): 1068-1073, e1062.

[117] Tun H M, Bridgman S L, Chari R, et al. Roles of birth mode and infant gut microbiota in intergenerational transmission of overweight and obesity from mother to offspring. JAMA Pediatr, 2018, 172(4): 368-377.

[118] Bezirtzoglou E, Tsiotsias A, Welling G W. Microbiota profile in feces of breast- and formula-fed newborns by using fluorescence in situ hybridization (FISH). Anaerobe, 2011, 17(6): 478-482.

[119] Guaraldi F, Salvatori G. Effect of breast and formula feeding on gut microbiota shaping in newborns. Front Cell Infect Microbiol, 2012, 2: 94.

[120] Gritz E C, Bhandari V. The human neonatal gut microbiome: a brief review. Front Pediatr, 2015(3): 17.

[121] Le Huerou-Luron I, Blat S, Boudry G. Breast- v. formula-feeding: impacts on the digestive tract and immediate and long-term health effects. Nutr Res Rev, 2010, 23(1): 23-36.

[122] Backhed F, Roswall J, Peng Y, et al. Dynamics and Stabilization of the Human Gut Microbiome during the First Year of Life. Cell Host Microbe, 2015, 17(5): 690-703.

[123] Praveen P, Jordan F, Priami C, et al. The role of breast-feeding in infant immune system: a systems perspective on the intestinal microbiome. Microbiome, 2015, 3: 41.

[124] Milani C, Duranti S, Bottacini F, et al. The first microbial colonizers of the human gut: composition, activities, and health implications of the infant gut microbiota. Microbiol Mol Biol Rev, 2017, 81(4):e00036-17.

[125] Chen X, Liu S, Tan Q, et al. Microbiome, autoimmunity, allergy, and helminth infection: the importance of the pregnancy period. Am J Reprod Immunol, 2017, 78(2).doi: 10.1111/aji.12654.

[126] Ganal-Vonarburg S C, Hornef M W, Macpherson A J. Microbial-host molecular exchange and its functional consequences in early mammalian life. Science, 2020, 368(6491): 604-607.

[127] 贾琼，段丽萍. 肠道菌群在自身免疫病中作用的研究进展. 中华内科杂志，2018, 57(11): 853-857.

[128] Faas M M, Liu Y, Borghuis T, et al. Microbiota induced changes in the immune response in pregnant mice. Front Immunol, 2019, 10: 2976.

[129] Gohir W, Kennedy K M, Wallace J G, et al. High-fat diet intake modulates maternal intestinal adaptations to pregnancy and results in placental hypoxia, as well as altered fetal gut barrier proteins and immune markers. J Physiol, 2019, 597(12): 3029-3051.

[130] Vitali B, Cruciani F, Baldassarre M E, et al. Dietary supplementation with probiotics during late pregnancy: outcome on vaginal microbiota and cytokine secretion. BMC Microbiol, 2012, 12: 236.

[131] Yong W, Zhao Y, Jiang X, et al. Sodium butyrate alleviates pre-eclampsia in pregnant rats by improving the gut microbiota and short-chain fatty acid metabolites production. J Appl Microbiol, 2022, 132(2): 1370-1383.

[132] Zhao Y, Qi C, Li X, et al. Prevention of atopic dermatitis in mice by lactobacillus reuteri Fn041 through induction of regulatory T cells and modulation of the gut microbiota. Mol Nutr Food Res, 2022, 66(6): e2100699.

[133] Nakajima A, Kaga N, Nakanishi Y, et al. Maternal high fiber diet during pregnancy and lactation influences regulatory T cell differentiation in offspring in mice. J Immunol, 2017, 199(10): 3516-3524.

[134] Hu M, Eviston D, Hsu P, et al. Decreased maternal serum acetate and impaired fetal thymic and regulatory T cell development in preeclampsia. Nat Commun, 2019, 10(1): 3031.

[135] Wu W, Sun M, Chen F, et al. Microbiota metabolite short-chain fatty acid acetate promotes intestinal IgA response to microbiota which is mediated by GPR43. Mucosal Immunol, 2017, 10(4): 946-956.

[136] Kalampokis I, Yoshizaki A, Tedder T F. IL-10-producing regulatory B cells (B10 cells) in autoimmune disease. Arthritis Res Ther, 2013, 15(Suppl 1): S1.

[137] Tanabe H, Sakurai K, Nakanishi Y, et al. Association of the maternal gut microbiota/metabolome with cord blood CCL17. Nutrients, 2021, 13(8): 2837.

[138] Li M, Bai Y, Zhou J, et al. Core fucosylation of maternal milk N-glycan evokes B cell activation by selectively promoting the l-fucose metabolism of gut Bifidobacterium spp. and Lactobacillus spp. mBio, 2019, 10(2):e00128-19.

[139] Chun E, Lavoie S, Fonseca-Pereira D, et al. Metabolite-sensing receptor Ffar2 regulates colonic group 3 innate lymphoid cells and gut immunity. Immunity, 2019, 51(5): 871-884, e876.

[140] Zhao Y, Chen F, Wu W, et al. GPR43 mediates microbiota metabolite SCFA regulation of antimicrobial peptide expression in intestinal epithelial cells via activation of mTOR and STAT3. Mucosal Immunol, 2018, 11(3): 752-762.

[141] Vinolo M A, Rodrigues H G, Hatanaka E, et al. Suppressive effect of short-chain fatty acids on production of proinflammatory mediators by neutrophils. J Nutr Biochem, 2011, 22(9): 849-855.

[142] Rio-Aige K, Azagra-Boronat I, Massot-Cladera M, et al. Association of maternal microbiota and diet in cord blood cytokine and immunoglobulin profiles. Int J Mol Sci, 2021, 22(4): 1778.

[143] Chen X, Wu R, Li L, et al. Pregnancy-induced changes to the gut microbiota drive macrophage pyroptosis and exacerbate septic inflammation. Immunity, 2023, 56(2): 336-352, e339.

[144] Jin J, Gao L, Zou X, et al. Gut dysbiosis promotes preeclampsia by regulating macrophages and trophoblasts. Circ Res, 2022, 131(6): 492-506.

[145] Sikder M A A, Rashid R B, Ahmed T, et al. Maternal diet modulates the infant microbiome and intestinal Flt3L necessary for dendritic cell development and immunity to respiratory infection. Immunity, 2023, 56(5): 1098-1114, e1010.

[146] Ortiz-Andrellucchi A, Sanchez-Villegas A, Rodriguez-Gallego C, et al. Immunomodulatory effects of the intake of fermented milk with Lactobacillus casei DN114001 in lactating mothers and their children. Br J Nutr, 2008, 100(4): 834-845.

[147] Gao X, Ni W, Zhu S, et al. Per- and polyfluoroalkyl substances exposure during pregnancy and adverse pregnancy and birth outcomes: A systematic review and meta-analysis. Environ Res, 2021, 201: 111632.

[148] Vuillermin P J, O'Hely M, Collier F, et al. Maternal carriage of Prevotella during pregnancy associates with protection against food allergy in the offspring. Nat Commun, 2020, 11(1): 1452.

[149] Chen Y, Liu Y, Wang Y, et al. Prevotellaceae produces butyrate to alleviate PD-1/PD-L1 inhibitor-related cardiotoxicity via PPARalpha-CYP4X1 axis in colonic macrophages. J Exp Clin Cancer Res, 2022, 41(1): 1.

[150] Li M, Zhang G, Cui L, et al. Dynamic changes in gut microbiota during pregnancy among Chinese women and influencing factors: A prospective cohort study. Front Microbiol, 2023, 14: 1114228.

[151] Vallance T M, Zeuner M T, Williams H F, et al. Toll-like receptor 4 signalling and its impact on platelet function, thrombosis, and haemostasis. Mediators Inflamm, 2017, 2017: 9605894.

[152] Dauphinee S M, Karsan A. Lipopolysaccharide signaling in endothelial cells. Lab Invest, 2006, 86(1):

9-22.

[153] Rautava S, Collado M C, Salminen S, et al. Probiotics modulate host-microbe interaction in the placenta and fetal gut: a randomized, double-blind, placebo-controlled trial. Neonatology, 2012, 102(3): 178-184.

[154] Bailey M A, Thompson S V, Mysonhimer A R, et al. Dietary fiber intake and fecal short-chain fatty acid concentrations are associated with lower plasma lipopolysaccharide-binding protein and inflammation. Am J Physiol Gastrointest Liver Physiol, 2023, 324(5): G369-G377.

[155] Dou X, Ma Z, Yan D, et al. Sodium butyrate alleviates intestinal injury and microbial flora disturbance induced by lipopolysaccharides in rats. Food Funct, 2022, 13(3): 1360-1369.

[156] Linh H T, Iwata Y, Senda Y, et al. Intestinal bacterial translocation contributes to diabetic kidney disease. J Am Soc Nephrol, 2022, 33(6): 1105-1119.

[157] Lau E, Marques C, Pestana D, et al. The role of I-FABP as a biomarker of intestinal barrier dysfunction driven by gut microbiota changes in obesity. Nutr Metab (Lond), 2016, 13: 31.

[158] Zhang Y, Xu Y, Zhang L, et al. Licorice extract ameliorates hyperglycemia through reshaping gut microbiota structure and inhibiting TLR4/NF-kappaB signaling pathway in type 2 diabetic mice. Food Res Int, 2022, 153: 110945.

[159] Huang J, Guan B, Lin L, et al. Improvement of intestinal barrier function, gut microbiota, and metabolic endotoxemia in type 2 diabetes rats by curcumin. Bioengineered, 2021, 12(2): 11947-11958.

[160] Liu D, Zhang Y, Liu Y, et al. Berberine modulates gut microbiota and reduces insulin resistance via the TLR4 signaling pathway. Exp Clin Endocrinol Diabetes, 2018, 126(8): 513-520.

[161] Wei D, Ma P, Fan Q, et al. Yanning syrup ameliorates the lipopolysaccharide-induced inflammation: Adjusting the gut microbiota, short-chain fatty acids, and the CD_4^+ T cell balance. J Ethnopharmacol, 2022, 283: 114729.

[162] Liu Y, Sun R, Lin X, et al. Procyanidins and its metabolites by gut microbiome improves insulin resistance in gestational diabetes mellitus mice model via regulating NF-kappaB and NLRP3 inflammasome pathway. Biomed Pharmacother, 2022, 151: 113078.

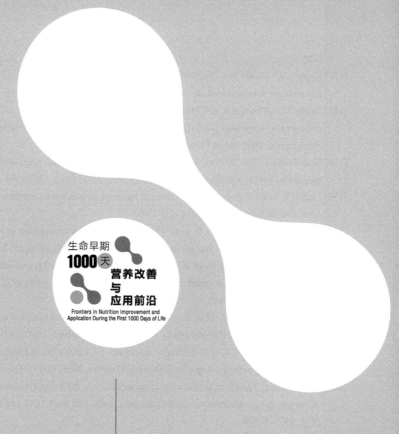

生命早期1000天与未来健康

Early Life During the First 1000 Days and Future Health

第 6 章

新生儿早期保健技术对
母儿健康的影响

2019 年，联合国儿童基金会的统计报告显示，全球 5 岁以下儿童死亡人数为 519 万，其中新生儿死亡占 47%[1]。2017 年，世界卫生组织（World Health Organization, WHO）西太平洋地区有 14.9 万例婴儿生后 28 天内死亡，这一数字约为西太区 5 岁以下儿童死亡人数的一半；2020 年中国新生儿死亡率为 3.4‰，新生儿死亡例数也约为中国 5 岁以下儿童死亡的 46%[2]。新生儿阶段，特别是生后 3 天内的保健和护理，是保障新生儿生存质量的关键期。为减少新生儿死亡和改善新生儿结局，WHO 西太平洋地区办公室于 2013 年率先提出将一系列有循证依据、可操作的新生儿综合干预技术应用于临床工作中，并将其命名为"新生儿早期基本保健技术（early essential newborn care, EENC）"[3]。EENC 的核心干预措施包括规范的产前母胎监测与处理、新生儿生后立即和彻底擦干、母婴皮肤接触（skin to skin contact, SSC）至少 90 分钟并完成"第一次母乳喂养"、延迟结扎脐带（delayed cord clamping, DCC）、延迟新生儿洗澡至生后 24 小时，以及早产儿袋鼠式护理、新生儿复苏技术和新生儿感染治疗等。目前 EENC 已经在 WHO 西太平洋地区所属的 8 个孕产妇和新生儿死亡负担较重的国家实施。截至 2017 年 8 月，EENC 已在 3366 家医疗保健机构实施，75% 的足月新生儿开展了生后立即 SSC，85% 的新生儿在住院期间进行了纯母乳喂养[4]。Tran 等[5] 研究显示，实施 EENC 干预后，新生儿出院前的纯母乳喂养率由 49.0% 提高到 88.2%(RR=1.8；95% CI 为 1.72 ～ 1.88)，新生儿低体温发生率由 5.4% 下降到 3.9%（RR=0.72；95% CI 为 0.65 ～ 0.81），新生儿败血症发生率由 3.2% 下降到 0.9%（RR=0.28；95% CI 为 0.23 ～ 0.35）。此外，新生儿转入新生儿重症监护病房的比例和新生儿重症监护病房治疗费用也明显降低。

2016 年，国家卫生和计划生育委员会在 WHO 和联合国儿童基金会支持下将 EENC 引入我国，在部分地区进行了试点。2017 年，中华医学会围产医学分会、中华护理学会妇产科专业委员会和中国疾病预防控制中心妇幼保健中心联合颁布了《新生儿早期基本保健技术的临床实施建议（2017 年，北京）》。2020 年，中华医学会围产医学分会、中华医学会妇产科学分会产科学组、中华护理学会产科护理专业委员会等学术组织对 2017 版建议进行更新，并结合相关的循证依据，颁布了《中国新生儿早期基本保健技术专家共识（2020）》[6]。随后，在 WHO 西太平洋地区办公室和联合国儿童基金会驻华办事处的支持下，由 WHO 妇儿保健研究培训合作中心牵头，联合北京大学第一医院、西北妇女儿童医院、四川省妇幼保健院和宁夏医科大学总医院 4 家医院开展了剖宫产术 EENC 的临床研究。2022 年，北京大学第一医院基于此研究和循证医学证据，以及实践经验联合撰写并发布了《剖宫产术新生儿早期基本保健技术临床实施建议》[7]。

6.1 新生儿早期保健技术临床实施建议

6.1.1 阴道分娩早期基本保健技术

6.1.1.1 分娩前准备

（1）健康教育 在妊娠期和待产过程中，向孕产妇及其家属介绍EENC的内容、优点和注意事项等，包括持续SSC、早期母乳喂养等，使孕产妇及其家属能够理解、接受和配合开展EENC。妊娠期和待产前，应告知孕妇在临产前更换干净衣物，保持皮肤清洁卫生。在开展EENC过程中，应指导产妇及其家属注意手卫生、咳嗽礼仪等感染防控措施，接触新生儿前规范洗手。指导母乳喂养和早期识别新生儿危险征象，如呼吸、肤色等，如发现异常，应及时告知医护人员。应告知有关新生儿其他保健内容和注意事项，如洗澡、脐部护理和疫苗接种等。此外，应向孕产妇及其家属告知分娩过程中及分娩后的注意事项，如发现产妇有异常状况，要及时与医护人员沟通。

（2）人员配备 实施EENC的专业人员包括助产士、产科医生、新生儿／儿科医生、护士及医院感染管理人员。建议医疗机构成立EENC领导小组和专家小组，并指定协调人，就各科室在EENC实施过程中产生的问题进行指导、沟通和协调，以保证EENC的顺利实施。

（3）环境和物品准备 保持室内清洁，室内温度25～26℃。关闭门窗，避免分娩区域空气对流。产房应配备带有秒针的时钟，便于记录时间。在接产前准备产包及助产相应的器械、物品和药品（如缩宫素等）。

（4）准备新生儿复苏区 在分娩前准备新生儿复苏区的设备和物品，如辐射保暖台（设置温度为34℃）或提前预热的处置台、干净的毛巾、复苏气囊、面罩和吸引装置等。

（5）准备产台 分娩前准备项目、要求、措施及内容见表6-1。

6.1.1.2 新生儿生后90分钟内的保健措施

（1）生后1分钟内的保健措施 新生儿娩出后，助产人员报告新生儿出生时间（时、分、秒）和性别。立即将新生儿仰卧置于母亲腹部干毛巾上，在5秒内开始擦干新生儿，擦干顺序为眼睛、面部、头、躯干、四肢，再侧卧位擦干背部。在20～30秒内完成擦干动作，并彻底擦干。

表 6-1 分娩前准备的项目、要求、措施及内容

项目	要求	措施及内容
环境温度	产房温度 25 ~ 26℃	关闭门窗，避免空气对流
手部卫生	物品准备前	标准六步洗手法
准备物品	助产相关设备	监护仪、助步车、分娩椅、分娩球、靠垫等
	新生儿复苏设备	检查复苏气囊、面罩和吸引装置是否处于功能状态
	产包（可按用途区分单个包装，如接产包、缝合包等）	（1）无菌干毛巾 2 条、新生儿帽子 1 个、无菌手套 2 副、手术衣 1 件、止血钳 2 把、断脐剪 1 把、脐带结扎绳 1 根或脐带夹 1 个 （2）集血器 1 个、敷料、缝针、持针钳、剪刀等
准备药物	预防产后出血	缩宫素
	新生儿复苏	肾上腺素、生理盐水

生后应立即快速评估，除外需要初步复苏的情况，同时在擦干过程中要注意快速评估新生儿呼吸状况。若新生儿有呼吸或哭声，可撤除湿毛巾，将新生儿置于俯卧位，且头偏向一侧，开始 SSC。取另一清洁的、已预热的干毛巾遮盖新生儿身体，并为新生儿戴上帽子。若新生儿出现喘息或无呼吸，应将其迅速移至预热的复苏区，参照《中国新生儿复苏指南（2021 年修订）》实施新生儿复苏[8]。生后不建议常规进行口鼻吸引。在有胎粪污染且新生儿无活力时，可进行气管内插管，吸引胎粪。

助产人员检查母亲腹部，排除多胎妊娠后，由助手在 1 分钟内给母亲注射缩宫素预防产后出血。首选肌内注射或静脉滴注给药。

（2）生后 1 ~ 3 分钟的保健措施

① SSC：若新生儿状况良好，应保持新生儿与母亲持续 SSC。如果新生儿有严重胸廓凹陷、喘息或呼吸暂停、严重畸形等情况，或产妇出现异常情况等，需紧急处理。建议对多胎及剖宫产手术分娩的新生儿，也可按前述方法进行生后立即 SSC。但应在确保母婴安全前提下进行，且需要手术医生、麻醉师与助产人员密切配合，必要时调整手术设施。

② 脐带处理：可在 SSC 的同时处理脐带。需严格执行无菌操作，等待脐带搏动停止后（为生后 1 ~ 3 分钟）结扎脐带。不必在脐带断端使用任何消毒剂，不包扎脐带断端，但需保持脐带断端清洁和干燥。

（3）生后 90 分钟内的保健措施

① 第一次母乳喂养：新生儿应与母亲保持 SSC 至少 90 分钟。在此期间需严密观察母亲和新生儿的生命体征及觅乳征象，指导母亲开始母乳喂养。测量体重和身长、查体、注射疫苗等常规保健操作应推迟到出生 90 分钟后进行，以避免干扰 SSC 和第一次母乳喂养。对出生时生命体征平稳、胎龄 > 34 周或出生体重 >

2000g 的早产儿 / 低出生体重儿，应鼓励生后立即进行 SSC 和母乳喂养；如无并发症，应鼓励母婴同室，并按护理常规进行护理。胎龄≤ 34 周或出生体重≤ 2000g 的早产儿 / 低出生体重儿，一旦生命体征平稳，应鼓励袋鼠式护理及母乳喂养。

② 监测生命体征：在开展 SSC 过程中应随时观察母婴状态，每 15 分钟记录 1 次新生儿呼吸、肤色及其他生命体征等。如果新生儿或产妇出现任何异常情况，则需停止 SSC，并进行相应处理。

6.1.1.3 新生儿生后 90 分钟至 24 小时的保健措施

在新生儿完成第一次母乳喂养之后，应进行以下保健项目。在接触新生儿时，医护人员、产妇及其家属均要注意手卫生、咳嗽礼仪等感染防控措施，接触新生儿前需要洗手。接触期间如遇到污染，应及时洗手，并保持手部清洁。

（1）新生儿体检　与母亲核实新生儿性别后，测量新生儿身长、体重，并告知母亲 / 家长体重结果。确定新生儿健康状况。

（2）测量体温　新生儿的正常腋下体温是 36.5 ～ 37.5℃。体温在 35.5 ～ 36.4℃ 为低于正常，需要改善保暖。新生儿应每 6 小时测量 1 次体温。如发现体温异常，应及时处理。

（3）眼部护理　常规进行新生儿眼部护理可以预防严重的眼部感染，尤其是在生殖道感染发生率较高的地区。EENC 指南建议应用预防眼部感染的药物，推荐使用红霉素眼膏，也可使用各地医疗卫生机构批准和推荐的药物。应确保眼药膏一婴一用，避免交叉感染。如果眼睑发红、肿胀或分泌物过多，需由专科医师诊疗。

（4）脐部护理　若脐带断端无感染迹象，无需于脐带断端外敷任何药物或消毒剂。不要在脐带断端上缠绷带、盖纸尿裤或包裹其他物体。脐带断端应暴露在空气中，并保持清洁、干燥，以促进脐带断端脱落。

如果脐带断端被粪便或尿液污染，可用清洁的水清洗后擦干保持干燥。如果脐带断端出血，需重新结扎脐带。如果脐带断端红肿或流脓，每日用 75% 的酒精护理感染部分 3 次，用干净的棉签擦干。如果流脓和红肿 2 天内无好转，应转诊治疗。

（5）给予维生素 K_1　对新生儿常规给予维生素 K_1 预防出血，剂量为 1mg（< 1500g 的早产儿用 0.5mg）。给药方式为肌内注射，注射部位为新生儿大腿中部正面靠外侧。如有产伤、早产、母亲产前接受过干扰维生素 K 的相关治疗，以及需要外科手术的新生儿有出血危险时，必须肌内注射维生素 K_1。

（6）预防接种　新生儿出生后 24 小时内完成第 1 剂乙型肝炎疫苗和卡介苗的接种。疫苗的接种管理应遵循当地卫生行政部门的规定。

6.1.1.4　出院前新生儿保健措施

（1）母乳喂养　提倡纯母乳喂养至 6 个月。纯母乳喂养是指除喂母乳之外，不添加其他任何食物和水。鼓励母亲按需喂养。新生儿出院前需评估母乳喂养情况。告知母亲如有喂养困难，应及时联系医护人员。

（2）保暖和洗澡　母婴同室应保证室温在 22 ～ 24℃，鼓励母亲多与新生儿进行 SSC。不要擦掉胎脂。生后不要立即给新生儿洗澡，应在出生 24 小时后洗澡，或用湿布给新生儿擦洗。给新生儿洗澡时，应保证室温在 26 ～ 28℃。护理新生儿的医护人员或家庭成员要注意手卫生、咳嗽礼仪等感染防控措施，规范洗手。

（3）识别危险体征　住院期间新生儿应接受全面体检，检查有无黄疸、感染体征等，并注意识别危险征象。观察呼吸、吃奶、体温等情况。如果出现异常，应按临床常规及时处理。

（4）出院指导　出院前为新生儿行全面体格检查。向新生儿家长提供咨询，并告知家长，如果新生儿出现任何危险征象，应立即就医。指导家长按照《新生儿访视技术规范》《国家基本公共卫生服务规范》和 / 或《早产儿保健工作规范》接受新生儿保健服务。

6.1.2　剖宫产术新生儿早期基本保健技术

新生儿早期基本保健技术（EENC）流程包括剖宫产手术前的准备、剖宫产手术新生儿娩出后的即刻保健、剖宫产术后新生儿的保健措施几个方面[6-7]。

6.1.2.1　剖宫产术前准备

（1）健康教育　同阴道分娩 EENC。

（2）人员配备　剖宫产术后 EENC 团队应包括产科医生、助产士、麻醉师和护士、新生儿 / 儿科医生，以便了解和评估新生儿状况。该团队成员应熟悉 EENC 流程，并且接受过 EENC 标准化培训及考核。在剖宫产分娩实施 EENC 之前，应由团队根据本医院情况制定相应的临床实施方案和流程。

（3）新生儿复苏区域的准备　新生儿复苏区域应设置在距离手术床 2m 内。设备和物品要求与《中国新生儿复苏指南（2021 年修订）》一致[8]。

（4）环境和物品准备

① 环境要求：除符合剖宫产手术室环境要求外，如果准备在术后进行 EENC，则建议手术室保持室温在 25 ～ 26℃，同时避免空气对流。

② 物品准备：常规准备剖宫产手术所需设备、手术器械、敷料。此外需额外

准备 2 块无菌干净的治疗巾，以及无菌脐带夹，置于器械台。此外，还需准备新生儿包被和帽子，放置于产妇头部，在 SSC 时对新生儿进行保暖。

6.1.2.2 剖宫产术新生儿娩出后即刻保健

（1）立即擦干　新生儿娩出后，助产士/护士立即报告新生儿出生的时间和性别。将新生儿放置于产妇腿部，由术者即刻彻底擦干新生儿。擦干顺序为眼睛、面部、头、躯干、四肢，再将新生儿取侧卧位，擦干其背部。擦干过程应在 20～30秒完成，随后将新生儿取侧卧位，新生儿头部和全身盖上干净无菌治疗巾。擦拭过程中应注意检查新生儿的呼吸状况。如果新生儿和产妇无异常，可进行后续EENC 措施。如有异常状况，应立即结扎脐带，并交与手术台下的助产士/新生儿科医生给予复苏等处理。

（2）DCC　在新生儿擦干过程中，助手触摸脐动脉，等待脐动脉搏动停止，或生后 1～3 分钟结扎脐带。在距脐带根部 2cm 处放置无菌塑料夹或带子，将第2 个夹子或带子放置在胎盘侧距离第 1 个夹子 3cm 处，在靠近第 1 个夹子的位置剪断并夹闭脐带。

（3）SSC　结扎脐带后，术者将新生儿交给手术台下的助产士或护士。助产士或护士给新生儿取俯卧位，置于产妇裸露的胸部，新生儿的头偏向一侧开始进行 SSC，给新生儿盖上预热的包被，并戴帽子。帽子不要盖住新生儿面部，以确保能够观察到新生儿的面部情况。同时要注意观察新生儿的呼吸和肤色等情况。

在助产士或护士帮助母婴进行 SSC 的过程中，可以根据产妇状态以及实际情况，在确保新生儿和产妇安全的前提下，引导和协助产妇用手臂护住新生儿。同时，医护人员应持续观察新生儿和产妇的状况，发现异常及时进行相应处理。在进行 SSC 时，医护人员应观察新生儿是否出现觅乳征象（如张大嘴、流口水、舔舌或嘴唇、寻找或爬行动作等）。当新生儿出现觅乳征象后，医护人员应帮助和鼓励产妇进行乳头含接和母乳喂养。

6.1.2.3 剖宫产术后新生儿的保健措施

（1）持续 SSC　剖宫产术后，为确保新生儿安全，医护人员可将新生儿与产妇暂时分离，待产妇移动到手术车上，再将新生儿置于产妇胸部，继续进行 SSC。手术室医护人员将产妇和新生儿一同由手术室送至产后病房，向产后病房医护人员交代相关事项，如新生儿及产妇状况、皮肤接触时间，新生儿是否出现觅乳征象，以及是否已完成第一次母乳喂养等。

回到产后病房后，产妇可以继续与新生儿进行 SSC。应累计进行 SSC 至少90 分钟，或完成首次母乳喂养。医护人员应鼓励和协助产妇进行母乳喂养，并告知孕妇及其家属注意手卫生、咳嗽礼仪等感染防控措施，并在接触新生儿前规范洗手。

在进行 SSC 过程中，医护人员应随时观察母婴状态，每 15 分钟检查并记录产妇的脉搏、血压、尿量、出血量和宫底高度等状况，同时记录新生儿呼吸、肤色及其他生命体征等。如果新生儿或产妇出现任何异常情况，则需停止 SSC，并进行相应处理。

（2）新生儿体格检查　同阴道分娩 EENC。

（3）测量体温　同阴道分娩 EENC。

（4）眼部护理　同阴道分娩 EENC。

（5）脐部护理　同阴道分娩 EENC。

（6）给予维生素 K_1　同阴道分娩 EENC。

（7）预防接种　同阴道分娩 EENC。

6.2　新生儿早期基本保健技术对母儿健康的影响

EENC 是一系列有循证依据、可操作的新生儿综合干预技术。目前，国内外已开展了若干关于 EENC 对母儿健康影响的研究，并积累了一定的证据。现对 EENC 的主要干预措施的循证依据梳理如下。

6.2.1　皮肤接触

研究显示，分娩后完成第一次母乳喂养的时间和比例，生后 1 小时内占 57.2%，生后 2 ～ 23 小时占 38.2%，生后 24 ～ 96 小时占 4.6%[9]。因此 SSC 至少要持续 90 分钟，可以帮助大部分新生儿完成第一次母乳喂养。SSC 能够促进母乳喂养，并且能够延长母乳喂养时间（RR=1.24；95% CI 为 1.07 ～ 1.43。MD=63.7d；95% CI 为 37.96 ～ 89.50d）[10]。研究发现，SSC 还可减少新生儿转入新生儿重症监护病房的风险，缩短平均住院时间，减少哭闹次数，降低新生儿低体温的发生等[11-12]。我国学者的研究结果显示，实施 SSC 的新生儿生后 30 分钟、60 分钟、90 分钟和 120 分钟的体温均高于对照组，且体温波动小于对照组[13]。另有研究也显示 SSC 组新生儿体温较对照组提高了 0.3℃（95% CI：0.22 ～ 0.38℃）。此外，SSC 持续 90 分钟组的新生儿啼哭次数少于对照组，觅食反射出现时间早于对照组，第一次母乳喂养持续时间长于对照组[10]。

2017 年，意大利学者 Guala 等[14]关于剖宫产术 SSC 的研究结果显示，与未进行 SSC 的新生儿相比，出院前纯母乳喂养率显著提高（65% 与 32%，$P < 0.001$），生后 3 个月纯母乳喂养率仍然明显高于未进行 SSC 组（55% 与 30%，$P=0.004$）。美国学者的研究结果显示，剖宫产手术实施即刻 SSC 后，新生儿转入新生儿重症监护病房的比例低于实施前（1.75% 与 5.6%，$P < 0.001$）[11]。越南学者的研究结果也提示，开展剖宫产术 EENC 以来，新生儿重症监护病房的总入院率从开展前的 16.7% 降至 11.8%（RR=0.71；95% CI 为 0.66 ～ 0.76）[15]。此外，也有研究显示，剖宫产术 SSC 可以减缓产妇焦虑情绪，减少产后镇痛药物的使用量。关于 SSC 的时间，《中国新生儿早期基本保健技术专家共识（2020）》建议阴道分娩 SSC 至少持续 90 分钟 [6]。2020 年，有学者对西太平洋地区 8 个国家的 150 家开展 EENC 的国家级、省级和地市级医疗保健机构共 1383 例产妇的调查显示，SSC 持续时间与早开奶有很强的剂量-效应关系，SSC 持续时间 ≥ 90 分钟组早开奶的比例是未进行 SSC 组的 368.81 倍（95% CI：88.76 ～ 1532.38，$P < 0.001$）[16]。而且，无论采取何种分娩方式，纯母乳喂养率与 SSC 持续 30 ～ 59 分钟（OR=3.54；95% CI 为 1.88 ～ 6.66，$P < 0.001$）、60 ～ 89 分钟（OR=5.61；95% CI 为 2.51 ～ 12.58，$P < 0.001$）和 ≥ 90 分钟（OR=3.78；95% CI 为 2.12 ～ 6.74，$P < 0.001$）均明显相关 [16]。考虑到剖宫产涉及麻醉恢复以及术后护理的特殊性，建议推荐剖宫产后 SSC 时间至少 90 分钟或完成第一次母乳喂养。关于剖宫产术 SSC 对新生儿体温的影响，目前研究较少。2021 年，越南学者的研究显示，新生儿转入新生儿重症监护病房时体温过低的比例从开展剖宫产术 EENC 前的 5.0% 降至开展后的 3.7%（RR=0.73；95% CI 为 0.63 ～ 0.84）[15]。但对 359 例剖宫产产妇术中体温的队列研究发现，23% 的孕产妇进行剖宫产手术会发生低体温 [17]。剖宫产术产妇低体温是否影响新生儿体温，仍不明确，需要进一步开展更多的研究和临床实践。也有个别文献报道剖宫产术后立即开展 SSC 的过程中会发生诸如新生儿突发意外衰竭、跌落和窒息等情况，因此需要在实施 SSC 期间加强对母婴的监护 [18]。

6.2.2 延迟断脐

目前，许多学术组织和专业机构主张实施 DCC，但对于断脐延迟的时间仍然存在争议。WHO 建议在脐动脉停止搏动后，或延迟 1 ～ 3 分钟结扎脐带，除非新生儿或母亲需要立即抢救。美国妇产科医师学会（American College of Obstetricians and Gynecologists, ACOG）和新生儿复苏方案（Neonatal Resuscitation Program, NRP）推荐出生与断脐间隔 30 ～ 60 秒。美国心脏学会建议，对于不需要复苏的新生儿，应在生后至少 1 分钟结扎脐带。国际助产士联盟和国际妇产科联盟建议脐带搏动停止后结扎脐带。

6.2.2.1　预防贫血和对铁营养状态的影响

近年来，一些系统综述和 Meta 分析、随机对照试验（randomized controlled trials, RCTs）和前瞻性队列研究相继报道了 DCC 对新生儿血红蛋白（hemoglobin, Hb）含量、铁储存量以及后续发生贫血的影响。

（1）阴道分娩后实施 DCC 的效果　大量证据表明 DCC 能够促进胎盘-新生儿输血，增加新生儿出生时的血容量，进而提升铁储存量，降低贫血发生风险。DCC 对早产儿和足月儿的健康都有益处。针对早产儿研究的 Cochrane 系统综述报道，DCC 能够使早产儿的住院死亡率降低 28%；而对于 DCC 的足月儿，生后 24 ～ 48 小时的 Hb 水平、3 ～ 6 个月的铁储备以及 4 岁时的神经发育均有所改善。McDonald 等[19] 综合了 15 项 RCT，共 3911 对产妇和婴儿，发现实施 DCC（10 ～ 300秒）的婴儿生后 24 ～ 48 小时的 Hb 含量显著高于早期断脐者，且实施 DCC 的婴儿 3 ～ 6 月龄的铁储存量为即刻断脐者的 2.7 倍。2017 年，瑞典的一项 RCT 募集 540 例阴道分娩的晚期早产儿和足月儿，其中，270 例分入 DCC 组（≥ 180 秒），270 例分入早期断脐组，以评价 8 ～ 12 月龄 Hb 和铁蛋白水平，8 月龄时，与早期断脐组相比，DCC 组 Hb 含量较高、贫血发生率和铁缺乏的风险较低；12 月龄时，DCC 组 Hb 含量仍高于早期断脐组（MD=0.3 g/dL, 95% CI：0.04 ～ 0.5g/dL），贫血发生风险低于早期断脐组（RR=0.91, 95% CI: 0.84 ～ 0.98）[20]。随后，美国的一项 RCT 将 73 例单胎、足月分娩的产妇随机分为 DCC 组（≥ 300 秒，37 例）和即刻断脐组（36 例），两组平均断脐时间分别为 303 秒 ±121 秒和 23 秒 ±59 秒，结果显示，DCC 组胎盘残留血量显著低于即刻断脐组（20.0mL/kg 与 30.8mL/kg，$P < 0.001$），生后 24 ～ 48 小时 Hb 含量显著高于即刻断脐组（194g/L 和 178g/L，P=0.002）[21]。2019 年，Zhao 等[22] 对 20 项 RCTs，共 3733 例婴儿的荟萃分析结果显示：对于早产儿，DCC（≥ 60 秒）能够轻微增加生后 6 ～ 10 周的血细胞比容和血清铁蛋白含量；对于足月儿，DCC 能够降低铁缺乏 [RR=0.13 ～ 0.55；95% CI 为（0.04 ～ 0.43）～（0.44 ～ 0.72）]、贫血（RR=0.92；95% CI 为 0.87 ～ 0.99）和缺铁性贫血（RR=0.68；95% CI 为 0.49 ～ 0.94）的发病风险，并且可增加平均红细胞体积、Hb、血清铁、总铁含量、血清铁蛋白水平以及转铁蛋白饱和度。

（2）剖宫产术后实施 DCC 的效果　与阴道分娩时胎儿娩出后实施 DCC 相比，剖宫产术后实施 DCC 的研究相对较少。Andersson 等[23] 比较了 64 例择期剖宫产 DCC（≥ 30 秒）、166 例阴道分娩后立即（≤ 10 秒）结扎脐带和 168 例阴道分娩 DCC（≥ 180 秒）产妇的 4 月龄婴儿的铁储备状况，结果显示剖宫产 DCC 婴儿的铁蛋白浓度显著高于阴道分娩立即结扎脐带的婴儿（MD=39μg/L；95% CI 为 10 ～ 60μg/L），与阴道分娩 DCC 婴儿的铁储备差异无统计学意义（$P > 0.05$）。

Sun 等[24] 将 338 例剖宫产孕妇随机分为 DCC 组（搏动消失后结扎脐带）和对照组（生后 60 秒内结扎），发现 DCC 组胎盘残留血量 [（46.3±30.2）ml 与（95.3±67.0）ml，$P < 0.001$] 和产后出血量较少 [（156.8±87.4）ml 与（221.6±197.2）ml，$P < 0.001$]，新生儿足跟血血红蛋白浓度 [（188.5±14.3）g/L 与（171.7±10.8）g/L，$P < 0.001$] 和血细胞比容较高 [（51.6±6.2）% 与（45.1±4.3）%，$P < 0.001$]。Chantry 等[25] 对 39 例剖宫产分娩的新生儿实施 DCC，并与 112 例未实施 DCC 的剖宫产新生儿进行比较，结果显示新生儿实施 DCC 的产妇失血量减少 [（691±218）ml 与（864±442）ml，$P=0.003$]、输血需求降低 [2.7%（1/37）与 18.8%（21/112），$P=0.016$]、新生儿贫血率降低 [3.3%（1/30）与 40%（4/10），$P=0.012$]，但新生儿重症监护病房入住率差异无统计学意义 [8.1%（3/37）与 7.1%（8/112），$P > 0.999$]。此外，DCC 并不会使剖宫产产妇的出血量增加，其安全性已被随机对照研究证实。

6.2.2.2 降低输血率和预防脑出血发生率

既往研究报道，DCC 能够降低输血需求和输血量，以及脑室出血的风险。2014 年，Backes 等[26] 的系统综述分析了 12 项 RCT 研究，共 531 例极早产儿（出生胎龄 < 32 周），实施 DCC（≥ 20 秒）的新生儿输血需求显著低于早期断脐者（49.3% 与 66.0%；RR=0.75；95% CI 为 0.63 ～ 0.92）。2015 年，Backes 等[27] 将 30 例先天性心脏病足月新生儿随机分为 DCC 组（110 ～ 130 秒）和早期断脐组，发现 DCC 组未接受输血的比例高于早期断脐组（43% 与 7%，$P=0.02$）。2016 年，美国的一项回顾性队列研究比较了 136 例实施 DCC 前和 142 例实施 DCC 后的极低体重儿（出生体重 < 1500g），实施 DCC 组输注红细胞的比例显著降低（35.9% 与 53.7%，$P=0.003$）[28]。一项基于 531 例新生儿的系统综述表明，DCC 组（≥ 20 秒）脑室内出血的发生率显著低于未实施 DCC 组（16.7% 与 27.3%；RR= 0.62；95% CI 为 0.43 ～ 0.91）[26]。2015 年，两项前瞻性队列研究相继报道，实施 DCC（45 ～ 75 秒）将早产儿脑室内出血发生率降低了 39% ～ 48%[29-30]。同年，Nevill 等[31] 的研究发现，在 DCC（40 秒）过程中出现呼吸的早产儿（≤ 29 周）3 ～ 4 级脑室内出血的发生率显著低于实施 DCC 但未出现呼吸者（6% 与 33%，$P=0.02$）。

6.2.2.3 对认知功能的影响

2018 年，美国的一项 RCT 将 73 例足月、单胎新生儿随机分为 DCC 组（> 300 秒）和即刻断脐组，4 月龄时进行穆林发展测验（Mullen Scales of Early Learning）和核磁共振检测，发现 DCC 组运动、视觉和感觉处理的早期成熟脑区域的髓鞘含量更高[32]。2019 年，瑞典的一项 RCT 研究将 540 例足月儿随机分入 DCC 组（≥ 180 秒）和早期断脐组，使用《年龄与发育进程问卷》（Ages and Stages Questionnaire）评价其 12 月龄时神经心理发育情况，发现 DCC 组神经心理发育异常的发生风险低于早期断脐组（7.8% 与 18.1%，RR=0.43，95% CI：0.26 ~ 0.71），DCC 组在语言、粗大运动和个人社会三个能区发育异常的风险显著低于早期断脐组 [33]。

6.2.2.4 其他影响

DCC 对降低坏死性小肠结肠炎发病风险的影响尚存在争议。2018 年，Fogarty 等 [34] 对 9 项 RCT 研究进行分析，发现 DCC（≥ 30 秒）与早期断脐早产儿（≤ 28 周）坏死性小肠结肠炎发病率的差异无统计学意义（RR=0.88；95% CI 为 0.65 ~ 1.18）。2018 年，Chiruvolu 等 [35] 的研究比较延迟 45 秒和 60 秒断脐对单胎、出生胎龄 23 ~ 31+6 周早产儿的影响，发现延迟 45 秒和 60 秒断脐的早产儿坏死性小肠结肠炎的发病率分别为 8% 和 0%（P=0.02）。2019 年，Garg 等 [36] 分析了 6 项 RCT，共 396 例出生胎龄 ≤ 35 周的早产儿，发现 DCC 组（30 ~ 300 秒）坏死性小肠结肠炎的发病率显著低于未实施 DCC 组（12.2% 与 20.6%；RR=0.59；95% CI 为 0.37 ~ 0.94）。

2016 年，美国的一项 RCT 研究将 40 对胎龄 22 ~ 27 周、单胎妊娠的母亲-新生儿对随机分为即刻断脐组和 DCC 组（30 ~ 45 秒），发现生后 24 小时，即刻断脐组的血压低于 DCC 组（P < 0.05），即刻断脐组低血压治疗的发生率是 DCC 组的三倍（45% 与 12%，P < 0.01）[37]。

6.2.3 脐带护理

给予正确和适宜的脐部护理，是保持新生儿脐部健康的重要途径，也是新生儿护理的一项重要内容。目前我国大部分助产机构对于新生儿脐部护理仍多采用脐部断端及其周围消毒，并包扎脐带断端的方式。而 WHO 提倡在严格无菌操作的情况下无需对脐带断端及其周围进行消毒，不包扎脐带断端，保持脐带断端暴露、清洁和干燥，有利于脐带尽早脱落。我国学者对相关研究进行了 Meta 分析，结果显示，不消毒和不包扎脐带断端，脐带脱落时间短于采用 75% 乙醇消毒脐带断端组，差异有统计学意义（MD=−0.80 天；95% CI 为 −1.11 ~ −0.49）；比较了不消毒和不包扎脐带断端组与 75% 乙醇消毒脐带断端组新生儿脐炎的发生率，结果显示差异无统计学意义（RR=0.98；95% CI 为 0.41 ~ 2.31），因此提示不常规消毒和不包扎脐带断端可以缩短脐带脱落时间，同时并不会增加脐炎发生的风险。

6.2.4 维生素 K 的使用

研究提示，维生素 K 不容易穿过胎盘，导致新生儿维生素 K 生理性低下，发生出血的风险增加。有学者系统回顾了 4 项观察性研究，结果显示预防性肌内或皮下注射维生素 K 可以降低维生素 K 缺乏性出血的风险（RR=0.02；95% CI 为 0 ~ 0.10）[38]。2016 年，欧洲儿科胃肠病肝病和营养学协会发布了预防维生素 K 缺乏性出血的建议。该建议推荐，所有新生儿都应补充维生素 K，肌内注射是保证给药有效、可靠的首选途径 [39]。WHO 也建议所有新生儿生后补充维生素 K，以预防维生素 K 缺乏性出血 [6]。

6.2.5 眼部护理

新生儿眼炎的主要病原体为沙眼衣原体、细菌和病毒，主要发生在新生儿生后 28 天内，如治疗不及时，可能导致新生儿失明 [40]。不同国家研究结果提示的新生儿眼炎发病率不尽相同。其中巴基斯坦的一项研究提示新生儿眼炎的发病率为 17%[41]，而阿根廷的一项研究提示的发病率为 1.52%[42]。英国的研究显示，医疗机构中新生儿眼炎发病率在 0.2% ~ 0.4%[43]，这可能与研究国家孕产妇生殖道感染发病率不同，以及与研究地点不同有关。我国目前缺乏孕妇沙眼和淋病患病情况的报道，但根据我国性传播疾病监测数据显示，2019 年我国沙眼衣原体携带者新发病例数为 50874 例，比 2018 年增加了 9.98%，女性是男性的 3.09 倍，其中女性发病年龄段前 3 位分别是 20 ~ 24 岁、25 ~ 29 岁和 30 ~ 34 岁，均处在育龄期。2018 年我国淋病新发病例为 133156 例，高于 2014 年的发病率。女性新发病例为 20963 例，也以育龄女性为主。

有研究显示，对于已知沙眼衣原体或淋球菌感染的产妇的新生儿，通过预防性应用抗生素，可降低新生儿结膜炎发病率约 70%。局部用药预防新生儿眼炎的措施在美国、以色列、墨西哥等很多国家已列为新生儿常规保健，但是可以使用的药物种类尚未达成共识，使用的药物通常包括红霉素眼膏、氯霉素滴眼液或四环素滴眼液等，研究显示其预防效果无明显差异。2020 年 Cochrane 图书馆发表了关于新生儿眼炎干预措施的系统综述 [44]。该系统综述纳入了 30 项研究、共 79198 名新生儿，其中高收入国家或地区发表了 18 项研究成果，中低收入国家或地区发表了 12 项研究成果。纳入研究评价的主要预防用药为 1% 四环素、0.5% 红霉素、2.5% 聚维酮碘和 1% 硝酸银。结果显示，给予预防性药物治疗的新生儿生后 1 个月内发生结膜炎的概率低于未给予预防性药物治疗的新生儿（RR=0.65；95% CI 为 0.54 ~ 0.78，中等质量证据）[44]。总体来说，干预措施的两两比较没有发现更佳的预防效果。然而，这些证据大多质量较低，而且样本量有限。我国目前缺乏妊娠期感染和新生儿眼炎发生率的数据。考虑到改善新生儿眼炎，尤其是生殖道感染高发地区新生儿眼炎的远期预后，同时预防新生儿眼炎的方法简单可行，WHO

也建议对于所有新生儿眼部使用药物预防新生儿眼炎。

6.3　母乳喂养对婴幼儿生长发育的影响

母乳是为婴儿量身定制的最佳营养来源，不但各类营养素的比例均衡，能源利用效率也高于婴儿配方食品，且含有免疫球蛋白、巨噬细胞和淋巴细胞等生物活性成分，不但能够确保婴儿最佳的生长发育，也为婴儿提供了健康保护。母乳成分在每次喂养及哺乳期的不同阶段都是变化的，以满足婴儿成长发育过程的需要。婴儿摄入的母乳越多、持续时间越长，得到的保护效果越好。母乳喂养并不仅仅解决婴儿吃的问题，而且会给母婴带来许多短期和远期健康益处，WHO和《中国婴幼儿喂养指南》推荐纯母乳喂养6个月，6个月以后推荐继续母乳喂养到2岁或以上，同时应及时合理添加辅食。美国儿科学会（AAP）和WHO也做出了同样的推荐。

6.3.1　母乳营养成分

母乳富含优质蛋白质、非蛋白氮成分、脂肪、寡聚糖（母乳低聚糖）、维生素、某些矿物质，以及激素、酶类、生长因子和其他保护成分。母乳中的实体物质占12%左右，可完全满足6月龄内婴儿生长发育所需，其余88%是水，以满足婴儿对水分的需要。母乳中营养成分种类和含量可参照本丛书中《母乳成分特征》分册。

6.3.2　母乳喂养对婴幼儿生长发育的促进作用

与婴儿配方食品喂养的婴儿相比，母乳喂养可促进喂养儿的生长发育，包括胃肠道发育、大脑和神经系统发育，还有助于神经行为与认知功能的发育成熟，而且母乳喂养还有镇痛作用。母乳喂养对婴幼儿生长发育的影响可参见本丛书中《孕妇和乳母营养》分册。

6.3.3　母乳喂养对于婴幼儿的保护作用

不断有研究证实母乳具有预防感染（如胃肠道和呼吸道的感染）的重要作用。这些研究发现母乳喂养可以减少婴儿的呼吸道感染、胃肠炎、毛细支气管炎、特应性疾病、中耳炎和婴儿猝死综合征的发生。

6.3.3.1 降低婴儿患胃肠炎和腹泻疾病的风险

来自婴儿疾病和死亡率较高地区的很多证据表明，纯母乳喂养可预防婴儿腹泻和肠道感染性疾病，详情可参见本丛书中《孕妇和乳母营养》分册。对于生活在资源匮乏国家的婴儿，母乳喂养的这些保护作用更为显著，因为用婴儿配方食品喂养婴儿更有可能因配方奶制备不当而暴露于病原体，同时这些婴儿的营养状况往往不如母乳喂养的婴儿。由于上述原因，美国儿科学会推荐对所有出生体重＜1500g的早产儿采用母乳喂养，母亲自己的母乳或经巴氏消毒的捐赠母乳均可[45]。

6.3.3.2 降低婴儿患呼吸系统疾病的风险

在不同人群中开展的数项研究发现，母乳喂养可降低婴儿患呼吸系统疾病的风险。有明确证据表明母乳能够预防呼吸道合胞病毒(RSV)感染，详情可参见本丛书中《孕妇和乳母营养》分册。

6.3.3.3 降低婴儿患泌尿道感染的风险

母乳喂养婴儿尿液中的低聚糖、乳铁蛋白和分泌型IgA含量高于婴儿配方奶喂养的婴儿，可以一定程度上减少泌尿道感染的风险。瑞典的一项病例对照研究显示，非母乳喂养婴儿的泌尿道感染风险显著升高；延长纯母乳喂养持续时间可降低泌尿道感染风险，尤其是≤7月龄的女婴[46]。另一项病例对照研究发现，母乳喂养可降低新生儿重症监护病房中的早产儿发生泌尿道感染的风险[47]。

6.3.3.4 降低婴儿患中耳炎的风险

母乳喂养能够抵御耳部感染（中耳炎），但原因尚不完全明确，可能与母乳中存在丰富的免疫因子，避免了牛源性蛋白的刺激等有关。Saarinen等[48]对健康足月儿随访了3年，6月龄内纯母乳喂养的婴儿没有发生中耳炎，而接触牛奶制品的婴儿中耳炎发生率为10%，这种显著差异持续至3岁。其他研究也支持母乳喂养与耳部感染之间存在负相关[49]。

6.3.3.5 母乳喂养有利于婴儿视力发育

一些研究表明，与婴儿配方食品喂养组的婴儿相比，母乳喂养的足月儿和早产儿的视力更好，早产儿视网膜病变的发病率更低、病情更轻。一项随机试验发现，与接受母亲母乳喂养的婴儿相比（发生率为5%），接受捐赠母乳或早产儿配方食品喂养的婴儿更常发生视网膜病变（发生率分别为19%和14%)。有研究发现有利于婴儿视力发育的营养素是母乳中富含的二十二碳六烯酸（DHA），这是一种存在于脑、视网膜、红细胞膜和母乳中的成分，但牛奶中没有。上述关联还可能与母乳的抗氧化作用远高于婴儿配方食品有关。

6.3.4　母乳喂养降低成年时罹患慢性病的风险

6 月龄之前纯母乳喂养和之后母乳喂养持续到 1 岁或更长时间，将有助于降低母乳喂养儿成年时罹患慢性病的风险，如肥胖、1 型和 2 型糖尿病、心血管疾病、某些变应性疾病、乳糜泻和炎症性肠病等。

6.3.4.1　肥胖

关于母乳喂养能否降低子代肥胖发生风险尚无定论。几项大型前瞻性队列研究和 Meta 分析数据显示，母乳喂养或长期持续母乳喂养可轻度降低儿童期超重或肥胖的发生风险 [50-51]。一项加拿大研究发现母乳喂养预防肥胖具有剂量依赖性保护作用，且使用母乳瓶喂而非亲喂时会减弱这样的效果，但不会消失，提示母乳的保护作用可能与母乳成分和是否亲喂均有关系 [52]。但白俄罗斯的一项大规模随机试验结果显示，促进母乳喂养对儿童期肥胖发生风险并无影响（OR=1.17；95% CI 为 0.97 ～ 1.41）[53]。一篇纳入 159 项研究的 Meta 分析报道，与未接受过母乳喂养的儿童相比，母乳喂养儿童的超重或肥胖发生风险下降了 27%（OR=0.73；95% CI 为 0.71 ～ 0.76），但 19 项高质量研究发现获益并不明显（OR=0.85；95% CI 为 0.77 ～ 0.93）[50]。

6.3.4.2　糖尿病

（1）1 型糖尿病　母乳喂养可以降低婴儿未来患 1 型糖尿病的风险。来自丹麦和挪威的 2 个大型出生队列研究结果显示与至少母乳喂养至 12 月龄或者至少纯母乳喂养至 6 月龄相比，从未接受过母乳喂养使 1 型糖尿病的发生风险翻倍 [54]。一些未纳入上述研究的系统评价支持母乳喂养的这种保护作用，而且发现长时间母乳喂养的保护作用更明显 [55-56]。

（2）2 型糖尿病　一项纳入 14 项研究的 Meta 分析结果显示，母乳喂养可降低 2 型糖尿病发生风险 [57]。这种保护作用在青少年中更明显，但也见于成人 [57]。

6.3.4.3　炎症性肠病

母乳喂养或可降低患炎症性肠病的发生风险。一项纳入 35 项研究的 Meta 分析结果显示，与不母乳喂养相比，任何方式母乳喂养都可降低患克罗恩病风险和患溃疡性结肠炎风险（OR=0.78；95% CI 为 0.67 ～ 0.91）[58]。长时间母乳喂养也有助于降低炎症性肠病的发生率。

6.3.4.4　过敏性疾病

（1）哮喘　母乳喂养似乎可降低儿童期早期哮喘的发生率 [59]。但尚不明确母乳喂养和其他特应性疾病以及儿童期后期哮喘的相关性，如 6 岁后出现的哮喘。

（2）变应性疾病　有限的证据表明母乳喂养可预防湿疹、6 岁以后儿童特应性哮喘或所有年龄段儿童的变应性鼻炎。也有研究发现 4 月龄内母乳喂养或可降低儿童早期的牛奶过敏发生风险 [60]。目前尚未发现母乳喂养对食物过敏具有远期或更广泛的影响。

6.3.4.5　其他影响

（1）预防错𬌗畸形和预防龋齿　几篇系统评价和 Meta 分析显示，错𬌗畸形在未母乳喂养的儿童中更常见 [61]。无论是哪种咬合问题，纯母乳喂养和较长时间的母乳喂养（＞ 12 个月）都具有额外预防作用。与用奶瓶喂婴儿配方食品的儿童相比，母乳喂养可降低喂养儿患龋齿风险 [62]。一篇系统评价显示，1 岁内接受较长时间的母乳喂养可降低龋齿发生风险 [63]。而 1 岁后还接受母乳喂养会增加龋齿发生率，可能与夜奶和口腔卫生习惯不良有关。

（2）注意缺陷多动障碍　一项 Meta 分析显示，与对照组相比，存在注意缺陷多动障碍（attention deficit hyperactivity disorder, ADHD）的儿童接受母乳喂养的时长显著更短，且不太可能接受母乳喂养至 6 ～ 12 月龄（OR=0.69；95% CI 为 0.49 ～ 0.98）或 12 月龄以上（OR=0.58；95% CI 为 0.35 ～ 0.97）[64]。针对 2011 ～ 2012 年美国全国儿童健康调查大型数据集的分析也有类似发现：在学龄前儿童中，至少纯母乳喂养至 6 月龄使 ADHD 发生风险降低 60%（95% CI 为 0.15 ～ 0.99）[65]。

总之，母乳包含各种营养性和非营养性成分，母乳中的营养成分以及免疫保护、抗过敏特性，使其成为保障婴儿健康的理想基石，在促进婴幼儿生长发育方面起到不可替代的作用。

（杨慧霞，王雪茵，冯烨）

参考文献

[1] UNICEF WHO, World Bank Group. Levels and trends in child mortality report 2020[EB/OL]. 2020.

[2] 国家卫生健康委员会 . 2020 年我国卫生健康事业发展统计公报 [EB/OL]. http://www. nhc. gov. cn/guihuaxxs/s10743/202107/af8a9c98453c4d9593e07895ae0493c8.shtml.

[3] World Health Organization. Early essential newborn care: Clinical practice pocket guide. Geneva: World Health Organization, 2016:1-35.

[4] World Health Organization. Action plan for healthy newborn infants in the Western Pacific region (2014–

2020)[R]. Geneva: World Health Organization, 2014: 1-20.

[5] Tran H T, Mannava P, Murray J C S, et al. Early essential newborn care is associated with reduced adverse neonatal outcomes in a tertiary hospital in da nang, viet nam: a pre- post- intervention study. eClinicalMedicine, 2018, 6: 51-58.

[6] 中华医学会围产医学分会，中华医学会妇产科学分会产科学组，中华护理学会产科护理专业委员会，等．中国新生儿早期基本保健技术专家共识（2020). 中华围产医学杂志，2020, 23(7): 433-440.

[7] 北京大学第一医院妇产科，世界卫生组织妇儿保健研究培训合作中心，北京大学妇儿保健中心，等．剖宫产术新生儿早期基本保健技术临床实施建议．中华围产医学杂志，2022, 25(2): 81-87.

[8] 中国新生儿复苏项目专家组，等．中国新生儿复苏指南（2021 年修订). 中华围产医学杂志，2022, 25(1): 4-12.

[9] NEOVITA Study Group. Timing of initiation, patterns of breastfeeding, and infant survival: prospective analysis of pooled data from three randomised trials. Lancet Glob Health, 2016, 4(4): e266-275.

[10] Moore E R, Bergman N, Anderson G C, et al. Early skin-to-skin contact for mothers and their healthy newborn infants. Cochrane Database Syst Rev, 2016, 11(11): Cd003519.

[11] Schneider L W, Crenshaw J T, Gilder R E. Influence of immediate skin-to-skin contact during cesarean surgery on rate of transfer of newborns to NICU for observation. Nurs Womens Health, 2017, 21(1): 28-33.

[12] Stevens J, Schmied V, Burns E, et al. Immediate or early skin-to-skin contact after a Caesarean section: a review of the literature. Matern Child Nutr, 2014, 10(4): 456-473.

[13] 翟聪利，孙慧娜，毛竹香，等．母婴皮肤接触持续时间对新生儿影响的研究．中华护理杂志，2018, 53(12): 1419-1423.

[14] Guala A, Boscardini L, Visentin R, et al. Skin-to-skin contact in cesarean birth and duration of breastfeeding: a cohort study. Scientific World Journal, 2017, 2017: 1940756.

[15] Tran H T, Murray J C S, Sobel H L, et al. Early essential newborn care is associated with improved newborn outcomes following caesarean section births in a tertiary hospital in Da Nang, Vietnam: a pre/post-intervention study. BMJ Open Qual, 2021, 10(3): e001089.

[16] Li Z, Mannava P, Murray J C S, et al. Association between early essential newborn care and breastfeeding outcomes in eight countries in Asia and the Pacific: a cross-sectional observational -study. BMJ Glob Health, 2020, 5(8): e002581.

[17] Desgranges F P, Bapteste L, Riffard C, et al. Predictive factors of maternal hypothermia during Cesarean delivery: a prospective cohort study. Can J Anaesth, 2017, 64(9): 919-927.

[18] Feldman-Winter L, Goldsmith J P. Safe sleep and skin-to-skin care in the neonatal period for healthy term newborns. Pediatrics, 2016, 138(3): e20161889.

[19] McDonald S J, Middleton P, Dowswell T, et al. Effect of timing of umbilical cord clamping of term infants on maternal and neonatal outcomes. Cochrane Database Syst Rev, 2013, 2013(7): CD004074.

[20] Kc A, Rana N, Målqvist M, et al. Effects of delayed umbilical cord clamping vs early clamping on anemia in infants at 8 and 12 months: a randomized clinical trial. JAMA Pediatr, 2017, 171(3): 264-270.

[21] Mercer J S, Erickson-Owens D A, Collins J, et al. Effects of delayed cord clamping on residual placental blood volume, hemoglobin and bilirubin levels in term infants: a randomized controlled trial. J Perinatol, 2017, 37(3): 260-264.

[22] Zhao Y, Hou R, Zhu X, et al. Effects of delayed cord clamping on infants after neonatal period: A systematic review and meta-analysis. Int J Nurs Stud, 2019, 92: 97-108.

[23] Andersson O, Hellström-Westas L, Domellöf M. Elective caesarean: does delay in cord clamping for 30s ensure sufficient iron stores at 4 months of age? A historical cohort control study. BMJ Open, 2016, 6(11): e012995.

[24] Sun M, Song X, Shi W, et al. Delayed umbilical cord clamping in cesarean section reduces postpartum bleeding and the rate of severe asphyxia. Clin Exp Obstet Gynecol, 2017, 44(1): 14-16.

[25] Chantry C J, Blanton A, Taché V, et al. Delayed cord clamping during elective cesarean deliveries: results of a pilot safety trial. Matern Health Neonatol Perinatol, 2018, 4: 16.

[26] Backes C H, Rivera B K, Haque U, et al. Placental transfusion strategies in very preterm neonates: a systematic review and meta-analysis. Obstet Gynecol, 2014, 124(1): 47-56.

[27] Backes C H, Huang H, Cua C L, et al. Early versus delayed umbilical cord clamping in infants with congenital heart disease: a pilot, randomized, controlled trial. J Perinatol, 2015, 35(10): 826-831.

[28] Bolstridge J, Bell T, Dean B, et al. A quality improvement initiative for delayed umbilical cord clamping in very low-birthweight infants. BMC Pediatr, 2016, 16(1): 155.

[29] Song D, Jegatheesan P, DeSandre G, et al. Duration of cord clamping and neonatal outcomes in very preterm infants. PLoS One, 2015, 10(9): e0138829.

[30] Chiruvolu A, Tolia V N, Qin H, et al. Effect of delayed cord clamping on very preterm infants. Am J Obstet Gynecol, 2015, 213(5): 676, e671-677.

[31] Nevill E, Meyer M P. Effect of delayed cord clamping (DCC) on breathing and transition at birth in very preterm infants. Early Hum Dev, 2015, 91(7): 407-411.

[32] Mercer J S, Erickson-Owens D A, Deoni S C L, et al. Effects of delayed cord clamping on 4-month ferritin levels, brain myelin content, and neurodevelopment: a randomized controlled trial. J Pediatr, 2018 (203): 266-272, e262.

[33] Rana N, Kc A, Målqvist M, et al. Effect of delayed cord clamping of term babies on neurodevelopment at 12 months: a randomized controlled trial. Neonatology, 2019, 115(1): 36-42.

[34] Fogarty M, Osborn D A, Askie L, et al. Delayed vs early umbilical cord clamping for preterm infants: a systematic review and meta-analysis. Am J Obstet Gynecol, 2018, 218(1): 1-18.

[35] Chiruvolu A, Elliott E, Rich D, et al. Effect of delay in cord clamping 45 versus 60s on very preterm singleton infants. Early Hum Dev, 2018, 119: 15-18.

[36] Garg B D, Kabra N S, Bansal A. Role of delayed cord clamping in prevention of necrotizing enterocolitis in preterm neonates: a systematic review. J Matern Fetal Neonatal Med, 2019, 32(1): 164-172.

[37] Backes C H, Huang H, Iams J D, et al. Timing of umbilical cord clamping among infants born at 22 through 27 weeks' gestation. J Perinatol, 2016, 36(1): 35-40.

[38] Sankar M J, Chandrasekaran A, Kumar P, et al. Vitamin K prophylaxis for prevention of vitamin K deficiency bleeding: a systematic review. J Perinatol, 2016, 36 (Suppl 1): S29-S35.

[39] Mihatsch W A, Braegger C, Bronsky J, et al. Prevention of vitamin k deficiency bleeding in newborn infants: a position paper by the ESPGHAN committee on nutrition. J Pediatr Gastroenterol Nutr, 2016, 63(1): 123-129.

[40] Gilbert C, Foster A. Childhood blindness in the context of VISION 2020--the right to sight. Bull World Health Organ, 2001, 79(3): 227-232.

[41] Gul S S, Jamal M, Khan N. Ophthalmia neonatorum. J Coll Physicians Surg Pak, 2010, 20(9): 595-598.

[42] Di Bartolomeo S, Mirta D H, Janer M, et al. Incidence of Chlamydia trachomatis and other potential pathogens in neonatal conjunctivitis. Int J Infect Dis, 2001, 5(3): 139-143.

[43] Dharmasena A, Hall N, Goldacre R, et al. Time trends in ophthalmia neonatorum and dacryocystitis of the newborn in England, 2000-2011: database study. Sex Transm Infect, 2015, 91(5): 342-345.

[44] Kapoor V S, Evans J R, Vedula S S. Interventions for preventing ophthalmia neonatorum. Cochrane Database Syst Rev, 2020, 9(9): Cd001862.

[45] Abrams S A, Landers S, Noble L M, et al. Donor human milk for the high-risk infant: preparation, safety, and usage options in the United States. Pediatrics, 2017, 139(1): e20163440.

[46] Mårild S, Hansson S, Jodal U, et al. Protective effect of breastfeeding against urinary tract infection. Acta Paediatrica, 2004, 93(2): 164-167.

[47] Levy I, Comarsca J, Davidovits M, et al. Urinary tract infection in preterm infants: the protective role of breastfeeding. Pediatric Nephrology, 2009, 24: 527-531.

[48] Saarinen U M. Prolonged breast feeding as prophylaxis for recurrent otitis media. Acta Paediatr Scand, 1982, 71(4): 567-571.

[49] 高雪莲，孙瑜，张美华. 母乳喂养与人类泌乳学. 6版. 北京：人民卫生出版社，2021.

[50] Horta B L, Rollins N, Dias M S, et al. Systematic review and meta-analysis of breastfeeding and later overweight or obesity expands on previous study for World Health Organization. Acta Paediatrica, 2023, 112(1): 34-41.

[51] Rito A I, Buoncristiano M, Spinelli A, et al. Association between characteristics at birth, breastfeeding and obesity in 22 countries: The WHO European Childhood Obesity Surveillance Initiative–COSI 2015/2017. Obesity facts, 2019, 12(2): 226-243.

[52] Azad M B, Vehling L, Chan D, et al. Infant feeding and weight gain: separating breast milk from breastfeeding and formula from food. Pediatrics, 2018, 142(4):e20181092.

[53] Martin R M, Patel R, Kramer M S, et al. Effects of promoting longer-term and exclusive breastfeeding on adiposity and insulin-like growth factor-I at age 11.5 years: a randomized trial. JAMA, 2013, 309(10): 1005-1013.

[54] Lund-Blix N A, Dydensborg Sander S, Størdal K, et al. Infant feeding and risk of type 1 diabetes in two large Scandinavian birth cohorts. Diabetes Care, 2017, 40(7): 920-927.

[55] Sauer P J J. The pregnancy and birth to 24 months project: a series of systematic reviews on diet and health. Am J Clin Nutr, 2019, 109(4): 1027-1028.

[56] Güngör D, Nadaud P, LaPergola C C, et al. Infant milk-feeding practices and diabetes outcomes in offspring: a systematic review. The American journal of clinical nutrition, 2019, 109(Suppl_7): S817-S837.

[57] Horta B L, de Lima N P. Breastfeeding and type 2 diabetes: systematic review and meta-analysis. Current Diabetes Reports, 2019, 19: 1-6.

[58] Xu L, Lochhead P, Ko Y, et al. Systematic review with meta-analysis: breastfeeding and the risk of Crohn's disease and ulcerative colitis. Alimentary pharmacology & therapeutics, 2017, 46(9): 780-789.

[59] Dogaru C M, Nyffenegger D, Pescatore A M, et al. Breastfeeding and childhood asthma: systematic review and meta-analysis. American journal of epidemiology, 2014, 179(10): 1153-1167.

[60] Liao S L, Lai S H, Yeh K W, et al. Exclusive breastfeeding is associated with reduced cow's milk sensitization in early childhood. Pediatric Allergy and Immunology, 2014, 25(5): 456-461.

[61] Peres K G, Cascaes A M, Nascimento G G, et al. Effect of breastfeeding on malocclusions: a systematic review and meta-analysis. Acta Paediatrica, 2015, 104: 54-61.

[62] Avila W M, Pordeus I A, Paiva S M, et al. Breast and bottle feeding as risk factors for dental caries: a systematic review and meta-analysis. PloS one, 2015, 10(11): e0142922.

[63] Tham R, Bowatte G, Dharmage S C, et al. Breastfeeding and the risk of dental caries: a systematic review and meta-analysis. Acta paediatrica, 2015, 104: 62-84.

[64] Tseng P T, Yen C F, Chen Y W, et al. Maternal breastfeeding and attention-deficit/hyperactivity disorder in children: a meta-analysis. European child & adolescent psychiatry, 2019, 28: 19-30.

[65] Soled D, Keim S A, Rapoport E, et al. Breastfeeding is associated with a reduced risk of attention-deficit/ hyperactivity disorder among preschool children. Journal of Developmental & Behavioral Pediatrics, 2021, 42(1): 9-15.

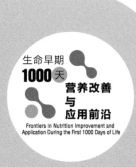

生命早期1000天与未来健康

Early Life During the First 1000 Days and Future Health

第 7 章
生命早期营养与慢性非传染性疾病

　　心血管疾病、癌症、呼吸系统疾病、糖尿病、肥胖和骨骼肌肉疾病等慢性非传染性疾病（chronic non-communicable diseases, NCDs）在全球范围内广泛流行，造成了巨大的疾病负担，是 21 世纪全球最重要的公众健康问题。NCDs 是造成死亡和残疾的主要原因，也是消耗卫生保健资源的主要疾病，是全球最重要的公共卫生优先事项。

大量证据表明，生命早期的不良暴露在 NCDs 的发生、发展中也起着重要作用。生命早期营养，包括妇女在妊娠前期、妊娠期和哺乳期的营养状况，以及儿童在生命最初几年的营养状况（如营养不足与过剩），可能对儿童期及成年期的健康状况产生长期的重要影响。健康和疾病的发育起源（DOHaD）学说认为，生命早期（胎儿期和婴幼儿期）的营养环境与成年期发生 NCDs 的风险密切相关[1]。

DOHaD 学说认为[2]，当生命早期面临营养不良的逆境时，胎儿将经历重塑，改变各器官的结构和功能，以保持神经及重要器官的发育并有利于生存。这些发育的适应性变化使胎儿为宫外生活做好准备。然而，随着时间的推移，这种"可塑性"的进化在婴儿期已经丧失，使婴儿对环境挑战做出的反应受到限制。这种现象被称为"编程"或"程序化"，是指在生命早期发育期间应对不良环境因素刺激时，机体会产生永久性的变化，这些变化会持续到一个人的一生中。编程不限于宫内环境，而是会延伸到儿童早期，不同的器官和系统继续适应各种不良的环境刺激。

妊娠期和婴幼儿期是影响儿童期和成年期 NCDs 风险的最关键阶段，而营养作为最容易改变的环境因素之一，会影响妊娠结局、子代生长发育轨迹以及胎儿和婴幼儿的免疫系统。生命发育关键时期的营养暴露，包括妊娠期和出生后早期的营养状况和生长发育速度与胎儿和婴儿的健康状况密切相关。因此，优化生命早期关键窗口期的营养可以为疾病的一级预防提供新的机会，同时将有助于降低患 NCDs 的长期风险。妊娠期母亲营养不足和过剩以及其他干预（例如糖皮质激素暴露）均可导致分娩的婴儿成年后新陈代谢和体成分异常。低出生体重与后期患 NCDs 等疾病风险增加相关，如 2 型糖尿病、肥胖和心血管疾病[3-4]。出生体重过高也与多种 NCDs 风险增加有关。生命早期追赶性生长或生长加速均与肥胖、代谢异常、CVD 的风险增加有关。

发育编程被认为在肥胖、2 型糖尿病和 CVD 等 NCDs 的病因学中具有重要作用，从生命早期阶段开始，就对肥胖和其他 NCDs 的长期健康风险进行编程。以可塑性为特征的生命早期阶段是干预和预防 NCDs 风险的理想时机（机会之窗）。这为通过实现最佳的胎儿和婴幼儿发育来预防这些常见疾病提供了可能性。

肠道微生物群可促进免疫系统的成熟和功能发挥。宿主和肠道微生物群之间的相互作用是影响肠道功能早期编程的潜在因素。肠道微生物群定植的改变与儿童期过敏性疾病的发生风险增加有关。

在本章中，我们将描述全球 NCDs 的流行情况，生命早期营养的重要性以及生命早期营养与几种常见慢性病的关系。NCDs 是可以预防的，但需要采取新的举措来进行此类疾病的预防，尤其是适合于生命早期开展的干预措施。

7.1 慢性病流行趋势

以 CVD、糖尿病、癌症和慢性呼吸道疾病等为主的 NCDs 在全球范围内的患病率和死亡率远高于所有其他病因导致疾病的总和，也是 21 世纪人类面临的健康和发展的主要挑战。以前 NCDs 主要分布于发达国家，而近年来中低收入国家的 NCDs 患病率和死亡率不断攀升 [5]。

根据 WHO 的数据，2008 年约 63% 的死亡是由 NCDs 引起的。其中，近 80%（2900 万）的死亡发生在中低收入国家，大多数 CVD 死亡（80%）发生在中低收入国家的贫困人群。WHO 的数据显示 [6]，2020 年 NCDs 占全球疾病负担的 80%。在发展中国家，每 10 例死亡中就有 7 例是由 NCDs 引起的，其中约一半的死亡发生在 70 岁以下，而且未来十年全球 NCDs 的疾病负担将增加 17%，非洲将增加 27%。

联合国预防和控制非传染性疾病第三次高级别会议于 2018 年 9 月 27 日召开，审查全球及各国在预防和控制 NCDs 方面取得的进展，提出了《2030 年非传染性疾病倒计时》，旨在为减轻全球 NCDs 的负担提供信息 [7]。该报告指出，2016 年，全球死亡 5690 万人，其中 NCDs 死亡 4050 万人，约占全死因死亡人数的 71%。估计 170 万人（占 NCDs 死亡人数的 4%）的死亡发生在 30 岁以下人群中，1520 万人（38%）的死亡发生在 30 ~ 70 岁的人群中，2360 万（58%）的死亡发生在 70 岁及以上的人群中。估计 3220 万人由于癌症、CVD、慢性呼吸道疾病和糖尿病死亡，约占 NCDs 死亡人数的 80%。

在 186 个国家和地区中，164 个国家和地区（88%）的女性和 165 个国家和地区（89%）的男性死于 NCDs 的概率高于死于传染性疾病、孕产和营养不良的总和。在全球范围内，2016 年 NCDs 死亡风险最低的是亚太地区的高收入国家、西欧和澳大利亚以及加拿大。低、中收入国家死于 NCDs 的风险最高，特别是在撒哈拉以南的非洲地区；对于男性而言，中亚和东欧地区的风险最高。研究表明，NCDs 死亡指数在不同的国家类型和社会经济发展阶段显示出不同的趋势。随着一个国家社会经济发展阶段的上升，NCDs 死亡率逐渐下降；相比之下，NCDs 死亡占总死亡人数的比例随着社会经济发展的加速而上升 [8]。

在联合国可持续发展目标中 [7]，预计到 2030 年，35 个国家（占所有国家的 19%）将实现可持续发展目标，即与 2015 年相比，30 ~ 70 岁女性死于癌症、心血管疾病、慢性呼吸道疾病和糖尿病的概率将比 2015 年降低 1/3，30 个国家（占所有国家的 16%）的男性也将实现这一目标，这一预计的前提是这些国家会保持或超过 2010 ～ 2016 年 NCDs 死亡率的下降速度。这 30 个国家中大多数是 NCDs 死亡率已经很低的高收入国家以及中欧和东欧国家。预计在随后的十年中，另有 50 个（27%）国家的女性和 35 个（19%）国家中的男性将实现这一目标，而且需要在 86 个国家（46%）的女性和 97 个国家（52%）的男性中实施强有力的干预政策以大幅降低人群 NCDs 死亡率。自 2010 年以来，可持续发展目标具体目标中所列的四种 NCDs 死亡率分别在 15 个（8%）国家女性中和 24 个（13%）国家男性中停滞不前或上升。

7.2 生命早期营养与 NCDs 风险

人们普遍认为，孕产妇疾病和营养不良是儿童和成人疾病发病的重要因素。母亲膳食不平衡（缺乏与过量）会导致营养缺乏或过剩，影响成年期多种慢性疾病的发生、发展轨迹。然而，生命早期的发育状况以及成年时期 NCDs（如心血管疾病、肥胖、2 型糖尿病、血脂代谢异常等）的发生、发展轨迹受很多环境因素影响，如图 7-1 和表 7-1 所示。

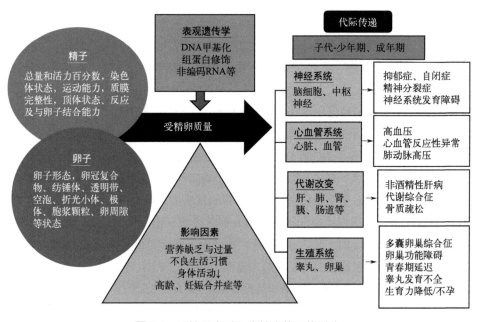

图 7-1　环境因素对子代健康状况的影响

表 7-1　生命早期营养缺乏与过剩与后期慢性病易感性

状况	目标人群	结果
营养不足	孕妇-胎儿	不良出生结局（如早产、生长发育迟缓），是影响儿童和成人慢性病发病的重要因素，增加罹患 NCDs 的风险
营养过剩	孕前和妊娠期妇女超重肥胖	增加肥胖、妊娠糖尿病和妊娠高血压、分娩巨大儿、早产、死产等发生风险，增加儿童和成年期发生代谢综合征的风险
生长加速	早期体重增长较快的婴儿	对长期健康产生不良影响，如增加成年时发生代谢综合征的风险

7.2.1　营养缺乏

在发展中国家和发达国家，年龄相关的疾病迅速增加。研究表明孕产妇营养与年龄相关疾病（如 CVD、T2DM 和肥胖症等）患病率增加之间存在很强的相关性[9]。目前普遍认为，孕产妇健康状况和营养不良是儿童和成人疾病发病的重要因素。孕妇营养不良不仅增加孕妇不良妊娠结局风险，而且增加早产以及宫内和出生后的生长发育受损的风险。反过来，由于对婴儿期和儿童期身体和认知发展的影响以及对营养不良的代谢适应性改变，可能对后代的健康状况产生长期影响，如影响后代以后患 NCDs 的风险。母亲膳食中某种或某些营养成分缺乏与过量会导致胎儿 / 婴儿营养缺乏和宫内生长受限，出生体重较轻，增加了成年期患 NCDs 的风险。大量的出生队列研究已将低出生体重与成年期不良的健康结局联系起来。主要包括身材矮小、瘦体重较低、认知功能较低、生殖能力较差等；NCDs 的危险因素增加（如血压升高、中心性肥胖、胰岛素抵抗和应激反应、葡萄糖耐量降低、肺功能下降、肾小球滤过率和免疫功能下降等）；临床疾病风险增加（T2DM、冠心病、慢性肾脏病和慢性肺疾病等）；全死因死亡和心血管死亡风险增加。这些关联不仅见于成人，也涉及儿童。孕产妇营养不良通常是由于食物短缺或经济困难造成的，导致能量和营养素摄入不足。宫内营养不良暴露与低出生体重和出生后追赶性生长有关，而这又与成人身高矮小和 NCDs 易感性有关[10]。例如荷兰饥荒期间人均能量摄入很低，在一段时期内每天摄入能量低于 1000kcal。妊娠期暴露于饥荒的情况下，出生后代体重较轻，成年时更容易患 NCDs，如 CVD、肥胖、葡萄糖不耐受、高血压、血脂异常、凝血功能障碍，儿童期易患代谢性疾病和过敏性疾病。同样妊娠期暴露于中国三年困难时期的个体在成年期患高血压的风险增加[11]。暴露于饥荒的时间与后期易感疾病的类型有关。例如，妊娠早期的饥荒暴露会增加 CVD、血脂异常和肥胖的风险；妊娠中期饥荒暴露会增加微量白蛋白尿和肾功能紊乱的发生风险；妊娠晚期饥荒暴露增加患 T2DM 的风险。这可能由于胎儿在营养缺乏的情况下发生适应性反应，以优先考虑重要器官的供应如大脑，并保持正常生长，而非重要的胰岛素敏感性器官（如肝脏和胰腺）的发育和功能就会受损[12]。主要通过血流重新分配、分泌合成代谢激素（如胰岛素）减少，降低某些器官的营养供给，这种趋势可长期持续，从而导致成年时对某些 NCDs 的易感性增加。

特定维生素和矿物质的缺乏可能是由于膳食结构不均衡或膳食质量较低而导致摄入量不足，或由于对营养素的需要量增加，例如由于快速生长和某些消耗性疾病等。即使在营养过剩的人群中，也可能发生微量营养素缺乏，而且酒精摄入和吸烟等不良的生活方式因素会影响某些微量营养素的吸收利用。由于许多微量营养素是通过胎盘从母体输送给胎儿，因此母亲缺乏维生素和矿物质会影响后代的健康。妊娠期和婴儿期微量营养素缺乏是与后期健康结局密切相关的另一个重要因素。妊娠期母亲 25(OH)-维生素 D [25(OH)D] 状态会影响其所生后代的骨量。婴儿期营养不良以及维生素 A 和锌缺乏与 5 岁以下儿童死亡率增加有关，而且这个时期的营养不良（包括营养不足和营养过度）还会导致微量营养素缺乏和 NCDs 易感性增加[13]。

7.2.2 营养过剩

妊娠期母亲营养过剩不仅增加罹患肥胖、妊娠糖尿病和妊娠高血压的风险，而且增加分娩巨大儿、低血糖、早产、死产等风险。这些因素可增加后代儿童期和成年期发生代谢综合征的风险，如肥胖、早亡和冠心病等[14]。

超重或肥胖的孕妇比正常体重的孕妇更可能孕育超重或肥胖的儿童。母亲肥胖和妊娠期体重增加过多或摄入能量密集的膳食（大量摄入糖和饱和脂肪酸）可导致胰岛素和胰岛素样生长因子（Insulin-like growth factor, IGF）血清水平升高，产生代谢紊乱，如胰岛素抵抗、妊娠糖尿病和分娩巨大儿（＞4000g）以及儿童期发生代谢紊乱和体脂堆积[15]。在动物模型中，孕鼠肥胖或妊娠期高脂肪膳食将导致后代发生肥胖、胰岛素抵抗和患糖尿病[16]。能量密集膳食降低葡萄糖耐量，改变妊娠晚期的胰岛素敏感性和胎儿胎盘葡萄糖代谢，因为胰岛素 /IGF 信号转导受损，导致母体代谢功能障碍，影响胎儿生长[17-18]。通常暴露于妊娠期母亲高糖膳食、超重或肥胖的环境增加了新生儿出生体重过重的发生风险，而且儿童期更容易出现食欲亢进，更喜欢高脂肪、高糖或咸的食物，成年期超重或肥胖发生风险增加。

妊娠期母亲合并糖尿病使胎儿暴露于过量的营养中。妊娠糖尿病不仅增加胎儿和新生儿出生体重过重、死产、新生儿低血糖和呼吸窘迫等的发生风险，而且是母亲和后代发生 T2DM、代谢紊乱和心血管疾病的重要危险因素。即使轻微的妊娠期葡萄糖耐受不良也可能增加儿童肥胖发生风险，在非糖尿病患者中，母体葡萄糖浓度与儿童超重、肥胖呈正相关。糖尿病母亲不仅血糖高，而且循环中的脂质和氨基酸水平也高，刺激胎儿胰腺和肝脏分泌过量的胰岛素和 IGF-1，从而导致新生儿出生体重过重（巨大儿），这可能导致后期患肥胖、糖尿病和冠心病等慢性病的风险增加 [19]。妊娠期高血糖的母亲分娩大于胎龄儿或小于胎龄儿（SGA）的风险增加，严重的妊娠期高血糖（包括妊娠糖尿病、妊娠期发现的显性糖尿病以及患有糖尿病的孕妇）与血管病变和肾病有关，导致胎儿宫内生长受限（IUGR）。然而，在大多数情况下，妊娠期高血糖会导致向胎儿输送葡萄糖增加，导致胎儿高胰岛素血症和肥胖 [2]。因此，体重的两个极端即低出生体重和出生体重过重（巨大儿）均存在后期健康风险；出生体重过重也增加患癌症的风险。有证据表明乳腺癌和白血病在出生体重过重的人群中更常见，出生体重过重的男性癌症死亡率更高 [20]。

随着经济发展和生活方式的巨大变化，孕前、妊娠期及产褥期母亲的体重不断增长，妊娠糖尿病的患病率逐步上升，这可能会对后代肥胖和糖尿病、CVD 的负担产生越来越严重的影响。此外，值得注意的是，一些发展中国家及处于转型期的国家，出生体重低的母亲其妊娠期患妊娠糖尿病的风险高，从而使其后代暴露于高血糖环境，增加了患 NCDs 的风险。

7.2.3　生命早期生长加速

婴儿期尤其是婴儿早期体重增长较快将会对长期健康产生不良影响，而这可能是在各种动物物种中广泛存在的、进化保守的一种现象。这种不良影响不仅存在于低出生体重儿，早产儿和足月儿中也能观察到。低出生体重的婴儿通常在婴儿期或青春早期赶上并超过正常体重，重要的是发生追赶性生长时增加的瘦体重较少，而体脂较多，主要分布在腹部。在正常体重的新生儿中也可能发生类似的情况，这些婴儿在出生前两年体重增长加速。低出生体重的儿童不仅具有较高的体重和体脂，并且偏好于高脂肪膳食，增加了后期患 NCDs 的风险。

许多人群和动物的研究结果均表明，低出生体重使儿童体重指数快速增长并增加发生代谢综合征的风险。代谢综合征的特征是肥胖、胰岛素抵抗、血脂异常和高血压。这种"追赶"生长反映了身体对宫内营养匮乏的自然反应。追赶性生长通常与内脏肥胖增加有关。T2DM 儿童的研究表明 [21]，糖尿病发病率随出生体重、出生身长的降低而上升，出生体重每减少 1kg，发生 T2DM 的风险增加 39%。

对于儿童早期而言，母乳喂养的婴儿比婴儿配方奶粉喂养的婴儿生长慢，尤其是出生后前几周以及 3 ～ 12 月龄的生长发育。这种影响可能由于母乳中的蛋白质含量较低，婴儿配方奶粉喂养的婴儿每天摄入的蛋白质高于母乳喂养儿。婴儿配方奶粉喂养和母乳喂养婴儿的体重增加差异为进一步研究生长加速提供了指导。

生命早期体重加速增长或追赶性生长，增长的部分主要为体脂肪，体脂肪不成比例的快速增长导致胰岛素抵抗。营养转型期的一些国家，虽然很多人并未面临饥饿，但食用缺乏营养价值的高能量、高脂肪食物，导致了体重快速增长，因此生命早期进行科学干预很重要。

7.3 生命早期营养与常见慢性病

生命早期的环境暴露（胚胎期、胎儿期和婴幼儿期），特别是营养状况（如营养缺乏/不足与过量）与成年时多种慢性病的发生风险增加密切相关。

7.3.1 慢性肾脏病

慢性肾脏病（chronic kidney disease，CKD）对人类健康构成巨大威胁[22]。近年来流行病学和实验研究的最新进展，使人们认识到生命早期发育过程中暴露的各种环境危险因素影响成年时 CKD 的发生轨迹[23]，提示 CKD 的发病可能起源于生命早期经历的多种不利环境条件[24-26]。其中多种营养因素（营养缺乏或过量）与成年时的肾脏功能有关[27-29]。

肾脏的发育在宫内就已开始，其成熟在出生后还要持续数月甚至数年。因此，发育中的肾脏特别容易受到不良宫内环境和新生儿生存环境的影响，为应对不利条件，可能导致肾脏发生永久性的形态学变化和功能适应性改变，即肾脏编程[30]。健康和疾病的发育起源提示，通过将治疗方法和预防的重点从成年期转移到生命早期，可以改变疾病的发生轨迹（即进行重编程）[31-32]。基于上述观点，需要关注全球的肾脏健康政策，不仅仅是如何治疗已患 CKD 的患者，特别是要关注生命早期肾脏健康和 CKD 的预防[33]，因为妊娠期某些营养素摄入不足或过量与肾单位数量的减少有关，与 CKD 的发育程序有关，尤其是妊娠早期营养状况也被认为是影响成年 CKD 的决定性因素[34-37]。

在应对 CKD 的挑战方面仍有许多工作要做[22,38-39]。生命最初 1000 天的概念使我们能够分析确定可能影响肾脏发育的原因（内因与外因），确定影响肾脏编程的潜在机制，并制定潜在的预防策略。关注肾脏健康是一项势在必行的政策，需要医生、护士、专职医疗专业人员、研究人员、政策制定者和社会工作者通力合作。只有通过合作，我们才能实现 CKD 的早期预防，在生命最初 1000 天开启全球肾脏健康的未来。生命早期营养与慢性肾脏病可参见本书第9章。

7.3.2　2型糖尿病

T2DM 是一个日益严重的公共卫生问题，给发达国家和发展中国家造成了严重的社会和经济负担。根据人类队列和实验动物的研究，早期生活营养环境与后代代谢性疾病发生风险之间存在关联。环境因素，如母亲在妊娠期和 / 或哺乳期的膳食与营养状况，可能会影响后代在生命早期和成年期的健康状况。妊娠期和哺乳期营养不良包括营养不足和营养过剩，在发育的敏感窗口可能影响生命后期的疾病易感性。胎儿营养不良和宫内发育不良导致葡萄糖和能量代谢受损，包括外周胰岛素敏感性增加，肝葡萄糖产生增加，合成胰岛素的敏感性降低和胰腺发育受损 [40]。

妊娠期胎儿或哺乳期婴儿（早期）的生长完全依赖于母体的营养状况。妊娠期母亲营养不良导致胎儿生长受限、出生体重过低，增加了后期患 T2DM 的风险。而孕产妇营养过剩、妊娠糖尿病可导致新生儿出生体重过重（＞ 4000g），也会增加患 T2DM 的风险。研究表明，出生体重与 T2DM 之间存在 U 形关联。出生体重过重（＞ 4000g）和低出生体重（＜ 2500g）均增加患 T2DM 的风险 [41-42]。母亲妊娠期体重过重可能导致新生儿和婴儿脂肪组织含量增加，造成儿童期肥胖及成年后患 T2DM 和 CVD 的风险增加。

母亲的营养状况在后代代谢编程中起着关键作用。T2DM 风险的跨代传播与膳食行为改变和胰岛素分泌及功能有关 [43]。高脂肪膳食暴露尤其显著，由于西式膳食很普遍，这可能会促进肥胖和 T2DM 等疾病的发展。

人们越来越意识到表观遗传学在糖尿病发生、发展中的重要作用，包括 DNA 甲基化和组蛋白修饰，以及小的非编码 microRNA 调节等，这为寻找与胰岛素抵抗和 T2DM 相关的器官缺陷发育编程的机制提供了方法和新的工具。

固体食物的添加时机、数量和质量是婴儿期重要的营养干预措施之一。关于在此期间膳食成分的变化、固体食物添加时间与儿童体重和血糖水平相关的研究结果不一致，而且很少有研究关注固体食物添加时间与儿童期血糖水平之间的关系。生命早期营养与糖尿病可参见本书第 10 章。

7.3.3　心血管疾病

随着社会快速发展和国民生活方式西式变迁，伴随久坐生活方式增加和体力活动降低，以及高蛋白、高脂肪和纯热能食物消费量增加，人群 CVD 的发病率呈快速上升趋势，发病年龄逐渐年轻化。CVD 已成为高收入国家及中等收入国家发病和死亡的主要疾病。其病因与环境因素和遗传因素密切相关。DOHaD 理论基于这样一种概念，NCDs 起源于生命的早期阶段即在受精期、胚胎期和新生儿阶段通过基因和环境（营养或环境化学物质）之间的相互作用而导致。Barker 最先发现了较低的出生体重与缺血性心脏病风险有关。随后许多流行病学和动物研究也证实了出生体重与成人 NCDs（如 CVD、糖尿病等）呈负相关。而低出生体重大多发生在不良的宫内环境中，包括营养不良、吸烟、饮酒或压力等，导致胎儿生长发育受限。很多流行病学研究发现，在早期生活中营养不良如宫内暴露于饥荒的人成年后患 CVD 的风险更高。

近年来，出生体重过重与 CVD 发生风险之间的关系不断被证实。母体营养过剩如母亲肥胖、患糖尿病和妊娠期间体重过度增加致后代出生体重过重，除增加患 T2DM 的风险外，还显著增加后代患 CVD 的风险。胎儿暴露于母亲肥胖也对其后期健康产生不良影响，包括增加体重指数、全身和腹部脂肪量、收缩压、胰岛素水平和较低的高密度脂蛋白胆固醇水平[44]。这说明发育中的胎儿对营养供应非常敏感，暴露于营养过剩与营养不足同样有损于心血管健康。而出生后早期代偿性的追赶性生长或生长过快均可增加罹患心脏代谢性疾病风险[45]。表观遗传学研究的最新进展揭示了强烈的遗传关联，表观遗传修饰在 CVD 的发生、发展中起着重要作用，主要通过 DNA 甲基化、组蛋白修饰和非编码 RNA 调控 CVD 相关基因的功能和表达水平，从而影响 CVD 的发生、发展。这些研究为更好地了解生命早期事件对疾病发生风险的影响、寻找早期干预措施提供了参考依据。生命早期营养与心血管疾病可参见本书第 11 章。

7.3.4　过敏性疾病

近年来，儿童过敏性疾病的发病率呈增长趋势。生命早期营养影响新生儿免疫系统的发育与成熟。环境暴露，例如妊娠期关键阶段、出生后早期的喂养方式以及能量摄入量、宏量营养素和微量营养素的营养状况，在婴儿免疫系统的发育中起着重要作用，这可能与儿童过敏性疾病的起源有关[46]。与未患过敏性疾病的新生儿相比，患有过敏性疾病的新生儿出生时的免疫功能存在差异。母乳喂养通过免疫调节特性对新生儿和婴儿的免疫功能发育至关重要，并影响健康的肠道微生物群建立。然而母乳喂养对儿童期食物过敏的保护作用仍存争议，并且几乎没有证据支持哺乳期避免易过敏性食物的益处。虽然母乳对过敏性疾病的保护作用不明确，但母乳喂养确实具有很多健康益处，建议生命最初 6 月进行纯母乳喂养。延迟接触过敏性食物在预防过敏方面未发现益处，最近 WHO 及许多国家的指南建议要在 6 月龄后及时合理添加辅食，无论是高风险婴儿还是低风险婴儿。

母亲食用花生和坚果的证据表明，胎儿通过妊娠期母亲膳食接触食物过敏原实际上可能会增加胎儿对这些食物的耐受性，有助于降低儿童期发生这些食物过敏的风险[47]。一些营养素（如长链多不饱和脂肪酸）、低聚糖类（益生元）和可食用菌（益生菌）以及具有抗氧化功能的微量营养素，如硒、锌、维生素A、维生素C、维生素D和维生素E等与哮喘和其他过敏性疾病发生风险降低有关[48]。妊娠期食用富含抗氧化成分的食物，包括新鲜水果和蔬菜以及摄入较高的具有抗氧化功能的营养素，可能会降低后代患喘息、哮喘和湿疹的风险[49]。然而这样的研究及结果仍存在较大争议，需要设计良好的多中心临床试验进行证实。

健康的免疫系统发育需要肠道微生物的平衡。生命早期肠道微生物群多样性可能与过敏发生风险降低有关。肠道微生物群多样性差可能会增加患过敏性疾病的风险。婴儿早期确实是一个机会窗口，在此期间膳食干预可能会影响过敏性疾病的发生风险。生命早期营养与过敏性疾病，可参见本书第12章。

7.3.5 慢性阻塞性肺疾病

慢性阻塞性肺疾病（chronic obstructive pulmonary disease, COPD）是一种以持续性气流受限为主要特征的常见呼吸系统疾病，其发病率、致残率和致死率仍居高不下，是继高血压和糖尿病之后的第三大慢性病，仅次于脑卒中和缺血性心脏病，为影响居民伤残调整寿命年的第三病因[50-52]。根据全球COPD倡议的病例定义，2019年全球30～79岁人群中COPD患病率为10.3%，患病率随年龄增长而增加，估计患者有3.9亿[53-54]；2014～2015年中国居民COPD监测结果显示，24岁及以上成人的COPD患病率为13.6%（城乡分别为12.2%和14.9%），男性高于女性（19.0%和8.1%）[55]，因此全球范围内减轻COPD发病率和疾病负担仍然是项艰巨任务。

7.3.5.1 人体肺发育轨迹

人体的肺发育始于宫内，从受孕后3～4周开始，传统上肺发育可分为5个不同阶段，即3～6周胚胎期（embryonic stage），6～16周假腺管型期（pseudoglandular stage），16～26周小管期（canalicular stage），26～36周囊形期（saccular stage），36周开始的肺泡期（alveolar stage）[56]。在5个发育阶段中，一个或多个阶段暴露于危险因素（如孕妇吸烟或暴露于其他污染物、营养不良），都会影响气道的发育；而早产会中断呼吸系统在宫内的发育过程，也干扰其出生后肺部的生长。4～6岁的肺功能取决于新生儿期的肺功能，年轻人的肺功能则取决于其学龄期的肺功能。在青春期，男女性的肺发育不同，虽然有证据表明，肺泡形成持续到青春期，男性的肺和胸部发育（包括肺容积和肺弥散量）持续到青春期结束，而女性月经初潮后肺发育基本完成。近年来越来越多的研究证据表明，COPD 的发生、发展轨迹可能起源于生命早期 1000 天 [57]。在此期间，组织和器官处于快速发育阶段，如果发生营养供给的数量和质量降低或暴露于有害因素，将导致表观遗传学的改变，使组织器官发生重塑性改变，影响其成年时期的疾病发生、发展的易感性，表 7-2 总结了人体肺发育轨迹的三个关键特征时期及影响因素 [58-59]。

表 7-2　人体肺功能发展轨迹及影响因素

发展阶段	时间	影响因素及结局
第一阶段	出生前	妊娠第 3～4 周肺开始发育，环境危险因素暴露、母体营养不良均会影响肺形成 5 个阶段、干扰气道结构发育，导致早产和出生后气道高反应性、支气管肺发育不良
第二阶段	出生后至青年期	尤其是生后第一年，早期喂养方式对肠道微生态环境的影响、早期病毒性感染和过敏性疾病，被动吸烟和空气污染影响肺发育，导致肺结构或功能异常，将会影响成年时期的肺功能
第三阶段	成年时期	哮喘发作、烟雾（吸烟和 / 或被动吸烟）、空气污染、重度肺炎或气道炎症、合并其他慢性病，导致肺功能降低，有效通气功能下降

7.3.5.2　COPD 的危险因素

长期以来，COPD 被认为是由于长期暴露于有毒颗粒或气体引起的肺部慢性气流阻塞，在工业化国家 COPD 通常被认为是一种与长期吸烟有关的肺部疾病 [60-61]。然而，相当多的 COPD 患者从不吸烟 [62]。近年越来越多的证据表明，COPD 可能源于生命早期 [59,63-65]。COPD 是长期暴露于有毒气体和颗粒物的复杂基因与环境相互作用的累积结果 [54]，包括多种宿主因素（如遗传）、生命早期营养不良（缺乏与过量）和早产、气道反应性较高和肺生长不良、呼吸道感染（如肺炎或细支气管炎）、儿童哮喘等因素，以及儿童时期（尤其是生后最初几年）面临的生存环境污染和吸烟或被动吸烟环境等都是影响儿童肺发育和成年时期肺功能的重要因素 [64,66-70]。

7.3.5.3　COPD 是可预防的

虽然 COPD 的发病常出现在成年时期，但是该病被认为是可预防、可治疗的，而且预防工作开始得越早收效越好 [54,71]。人体肺功能的轨迹显示，从儿童期到成年早期，肺容量逐渐增加，最大值出现在 10～25 岁，并稳定持续约 5 年，之后随年龄增长逐渐下降。从生命早期开始（出生时和学龄前儿童）就可以预测一个人可能将达到的最大肺容积，成年时肺容积较低被认为是气流阻塞的危险因素。因此，从妊娠中期开始的胎儿期和生后第一年被称为 COPD 发生轨迹的"易感窗口期（window of susceptibility）"，也是肺发育与功能改善和干预的最佳时期 [59]。

7.3.6　代谢综合征

代谢综合征（metabolic syndrome, MetS）并不是一种单一的疾病，而是一系列同时发生而增加 CVD 风险的危险因素。尽管不同组织对 MetS 的定义略有不同，但 MetS 的主要成分包括肥胖、血脂异常、高血压和胰岛素抵抗等。患病率因各国 MetS 的诊断标准而异。据估计，全球 MetS 患病率约占世界人口的 1/4，MetS 相关疾病死亡人数占非传染性疾病死亡人数的 2/3[72-73]。MetS 已成为全球严重的公共卫生负担之一。由于 MetS 具有多种不同的表型，需采取不同的干预和治疗策略。MetS 患病率在全球范围内仍在不断攀升。在缺乏特异性干预方案与方法的情况下，尚需采取一种更好的策略来预防 MetS 的流行。

大多数 NCDs 可能始于生命早期，生命早期不良的环境暴露如营养失衡、母亲健康状况差等增加成年后患 MetS 的风险。宫内生长受限导致器官功能的发育不良，增加了成年期患 CVD 等慢性病的风险。低出生体重是胎儿期营养缺乏的一个标志，也是儿童或成年期代谢综合征的重要危险因素，低出生体重可致成年期患 MetS 风险明显增加[74-75]。荷兰饥荒出生队列研究表明，妊娠期暴露于饥荒的后代成年后出现 MetS 的各种表型，如肥胖、血脂异常、高血压、胰岛素抵抗和 CVD[76-77]。与妊娠中期或晚期母亲营养不良相比，妊娠早期母亲营养不良对后代成年时出现心脏代谢风险的影响更大[76]。目前已经发现暴露于母亲肥胖、妊娠糖尿病及妊娠期体重增长过快等因素将增加后代 MetS 及其相关表型的发生风险。

7.3.7　癌症

环境暴露（包括营养），在癌症等 NCDs 的发生中起着重要作用。这种暴露通常在临床疾病出现之前的很长一段时间，通常是几十年。越来越多的证据表明，在特定发育时期，环境，特别是膳食的变化，可以诱导表观基因组的变化，并且在整个生命周期中稳定存在，可能增加后期对癌症的易感性[78]。一些癌症，如乳腺癌，起源于生命早期。流行病学研究报告提示，包括早期营养在内的环境因素与后期患乳腺癌的风险有关。动物实验研究的结果提示，营养不足和营养过剩都会影响后代患癌症的风险。生命早期环境因素可以改变新生儿表观基因组并影响其患癌症风险。生命早期的营养作为环境因素之一，导致新生儿持续表观遗传变化，乳腺发育发生改变，最终增加其对乳腺癌的易感性[75]。

越来越多的证据表明，较高的出生体重反映了营养过剩的产前环境，与癌症，尤其是乳腺癌和儿童白血病发生风险增加有关。Burdge 等[79]的综述指出，生命早期生活环境，特别是宫内环境（包括营养）诱导发育中的胎儿发生发育变化，增加了新生儿至成年期对 CVD、代谢性疾病和癌症的易感性，这些变化涉及特定基因表观遗传调控的稳定变化。

动物实验研究表明，低出生体重、妊娠及哺乳期蛋白质限制膳食与胰岛素和雌激素受体表达的增加，增加了后期患乳腺肿瘤的风险。生命早期营养过剩也增加后期患乳腺癌的风险。妊娠期高脂肪膳食导致婴儿出生体重过重而增加成年期患乳腺癌的风险[80]。

生命早期一些微量营养素的摄入 / 营养状态会影响后期癌症的发生风险。膳食叶酸摄入量与癌症风险呈负相关，但叶酸摄入过量也可能增加患直肠癌、乳腺癌的风险。由于食品强化，使用营养素补充剂和孕产期叶酸补充剂来预防神经管缺陷，叶酸的消耗正在增加，因此，需要评估早期补充叶酸对后期癌症发生风险的影响[81]。

7.3.8　骨质疏松症

骨质疏松症是最常见的骨代谢紊乱性疾病，其主要特征是骨量减少和骨骼微结构异常，导致骨折和脆性增加的发生风险增加。据估计到 2050 年，10 岁以上女性的骨质疏松症人数将上升到 2020 万以上。

儿童期和青春期的环境因素已被证明有利于骨矿物质积累，宫内期间和生后早期相对快速的矿物质增加速度，以及宫内骨骼发育的可塑性，提供了基因与早期环境之间交互作用的可能性。生命早期阶段，特别是围生期，是生长发育的关键时间窗口。这一时期营养与健康状况可能对后期骨骼代谢和健康产生长期影响。生命早期营养与成年期的骨质疏松症有关。出生体重较轻的女性 25 岁时骨矿物质含量较低，而与当前的体重无关[82]。队列研究发现，出生体重和 1 岁体重与 70 岁时脊柱和臀部的骨骼大小和骨矿物质含量高度相关，而出生体重和 1 岁体重是成年后骨量的独立决定因素[10]。一项双胞胎研究评估了 4008 名 47.5 岁白人女性双胞胎的出生体重与骨量之间的关系[83]。调整身高和体重后，即使在单卵双胞胎中，出生体重和成人骨量也呈正相关。这些数据表明，即使在基因相同的受试者中，也可以检测到出生体重和成人骨量之间的关系。

维生素 D 是一种调节骨、矿物质代谢的重要微量营养素。一项纵向前瞻性研究发现，妊娠期母亲血清中 25-羟维生素 D 水平与后代 9 岁时全身骨矿物质含量和骨密度水平有关，妊娠期维生素 D 不足与后代儿童期骨矿物质积累减少有关[84]，提示母亲妊娠期和哺乳期摄入维生素 D 可改善后代的骨矿物质含量。

许多研究表明母体和产后营养状况影响后代成年期的健康，而表观遗传修饰可能是骨质疏松症起源的潜在机制，然而，表观遗传学和骨质疏松症之间的详细机制尚未完全阐明。

7.4 展望

NCDs 是 21 世纪最重要的全球性公共卫生问题。WHO 2030 年可持续发展议程将 NCDs 视为可持续发展的重大挑战，并设定了到 2030 年将 NCDs 导致的过早死亡率降低 1/3 的主要目标。现有证据表明，优化婴儿期的生长和营养将有助于实现这些目标。观察性和机制性研究的证据表明，孕前和妊娠期母体营养状况对后代未来健康的影响非常重要，并且还揭示了将母体营养与胎儿和儿童生长发育联系起来的机制。有证据表明，使用一系列针对孕前和妊娠期妇女的营养改善和行为策略，通过改善孕产妇营养的干预措施对早期预防人群 NCDs 至关重要。DOHaD 概念逐渐被接受，并对各个国家公共卫生政策产生了一定的积极影响，然而将科学证据纳入公共政策仍是一个复杂而漫长的过程。一方面取决于政府部门对生命健康的重要性、早期干预与晚期干预相对有效性的认识，另一方面还取决于公众的认知度和接受度，公众可能更加倾向于对日益老龄化的人口中的疾病治疗，而不是投资于生命早期，防患于未然。

然而我们必须要充分认识到，对成人生活方式干预的关注以及疾病治疗的巨额投资，并不能从根本上解决问题，必须重视 NCDs 易感性个体差异的发展来源。需要加强在生命过程的早期阶段进行预防和干预，强调孕产妇营养干预的重要性，加强行之有效的公共卫生政策研究，制定一系列针对孕前、妊娠期和哺乳期妇女以及婴幼儿的营养和行为干预策略。

（董彩霞，刘思源，孙佳增，荫士安）

参考文献

[1] Heindel J J, Skalla L A, Joubert B R, et al. Review of developmental origins of health and disease publications in environmental epidemiology. Reprod Toxicol, 2017, 68: 34-48.

[2] Calkins K, Devaskar S U. Fetal origins of adult disease. Curr Probl Pediatr Adolesc Health Care, 2011, 41(6): 158-176.

[3] Feng C, Osgood N D, Dyck R F. Low birth weight, cumulative obesity dose, and the risk of incident type 2 diabetes. J Diabetes Res, 2018, 2018: 8435762.

[4] Mitchell E A, Stewart A W, Braithwaite I, et al. Birth weight and subsequent body mass index in children: an international cross-sectional study. Pediatr Obes, 2017, 12(4): 280-285.

[5] Terzic A, Waldman S. Chronic diseases: the emerging pandemic. Clin Transl Sci, 2011, 4(3): 225-226.

[6] World Helath Organization. Global action plan for the prevention and control of noncommunicable diseases: 2013-2020. 2013.

[7] NCD Countdown 2030 collaborators. NCD Countdown 2030: worldwide trends in non-communicable

disease mortality and progress towards Sustainable Development Goal target 3.4. Lancet, 2018, 392(10152): 1072-1088.

[8] Wang Y, Wang J. Modelling and prediction of global non-communicable diseases. BMC Public Health, 2020, 20(1): 822.

[9] Piernas C, Wang D, Du S, et al. Obesity, non-communicable disease (NCD) risk factors and dietary factors among Chinese school-aged children. Asia Pac J Clin Nutr, 2016, 25(4): 826-840.

[10] Dennison E M, Syddall H E, Sayer A A, et al. Birth weight and weight at 1 year are independent determinants of bone mass in the seventh decade: the Hertfordshire cohort study. Pediatr Res, 2005, 57(4): 582-586.

[11] Wang Z, Li C, Yang Z, et al. Infant exposure to Chinese famine increased the risk of hypertension in adulthood: results from the China Health and Retirement Longitudinal Study. BMC Public Health, 2016, 16: 435.

[12] Alabduljabbar S, Zaidan S A, Lakshmanan A P, et al. Personalized nutrition approach in pregnancy and early life to tackle childhood and adult non-communicable diseases. Life (Basel), 2021, 11(6): 467.

[13] Tzioumis E, Adair LS. Childhood dual burden of under- and overnutrition in low- and middle-income countries: a critical review. Food Nutr Bull, 2014, 35(2): 230-243.

[14] Daraki V, Georgiou V, Papavasiliou S, et al. Metabolic profile in early pregnancy is associated with offspring adiposity at 4 years of age: the Rhea pregnancy cohort Crete, Greece. PLoS One, 2015, 10(5): e0126327.

[15] Martín-Estal I, Castorena-Torres F. Gestational diabetes mellitus and energy-dense diet: what is the role of the Insulin/IGF axis? Front Endocrinol (Lausanne), 2022, 13: 916042.

[16] Warner M J, Ozanne S E. Mechanisms involved in the developmental programming of adulthood disease. Biochem J, 2010, 427(3): 333-347.

[17] Campodonico-Burnett W, Hetrick B, Wesolowski S R, et al. Maternal obesity and western-style diet impair fetal and juvenile offspring skeletal muscle insulin-stimulated glucose transport in nonhuman primates. Diabetes, 2020, 69(7): 1389-1400.

[18] Musial B, Vaughan O R, Fernandez-Twinn D S, et al. A Western-style obesogenic diet alters maternal metabolic physiology with consequences for fetal nutrient acquisition in mice. J Physiol, 2017, 595(14): 4875-4892.

[19] Freinkel N. Banting Lecture 1980. Of pregnancy and progeny. Diabetes, 1980, 29(12): 1023-1035.

[20] Risnes K R, Vatten L J, Baker J L, et al. Birthweight and mortality in adulthood: a systematic review and meta-analysis. Int J Epidemiol, 2011, 40(3): 647-661.

[21] Forsén T, Eriksson J, Tuomilehto J, et al. The fetal and childhood growth of persons who develop type 2 diabetes. Ann Intern Med, 2000, 133(3): 176-182.

[22] Woo K T, Choong H L, Wong K S, et al. The contribution of chronic kidney disease to the global burden of major noncommunicable diseases. Kidney Int, 2012, 81(10): 1044-1045.

[23] Hanson M A, Gluckman P D. Early developmental conditioning of later health and disease: physiology or pathophysiology? Physiol Rev, 2014, 94(4): 1027-1076.

[24] Luyckx V A, Bertram J F, Brenner B M, et al. Effect of fetal and child health on kidney development and long-term risk of hypertension and kidney disease. Lancet, 2013, 382(9888): 273-283.

[25] Tain Y L, Hsu C N. Developmental origins of chronic kidney disease: should we focus on early life? Int J Mol Sci, 2017, 18(2): 381.

[26] Chong E, Yosypiv I V. Developmental programming of hypertension and kidney disease. Int J Nephrol, 2012, 2012: 760580.

[27] Schlegel R N, Moritz K M, Paravicini T M. Maternal hypomagnesemia alters renal function but does not program changes in the cardiovascular physiology of adult offspring. J Dev Orig Health Dis, 2016, 7(5): 473-480.

[28] Wu L, Shi A, Zhu D, et al. High sucrose intake during gestation increases angiotensin Ⅱ type 1 receptor-mediated vascular contractility associated with epigenetic alterations in aged offspring rats. Peptides, 2016, 86:133-144.

[29] Tain Y L, Wu K L, Lee W C, et al. Maternal fructose-intake-induced renal programming in adult male offspring. J Nutr Biochem, 2015, 26(6): 642-650.

[30] Kett M M, Denton K M. Renal programming: cause for concern? Am J Physiol Regul Integr Comp Physiol, 2011, 300(4): R791-803.

[31] Tain Y L, Joles J A. Reprogramming: a preventive strategy in hypertension focusing on the kidney. Int J Mol Sci, 2015, 17(1): 23.

[32] Paauw N D, van Rijn B B, Lely A T, et al. Pregnancy as a critical window for blood pressure regulation in mother and child: programming and reprogramming. Acta Physiol (Oxf), 2017, 219(1): 241-259.

[33] Li P K, Garcia-Garcia G, Lui S F, et al. Kidney health for everyone everywhere-from prevention to detection and equitable access to care. Pediatr Nephrol, 2020, 35(10): 1801-1810.

[34] Wood-Bradley R J, Barrand S, Giot A, et al. Understanding the role of maternal diet on kidney development; an opportunity to improve cardiovascular and renal health for future generations. Nutrients, 2015, 7(3): 1881-1905.

[35] Hsu C N, Tain Y L. The Good, the bad, and the ugly of pregnancy nutrients and developmental programming of adult disease. Nutrients, 2019, 11(4): 894.

[36] Lee Y Q, Collins C E, Gordon A, et al. The relationship between maternal nutrition during pregnancy and offspring kidney structure and function in humans: a systematic review. Nutrients, 2018, 10(2): 241.

[37] Painter R C, Roseboom T J, van Montfrans G A, et al. Microalbuminuria in adults after prenatal exposure to the Dutch famine. J Am Soc Nephrol, 2005, 16(1): 189-194.

[38] Levin A, Tonelli M, Bonventre J, et al. Global kidney health 2017 and beyond: a roadmap for closing gaps in care, research, and policy. Lancet, 2017, 390(10105): 1888-1917.

[39] Luyckx V A, Tonelli M, Stanifer J W. The global burden of kidney disease and the sustainable development goals. Bull World Health Organ, 2018, 96(6): 414-422D.

[40] Thorn S R, Rozance P J, Brown L D, et al. The intrauterine growth restriction phenotype: fetal adaptations and potential implications for later life insulin resistance and diabetes. Semin Reprod Med, 2011, 29(3): 225-236.

[41] Harder T, Rodekamp E, Schellong K, et al. Birth weight and subsequent risk of type 2 diabetes: a meta-analysis. Am J Epidemiol, 2007, 165(8): 849-857.

[42] Vaiserman A M. Early-life nutritional programming of type 2 diabetes: experimental and quasi-experimental evidence. Nutrients, 2017, 9(3): 236.

[43] Zheng J, Xiao X, Zhang Q, et al. DNA methylation: the pivotal interaction between early-life nutrition and glucose metabolism in later life. Br J Nutr, 2014, 112(11): 1850-1857.

[44] Gaillard R, Steegers E A, Duijts L, et al. Childhood cardiometabolic outcomes of maternal obesity during pregnancy: the Generation R Study. Hypertension, 2014, 63(4): 683-691.

[45] Lurbe E, Garcia-Vicent C, Torro M I, et al. Associations of birth weight and postnatal weight gain with

cardiometabolic risk parameters at 5 years of age. Hypertension, 2014, 63(6): 1326-1332.

[46] Duijts L, Reiss I K, Brusselle G, et al. Early origins of chronic obstructive lung diseases across the life course. Eur J Epidemiol, 2014, 29(12): 871-885.

[47] Frazier A L, Camargo C A, Jr, Malspeis S, et al. Prospective study of peripregnancy consumption of peanuts or tree nuts by mothers and the risk of peanut or tree nut allergy in their offspring. JAMA Pediatr, 2014, 168(2): 156-162.

[48] Davies P S, Funder J, Palmer D J, et al. Early life nutrition and the opportunity to influence long-term health: an Australasian perspective. J Dev Orig Health Dis, 2016, 7(5): 440-448.

[49] Grieger J A, Wood L G, Clifton V L. Antioxidant-rich dietary intervention for improving asthma control in pregnancies complicated by asthma: study protocol for a randomized controlled trial. Trials, 2014, 15: 108.

[50] Wang C, Xu J, Yang L, et al. Prevalence and risk factors of chronic obstructive pulmonary disease in China [the China Pulmonary Health (CPH) study]: a national cross-sectional study. Lancet, 2018, 391(10131): 1706-1717.

[51] Zhou M, Wang H, Zeng X, et al. Mortality, morbidity, and risk factors in China and its provinces, 1990-2017: a systematic analysis for the Global Burden of Disease Study 2017. Lancet, 2019, 394(10204): 1145-1158.

[52] GBD 2019 Chronic Respiratory Diseases Collaborators. Global burden of chronic respiratory diseases and risk factors, 1990-2019: an update from the Global Burden of Disease Study 2019. eClinicalMedicine, 2023, 59: 101936.

[53] Adeloye D, Song P, Zhu Y, et al. Global, regional, and national prevalence of, and risk factors for, chronic obstructive pulmonary disease (COPD) in 2019: a systematic review and modelling analysis. Lancet Respir Med, 2022, 10(5): 447-458.

[54] Global Initiative for Chronic Obstructive Lung Disease. Global strategy for the diagnosis, management, and prevention of chronic obstructive pulmonary disease (2020 report). 2020.

[55] 国家卫生健康委疾病预防控制局. 中国居民营养与慢性病状况报告（2020 年）. 北京：人民卫生出版社，2022.

[56] Calogero C. Developmental physiology: Lung function during growth and development from birth to old age. Shieffield, UK: European Respiratory Society, 2010.

[57] Postma D S, Bush A, van den Berge M. Risk factors and early origins of chronic obstructive pulmonary disease. Lancet, 2015, 385(9971): 899-909.

[58] Quanjer P H, Stanojevic S, Cole T J, et al. Multi-ethnic reference values for spirometry for the 3-95-yr age range: the global lung function 2012 equations. Eur Respir J, 2012, 40(6): 1324-1343.

[59] Deolmi M, Decarolis N M, Motta M, et al. Early origins of chronic obstructive pulmonary disease: prenatal and early life risk factors. Int J Environ Res Public Health, 2023, 20(3): 2294.

[60] Vogelmeier C F, Criner G J, Martinez F J, et al. Global strategy for the diagnosis, management, and prevention of chronic obstructive lung disease 2017 report: GOLD Executive Summary. Eur Respir J, 2017, 49(3) :1700214.

[61] Andreeva E, Pokhaznikova M, Lebedev A, et al. The Prevalence of chronic obstructive pulmonary disease by the global lung initiative equations in north-western russia. Respiration, 2016, 91(1): 43-55.

[62] Lamprecht B, McBurnie M A, Vollmer W M, et al. COPD in never smokers: results from the population-based burden of obstructive lung disease study. Chest, 2011, 139(4): 752-763.

[63] Shirtcliffe P, Marsh S, Travers J, et al. Childhood asthma and GOLD-defined chronic obstructive pulmonary disease. Intern Med J, 2012, 42(1): 83-88.

[64] Savran O, Ulrik C S. Early life insults as determinants of chronic obstructive pulmonary disease in adult life. Int J Chron Obstruct Pulmon Dis, 2018, 13: 683-693.

[65] Svanes C, Sunyer J, Plana E, et al. Early life origins of chronic obstructive pulmonary disease. Thorax, 2010, 65(1): 14-20.

[66] Stern D A, Morgan W J, Wright A L, et al. Poor airway function in early infancy and lung function by age 22 years: a non-selective longitudinal cohort study. Lancet, 2007, 370(9589): 758-764.

[67] Lange P, Celli B, Agusti A, et al. Lung-Function Trajectories Leading to Chronic Obstructive Pulmonary Disease. N Engl J Med, 2015, 373(2): 111-122.

[68] Tashkin D P, Altose M D, Bleecker E R, et al. The lung health study: airway responsiveness to inhaled methacholine in smokers with mild to moderate airflow limitation. The Lung Health Study Research Group. Am Rev Respir Dis, 1992, 145(2 Pt 1): 301-310.

[69] Turner S W, Young S, Landau L I, et al. Reduced lung function both before bronchiolitis and at 11 years. Arch Dis Child, 2002, 87(5): 417-420.

[70] Brauer M, Hoek G, Smit H A, et al. Air pollution and development of asthma, allergy and infections in a birth cohort. Eur Respir J, 2007, 29(5): 879-888.

[71] Labaki W W, Rosenberg S R. Chronic obstructive pulmonary disease. Ann Intern Med, 2020, 173(3): ITC17-ITC32.

[72] Saklayen M G. The global epidemic of the metabolic syndrome. Curr Hypertens Rep, 2018, 20(2): 12.

[73] Zarocostas J. Need to increase focus on non-communicable diseases in global health, says WHO. BMJ, 2010, 341: c7065.

[74] Liao L, Deng Y, Zhao D. Association of low birth weight and premature birth with the risk of metabolic syndrome: a meta-analysis. Front Pediatr, 2020, 8: 405.

[75] Belbasis L, Savvidou M D, Kanu C, et al. Birth weight in relation to health and disease in later life: an umbrella review of systematic reviews and meta-analyses. BMC Med, 2016, 14(1): 147.

[76] Lumey L H. Reproductive outcomes in women prenatally exposed to undernutrition: a review of findings from the Dutch famine birth cohort. Proc Nutr Soc, 1998, 57(1): 129-135.

[77] Schulz L C. The Dutch Hunger Winter and the developmental origins of health and disease. Proc Natl Acad Sci USA, 2010, 107(39): 16757-16758.

[78] Lillycrop K A, Burdge G C. Breast cancer and the importance of early life nutrition. Cancer Treat Res, 2014, 159: 269-285.

[79] Burdge G C, Lillycrop K A, Jackson A A. Nutrition in early life, and risk of cancer and metabolic disease: alternative endings in an epigenetic tale? Br J Nutr, 2009, 101(5): 619-630.

[80] Nindrea R D, Usman E, Katar Y, et al. Dataset of Indonesian women's reproductive, high-fat diet and body mass index risk factors for breast cancer. Data Brief, 2021, 36:107107

[81] Jennings B A, Willis G. How folate metabolism affects colorectal cancer development and treatment; a story of heterogeneity and pleiotropy. Cancer Lett, 2015, 356(2 Pt A): 224-230.

[82] Callréus M, McGuigan F, Åkesson K. Birth weight is more important for peak bone mineral content than for bone density: the PEAK-25 study of 1,061 young adult women. Osteoporos Int, 2013, 24(4): 1347-1355.

[83] Antoniades L, MacGregor A J, Andrew T, et al. Association of birth weight with osteoporosis and osteoarthritis in adult twins. Rheumatology (Oxford), 2003, 42(6): 791-796.

[84] Javaid M K, Crozier S R, Harvey N C, et al. Maternal vitamin D status during pregnancy and childhood bone mass at age 9 years: a longitudinal study. Lancet, 2006, 367(9504): 36-43.

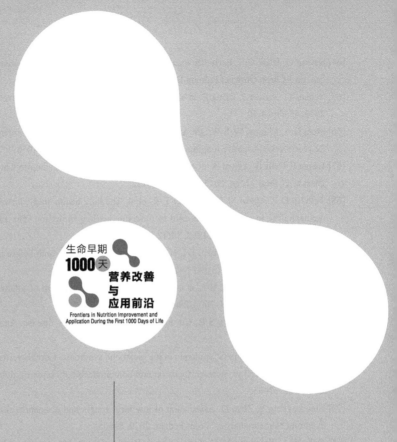

生命早期1000天与未来健康

Early Life During the First 1000 Days and Future Health

第 8 章

生命早期营养与肥胖

肥胖（Obesity）及其相关的非传染性疾病，如 2 型糖尿病、心脏病和癌症等，给社会、特别是医疗保健系统带来巨大负担，是一个日益严重的全球性公共卫生问题。肥胖既可以被看作是一种疾病，同时也是引起慢性疾病和其它疾病状态的重要危险因素之一。肥胖患者面临发生一系列合并症的风险，包括心血管疾病（CVD）、胃肠道疾病、2 型糖尿病（T2DM）、关节和肌肉疾病、呼吸系统问题和心理问题等，这可能会严重影响他们的生活质量并增加死亡的风险。

肥胖通常归因于高热量膳食以及身体热量消耗减少。毫无疑问，这些因素是肥胖的重要影响因素。然而越来越多的科学证据表明，在生命的最初 1000 天，营养、生活方式和其它环境因素对生命后期阶段的生理、功能、健康和疾病发生发展轨迹等产生重要影响 [1]。生命最初 1000 天的不良事件可能会影响长期健康，决定超重、肥胖和慢性非传染性疾病（NCDs）如高血压、心血管疾病和 2 型糖尿病的发病风险。越来越多的证据表明，在生命早期即产前和产后发育的关键和敏感时期，不良的环境暴露会引发胎儿 / 婴儿生理功能的永久性变化，使身体面临代谢紊乱的风险，对后期的健康具有重要的调节作用，这种现象通常被称为"编程"或"代谢编程"或"程序化"（programming）[2]。人们越来越认识到，产前和婴儿期不良环境暴露的影响，尤其是营养是重要的因素之一。大量流行病学和实验已经证实，生命早期的不良暴露（如营养缺乏）会增加儿童及成年期患肥胖的易感性。低出生体重以及婴儿期追赶性生长或婴儿早期的加速生长均增加成年期发生肥胖的风险。母亲孕前和妊娠期肥胖，或婴儿出生体重过高，也将增加儿童和成年期发生肥胖的风险。在这些生命早期的危险因素中，妊娠期和婴儿期的营养起了至关重要的作用。

肥胖在全球范围内呈现出快速增长的趋势，已成为全球性的健康问题。据世界卫生组织（WHO）的数据显示，全球有约 21 亿人口超重，其中 4.6 亿人口患有肥胖 [3]。在不同地区和国家，肥胖的流行趋势和特征存在一定的差异。下面将从公共卫生的角度讨论肥胖这一课题，其中包括人群中肥胖的流行情况及流行趋势，生命早期营养与肥胖发生的关系，以及基于证据，强调了生命早期干预的重要性，总结了生命早期的干预措施，希望未来从生命早期营养的角度应对全球的肥胖流行。

8.1　经济发展与膳食模式变迁和肥胖率的关联

中国正处在转型期，多年的社会和国民经济发展，使人们的膳食和体力活动水平发生了巨大变化。与其他大多数新兴国家一样，超重和肥胖已经成为中国成年人重要的公共卫生问题。我国全国性调查和监测数据显示，在过去的 40 多年，我国人群的超重和肥胖患病率呈现急剧上升趋势 [4-6]。

8.1.1　国民经济发展与人群超重和肥胖患病率的变化趋势

自 1978 年改革开放至今，我国的国民经济取得了持续快速发展，国民收入明显增加。与此同时，生活方式和膳食模式也发生了相当大的变化，劳动强度和体力活动强度普遍下降，平均体重和超重与肥胖率在我国城乡各类人群中均呈现迅速上升趋势，已经成为一种重要的流行病，导致医疗负担明显增加，已经对国家的公共卫生系统产生了深刻影响与巨大挑战[7]。

GDP 及人均 GDP 数据与人群超重的关系，见表 8-1。例如，2002 年我国 GDP 为 120480.4 亿元（人均 GDP 为 9506 元），到 2010 年 GDP 达到 412119.3 亿元（人均 GDP 为 30808 元），2015 年达到 688858.2 亿元。与 2002 年全国居民营养与健康状况调查相比，到 2015 年过去 13 年间我国大城市 18 岁以上成年居民的超重率明显上升，2002 年大城市 18 岁以上成年男女的超重率分别为 32.0%和 27.8%，到 2015 年大城市 18 岁以上成年男女的超重率分别达到为 35.3% 和31.2%，《中国居民慢性病及危险因素监测报告 2018》显示我国居民超重率仍呈上升态势[4,6,8]。期间肥胖的发生率也略有上升，其中男性肥胖率上升的明显，而女性肥胖率变化不大[4]。与 2013 年的全国调查结果相比，2016～2017 年我国 0～5 岁儿童虽然超重率从 8.4% 降低到 6.8%，但是肥胖率从 3.1% 上升到 3.6，而且农村上升较快[4]。

表 8-1 国内生产总值及人均国内生产总值与人群超重的关系

年份	GDP/ 亿元	人均 GDP/ 元	城市超重率 /%	文献来源
2018	919281.1	65534	36.1(M),32.5(F)	2018 年慢性病监测
2015	688858.2	49922	35.3(M),31.2(F)	2015 年营养监测
2010	412119.3	30808	38.8(M),30.8(F)	2010 年营养监测
2002	120480.4	9056	32.0(M),27.8(F)	2002 年营养调查

注：GDP 及人均 GDP 数据引自《国家统计数据库》；M—男性；F—女性。

采用 WHO 推荐的判定标准，2002 年我国 18 岁及以上成人的超重率为 18.9%，肥胖率为 2.9%。而采用 WHO 推荐的亚洲人判定标准，患病率更高，超重和肥胖率分别为 31% 和 12.1%[9-10]。按照我国卫生部发布的超重和肥胖判定标准，中国成人超重率达 22.8%，肥胖率为 7.1%。从 1992～2002 年，成人超重率和肥胖率分别上升了 39% 和 97%；2018 年全国慢性病的监测结果显示，我国 18 岁以上城乡居民肥胖率仍呈上升态势，全国平均为 16.4%（城乡分别为 17.5% 和 15.3%）[8]。在我国大城市，7～17 岁儿童和青少年的超重率为 13%，肥胖率为 8%[6,11]。父母超重与肥胖通常会影响到与其共同生活的年轻一代。

每标准人日能量摄入在 1982 年为 2491kcal，2002 年为 2250kcal[6]，表明在这二十年间，不论城市还是农村，平均每日膳食能量摄入没有太大变化。超重和肥胖人口的增加主要是由于身体活动减少造成的。据在北京和广州进行的一项研究报告，在这十年间，49% 的中国人的身体活动水平都在明显减少 [12]。2002 年，只有 15% 的城市居民能有规律地进行身体锻炼，而中国人均每天看电视时间为 2.1 小时，随着看电视时间的增加，人群发生超重和肥胖的风险也增加 [6]。

随着国民经济的快速发展，人均收入将会持续增加，国民的生活方式发生了巨大变化，劳动强度降低和身体活动减少，超重与肥胖成为一种重要的流行病，是影响我国居民健康状况与生命的一大危害。

8.1.2   我国居民膳食模式的变迁

在过去的近几十年里，随着我国经济的发展和人民生活水平的提高，我国人民的温饱问题已基本解决，人民生活水平在向小康型生活迈进的过程中，膳食结构和营养状况发生了显著变化，已经有了足够的食物，而且供给的食物数量和种类日益丰富，伴随着生活方式和膳食结构发生了相当大的变化，城乡居民的膳食结构发生了明显变迁。膳食脂肪供能超过 30% 的比例不断增加，其中在城市和高收入组人群中高脂肪膳食比农村和低收入组人群更为普遍，对于各个收入组，消费低脂肪膳食的成年人比例在减少。这种膳食的改变是中国膳食结构长期显著变迁的一部分 [13]。

随着家庭收入的增加，居民的食物选择也随之发生了变化。膳食变化的特点表现在：粮谷类和根茎类食物摄入总量显著减少，而且从粗制谷类食物向精制谷类食物转变；蔬菜消费量减少；动物性食物和食用油的消费量大幅度增加，特别是蛋类及其制品和畜禽肉类增加更为明显，用高脂肪膳食取代了传统的高碳水化合物类膳食，膳食模式表现为高脂肪、低碳水化合物（低膳食纤维），体力活动的水平也朝静坐性职业和生活方式的方向发展，这种生活方式的变化导致平均体重和超重与肥胖率在我国城乡各类人群中均呈现迅速上升 [14]。

我国居民经历的这样膳食模式变迁与大多数新兴发展中国家的情况相似 [15-16]。其明显的特点表现为由过去一种传统健康的、高膳食纤维、低能量的膳食，过渡到消费精制碳水化合物、高总脂肪和红肉的膳食，同时伴随膳食纤维摄入量的明显降低 [17]。更需要特别关注的是，由于容易买到廉价不健康的商品植物油，增加了膳食脂肪和反式脂肪酸的摄入量 [18]。这些不健康的膳食行为导致人群肥胖和 2 型糖尿病发病率逐年增加 [19]。

根据 30 多年的全国性调查结果（表 8-2），我国城乡每标准人日的膳食总能量摄入量呈现降低趋势，蛋白质摄入总量总体变化不明显，但是脂肪摄入量城乡均增加明显。我国城乡每标准人日的膳食由脂肪提供的能量比例升高明显，全国平均从 1982 年的 17.4% 增长到 2002 年的 29.6%，其中城市由 25.2% 增长到 35.0%，城市居民脂肪供能比已经超过了 WHO 建议的 30% 的上限，特别是大城市的居民，2010 年 34 个大城市和 16 个中小城市的调查数据显示脂肪供能比已高达 38.4%；粮谷类食物供能比，城市从 65.0% 下降到 48.5%，2010 年降低到 40.4%；农村居民从 1982 年的 74.6% 下降到 2002 年的 61.5%。动物性食物的每标准人日消费量也明显增加，全国平均由 1982 年的 52.6g 升高到 2002 年的 130g，其中城市由 99.1g 升高到 182.5g，2016 ～ 2017 年全国居民营养与健康状况监测结果略有下降 [135.3g/（人·日）][4,6,20]。

表 8-2　1982 ～ 2015 年我国每标准人日能量与蛋白质和脂肪摄入量

时间 / 年	能量 /kJ			蛋白质 /g			脂肪 /g		
	全国	城市	农村	全国	城市	农村	全国	城市	农村
2015	8334.5	8054.1	8530.0	60.4	62.7	58.7	79.1	80.4	78.1
2010 ～ 2012	9047.1	8555.2	9521.4	64.2	65.2	63.3	79.7	83.6	76.0
2002	9420.6	8930.0	9609.0	65.9	69.0	64.6	76.2	85.5	72.7
1992	9746.3	10023.8	9602.7	68.0	75.1	64.3	58.3	77.7	48.3
1982	10428.6	10255.7	10502.7	66.7	66.8	66.6	48.1	68.3	39.6

　　根据我国九省区市居民膳食结构与营养状况变迁的追踪研究，1989 ～ 2004 年成人食物消费趋势表现为谷类和根茎类食物消费量下降，导致植物性食物消费量呈现逐年下降趋势，同时动物性食物，尤其是畜禽肉类及其制品、乳类和蛋类食物的平均消费量呈明显上升趋势，由于猪肉及其制品的消费量明显增加，导致脂肪供能比提高，油脂特别是植物油的消费量也呈增加趋势，加之动物性食物消费量提高，因而脂肪提供的能量比例显著提高 [13]。

　　上述数据说明，我国城乡居民膳食模式的巨大变迁预示着我国居民膳食朝着不利健康的方向发展，并且伴随国民经济的持续增长，这一个变化仍在迅速发展，尤其是在经济快速发展的农村和由农村迁移城市的人群中将可能成为更为突出的问题。

8.1.3　城市化进程中移民人群的超重与肥胖患病率

　　关于我国城乡人群中超重与肥胖的调查与监测数据较多。但是在我国明显加快城市化进程中，有越来越多的农村人口迁移到城市，关于这些移民人口中肥胖 / 超重患病率的研究十分有限。由从农村到城市的移民数量持续上升，在城市卫生服务中农村移民是最弱势的群体，很少受到关注 [21]，在未来，这个群体的健康状况是迫切需要关注的问题，了解这些移民群体的健康状况以及变化趋势是非常重要的。根据 2023 年发布的《城市蓝皮书：中国城市发展报告 No.15》的数据，我国城镇化率已达 63.9%，城镇化规模居世界第一名。2010 年与 2000 年相比，我国城镇人口新增 1.63 亿，城镇化率提高 10.4%，从我国的城镇化规模来看，不论是年净增量还是城镇人口总量，都已经长期处于世界第一的位置。1996 ～ 2005 年，每年新增的城镇人口数量超过 2000 万。2006 ～ 2009 年，每年新增的城镇人口数量约为 1500 万[22]。

目前我国还缺少城市化进程中移民人口的肥胖 / 超重率全国性数据。根据 2010 年北京市崇文区流动人口健康状况调查，成人超重率、肥胖率分别为 26.1% 和 5.9%[23]；另一项北京某城区的调查结果显示 18 岁以上在本地居住 6 个月及以上的流动人口中，超重和肥胖率分别为 29% 和 13.2%，提示在我国城市流动人口的慢性病或其危险因素的患病水平已经接近甚至超过大城市的居民[24]。根据 2007 年底在湖北省宜昌市夷陵区多阶段整群随机抽样调查结果显示，三峡坝区移民的 2 型糖尿病患病率高于非移民的患病率，与超重或肥胖、中心性肥胖密切相关[25]。在 1996 ～ 2007 年四川省凉山彝族自治州彝族移民的研究中[26]，特定年龄和性别的 BMI 显著增加，超重率从 1996 年的 17.24% 显著上升至 2007 年的 26.24%（OR=1.06，$P < 0.001$）；肥胖患病率从 1996 年的 1.21% 上升到 2007 年的 4.55%（OR=1.15，$P < 0.001$），说明由于这些移民群体生活方式的改变，导致了城市移民人口发生超重和肥胖的风险显著增加，然而，已有调查结果提示城市中这些外来人口还缺少相应的医疗与健康保障[27]。

随着经济发展和继续加快推进城市化进程，我国发生了大规模的农村人口迁移到城市，这些人受教育程度低、收入低，目前也缺少相应的医疗卫生保障体系。这些移民人口中营养相关的超重和肥胖发生率呈现急剧上升趋势，需要高度关注移民人群的营养状况改善与健康教育。

8.2 肥胖人群的分布特点

8.2.1 地域分布

肥胖已不再是高收入国家的健康问题，而是在全球范围内普遍流行。2014 年，世界上超重和肥胖的人数首次超过了营养不足的人数。例如，根据 2015 年的数据，墨西哥成为世界上肥胖人口最多的国家，其肥胖率已经超过 35%[28]。同时，中东和北非地区、亚洲和太平洋地区的肥胖人口数量也在增加[3]。而在高收入国家，肥胖率的增长已经相对趋于稳定。

8.2.2　年龄与性别分布

肥胖的流行趋势也存在着性别和年龄的差异。在儿童和青少年中，肥胖也已成为一个全球性的流行问题。根据 WHO 数据，截至 2022 年，全球约有 1.5 亿 5 ~ 19 岁儿童和青少年超重或肥胖。而在成年人中，肥胖主要影响中老年人群。一些研究表明，随着年龄增长，肥胖率呈现上升趋势，成年女性的肥胖率通常高于男性[29]。

8.2.3　社会经济因素的影响

肥胖在不同社会经济阶层的人群中流行的程度也存在差异。在一些中低收入国家，肥胖主要影响城市地区和高收入人群[16]。而在高收入国家，肥胖更多地影响农村地区和低收入人群。这与社会经济因素、生活方式和膳食结构的不同有关。

总之，肥胖是一个全球性的健康问题，不仅在全球范围内流行，也在我国呈现出非常明显的特征和趋势。认识和应对肥胖问题已成为我们面临的严峻挑战。肥胖本身不仅对个体健康是一种不利因素，而且也是许多其他非传染性疾病的前奏（危险因素），例如代谢综合征和心血管疾病等。这不仅适用于发达国家，而且在发展中国家也变得越来越显著，这些国家正在经历快速的社会经济转型，导致营养不足和营养过剩并存。

8.3　我国人群超重、肥胖的趋势

8.3.1　成人超重、肥胖

自二十世纪八十年代以来，中国的肥胖率已经显著增加。根据国家卫生健康委员会发布的数据，2012 年中国成人超重率和肥胖率分别为 30.1% 和 11.9%[30]，而 2019 年的数据则显示，中国成人超重率和肥胖率分别为 43.8% 和 16.4%[8]，呈现持续上升的趋势。

8.3.1.1　不同地区的肥胖率存在显著差异

根据国家卫生健康委员会疾病预防控制局发布的《中国居民营养与慢性病状况报告（2020 年）》，肥胖率存在明显城乡差别，城市高于农村（17.5% 与 15.3%），城乡居民的肥胖率均高于 2015 年发布的结果[4]，城乡分别上升了 4.3 和 4.8 个百分点，农村居民肥胖率上升的较快[8]。2009 年北京和重庆两地 79012 名城乡成人超重肥胖流行病学调查结果显示，北方居民肥胖和中心性肥胖患病率显著高于西南地区（肥胖率 15.0% 与 10.3%，$P < 0.001$；中心性肥胖率 50.2% 与 44.6%，$P < 0.001$)[31]。

8.3.1.2 在不同年龄人群中肥胖的流行程度不同

2019 年的数据显示，中国 40 岁以上的中老年人群肥胖率较高，其中 50 ～ 59 岁年龄组的肥胖率最高，达到了 21.7%。同时，青少年肥胖也呈现出逐年上升的趋势，2019 年我国儿童和青少年肥胖率为 9.6%[32]，2019 年 15 ～ 19 岁年龄组的肥胖率已经达到了 8.8%[2]。而在成年人中，肥胖主要影响中老年人群。

8.3.1.3 经济发展对肥胖的影响

随着城市化的加速和生活水平的提高，我国居民的膳食结构发生了明显变化，高能量、高脂肪、高糖分的食物越来越普遍，而缺乏运动和久坐的生活方式也成为普遍问题。同时，我国的家庭收入和家庭教育水平也对肥胖问题产生了影响。

8.3.2 儿童超重、肥胖

近年全球儿童超重、肥胖率呈现持续上升态势，已成为严重威胁儿童健康的重要公共问题之一，尤其是肥胖严重影响儿童的生活质量和身心健康，也被证明是多种慢性疾病的高危因素，而且儿童期肥胖容易发展为成年肥胖，增加成年期慢性病的易感性[33]。根据 NCD Risk Factor Collaboration（NCD-RisC）汇总的 1975 ～ 2016 年期间 2416 项基于人口的测量研究，涵盖 1.289 亿儿童、青少年和成人，分析了 BMI、低体重、超重和肥胖的变化趋势，全球年龄标化（5 ～ 19 岁）的肥胖率 1975 年男女孩分别为 0.9% 和 0.7%，到 2017 年增加到 7.8% 和 5.6%[34]。尽管许多高收入国家的儿童超重、肥胖仍处于高水平，但是上升趋势趋于稳定，然而在亚洲地区以及大多数新型经济体则处于加速上升状态。

40 年前中国儿童的超重、肥胖并不是主要公共卫生问题，随着生活水平的提高，基于高热量、高脂、高糖食物摄入量的显著增加，膳食结构不合理、体力活动量减少等原因，我国儿童少年超重、肥胖检出率呈现大幅增加的趋势。1992 年的调查结果显示上升的趋势，自 2002 年开始则增加迅速，以东部和中部地区 0 ～ 5 岁儿童的超重和肥胖率相对较高[4,35]。根据 2002 年（《中国居民营养与健康状况调查报告》）[6]、2010 ～ 2013 年[36] 和 2015 ～ 2017 年[4] 的《中国居民营养与健康状况监测报告》，尽管 2015 ～ 2017 年监测数据与前两次相比，我国 0 ～ 5 岁儿童的超重率有所降低，但是肥胖仍呈现上升态势，如图 8-1 和图 8-2 所示。

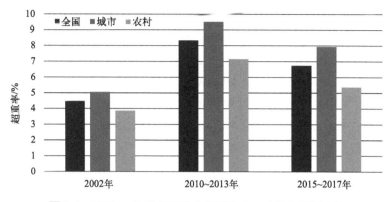

图 8-1　2002 ～ 2017 年三次全国调查 0 ～ 5 岁儿童超重率

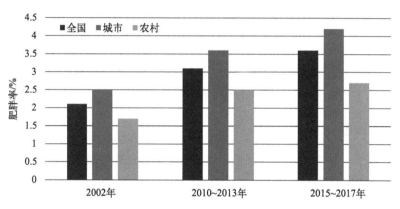

图 8-2　2002 ～ 2017 年三次全国调查 0 ～ 5 岁儿童肥胖率

　　根据北京、天津、上海、海口、成都、武汉、柳州 7 个城市幼儿园 3494 名
3 ～ 6 岁儿童的调查，学龄前儿童超重、肥胖的检出率较高，超重和肥胖率分别
为 10.88% 和 7.87%，平均半年的增长率分别为 3.76% 和 10.34%[37]。袁金娜等[38]
分析了 2009 ～ 2019 年北京和天津、浙江、广西地域、性别、年龄匹配的 14597
对 6 ～ 15 岁儿童超重和肥胖的变化趋势，结果显示尽管总体肥胖率增长趋势减缓
（11.9% 与 12.4%），但是超重率仍呈上升趋势（由 17.1% 升至 19.1%）。

8.4　评价方法

8.4.1　人体测量评价

　　人体测量评估是评价肥胖最常用的方法之一，通常使用多种指标进行评估，包括体重指数（BMI）、腰围（WC）、体脂百分比（PBF）和皮肤褶皱厚度（SFT）等[39-40]。近年来，为了更准确地预测肥胖及其相关慢性病的风险，肥胖被进一步分为四类：正常体重肥胖（normal weight obese, NWO）、代谢性肥胖正常体重（metabolically obese normal weight, MONW）、代谢健康性肥胖（metabolically healthy weight obese, MHO）和代谢不健康性肥胖（metabolically unhealthy obese, MUO）或肥胖患有代谢综合征风险（"at risk" obese with metabolic syndrome）[41]。这种分类方法比以前仅使用 BMI 的分类方法更可靠。

8.4.1.1 BMI

BMI 是最常用的肥胖评估指标之一，但它只是肥胖相对数量的计算值，不能直接测量 PBF，且难以区分全身脂肪和全身瘦体重或骨量，因此使用 BMI 作为人体 PBF 指标可能不准确，不能作为心血管危险因素[41-42]。如果单纯使用 WHO 的 BMI 临界值应用于人群肥胖评估将会导致错误分类，相当多的受试者，包括男性和女性，不应仅根据他们的 BMI 被归类为肥胖。虽然 BMI 有其局限性，但在全球范围内大多数情况下仍被公认为是一种有效的肥胖评价方法。

8.4.1.2 腰围

腰围是另一种常用的肥胖评估指标，它是指测量腰部最狭窄处的周长，可以用于评估腹部脂肪的积累程度。腹部脂肪过多与心血管疾病、2 型糖尿病和某些癌症的风险增加有关。

8.4.1.3 体脂百分比

体脂百分比是指身体脂肪总重量占体重总重量的百分比。通过测量体脂百分比，可以确定一个人的身体组成中脂肪的比例。对于 BMI 较高但肌肉量较多的个体，体脂百分比可能更能反映其真实的肥胖情况。

8.4.1.4 皮肤褶皱厚度

皮肤褶皱厚度（SFT）是指皮肤和皮下脂肪的厚度，通常测量上臂、肩胛骨和腹部等部位 SFT。SFT 测量可以作为评估身体脂肪分布的指标，因为皮肤褶皱厚度与身体脂肪量成正比。测量 SFT 的方法有多种，包括手动测量和使用专业仪器测量。使用手动测量时，需要在特定部位用测量器夹住皮肤褶皱，然后读取测量器的读数。测量结果需要和性别、年龄、身高和体重等因素一起综合考虑。SFT 的测量结果可以与其他肥胖评估指标一起使用，以提高肥胖风险评估的准确性。但需要注意的是，SFT 测量的准确性取决于测量者的技术和经验，因此建议应由专业人员进行测量。

8.4.2 生化评估

生化方法是通过检测生物体（如血液）的生化指标来评价肥胖的方法。肥胖是一种常见的代谢性疾病，除采用基本的体测评估指标外，还可以通过多种生化指标进行评估，并且在临床中得到广泛应用。如血糖、胰岛素、血脂谱、C-反应蛋白（CRP）和尿酸等是常用的生化指标。生化方法的优点在于可以提供更为详细的个体生物学信息，但需要专业的实验室技术和设备。

血糖和胰岛素是评估糖代谢的重要指标，肥胖患者常常伴随有胰岛素抵抗和糖耐量受损等问题。胰岛素是调节血糖和脂肪代谢的关键激素，肥胖者的胰岛素分泌水平通常较高，且通常伴随胰岛素抵抗。血脂包括胆固醇、甘油三酯和低密度脂蛋白胆固醇（LDL-C）等，肥胖患者的血脂水平通常升高，伴随脂质代谢异常；甘油三酯是体内储存能量的重要物质，肥胖者常常有过度的甘油三酯储存。CRP是一种炎症指标，肥胖者往往存在低级别的慢性炎症，CRP 水平可能升高。尿酸水平升高也一定程度反映肥胖患者体内物质代谢发生紊乱的程度。这些生化指标的变化与肥胖的病理生理过程密切相关，评估这些指标的变化可以更全面、客观地了解肥胖患者的代谢状态[43]。

临床检查方法是通过医生或其他医疗专业人员的观察和检查来评价肥胖的方法。常用的临床指标包括血压、心率、肺功能等。肥胖患者常伴有高血压、糖尿病等临床表现。临床检查方法的优点在于能够快速了解患者的身体状况，但依赖于医生或其他医疗专业人员的经验和技能。

8.4.3 膳食调查

膳食调查方法是通过对患者的膳食记录和日常膳食习惯进行评价来评估肥胖。常用的膳食调查方法包括 24 小时膳食回忆法、食物频率问卷调查和称重法等。这些方法可以了解患者的膳食习惯和营养素摄入情况，对肥胖的诊断和后续的治疗 /干预有一定帮助。

8.4.4 其他评价方法

除了以上常用的生化指标，肥胖评估还可以采用包括胃肠激素、肝脏酶、肌肉酶和激素等指标。胃肠激素参与食物吸收和代谢调节，肥胖患者的胃肠激素水平可能发生异常[44]。肝脏酶和肌肉酶反映肝脏和肌肉的功能和代谢状态，肥胖者常常有脂肪肝和肌肉代谢紊乱等问题[45]。激素指标包括性激素、甲状腺激素和生长激素等，肥胖患者的激素水平可能异常，其结果将会影响机体新陈代谢[46]。

近年还有采用一些新的生化指标评估肥胖状况，如瘦素、胰高血糖素样肽-1（GLP-1）、瘦素抵抗等[47-48]。瘦素是一种由脂肪组织分泌的激素，可以调节能量代谢和胰岛素敏感性。瘦素水平与肥胖、胰岛素抵抗密切相关。GLP-1 是一种由肠道 L 细胞分泌的胰高血糖素样多肽，可以促进胰岛素分泌和抑制食欲。GLP-1 的水平与肥胖、胰岛素抵抗等密切相关。瘦素抵抗是一种新型的代谢紊乱状态，与肥胖、胰岛素抵抗等密切相关[48]。

综上所述，采用不同的肥胖评价方法可以提供不同的信息，因此应根据具体情况（如个体检查和群体调查）选择合适的评价方法进行评估。

8.5 生命早期营养与肥胖发生风险

8.5.1 产前营养与肥胖

胎儿的发育取决于母体的营养环境，因此，有限（缺乏或不足）或过量的营养供应会影响胎儿细胞和器官发育、基因表达和 / 或表观基因组，最终可能会改变新陈代谢及其功能。Barker 等[49]的早期研究为母亲营养不良（妊娠期）对后代成年时期疾病的影响提供了证据，提出了"发育编程"的概念。随后许多研究也证明了母体营养过剩与后代肥胖风险增加的关系，揭示了产后婴儿营养和生长模式对后期疾病发生风险的累加影响[50-51]。

许多产前因素，如母亲膳食（总能量摄入、宏量营养素和微量营养素的摄入量）、母亲肥胖、微生物组以及许多环境因素，是导致后代患肥胖等代谢综合征等疾病的风险因素[52]。不良的母亲营养状况与异常的胎儿生长模式有关，包括低出生体重（< 2500g）、小于胎龄儿（小于胎龄儿出生体重的 10%）或胎儿生长受限、巨大儿（≥ 4000g）和大于胎龄儿（大于胎龄儿出生体重的 90%），每一种都与儿童期和成年时慢性病的发生风险增加有关。母亲肥胖、高血糖以及高脂肪和高糖摄入导致胎儿营养过剩，可能导致增加分娩巨大儿或大于胎龄儿的风险。孕前肥胖、妊娠期体重增加过多和妊娠糖尿病，反映了母亲"营养过剩"。妊娠早期体重增长过快与儿童较高的 BMI z 评分和肥胖之间的关联性更强，尤其是孕前体重在 BMI > 30kg/m² 的人群中，妊娠中期体重增长与较高的 BMI z 评分、脂肪量、瘦体重相关，尤其是在妊娠前体重正常的女性中[53]。这表明应在受孕前解决超重问题，以及在妊娠初期控制体重增加过快/过多的问题，尤其是肥胖女性。肥胖、高脂肪膳食或妊娠期间体重增加过多导致的母亲营养过剩将对其后代的出生体重产生很大影响，使其后代成年后始终表现肥胖和代谢异常[54]。较高的孕前体重指数、妊娠期体重增加过多、妊娠糖尿病和孕前不健康的生活方式会增加其后代发生超重和肥胖的长期风险[55]。一项前瞻性纵向研究结果表明，出生后第一年大量摄入含糖饮料和动物蛋白可能会增加8岁时超重的风险[56]。

英国最近的一项队列研究评估了母亲膳食摄入量和儿童膳食摄入量以及儿童10岁时肥胖之间的关系，妊娠期母亲蛋白质、脂肪摄入量与后代儿童期蛋白质和脂肪摄入量呈正相关，儿童能量和宏量营养素摄入量与儿童肥胖风险密切相关[57]。新出现的证据已经证明，婴儿期的蛋白质摄入量与后期肥胖风险之间存在关联，而且这种关联可能因蛋白质来源而异，总体而言，妊娠期间食用来自动物源（主要是肉制品）的蛋白质可能会增加后代发生超重的风险[57]。婴儿期较高的总蛋白和动物蛋白摄入量与儿童期和青春期较高的BMI相关[29]。

在母亲极度营养不良期间，宫内胎儿的发育会出现生长受限，以降低某些部位（组织或器官）生长为代价换取生存。生长表型主要表现为胰腺生长、发育速度降低和胰岛素分泌量减少，外周组织（如骨骼肌）的葡萄糖摄取能力增加，蛋白质合成和细胞生长中氨基酸利用减少[58]。宫内生长受限的生长表型，在后期摄入过多能量时，通常会增加肥胖、胰岛素抵抗和患糖尿病的风险。例如妊娠期营养不足（如妊娠期暴露于饥荒、产前蛋白质和能量补充不足等）与后期肥胖密切相关。人类历史上的饥荒为研究早期生活环境如何影响成人健康提供了独特的机会。在过去的二十年中，人们越来越关注产前暴露于饥荒如1944～1945年荷兰饥荒以及尼日利亚饥荒等对健康的长期影响。大饥荒使大多数人在这一时期处于营养不足状态。母亲妊娠期暴露于饥荒的后代，成年期体重指数高于非暴露组，中心性肥胖患病率较高[59]。1944～1945年（1944年10月到1945年4月）荷兰的冬季饥荒，出现严重的食物短缺，能量摄入从每天1500kcal减少到500kcal，包括孕妇。母亲妊娠早期暴露于荷兰饥荒的后代，尽管出生体重正常，但在出生后依然出现体重加速生长，成年后发生肥胖的风险增加[60]。母亲妊娠中期和晚期暴露于饥荒的后代出生体重低于未暴露于饥荒的婴儿，成年后发生葡萄糖耐量受损的风险增加[61]。宫内期和婴儿期暴露于尼日利亚内战饥荒的个体，约40年后患肥胖症和2型糖尿病的风险增加[62]。微量营养素在胚胎发育、胎儿生长和孕产妇健康中发挥着至关重要的作用，妊娠期微量营养素缺乏或过量会对胎儿生长产生负面影响，造成宫内发育迟缓、低出生体重或先天性畸形等。

8.5.2 出生体重与肥胖

产前胎儿生长模式可能会影响以后体脂分布和肥胖的发生发展。由于无法轻易观察到宫内发育情况，因此通常使用出生体重作为替代指标。流行病学研究证实，人类出生体重与成年期肥胖、高血压和/或胰岛素抵抗之间的关系呈"U"形曲线[63]。值得注意的是，低出生体重和高出生体重都会增加儿童期和成年时发生肥胖症的风险。研究还表明，出生后最初1～2年的生长状况可能与儿童期和成年期肥胖呈正相关，尤其是出生后经历过体重快速增长个体的体重指数更高。

8.5.2.1 高出生体重

母体肥胖和妊娠期体重过度增加与代谢性（肥胖、2型糖尿病、心血管疾病等）和非代谢性（癌症、骨质疏松症、哮喘、神经系统改变等）疾病的风险增加有关。孕前和妊娠期肥胖不仅对孕产妇健康和妊娠结局有不良影响，并且对胎儿发育也有不良影响。许多研究已经证明了妊娠环境对胚胎发育的重要性，妊娠期母亲肥胖会增加后代多个生命阶段（如出生时以及儿童期、青春期和成年期）的肥胖发生风险。具体而言，孕产妇在妊娠前和妊娠期间肥胖，包括妊娠期体重增加，与新生儿出生体重增加有关[64]。有研究结果显示，妊娠期体重增加过多与婴儿出生体重、腹围呈正相关，孕妇体重每增加1kg，婴儿出生体重增加16g[65]。妊娠期母亲肥胖可致胎儿过度生长，新生儿体重大于胎龄的风险增加，这些婴儿在成年期患代谢综合征的风险增加[66]。在妊娠糖尿病的情况下，肥胖可使孕妇分娩大于胎龄儿的风险增加一倍，而同时患2型糖尿病的情况下则可使风险增加约三倍，而且这些儿童在青少年时期就可能出现肥胖、葡萄糖耐受不良和胰岛素抵抗。这说明妊娠期高血糖环境也是儿童代谢紊乱和肥胖的重要危险因素。妊娠期间采取积极的干预措施，避免妊娠期体重过度增长，可使发生巨大儿的风险降低23%，发生大于胎龄新生儿的风险降低11%[67]。

8.5.2.2 低出生体重

低出生体重（＜2500g）是宫内营养不足导致胎儿宫内生长受限所致，出生时生长受限的婴儿通常皮下脂肪减少，但腹部脂肪水平与正常新生儿腹部脂肪水平相似，达到胎龄水平。出生时体型较小的婴儿在婴儿早期出现快速的追赶性生长，导致体脂肪量不成比例地快速增加，但瘦体重较低。这可能由于宫内生长受限的低出生体重儿，受宫外环境如丰富的碳水化合物、蛋白质等的影响，在婴儿早期快速生长以进行补偿，随之增加了发生肥胖、胰岛素抵抗等代谢紊乱的风险。

低出生体重与成年期疾病如肥胖、2型糖尿病和心血管疾病等的风险增加之间的关联现已经证实。早期的流行病学研究发现，产后加速生长的低出生体重儿患代谢综合征的风险更高。目前无论在出生体重最低还是最高的群体中，代谢综合征的患病率均在逐渐上升。然而在出生体重最低的个体患代谢综合征的风险是出生时体重最重个体的 10 倍，出生体重在 2500g 或以下的 64 岁男性中，22% 患有代谢综合征 [68]。

8.5.2.3 产后追赶性生长的累加风险

出生时小于胎龄的婴儿，出生后表现出生长加速的现象，这种现象被认为是"追赶性"生长。胎儿宫内生长速度已被证明与产后早期生长速度呈负相关，与出生时体重较大的婴儿相比，出生时体重较小的婴儿在婴儿期经历更快速的生长速度 [69,70]。有人提出，在宫内生长受限并因此而出生时身材矮小的婴儿在婴儿早期快速生长以进行补偿，这种产前和产后生长之间的不匹配可能会增加患肥胖症和其他慢性病的风险 [71]。在这种情况下，进行干预时需要权衡"追赶"增长的短期利益与长期的慢性病发生风险。所谓的体重加速增长假说认为，生命第一年或第二年的快速增长对以后发生肥胖和相关疾病的风险具有编程效应。有证据表明，体重快速增长可能是一种生命早期程序化的生理适应，可能由于之前宫内生长受限，出现产后追赶性生长。通常这些婴儿出生体重较低，而中心性脂肪沉积增加，胰岛素抵抗增加 [72]。对于足月出生且出生体重正常的婴儿，体重加速增加的"假定触发因素"可能是摄入过量的促进生长的营养因子，例如过量的蛋白质摄入等。其实追赶性生长也可以理解为在一段短暂的生长抑制期后，在特定的时间段内发生的体重增加和 / 或生长速度快于年龄的现象。当胎儿离开这种由于营养不足而生长限制的环境，到另一个营养物质充足的环境时，可能会发生加速生长，以实现遗传决定的发育潜能。

人们越来越关注"追赶增长"可能产生的长期不良影响。已有令人信服的证据表明，在生命早期的关键或敏感窗口期"加速"或过快的生长会对长期健康状况产生不良影响，尤其是增加发生肥胖和心血管疾病（CVD）的风险 [73]。哺乳动物、鸟类、鱼类以及人类等多种物种都会出现追赶性生长，以补偿营养不足而造成的生长迟缓，这种生长模式被认为是一种生物进化上的适应性反应。

在人类，除遗传因素外，营养是影响生长速度的主要因素，尤其是出生后早期，这是一个发育的关键时期，对长期健康状况有很大影响。婴儿早期体重快速增加不仅与儿童时期的肥胖相关，而且与成年期肥胖相关。足月产的小于胎龄儿出生后前 2 年体重加速增加会使 2 ~ 5 岁时超重 / 肥胖的风险增加 2.1 倍 [74]。而从出生至 4 个月龄期间体重快速增加（＞ 1SD）与非洲裔美国人 20 岁时 5 倍的肥胖风险相关 [75]。由于追赶性生长，那些低出生体重儿在婴幼儿期或青春期早期赶上并可能超过正常体重。然后重要的是，低出生体重儿或早产儿由于追赶性生长，成年早期瘦体重较少，体脂较高，主要表现为腹部脂肪分布较多[76]。在出生后最初两年加速生长的正常出生体重的新生儿中也观察到类似现象，说明生命早期追赶性生长或加速生长与成年期患代谢综合征风险的相关关系。

8.5.3　婴儿喂养与肥胖

产前阶段和出生后最初 2 年的营养素摄入量已被认为是导致未来发生肥胖的重要因素。母乳喂养对肥胖的发展具有影响。许多研究开始关注辅食喂养方式对后期发生肥胖风险的潜在影响。

辅食添加被定义为当母乳或其他类型的乳汁本身不足以满足婴儿的营养需求时，开始添加固体食物和液体食物的过程。WHO 建议 6 月龄前不要添加辅食，从 6 月龄开始逐渐添加辅食的种类和数量，以满足婴儿的营养需求。添加辅食的时间不当以及辅食的数量或质量不足会导致儿童营养过剩或营养不足。婴儿期这两种情况都会增加以后发生超重和肥胖的风险。但辅食添加与儿童期体重增加之间，以及发生超重问题和肥胖的风险的关系，目前仍然存在较大的争议。

迄今为止，将辅食喂养与肥胖的早期风险联系起来的最有力证据是添加辅食的时机[77]。过早添加辅食会使早期体重过快增长，这被证明与后期肥胖风险增加有关[78]。4 月龄（3 个月）前开始添加辅食可能会降低纯母乳喂养，对健康结果产生负面影响，如增加发生肥胖风险[79]；然而从出生后第四个月开始添加辅食，似乎对未来发生肥胖风险没有影响。妊娠期母亲肥胖和婴儿快速生长轨迹是导致程序性肥胖发展的关键因素。生命早期摄入高蛋白、低质量的食物与日后患肥胖症和慢性非传染性疾病（NCDs）的风险增加之间存在关联。在生命的第一年摄入较高的蛋白质将导致 2 岁时较高的体重指数，摄入低质量的蛋白质如在低收入国家常见的不含动物性食物、以谷物为主的膳食，可能会导致营养不良，这也与后期患肥胖和非传染性疾病的风险增加有关[80]。基于观察性结果，"蛋白质假说"认为，婴儿期摄入过多的蛋白质可能会导致体重快速增加和日后肥胖风险增加的代谢编程（早期蛋白质假说）[81]。具体而言，高蛋白摄入会增加胰岛素和胰岛素样生长因子 1（IGF-1）的分泌，并促进体重增加和体内脂肪沉积。多项研究结果表明，婴儿配方奶喂养婴儿的生长速度快于母乳喂养的婴儿，这种生长模式与日后肥胖和 CVD 风险增加有关[73]。有研究结果显示，将足月产婴儿随机分为两组，从出生后第八周至 1 岁分别喂食较低蛋白质（LP）和较高蛋白质（HP）含量的婴儿配方奶粉，在 6 个月龄时 LP 和 HP 婴儿配方奶粉组之间的体重开始出现差异，到 24 月龄时 LP 和 HP 组婴儿的平均体重分别为 12.42kg 和 12.60kg。有意义的结果是，2 岁时 LP 组的

BMI 与母乳喂养组相同 [82]。母乳喂养婴儿生长速度低于婴儿配方奶粉喂养婴儿的一个重要原因可能与母乳中蛋白质含量较低有关，而且母乳中含有大量乳蛋白、刺激生长因子胰岛素样生长因子（IGF-1）和胰岛素以及其他多种调节食欲的激素成分，而也有人认为母乳喂养婴儿患非传染性疾病的风险较低是通过调节 IGF-1 介导的 [80]。然而，可能还有其他一些与辅食喂养相关的因素尚不清楚。因此，值得探讨添加辅食的数量和质量以及婴儿食物偏好形成对体重增加和肥胖发生风险的影响。

8.6　生命早期的预防与干预

超重与肥胖的根本原因是能量摄入和能量消耗的不平衡，因此超重和肥胖在很大程度上是可以预防的。全球范围内，随着生活方式、交通方式的变化以及城市化进程加速，导致人类能量摄入增加，身体活动减少。与此同时卫生、教育、农业、交通、城市和环境规划以及食品加工与营销等部门缺乏相应的支持性政策，助长了膳食不平衡与身体活动不足的模式。如果没有政府、非政府组织、私营部门、社区、家庭和个人的参与，任何单一的预防与干预方法都无法解决这个问题。然而生命最初 1000 天是塑造个体生命的最关键时期，将塑造并决定一个人一生的代谢、免疫、感觉、行为、生长发育的参数等，这将是一个机会之窗，如果利用得当，可以取得预防慢性病的最大回报。

疾病早期起源的易感期窗口从受孕一直延伸到婴儿期。受孕后的最初 1000 天最为关键，因为人体的大部分发育都发生在这一时期。孕妇和哺乳期妇女及其婴幼儿膳食因素已被证明可以调节机体的生长和功能发育，并对成年期的健康、疾病和死亡风险、神经功能和行为产生终生编程影响。产前阶段和生命最初 2 年的营养成分摄入和营养状态已被确定为导致未来肥胖的重要因素。

8.6.1　产前营养状况改善

产前期是决定后代生命后期慢性病发生风险的关键时期。孕妇的体重、膳食习惯以及孕前、妊娠期的营养状况是影响胎儿健康的重要因素。怀孕前和妊娠期间营养不足以及营养过剩和体重过重都可能导致出生体重过轻和过重，从而影响生命后期的患病风险。营养在这个时期起着至关重要的作用，而且也被认为是一个可及早进行干预可改变的慢性病风险因素。因此妇女孕前和妊娠期营养和健康状况的全面改善将有助于胎儿获得最佳生长、良好的产科结果，使后代获得长期健康的潜力。

母亲营养状况不佳与异常胎儿生长模式有因果关系，包括低出生体重（LBW，< 2500g）、小于胎龄儿（SGA）（小于胎龄儿出生体重的 10%）或胎儿生长受限（FGR）、巨大儿（> 4 ～ 4.5kg）和大于胎龄儿（LGA）（大于胎龄儿出生体重的90%），每一种都与儿童和成人患慢性病的风险增加有关。世界卫生组织将良好的营养定义为均衡膳食，以最佳数量和比例提供所有必需营养素，而营养不良被定义为缺乏营养（由于膳食不平衡或总体食物摄入不足）或某些营养素不足 [83]。均衡膳食为健康怀孕和最佳围生期结局提供了最佳机会。健康膳食包括丰富的蔬菜、水果、全谷类、坚果、豆类、鱼、富含单不饱和脂肪的油和膳食纤维，以及富含脂肪的红肉。此外，健康膳食应避免单糖、加工食品以及反式脂肪和饱和脂肪。宏量营养素摄入量的失衡可能危害健康。限制膳食碳水化合物增加膳食脂肪摄入量，可能增加游离脂肪酸和胰岛素抵抗，低碳水化合物膳食的母亲所生的后代可能在童年时期容易发生肥胖 [84-85]。胎儿期暴露过量脂质与胎儿过度生长和之后的肥胖有关，可引起儿童肥胖和代谢紊乱。妊娠期应避免持续限制任何宏量营养素的膳食，以防止营养失衡和随之而来的营养缺乏或酮症。生育期补充复合营养补充剂，如多种微量营养素和均衡蛋白质，有助于降低出生后代发生发育迟缓、LBW 和 SGA 的风险。所有育龄妇女应定期补充含有适量叶酸和其他微量营养素的多种维生素和矿物质补充剂，至少从受孕前 2 ～ 3 个月开始，并持续整个妊娠期直至整个哺乳期或分娩后至少 4 ～ 5 周。孕前和妊娠期采用有益的膳食模式可降低妊娠合并症的发生风险，如妊娠糖尿病和肥胖相关并发症等。

孕前肥胖和妊娠期体重增加过多与婴儿及后期体重密切相关 [86]，尽管妊娠期体重过度增加可预测体重正常的女性围生期不良结局，但妊娠前肥胖程度比肥胖女性妊娠期体重增加更能预测不良围生期结局。孕前和妊娠期采用有益的膳食模式可降低妊娠期肥胖和妊娠糖尿病的风险。

8.6.2　倡导纯母乳喂养

母乳喂养是所有人类婴儿在出生后前几个月唯一理想的喂养方式和营养来源，在前 6 个月内，纯母乳喂养能满足喂养儿的能量和几乎全部的营养需要。尽管世界卫生组织建议在生命的前 6 个月内进行纯母乳喂养，但全球纯母乳喂养率仍然处于较低水平。大多数证据表明母乳喂养对儿童及成年期肥胖具有一定的保护（预防）作用。遗憾的是，虽然全球纯母乳喂养率和母乳喂养时间都有所上升，但除了少数例外，低收入的发展中国家的母乳喂养时间仍然短于高收入的国家；更重要的是，在低收入和中等收入国家，只有 37% 的 6 个月龄以下婴儿能得到纯母乳喂养。在这些情况下，缺乏纯母乳喂养，使用不适当的母乳代用品，以及在不卫生的条件下过早和不适当地添加辅食，都会导致发病率和死亡率上升。

纯母乳喂养通过提供必需氨基酸和非必需氨基酸，以满足婴儿在前几个月的蛋白质需求。许多研究表明，婴幼儿不同年龄阶段的母乳喂养与肥胖风险之间存在一定程度的负相关。母乳喂养婴儿出生后前几个月的生长轨迹不同于婴儿配方奶粉喂养的婴儿，通常体重增加和体脂百分比都显著低于婴儿配方奶粉喂养的婴儿[87]，而且在整个婴儿期，与婴儿配方奶粉喂养的婴儿相比，母乳喂养的婴儿显得要瘦一些，体重增加更慢，尤其是在 3 月龄之后。与高蛋白婴儿配方奶粉喂养的婴儿相比，母乳喂养和低蛋白婴儿配方奶粉喂养与喂养儿较低的体脂增加有关，出生后最初 2 年摄入高蛋白的配方食品将导致 9 岁和成年期更高的 BMI[88]。母乳喂养可以降低超重或肥胖风险的机制尚不清楚，可能与母乳和婴儿配方奶粉之间的成分差异有关。婴儿配方奶粉的能量密度和蛋白质含量高于母乳，而且母乳的蛋白质水平在最初几个月是呈现逐渐下降的趋势，而婴儿配方奶粉喂养的婴儿第一年摄入的蛋白质比母乳喂养的婴儿要高得很多。与母乳喂养相比，如果非母乳喂养的父母和照顾者不熟悉或不注意婴儿的饥饿感和饱腹感信号，他们很容易忽略婴儿的饱腹感信号而摄入过量的配方食品，增加发生肥胖的风险。

母乳为婴儿提供持续的碳水化合物供应，主要碳水化合物为乳糖（占 90% 以上），还包括种类丰富多样的低聚糖以及少量单糖（如葡萄糖和半乳糖）。低聚糖是母乳中非常重要的成分，它们被认为是"益生元"，能够促进肠道益生菌的生长。母乳富含适宜比例的矿物质和维生素，且有较高的吸收利用率，用以维持生长发育、正常生理功能、组织器官成熟以及增强机体免疫力和抵抗感染性疾病。母乳喂养可以满足婴儿出生后最初 6 个月内几乎全部微量营养素的需要（除外出生后数日后需要常规补充维生素 D）。

8.6.3 辅食的添加

WHO 建议纯母乳喂养婴儿至 6 月龄，之后继续母乳喂养的同时，应逐渐开始添加适当的辅食。因为 6 个月龄之后，母乳或其他类型的乳汁本身已不能完全满足婴儿生长发育的需要，继续母乳喂养的同时，需要及时添加母乳之外的食物（辅助食品）补充母乳营养成分的不足，尤其是某些微量营养成分，如铁、锌、钙和维生素 A 等，其中应补充富含铁的食物，如果在 6 个月龄以后未提供外源性铁源，纯母乳喂养的婴儿发生缺铁和缺铁性贫血的风险就会增加。开始添加固体食物和液体食物类辅食应按所需的数量、频率逐渐添加。世界卫生组织建议 6 个月前不要添加辅食。有限的数据表明，与 6 月龄时添加辅食喂养相比，4～6 月龄时添加辅食与婴儿后期或儿童早期超重或肥胖的风险增加有关[89-90]。从 4 月龄开始添加固体辅食的婴儿，通常会摄入较高的能量，3 岁前体重增加更多，5 岁前年龄别 BMI 更高，尤其是那些没有纯母乳喂养的婴儿[91]。

美国 NHANES-Ⅲ 的一项横断面调查结果表明，在控制母乳喂养时间、母亲肥胖、种族、出生体重和儿童年龄等因素后，每延迟 1 个月添加辅食，3 ～ 5 岁时超重的概率降低 0.1%[92]，尽管这种关联有统计学意义，但是关联的幅度太小而没有实际意义。较早添加固体食物，特别是在 4 月龄前，与之后肥胖风险增加有关，尤其是在喂养配方奶粉的婴儿中过早添加固体食物可能会导致儿童 BMI 增加[90]，而延迟到 6 月龄之后添加辅食与儿童期超重或肥胖之间未观察到显著关联[93]。Huh 及其同事[94] 报告，与母乳喂养的婴儿相比，在 4 月龄前添加固体食物与配方奶喂养的婴儿 3 岁时肥胖风险增加近 6 倍。由于过早给予固体食物以及出生后最初几个月给予配方奶粉喂养的婴儿更容易发生过度喂养，这可能导致体重增加更快，因此更容易发生肥胖。然而，由于这些研究都是观察性研究，因此很有可能发生偏移。例如，挑食者或食欲较好的婴儿都更有可能更早地给予固体食物，从而增加肥胖的风险。

总之，婴儿摄入大量能量和蛋白质，尤其是乳蛋白，可能与 BMI 和体脂过度增加有关。英国的另一项纵向研究比较了早期添加辅食（＜ 15 周）和延迟添加辅食（≥ 15 周）的婴儿对 7 岁时的体重和体成分的影响，控制了母乳喂养、出生体重、首次添加辅食时的体重和性别后，过早添加辅食使体脂增加了 2%[95]。断奶期（停止母乳喂养阶段）也是添加食物的重要时期，因此，建议在断奶期间遵守喂养指南。辅食喂养期间摄入过多较高能量的食物与儿童期较高的 BMI 有关，尤其在生命的第二年，而高能量和高蛋白质食物摄入量过多，尤其是乳蛋白，可能与体脂增加过多有关[96]。

8.6.4 营养素的补充

水果和蔬菜是多种重要微量营养素的重要来源，增加这些食物的摄入量可以降低多种慢性疾病的发生风险，包括肥胖和心血管疾病，因此，在婴儿开始“学吃”的过程中，建立对水果和蔬菜的偏好至关重要。辅助食品要涵盖所有食品类别，尤其是蔬菜和水果。在辅食喂养期间，很重要的一点是应将健康食品作为日常膳食的一部分进行宣传，因为在童年时期养成的膳食习惯可能会持续一生、受益一生。在断奶过程中及时通过添加水果和蔬菜泥的方式添加多种水果和蔬菜，多次重复提供特定的水果和蔬菜，或以适当的方式提供带有甜味、酸味或咸味的水果和蔬菜。无需在食品和饮料中添加糖或盐，添加辅食期间及之后应避免添加果汁类饮料，因为这类饮料的摄入量与肥胖增加呈正相关。

生命早期高蛋白质摄入过多不仅会增加体重，而且会增加成年时发生肥胖的风险，因为婴儿期体重增加较快与脂肪生成增加以及后来的肥胖风险有关[97]。婴儿期膳食蛋白质摄入过多，尤其是前 12 个月的婴儿配方奶粉，也与婴儿期、2 岁和 6 岁时肥胖风险增加和 BMI 增加有关[98]。大多数婴儿配方奶粉的蛋白质来源于牛奶蛋白，虽然为婴儿提供了优质蛋白，但是含量比母乳中的要高得多。为了使母乳能够满足婴儿的营养需求，母乳中的蛋白质水平呈现动态变化。与出生后第一周母乳（初乳）相比，第三个月的母乳中约一半的蛋白质主要是由功能性蛋白质组成，如 α-乳清蛋白、乳铁蛋白、骨桥蛋白、免疫球蛋白等。相反，为了确保所有婴儿在出生最初几个月的需求并补偿牛奶蛋白低于母乳的生物利用率，高蛋白婴儿配方奶粉可能会导致喂养儿摄入过多的蛋白质，然而，迄今关于婴儿配方奶粉成分中最佳蛋白质比例还没有达成明确共识。

早期生命阶段可被视为人类脂肪细胞发育和脂肪组织生长的关键时期，过多脂肪摄入将增加肥胖风险。中国东南部的一项大型前瞻性队列研究表明，早期添加辅食与更高的 BMI z 评分和更高的超重风险相关。与 4～6 月龄添加辅食相比，在 3 个月之前添加将增加 11% 的超重风险，早期添加鱼肝油也与 4～5 岁儿童 BMI 升高和超重风险有关[99]。从断奶期及以后应避免使用低脂产品，因为脂肪含量较低的食物可能含有更多的糖分[100]。碳水化合物必不可少，但过量摄入会导致超重、肥胖、高血糖等风险，避免添加糖，适当减少甜食、果汁和含糖饮料等含糖食物的摄入量。

8.7　展望

成年人和儿童中的肥胖率在不断攀升，逐渐成为一个严重的公共卫生问题，并对健康和社会经济造成严重影响。生活在肥胖环境中，如久坐不动的生活方式，城市化和农村到城市的迁移，消耗能量密集的食物和缺乏身体活动促进了人群肥胖的快速上升。肥胖的发病机制在于遗传和环境因素的相互作用。现在越来越多的证据表明发育对代谢功能具有终生影响，不仅妊娠期的营养和压力，而且母亲的体重、胎次和母亲的年龄都会影响后代的表型和 / 或表观遗传状态。产前暴露与产后环境因素如营养、压力之间可能存在的相互作用会影响疾病发生发展轨迹，但需进一步研究来阐明这些因素如何相互作用影响疾病的发生发展。偏离宫内最佳生长模式，无论是有限的营养还是过量的营养，都会增加成年期发生肥胖的风险。这种易感性在产后营养充足的环境中尤其重要，将导致新生儿出现追赶性生长以及更可能摄取高能量食物。

在那些经历过不良的产前/婴儿环境、生命早期处于致肥胖环境的人群中，其成年时肥胖及其相关合并症的发生风险明显增加。因此，研究产前和产后生长速度之间的相互关系以及妊娠期体重和/或早期婴儿体重快速增加导致后期肥胖的证据，将有助于制定相应的干预政策。由于肥胖的后果是严重的且与其他慢性病发生相互关联，因此必须采取多层次的预防战略。越来越多的证据强调，生命早期获得最佳营养有可能成为降低肥胖风险的一个强大且可改变的危险因素。

慢性非传染性疾病是可以预防的，但需要采取新的举措来进行预防。如果许多成年期常见疾病的风险在很大程度上是在出生前或生命最初 1000 天就决定的，那么成年时的生活方式干预只会暂时或很小程度地降低风险，因为进行干预已经太迟了。从公共卫生的角度来看，重要的是要确定新生儿期后的干预措施是否可以逆转产前营养不平衡所致的不良影响。如果成人生活方式干预的效果有限，那么在生命早期及时进行干预将会获得最大效果。改善营养不仅有益于当代人，还可能减少子孙后代的疾病（代际传播）。基于证据认为，产前和产后阶段是影响后期肥胖风险的关键时期。由于肥胖可能在产前和婴儿早期阶段就已被设定，因此应在怀孕前、妊娠期和儿童早期全程实施预防和干预措施。应更加注意妊娠期的健康膳食和改善胎儿营养供应，这将有助于分娩正常出生体重的新生儿，从而降低程序性代谢疾病的风险。然而，迄今为止，针对肥胖的早期干预研究较少，且尚未明确有效的预防方法。特别是，针对育龄妇女、孕妇和婴儿群体的干预，将是抵消肥胖及相关疾病早期编程的一个独特的机会。然而，可能受医学伦理等诸多因素制约，针对这几个人群进行的干预研究非常少，而且结果喜忧参半。因此，需要设计良好的多中心的干预试验，验证实施生命早期营养干预的可行措施、效果和评价方法，降低人群肥胖发生态势。

（董彩霞，荫士安，陈娟，赵兴旺）

参考文献

[1] Koletzko B. Metabolism and nutrition before and during pregnancy and after birth exert lasting effects on physiology, function, health, and performance well into adulthood and old age. Am J Clin Nutr, 2011, 94(6 Suppl): 1747S.

[2] Koletzko B. Early nutrition and its later consequences: new opportunities. Adv Exp Med Biol, 2005, 569: 1-12.

[3] World Health Organization. Obesity and overweight. Geneva: World Health Organization, 2022.

[4] 赵丽云，丁钢强，赵文华，等 . 2015—2017 年中国居民营养与健康状况监测报告 . 北京：人民卫生出版社，2022.

[5] 中国疾病预防控制中心，中国疾病预防控制中心慢性非传染性疾病预防控制中心 . 中国慢性病及其危险因素监测报告 . 北京：军事医学科学出版社，2012.

[6] 王陇德 . 中国居民营养与健康状况调查报告之一—2002 综合报告 . 北京：人民卫生出版社，2005.

[7] Liu S, Griffiths S M. From economic development to public health improvement: China faces equity challenges. Public Health, 2011, 125(10): 669-674.

[8] 国家卫生健康委疾病预防控制局. 中国居民营养与慢性病状况报告（2020 年）. 北京：人民卫生出版社，2022.

[9] Choo V. WHO reassesses appropriate body-mass index for Asian population. Lancet, 2002, 360(9328): 235.

[10] World Health Organization. Obesity Preventing and Managing. The Global Epidemic Report of a WHO Consultation on Obesity. Geneva: World Health Organization, 1997.

[11] 武阳丰，马冠生，胡永华，等. 中国居民的超重和肥胖流行现状. 中华预防医学杂志，2005, 39(5): 316-320.

[12] 谢高强，麦劲壮，赵连成，等. 北京、广州城乡人群工作时体力活动现状及其 10 年间变化情况. 卫生研究，2008, 37(1): 33-36.

[13] 翟凤英. 中国居民膳食结构与营养状况变迁的追踪研究. 北京：科学出版社，2008.

[14] 翟凤英，王慧君，杜树发，等. 中国九省市居民膳食结构与营养状况变迁的追踪研究—"中国健康与营养调查". 北京：科学出版社，2007.

[15] Popkin B M, Lu B, Zhai F. Understanding the nutrition transition: measuring rapid dietary changes in transitional countries. Public Health Nutr, 2002, 5(6A): 947-953.

[16] Popkin B M, Adair L S, Ng S W. The global nutrition transition: The pandemic of obesity in developing countries. Nutr Rev, 2012, 70(1): 3-21.

[17] Popkin B M. The nutrition transition in low-income countries: an emerging crisis. Nutr Rev, 1994, 52(9): 285-298.

[18] Maire B, Lioret S, Gartner A, et al. Nutritional transition and non-communicable diet-related chronic diseases in developing countries. Sante, 2002, 12(1): 45-55.

[19] Tucker K L, Buranapin S. Nutrition and aging in developing countries. J Nutr, 2001, 131(9): S2417-S2423.

[20] 葛可佑. 中国人群膳食结构的变化. 卫生研究，1996, 25（增刊）: 28-32.

[21] Wei X, Pearson S, Zhang Z, et al. Comparing knowledge and use of health services of migrants from rural and urban areas in Kunming City, China. J Biosoc Sci, 2010, 42(6): 743-756.

[22] 潘家华，魏后凯. 城市蓝皮书：中国城市发展报告 No.3（2010 版）. 北京：社会科学文献出版社，2010.

[23] 孙秀云，张冬梅，梁轩，等. 北京市崇文区流动人口健康状况及社区卫生需求利用情况调查. 中国慢性病预防与控制，2011, 19(5): 455-457.

[24] 乔磊，禹震，王旭红，等. 北京市某城区流动人口慢性患病情况的调查. 中国慢性病预防与控制，2010, 18(2): 111-114.

[25] 梁小云，屈亚莉，屈克义，等. 三峡坝区 35 岁以上移民和非移民 2 型糖尿病患病率及其相关因素. 中华预防医学杂志，2012, 46(8): 697-702.

[26] Shan G L, Wei D Y, Wang C X, et al. Trends of overweight and obesity in yi people between 1996 and 2007: An yi migrant study. Biomed Environ Sci, 2011, 24(5): 467-474.

[27] Hesketh T, Ye X J, Li L, et al. Health status and access to health care of migrant workers in China. Public Health Reports, 2008, 123(2): 189-197.

[28] Afshin A, Forouzanfar M H, Reitsma M B, et al. Health effects of overweight and obesity in 195 countries over 25 years. N Engl J Med, 2017, 377(1): 13-27.

[29] NCD Risk Factor Collaboration (NCD-RisC). Trends in adult body-mass index in 200 countries from 1975 to 2014: a pooled analysis of 1698 population-based measurement studies with 19.2 million participants.

Lancet, 2016, 387(10026): 1377-1396.

[30] 国家卫生计生委. 中国居民营养与慢性病状况报告（2015）. 北京：人民卫生出版社, 2017.

[31] 贺媛, 赵小兰, 曾强. 城市成人超重、肥胖、中心性肥胖的流行特征和相关危险因素分析. 实用预防医学, 2015, 22(4): 390-394.

[32] 中国疾病预防控制中心. 中国儿童青少年体重状况研究报告（2019）. 中华流行病学杂志, 2021, 42(4): 573-580.

[33] 原晨晨, 薛琨, 郭红卫. 全球儿童超重肥胖的流行现状和影响因素. 卫生研究, 2020, 49(3): 506-510.

[34] NCD Risk Factor Collaboration (NCD-RisC). Worldwide trends in body-mass index, underweight, overweight, and obesity from 1975 to 2016: a pooled analysis of 2416 population-based measurement studies in 128.9 million children, adolescents, and adults. Lancet, 2017, 390(10113): 2627-2642.

[35] 于冬梅, 琚腊红, 李淑娟, 等. 2013 年中国不同省份儿童超重和肥胖现况. 卫生研究, 2020, 49(2): 190-194.

[36] 杨振宇. 中国居民营养与健康状况监测报告［2010—2013］之九 中国 0 ～ 5 岁儿童营养与健康状况. 北京：人民卫生出版社, 2020.

[37] 王付曼, 姚屹, 杨琦. 中国七个城市学龄前儿童消瘦、超重和肥胖状况的队列研究. 中华疾病控制杂志, 2019, 23(5): 522-526.

[38] 袁金娜, 金冰涵, 斯淑婷, 等. 2009 至 2019 年 6 ～ 15 岁中国儿童超重和肥胖趋势分析. 中华儿科杂志, 2021, 59(11): 935-941.

[39] 中华人民共和国卫生和计划生育委员会. 中华人民共和国卫生行业标准 WS/T 424—2013. 人群健康监测人体测量方法. 2013

[40] 中华人民共和国卫生和计划生育委员会. 中华人民共和国卫生行业标准 WS/T 428—2013. 成人体重判定. 2013.

[41] De Lorenzo A, Soldati L, Sarlo F, et al. New obesity classification criteria as a tool for bariatric surgery indication. World J Gastroenterol, 2016, 22(2): 681-703.

[42] Seo M H, Rhee E J. Metabolic and cardiovascular implications of a metabolically healthy obesity phenotype. Endocrinol Metab (Seoul), 2014, 29(4): 427-434.

[43] Lotta L A, Gulati P, Day F R, et al. Integrative genomic analysis implicates limited peripheral adipose storage capacity in the pathogenesis of human insulin resistance. Nat Genet, 2017, 49(1): 17-26.

[44] Holst J J. The physiology of glucagon-like peptide 1. Physiol Rev, 2007, 87(4): 1409-1439.

[45] Tilg H, Moschen A R. Evolution of inflammation in nonalcoholic fatty liver disease: the multiple parallel hits hypothesis. Hepatology, 2010, 52(5): 1836-1846.

[46] Watt M J, Miotto P M, De Nardo W, et al. The liver as an endocrine organ-linking NAFLD and insulin resistance. Endocr Rev, 2019, 40(5): 1367-1393.

[47] Sáinz N, Barrenetxe J, Moreno-Aliaga M J, et al. Leptin resistance and diet-induced obesity: central and peripheral actions of leptin. Metabolism, 2015, 64(1): 35-46.

[48] Unger R H. Lipid overload and overflow: metabolic trauma and the metabolic syndrome. Trends Endocrinol Metab, 2003, 14(9): 398-403.

[49] Barker D J, Osmond C, Golding J, et al. Growth in utero, blood pressure in childhood and adult life, and mortality from cardiovascular disease. BMJ, 1989, 298(6673): 564-567.

[50] Ehrenthal D B, Maiden K, Rao A, et al. Independent relation of maternal prenatal factors to early childhood obesity in the offspring. Obstet Gynecol, 2013, 121(1): 115-121.

[51] Hales C N, Barker D J. The thrifty phenotype hypothesis. Br Med Bull, 2001, 60:5-20.

[52] Linares J, Corvalán C, Galleguillos B, et al. The effects of pre-pregnancy BMI and maternal factors on the timing of adiposity rebound in offspring. Obesity (Silver Spring), 2016, 24(6): 1313-1319.

[53] Hivert M F, Rifas-Shiman S L, Gillman M W, et al. Greater early and mid-pregnancy gestational weight gains are associated with excess adiposity in mid-childhood. Obesity (Silver Spring), 2016, 24(7): 1546-1553.

[54] Denizli M, Capitano M L, Kua K L. Maternal obesity and the impact of associated early-life inflammation on long-term health of offspring. Front Cell Infect Microbiol, 2022, 12: 940937.

[55] Strohmaier S, Bogl L H, Eliassen A H, et al. Maternal healthful dietary patterns during peripregnancy and long-term overweight risk in their offspring. Eur J Epidemiol, 2020, 35(3): 283-293.

[56] Weijs P J M, Kool L M, van Baar N M, et al. High beverage sugar as well as high animal protein intake at infancy may increase overweight risk at 8 years: a prospective longitudinal pilot study. Nutr J, 2011, 10:95.

[57] Brion M J, Ness A R, Rogers I, et al. Maternal macronutrient and energy intakes in pregnancy and offspring intake at 10 y: exploring parental comparisons and prenatal effects. Am J Clin Nutr, 2010, 91(3): 748-756.

[58] Thorn S R, Rozance P J, Brown L D, et al. The intrauterine growth restriction phenotype: fetal adaptations and potential implications for later life insulin resistance and diabetes. Semin Reprod Med, 2011, 29(3): 225-236.

[59] Jiang H, Yu Y, Li L, et al. Exposure to the great famine in early life and the risk of obesity in adulthood: a report based on the China health and nutrition survey. Nutrients, 2021, 13(4): 1285.

[60] Ravelli A C, van Der Meulen J H, Osmond C, et al. Obesity at the age of 50 y in men and women exposed to famine prenatally. Am J Clin Nutr, 1999, 70(5): 811-816.

[61] Ravelli A C, van der Meulen J H, Michels R P, et al. Glucose tolerance in adults after prenatal exposure to famine. Lancet, 1998, 351(9097): 173-177.

[62] Hult M, Tornhammar P, Ueda P, et al. Hypertension, diabetes and overweight: looming legacies of the Biafran famine. PLoS One, 2010, 5(10): e13582.

[63] Song P, Hui H, Yang M, et al. Birth weight is associated with obesity and T2DM in adulthood among Chinese women. BMC Endocr Disord, 2022, 22(1): 285.

[64] Bellver J, Mariani G. Impact of parental over- and underweight on the health of offspring. Fertil Steril, 2019, 111(6): 1054-1064.

[65] Mogensen C S, Zingenberg H, Svare J, et al. Gestational weight gain in women with pre-pregnancy overweight or obesity and anthropometry of infants at birth. Front Pediatr, 2023, 11: 1142920.

[66] Catalano P M, Shankar K. Obesity and pregnancy: mechanisms of short term and long term adverse consequences for mother and child. BMJ, 2017, 356: j1.

[67] Cantor A, Jungbauer R M, McDonagh M S, et al. U.S. Preventive services task force evidence syntheses, formerly systematic evidence reviews. In: Counseling and Behavioral Interventions for Healthy Weight and Weight Gain in Pregnancy: A Systematic Review for the U.S. Preventive Services Task Force. Rockville (MD): Agency for Healthcare Research and Quality (US), 2021.

[68] Valsamakis G, Kanaka-Gantenbein C, Malamitsi-Puchner A, et al. Causes of intrauterine growth restriction and the postnatal development of the metabolic syndrome. Ann N Y Acad Sci, 2006, 1092: 138-147.

[69] Sacco M R, de Castro N P, Euclydes V L, et al. Birth weight, rapid weight gain in infancy and markers of overweight and obesity in childhood. Eur J Clin Nutr, 2013, 67(11): 1147-1153.

[70] Ong K K, Ahmed M L, Emmett P M, et al. Association between postnatal catch-up growth and obesity in childhood: prospective cohort study. BMJ, 2000, 320(7240): 967-971.

[71] Inadera H. Developmental origins of obesity and type 2 diabetes: molecular aspects and role of chemicals. Environ Health Prev Med, 2013, 18(3): 185-197.

[72] Ibáñez L, Ong K, Dunger D B, et al. Early development of adiposity and insulin resistance after catch-up weight gain in small-for-gestational-age children. J Clin Endocrinol Metab, 2006, 91(6): 2153-2158.

[73] Singhal A, Lucas A. Early origins of cardiovascular disease: is there a unifying hypothesis? Lancet, 2004, 363(9421): 1642-1645.

[74] Li P, Lu Y, Qie D, et al. Early-life weight gain patterns of term small-for-gestational-age infants and the predictive ability for later childhood overweight/obesity: A prospective cohort study. Front Endocrinol (Lausanne), 2022, 13: 1030216.

[75] Owen C G, Whincup P H, Gilg J A, et al. Effect of breast feeding in infancy on blood pressure in later life: systematic review and meta-analysis. BMJ, 2003, 327(7425): 1189-1195.

[76] Euser A M, Finken M J, Keijzer-Veen M G, et al. Associations between prenatal and infancy weight gain and BMI, fat mass, and fat distribution in young adulthood: a prospective cohort study in males and females born very preterm. Am J Clin Nutr, 2005, 81(2): 480-487.

[77] Grote V, Theurich M, Koletzko B. Do complementary feeding practices predict the later risk of obesity? Curr Opin Clin Nutr Metab Care, 2012, 15(3): 293-297.

[78] Adair L S. How could complementary feeding patterns affect the susceptibility to NCD later in life? Nutr Metab Cardiovasc Dis, 2012, 22(10): 765-769.

[79] Rito A I, Buoncristiano M, Spinelli A, et al. Association between Characteristics at Birth, Breastfeeding and Obesity in 22 Countries: The WHO European Childhood Obesity Surveillance Initiative - COSI 2015/2017. Obes Facts, 2019, 12(2): 226-243.

[80] Michaelsen K F, Larnkjær A, Mølgaard C. Amount and quality of dietary proteins during the first two years of life in relation to NCD risk in adulthood. Nutr Metab Cardiovasc Dis, 2012, 22(10): 781-786.

[81] Koletzko B, Demmelmair H, Grote V, et al. High protein intake in young children and increased weight gain and obesity risk. Am J Clin Nutr, 2016, 103(2): 303-304.

[82] Koletzko B, von Kries R, Closa R, et al. Lower protein in infant formula is associated with lower weight up to age 2 y: a randomized clinical trial. Am J Clin Nutr, 2009, 89(6): 1836-1845.

[83] Hanson M A, Bardsley A, De-Regil L M, et al. The International Federation of Gynecology and Obstetrics (FIGO) recommendations on adolescent, preconception, and maternal nutrition: "Think Nutrition First". Int J Gynaecol Obstet, 2015, 131(Suppl 4):S213-S253.

[84] Hernandez T L, Van Pelt R E, Anderson M A, et al. Women with gestational diabetes mellitus randomized to a higher-complex carbohydrate/low-fat diet manifest lower adipose tissue insulin resistance, inflammation, glucose, and free fatty acids: a pilot study. Diabetes Care, 2016, 39(1): 39-42.

[85] Godfrey K M, Sheppard A, Gluckman P D, et al. Epigenetic gene promoter methylation at birth is associated with child's later adiposity. Diabetes, 2011, 60(5): 1528-1534.

[86] Mennella J A. Ontogeny of taste preferences: basic biology and implications for health. Am J Clin Nutr, 2014, 99(3): S704-S711.

[87] Dewey K G. Growth characteristics of breast-fed compared to formula-fed infants. Biol Neonate, 1998, 74(2): 94-105.

[88] Haschke F, Binder C, Huber-Dangl M, et al. Early-Life Nutrition, Growth Trajectories, and Long-Term Outcome. Nestle Nutr Inst Workshop Ser, 2019, 90: 107-120.

[89] Gingras V, Aris I M, Rifas-Shiman S L, et al. Timing of complementary feeding introduction and adiposity

throughout childhood. Pediatrics, 2019, 144(6):e20191320.

[90] Pearce J, Taylor M A, Langley-Evans S C. Timing of the introduction of complementary feeding and risk of childhood obesity: a systematic review. Int J Obes (Lond), 2013, 37(10): 1295-1306.

[91] Ong K K, Emmett P M, Noble S, et al. Dietary energy intake at the age of 4 months predicts postnatal weight gain and childhood body mass index. Pediatrics, 2006, 117(3): e503-508.

[92] Hediger M L, Overpeck M D, Kuczmarski R J, et al. Association between infant breastfeeding and overweight in young children. JAMA, 2001, 285(19): 2453-2460.

[93] Wang J, Wu Y, Xiong G, et al. Introduction of complementary feeding before 4months of age increases the risk of childhood overweight or obesity: a meta-analysis of prospective cohort studies. Nutr Res, 2016, 36(8): 759-770.

[94] Huh S Y, Rifas-Shiman S L, Taveras E M, et al. Timing of solid food introduction and risk of obesity in preschool-aged children. Pediatrics, 2011, 127(3): e544-551.

[95] Wilson A C, Forsyth J S, Greene S A, et al. Relation of infant diet to childhood health: seven year follow up of cohort of children in Dundee infant feeding study. BMJ, 1998, 316(7124): 21-25.

[96] Pearce J, Langley-Evans S C. The types of food introduced during complementary feeding and risk of childhood obesity: a systematic review. Int J Obes (Lond), 2013, 37(4): 477-485.

[97] Luque V, Closa-Monasterolo R, Escribano J, et al. Early programming by protein intake: the effect of protein on adiposity development and the growth and functionality of vital organs. Nutr Metab Insights, 2015, 8(Suppl 1): S49-S56.

[98] Weber M, Grote V, Closa-Monasterolo R, et al. Lower protein content in infant formula reduces BMI and obesity risk at school age: follow-up of a randomized trial. Am J Clin Nutr, 2014, 99(5): 1041-1051.

[99] Zheng J S, Liu H, Zhao Y M, et al. Complementary feeding and childhood adiposity in preschool-aged children in a large Chinese cohort. J Pediatr, 2015, 166(2): 326-331, e322.

[100] Nguyen P K, Lin S, Heidenreich P. A systematic comparison of sugar content in low-fat vs regular versions of food. Nutr Diabetes, 2016, 6(1): e193.

生命早期1000天与未来健康

Early Life During the First 1000 Days and Future Health

第 **9** 章

生命早期营养与慢性肾脏病

    慢性肾脏病（chronic kidney disease, CKD）是最常见的慢性非传染性疾病之一，也是 NCDs 严重不良结局事件的重要危险因素[1]。目前全球 CKD 的患病率和疾病负担持续上升。全球疾病负担（Global Burden of Disease, GBD）的研究表明，CKD 已成为全球主要的死亡原因之一[2]，且 CKD 的发生可能起源于生命早期[3]，因此，2016 年世界肾脏日国际肾脏病学会联合国际肾脏基金会联合会向公众广泛宣传关注儿童早期肾脏疾病及其发生前兆的必要性[4]。由于发育中的肾脏（胎儿期）非常容易受到多种不利环境因素的影响，可导致器官结构和功能发生变化，即肾脏程序化[5]，增加成年时（甚至儿童期）罹患 CKD 的易感性[6]。因此将 CKD 成年期的预防和治疗前移到以生命早期生存环境的改善为重点，改善生命最初 1000 天的发育编程，即在疾病发生之前，通过重新编程改变疾病的发生发展轨迹[7]。

9.1 CKD 的定义及诊断标志物

9.1.1 CKD 的定义

9.1.1.1 2002 年美国肾病基金会

各种因素所致的肾脏结构或功能异常（肾损害）≥ 3 个月，有或无肾小球滤过率降低的病理学异常、肾损伤的标志物异常（包括血液或尿液成分异常）或影像检查异常；肾小球滤过率 < 60ml/（min·1.73m²）≥ 3 个月，有或无肾脏损害[8]。

9.1.1.2 国际肾脏病组织

CKD 是各种原因引起的肾脏结构或功能异常，无论是血、尿成分异常，还是影像学检查的异常，或不明原因引起的肾小球滤过率 < 60 ml/（min·1.73m²）超过 3 个月，且影响健康[9]。

9.1.2 CKD 诊断标志物

CKD 的诊断主要基于实验室检查，最常见的方法是测定血清肌酐（serum creatinine）或胱抑素 C（cystatin C），估计肾小球滤过率（glomerular filtration rate, GFR），或检测尿液中的白蛋白或蛋白质（或这些成分的组合）[10]。在过去 20 年，各种专业组织倡导的分类模式为全球系统检测和监测 CKD 奠定了基础，从而提高了对其患病率及其对死亡等结局影响的理解。大多数研究使用估计的 GFR（estimated GFR, eGFR）确定 CKD 的存在（报告了 CKD 3 ~ 5 期的患病率），而有些研究则结合白蛋白尿（通常定义为白蛋白与肌酐比值 > 30mg/g）和 eGFR 降低来报告 CKD 1 ~ 5 期。

为了区分 CKD 与急性肾损伤等疾病或与肾损伤无关的肾功能短期波动，CKD 的标准定义包括低 eGFR 或升高的尿白蛋白应至少 90 天可检测到[10]，流行病学研究应用各种算法，从单次测量到过去 90 天的任何重复测量，或将重复测量时间限定在 90 ~ 365 天，指标包括连续重复测定 CKD 标志物和 / 或不符合 CKD 标准的标志物。最近丹麦北部的一项队列研究中，采用 6 种不同的定义算法确定对 CKD 患病率的潜在影响，包括 5 种基于实验室测量结果、一种基于国际疾病分类（International Classification of Diseases, ICD）诊断代码[11]。基于各种算法的 CKD

患病率差异很大，从采用单个 eGFR 值的每 100000 人 8327 例到使用时间限定重复测量的 eGFR 为每 100000 人 4637 例；而且当使用基于 ICD 诊断代码的定义时，CKD 的患病率更低，为每 100000 人 775 例。估计 CKD 患病率的研究应用了多种 CKD 定义，因此必须谨慎解释其结果。

9.2　CKD 的流行趋势

当前 CKD 的全球负担日益严峻，由于其发病隐匿、潜伏期长，很大程度上增加了疾病防治的困难 [12-13]。患者一旦进入终末期肾脏病（end-stage renal disease，ESRD）只能行肾脏替代治疗以维持生存，对个人、家庭及社会产生巨大的经济负担，并严重影响患者的生存质量。根据 2013 年 GBD 的报告，尽管全球大多数传染病和非传染病的相对死亡率均有所下降，但 CKD 是自 1990 年以来少数几个呈现上升趋势的疾病之一 [2,14]，预测到 2040 年，CKD 将成为全球第五大寿命损失的原因 [15]。

目前全球 CKD 患病率为 13.4%（11.7% ～ 15.1%），需要肾脏替代治疗的 ESRD 患者在 490.2 万～ 708.3 万 [16]。全球疾病负担的研究结果显示，2017 年 CKD 全球患病率约为 9.1%，G1 ～ G2 期、G3 期、G4 ～ G5 期分别为 5.0%、3.9% 和 0.2%[17]。在 ≥ 20 岁的成年人中，男女性 CKD 的年龄标准化患病率分别为 10.4% 和 11.8%[18]。在全球不同地区，CKD 负担的分布存在较大差异，经济发展状况较差的国家面临较严重的 CKD 负担，而且 CKD 的护理和治疗能力相对落后，过早死亡和残疾人数较多。CKD 患病率存在明显的地区差异，如以亚洲地区为例 [10,14]，中国 10.8%，日本 12.9%，韩国 13.7%，蒙古国 13.9%[17,19-21]；美国肾脏数据系统显示，1988 ～ 1994 年 CKD 1 ～ 4 期的患病率为 11.8%，2015 ～ 2016 年增加到 14.2%，2017 年 CKD 患者上升到 14.5%，女性高于男性（2015 ～ 2016 年 CKD1 ～ 4 期的年龄调整患病率在女性中为 14.9%，在男性中为 12.3%）[13,22-23]；欧洲各国的 CKD 患病率存在显著差异，从 3.3% ～ 17.3% 不等 [24]。

美国肾病数据系统 2012 年的年度报告，2010 年中国台湾地区 ESRD 发病率为每 100 万人 361 例，仅次于美国（每 100 万人 369 例）。目前中国台湾地区 ESRD 患病率仍是世界上最高的，每 100 万人 2584 例，美国 CKD 患病率排名第四 [25]。

中国成人及老年人群 CKD 患病率的 Meta 分析结果显示 [26]，成人 CKD 未标化患病率为 13.39%，男女性患病率分别为 10.17% 和 14.41%。1990 ～ 2017 年期间我国 CKD 的年龄标化患病率和年龄标化死亡率分别降低了 6.1% 和 17.9%，而同期全球对应指标分别增加了 1.2% 和 1.8%；2017 年我国 CKD 年龄标化患病率（7180/10 万）和年龄标化死亡率（10.0/10 万）均低于全球（8724/10 万和 15.9/10 万）[17]。然而，

2022 年一项针对亚洲 CKD 患病率的 Meta 分析结果显示，我国成人 CKD 患者总数位于亚洲第一，占亚洲成人患者总数的 36.80%，面临着巨大的 CKD 疾病负担[27]。

CKD 的流行存在明显的性别和年龄差异。全球数据显示，女性 CKD 患病率是男性的 1.29 倍[17]。我国女性 CKD 患病率为 13.1%，较男性高 1.6%[28]。2016 年我国接受透析治疗的男性患者为 10440 例，女性患者为 7639 例[21]。我国一项纳入 21 项研究，总样本量 78927 例。中国成人 CKD 患病率为 13.1%，女性患病率高于男性。CKD 1 ~ 5 期患病率分别为 5.2%，3.1%，2.2%，0.2%，0.1%。随着年龄增长，CKD 患病率逐渐升高[29]。其他国家和地区的研究报道了相似结果[13,30]。

总之，CKD 已成为 21 世纪全球最突出的患者痛苦和致死的原因之一，受 CKD 影响的患者数量也在持续增加。按照全球 CKD 患病率 10% 估计[31-32]，2017 年全球受 CKD 影响的人数达 8.436 亿[1,33]。全球疾病负担（GBD）的研究表明，全球每年有 500 万 ~ 1000 万人死于 CKD[32]，该类疾病已成为全球少数 NCDs 死亡人数增加的主要原因之一[2,14,17]。

9.3 肾脏发育过程

肾单位是肾脏的基本功能单位，由肾小体和肾小管组成。人体每个肾脏中约有 100 万个肾单位，个体之间差异约 10 倍[34]。肾形成从胚胎的第三周开始，到妊娠 36 周左右完成[35]。图 9-1 说明了生命最初 1000 天内肾脏发育的生物学过程及影响因素。当输尿管芽（ureteric bud, UB）形成并延伸侵入相邻的后肾间充质（metanephric mesenchyme, MM）时[36]，后肾（metanephric kidney）开始发育。后肾也称恒肾，最终发育为成熟的肾。MM 形成肾单位，而 UB 顶端连续分支形成集合管。肾囊泡通过间质转化形成的上皮组织是肾单位的前体。分支形态发生建立了广泛的输尿管芽树枝状结构[36]，最终分化为集合管系统并形成肾单位。肾单位呈指数增加发生在妊娠 18 ~ 32 周之间。妊娠结束时，肾单位发育完成[37]，足月出生时肾的发育已完成。

大鼠模型的实验结果显示，肾脏发育出生后仍持续，并在出生后 1 ~ 2 周停止[38]。在哺乳动物中，后肾通过后肾间充质和 UB 之间的相互作用进行发育，胚胎期间肾脏主要发育事件包括 UB 形成、UB 分支形态发育、膀胱和肾脏的形成、肾小管分支和肾发育[39]。分支形态发育和肾发育受损可导致肾单位数降低、肾脏和泌尿道的系列缺陷，即先天性肾脏和泌尿道畸形（congenital anomalies of the kidney and urinary tract, CAKUT），而且发育中的肾脏容易受整个妊娠期发育的环境风险因素的影响：畸形肾脏是妊娠早期发生的严重缺陷[40]。

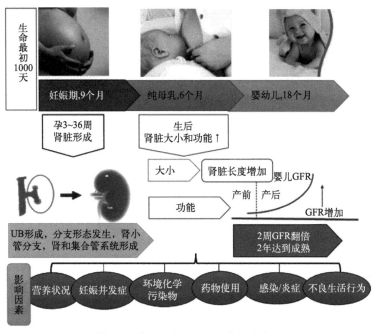

图 9-1　生命最初 1000 天内肾脏发育

GFR—肾小球滤过率；UB—输尿管芽；改编自 Hsu 等[44]，2021

CKD 可能是多次多种不良因素相互作用的结果[41]，肾单位数量降低，增加了剩余肾小球在晚年面临次优环境时发生 CKD 的易感性。CKD 危险因素的流行病学研究表明，妊娠糖尿病、孕产妇肥胖、低出生体重（low birth weight, LBW）和早产均与后代 CKD 的发生相关[42]，其中母体营养不良是诱发发育性肾病的最常见原因[43]；LBW 和早产与肾单位数量降低有关[42]。在 CKD 的研究中，人们越来越关注低肾单位数在肾脏程序化过程中的作用，因为这种情况它可引起肾小球高滤过、代偿性肾小球肥大，并因此引发肾单位进一步减少的恶性循环[37]。然而，迄今临床实践中还没有能够准确和安全确定肾单位数量的方法。

9.4　影响肾脏健康的危险因素

胚胎期分支形态的发育对于发育到正常肾单位数至关重要[36,45]，如果分支形态发育受损可导致肾单位数量减少和肾脏畸形，即 CAKUT[40]。发育中的肾脏容易受妊娠期间暴露环境危险因素的影响：严重的肾脏发育不良或肾脏缺陷通常发生在妊娠早期[40]。例如，Boato 等[46]利用拉丁美洲先天性畸形协作研究的 29653 例新生儿进行病例对照研究，无先天性畸形的新生儿按性别、日期和出生地以 3∶1

的比例与 CAKUT 病例相匹配，探讨母体特征与子代 CAKUT 发生和特定 CAKUT 表型之间的关联，经二元回归逻辑调整后，三个协变量与整个 CAKUT 谱的危险因素相关：血缘关系（OR=7.1；95% CI，2.4 ～ 20.4）、CAKUT 家族史（OR=6.4；95% CI 为 1.9 ～ 21.3）和孕产妇慢性高血压（OR=14.69；95% CI 为 3.2 ～ 67.5），结果提示子代 CAKUT 发生风险增加与血缘关系、CAKUT 阳性家族史和孕产妇高血压有关；子代 CAKUT 的危险因素还包括早产、LBW、男性、母体妊娠糖尿病、母体地中海贫血、母体羊水过少或羊水过多以及头胎等。一些环境风险因素与肾脏疾病的编程相关，包括环境化学污染物质及孕产妇疾病、药物滥用或使用不当、营养失衡、感染、外源性压力和不良生活行为等，如图 9-1 所示。

9.4.1 遗传缺陷

人体和实验研究结果表明，遗传因素（包括染色体异常、拷贝数变异、单基因突变 / 缺失）可能导致约 45% 的 CAKUT，其他因素包括环境因素和尚未确定的遗传因素 [40,47-48]。尽管已经确定了数百个候选基因，但是超过 80% 的病例中，CAKUT 的发生并不能归因于单基因的作用 [40]，许多 CAKUT 病例是多基因联合作用的结果，而且基因-基因和基因-环境因素相互作用也促成了 CAKUT 的发生、发展 [49]。例如，载脂蛋白 L1（apolipoprotein L1，APOL1）变体 [50-51]，以前的研究表明，环境压力（应激）和 APOL1 可能导致与 APOL1 风险等位基因相关的 CKD 表型变异。在基础条件下，携带风险等位基因的基因型似并不具有引起疾病的微妙表型变化。然而，高危基因型会因无法适应环境压力而导致个体肾功能受损，并导致 CKD 贯穿于整个生命周期 [51]；在生命最初 1000 天，基因很容易受到表观遗传修饰的影响，以应对不利环境条件，由此早期生活暴露会明显增加成年期患 CKD 的风险。

由于出生时肾脏的形成就已经完成，早产儿往往会发生肾单位数量低。肾单位数量低与妊娠受损、出生体重低、宫内发育迟缓、产后营养不足、出生后服用肾毒性药物等有关 [3,37]。由于 CKD 可能是遭受多重打击以及多种不良因素之间相互作用的结果 [41]，低肾单位数量可能会加重肾脏病变过程，这增加了剩余肾单位在随后面临其他环境损害使已经脆弱的肾功能进一步降低或恶化的风险。

9.4.2 营养失衡

9.4.2.1 流行病学调查

某些营养素不足 / 缺乏或消耗过多与 CKD 的发育编程有关 [52-54]。荷兰饥荒出生队列研究为肾脏编程提供了重要支持，该研究表明，妊娠期营养不良会对成人时期的健康状况产生长期影响，包括 CKD[55]。几项流行病学研究已将妊娠期的母体营养状况与其后代的肾脏结构和功能联系起来[53]。例如，妊娠期母体缺乏叶酸[56]、维生素 A[57] 和总能量[55] 与对子代肾脏结构和功能的负面影响相关，表现在影响后代的肾脏体积、蛋白尿和肾功能[53]。

9.4.2.2 动物模型实验

通过动物模型研究获得令人信服的证据表明，妊娠期和哺乳期的营养失衡影响子代肾脏编程，从而导致成年后代对 CKD 的易感性增加。多种营养因素与早期肾脏编程有关，包括能量限制[58]、蛋白质限制[59]、低盐或高盐膳食[60]、缺镁饮食[61]、高蔗糖消费[62]、高果糖膳食[63]、高脂膳食等[64]。妊娠期和哺乳期的营养失衡也与子代肾单位数量减少有关，这是成年患 CKD 的决定因素。在大鼠模型实验中，尽管造成营养缺乏只持续很短的时间（只有 1～2 天），但仍会损害肾脏发育，导致永久性低肾单位数。目前，多种动物模型的实验结果显示，早期营养不良（如上述的能量、蛋白质、微量营养素等）会损害肾形成，导致肾单位数量减少。

9.4.3 疾病

妊娠期母亲患病或出现并发症会影响肾脏编程，并增加胎儿以后患 CKD 的风险。已经建立了几种类似于人类疾病和妊娠并发症的动物模型，研究与肾脏编程相关的后代结局，例如妊娠高血压疾病[65-66]、先兆子痫、CKD[68]、糖尿病[69] 和睡眠障碍[70]。

9.4.3.1 高血压

在自发性高血压大鼠模型中，母体高血压与成年后代的肾脏编程和高血压有关[66]。另一项研究表明，在使用 NG-硝基-L-精氨酸甲酯（L-NAME，一种一氧化氮合酶抑制剂）模拟母体先兆子痫的妊娠大鼠模型中，其成年后代血压升高和肾脏编程会增加对 CKD 的易感性[67]。

9.4.3.2 CKD

为了研究母体 CKD 对后代肾脏结局的影响，使用腺嘌呤诱导的母体 CKD 模型的结果表明，成年后代显示了与尿毒症相关的不良后果（包括肾肥大和高血压）[68]。

9.4.3.3 糖尿病

妊娠糖尿病被认为会损害胎儿的肾形成。人体研究表明，患有妊娠糖尿病的母亲所生的后代成年时患 CAKUT[46] 和 CKD[72] 的风险增加。另一项观察性研究表明，妊娠糖尿病会影响胎儿肾脏的生长，表明对肾形成有负面影响 [71-72]。在链脲佐菌素诱导的糖尿病大鼠模型中，糖尿病母鼠所生的后代出现肾单位数量减少、肾性高血压和肾损伤 [69]。

9.4.3.4 睡眠障碍

妊娠期睡眠障碍也会影响胎儿的肾脏发育。在母鼠睡眠障碍限制模型中，成年后代在 2 月龄时显示出肾小球直径增大和肾小球数量减少等变化，这些变化与患高血压相关 [70]。这些发现表明，妊娠期的睡眠限制会损害肾形成，从而导致后代出现与肾脏编程相关的疾病。

9.4.3.5 肥胖

人类和动物研究的结果显示，母体肥胖是后代患 CKD 的另一个危险因素 [73]。一项招募 3093 例 CAKUT 病例的观察性研究显示，母体肥胖与后代患 CAKUT 呈正相关 [53]。另一项荟萃分析研究也支持这一观点，即母亲肥胖会对后代的肾脏程序化产生不良影响，成年期患肾病的风险增加 [74]。在各种母体肥胖动物模型中，肥胖母体的后代血清肌酐水平较高，24 小时尿白蛋白与肌酐比值较高，肾小管损伤和肾小球硬化评分更差 [75]。鉴于全球肥胖的惊人增长，应更加关注研究母体肥胖如何影响后代 CKD 的发生。

9.4.4 环境化学污染物

许多环境化学污染物对肾脏造成广泛的不良影响 [76]。在肾脏发育过程中，一些环境化学污染物会损害肾形成，影响肾发育，导致低肾单位和 CAKUT[77]。因此，孕妇暴露于环境化学污染物可能会对胎儿产生发育性肾毒性作用。出生后，婴儿对某些重金属（例如汞、铅、镉等）或有机污染物（例如三聚氰胺）的肾毒性风险仍在增加 [78-79]。两项研究调查了母体铅水平与后代肾脏结局之间的关联 [80-81]。一项研究发现，尽管母体铅水平与 8 ~ 12 岁的估计 GFR(eGFR）之间没有关联，然而，母体铅水平与儿童肾脏体积呈负相关 [80]。另一项研究报告显示，在 8 ~ 12 岁超重儿童中，母体血铅水平与 eGFR 呈负相关 [81]。流行病学研究表明，母亲接触多环芳烃、全氟和多氟烷基物质、邻苯二甲酸盐以及与早产和 LBW 相关的 PM2.5/PM10 都是与低肾单位数有关的重要风险因素 [82-86]。

来自实验研究的证据也支持妊娠期间暴露于环境化学污染物会影响胎儿肾脏发育。例如，母体暴露于 2,3,7,8-四氯二苯并二噁英（TCDD）或双酚 A 会导致成年大鼠后代的血压升高[87-88]，这与肾脏编程异常有关；产前暴露于 TCDD 的大鼠后代存在肾积水[89]。母体重金属暴露对后代肾脏影响的动物研究表明，镉是导致肾脏发育不良结局的主要原因[90]。

9.4.5 感染和炎症

宫内感染是导致早产的重要且常见的原因[91]。微生物内毒素和促炎细胞因子刺激前列腺素的产生，导致子宫收缩，增加发生早产的风险[92]。新出现的证据表明，母体感染会通过炎症介导的胎盘发育和功能破坏而导致不良的出生结局，例如 LBW 和早产[93]。

已经在动物模型中研究了妊娠期间感染对后代肾脏结局的影响。母体暴露于脂多糖（lipopolysaccharide, LPS）会导致后代患高血压并产生相关的肾脏编程性变化[94]。另一项研究表明，产前 LPS 暴露会增加新生儿高氧引起的肾损伤[95]。

出生后，尿路感染（urinary tract infection, UTI）是导致不良肾脏结局的主要原因之一[96]。肾盂肾炎可导致肾脏瘢痕形成并导致高血压甚至肾衰竭。大约 30% 发生 UTI 的儿童随后被诊断为膀胱输尿管反流[97]，而反流性肾病是儿科群体中终末期肾病的第四大常见原因[96]。

9.4.6 药物使用

妊娠期服用某些药物可能会影响胎儿的肾脏发育，导致子代易患 CAKUT[98]。这些药物包括但不限于氨基糖苷类、环孢素 A、非甾体抗炎药、血管紧张素转化酶抑制剂（ACE inhibitor, ACEI）/ 血管紧张素受体阻滞剂（ARB)、地塞米松、呋塞米（速尿）、抗癫痫药、阿霉素和环磷酰胺等[99]。在各种动物模型中，环孢素 A[100]、庆大霉素[101] 和糖皮质激素[102] 与低肾单位数和肾脏编程相关[3]。

大多数肾毒性药物也可能对成熟的肾脏结构和功能产生毒性作用，而且在完全发育的肾脏中，无肾毒性的某些药物也可能会损害对肾脏结构和功能至关重要的生长因子的平衡。例如，众所周知，ACEI/ARB 可以发挥肾脏保护作用[103]。然而，由于 ACEI/ARB 异常可能诱发胎儿病变和肾脏发育不良，孕妇应避免使用这些药物[104]。其原因是肾内肾素-血管紧张素系统（renin-angiotensin system, RAS）的抑制改变了肾脏的结构[5]。另一个例子是糖皮质激素。目前，建议有早产风险的女性在产前给予糖皮质激素加速胎儿肺成熟[105]。通过外源途径给予过量的糖皮质激素与肾脏编程异常有关，导致子代肾单位数量减少[106]。除了外源性给药外，发育中的胎儿可能会暴露于母体来源的过量糖皮质激素（例如，由于妊娠压力增大）。在大鼠模型中，在母体妊娠第 15 天和第 16 天[107]、妊娠第 16 天到第 22 天[108] 或子代出生后第 1 天到第 3 天[102] 重复使用地塞米松与子代肾单位数量减少有关。

9.4.7 其他因素

与肾脏发育过程中的营养和化学作用一样，妊娠期间某些神经类药物滥用也会伤害子代发育中的肾脏。在美国，有 6%～16% 的孕妇吸烟、酗酒或非法吸毒[109]。

9.4.7.1 饮酒

观察性研究表明，母体妊娠期酒精暴露对其后代超重和肥胖儿童的肾功能具有剂量依赖性的不良影响[110]。队列研究表明，母体酒精暴露与其后代 30 岁时发生轻度 CKD 相关[111]。同样母体乙醇暴露大鼠动物模型实验结果显示，其成年后代的肾单位数量和肾功能均降低，可能是由于输尿管分支形态发生过程受到抑制[112]。

9.4.7.2 吸烟

母体接触尼古丁会影响胎儿的肾脏发育，增加后代患 CKD 的风险[113]。人群流行病学调查结果显示，孕妇吸烟的数量与胎儿肾脏体积有剂量依赖性关系[114]。

9.4.7.3 其他因素

妊娠期的昼夜节律改变，轮班工作、跨时区的喷气式飞机旅行或夜间暴露在光线下，可能会影响胚胎期的肾脏发育[115]。例如，一项招募 196989 名女性的荟萃分析研究报告指出，轮班工作与早产和小于胎龄儿（small for gestational age, SGA）相关，这两者都是低肾单位数的危险因素[116]。用大鼠的动物模型实验结果显示，整个妊娠期慢性光相位移，会使成年后代出现肾功能不全和高血压[117]。

尽管非法药物使用与更高的 CKD 进展风险相关[118]，但母体使用非法药物是否会影响后代的肾脏结局（结构与功能）很大程度上仍然是未知数。

9.5 发育性肾病发病机制及抗氧化剂的作用

在生命的最初 1000 天，已知存在多种环境风险因素与 CKD 的程序化有关。根据现在对生命最初 1000 天内肾脏发育程度的了解，仍需要进行更多的研究了解 CKD 编程作用机制，这将有助于针对性进行靶向治疗和预防。尽管各种早期暴露环境中的危险因素与生命后期 CKD 的发生、发展相关，然而目前的证据表明，肾脏程序化的背后可能存在共同的发病机制，包括氧化应激[43]、NO 信号转导[119]、

RAS[120] 和肠道微生态失调等 [121]。

9.5.1 氧化应激

氧化应激在肾脏疾病的发育起源中可能起着重要作用 [122]。如图 9-1 中所示的营养状况、妊娠并发症、环境化学污染物暴露、药物使用、感染 / 炎症以及不良生活行为等影响因素均可使体内氧化还原体系平衡发生改变，导致体内发生氧化应激反应，甚至导致氧化应激性损伤。氧化应激被定义为促氧化分子，特别是活性氧（reactive oxygen species, ROS）和活性氮（reactive nitrogen species, RNS）与抗氧化防御之间的不平衡。新的证据表明 ROS 和一氧化氮（nitric oxide, NO）之间的不平衡与肾脏疾病的发育起源有关 [119]。

许多研究表明，妊娠期各种并发症 [例如妊娠糖尿病、早产、先兆子痫和宫内发育迟缓（intrauterine growth retardation, IUGR）] 中的氧化应激标志物均升高 [123-124]。因此，妊娠期间 ROS 起双重作用 [123]，即适度的 ROS 有助于正常的器官发生和细胞分化，而过度产生（如妊娠合并症、炎症、环境化学污染等）会对妊娠和胎儿结局产生不良影响，导致氧化应激降低了一氧化氮的生物利用率。NO 是妊娠期母体和胎儿体内平衡的重要介质 [125]，适宜（生理）水平的 NO 对于维持健康妊娠至关重要 [125]，相反高水平的 NO 可以与超氧化物快速反应形成过氧亚硝酸盐（peroxynitrite）（ONOO—），这是一种具有明显伤害作用的高度有害的活性氧。

9.5.1.1 氧化应激对胎儿的影响

（1）并发症与氧化应激　一些妊娠期并发症与氧化应激有关，例如妊娠糖尿病、高血压、先兆子痫和早产 [123-124]。

（2）动物模型实验　肾脏编程模型的实验研究结果显示氧化应激在胎儿肾脏编程中的关键作用 [3]。妊娠期发生的氧化应激损伤会影响暴露子代（胎儿期）的肾脏发育编程和出生后对 CKD 的易感性，导致氧化应激的因素包括母体能量限制 [126]、低蛋白膳食 [127]、妊娠糖尿病 [69]、子痫前期 [107]、产前地塞米松暴露 [107] 和产后高脂肪膳食 [128] 以及母亲吸烟等 [129]。

（3）NO-ROS 比例失衡　NO-ROS 比例失衡可能先于 CKD 和高血压，这被认为是 CKD 的早期征兆 [119,130]。例如，在自发性高血压大鼠（spontaneously hypertensive rats, SHR）实验中观察到，4 周龄时出现肾 NO 缺乏，甚至早于高血压发作 [131]。同样的动物实验结果显示，NADPH 氧化酶表达和脂质过氧化增加，而血压尚未升高 [132]。最近的动物研究表明，NO-ROS 平衡的早期恢复可能是预防高血压和 CKD 发生起源的重编程策略 [119]。

（4）不对称二甲基精氨酸导致 NO 减少和 ROS 产生　不对称二甲基精氨酸（asymmetric dimethylarginine, ADMA）本身就可导致 NO 减少和 ROS 产生[133]。用 ADMA 处理的胚胎肾脏（后肾）可导致肾单位数的剂量依赖性减少[69]。血浆 ADMA 水平的升高与不良妊娠和出生结局相关，例如先兆子痫[134]、妊娠糖尿病[135]、高血压[136]、IUGR[137] 和早产[138]。

9.5.1.2　氧化应激在胎儿发育编程设计中的作用

氧化应激被认为在胎儿发育编程设计中起关键作用[123]。几种氧化应激机制与肾脏程序化有关，包括活性氧产生的增加、抗氧化系统功能障碍和氧化损伤增加。许多动物模型证明了肾脏程序化中涉及的氧化应激[139]。妊娠期和哺乳期的营养失衡是诱发肾脏疾病程序化的最常见因素，包括能量限制[140] 和增加高脂肪膳食[64]、果糖[141] 或甲基供体[142] 的高摄入量。与肾脏编程相关的其他环境因素，例如环境化学物质[87]、孕产妇疾病[68]、炎症[95] 和药物使用[107-108]，也都与氧化应激有关。

在能量限制的动物模型实验中[140]、链脲佐菌素诱导的糖尿病[69] 和母亲吸烟[143] 中报告了由氧化应激诱导的肾单位数量减少。各种母体损伤引起的肾脏程序化与 F2-异前列腺素[67]、丙二醛（脂质过氧化的标志物）[144] 和 8-羟基脱氧鸟苷（8-OHdG，一种氧化 DNA 损伤的生物标志物）[67] 有关。相反，围生期使用抗氧化剂已在各种动物模型中显示出对抗氧化应激诱导的肾脏编程产生有益的影响[43]。

9.5.2　NO 信号受损

肾脏编程异常除与氧化应激有关外，还涉及 NO 信号受损[119]。NO 是一种有效的血管扩张剂，在胎儿发育中起关键作用。一氧化氮合酶（nitric oxide synthase, NOS）催化 L-精氨酸生成 NO。然而，在某些条件下，例如 ADMA 对 NOS 的抑制作用，未偶联的 NOS 会产生超氧化物，导致过氧亚硝酸盐的形成。因此，由于 NOS 解偶联而导致的 NO 生物利用度降低与发育起源的 CKD 有关[119]，而且肾脏的形成还受到 ADMA、ROS 诱导剂以及内源性 NOS 抑制剂的抑制，从而导致肾单位数量减少[69]。已经报道了许多针对妊娠期 NO 途径的干预措施，以保护后代免受 CKD 的侵害[119]，包括补充 NOS 底物、NO 供体、ADMA 降低剂以及增强 NOS 酶的表达/活性。

9.5.3　RAS 的作用

与氧化应激和 NO 类似，异常 RAS 与肾脏编程异常的发生机制有关[142]。在发育中的肾脏，RAS 基因高度表达，对于介导肾脏结构和功能的正常形成至关重要[145]。RAS 基因突变与人类肾脏畸形有关[146]，这与假设 RAS 被 ACEI/ARBs 直接阻断的研究是一致的[104]。同样，小鼠血管紧张素原、肾素、血管紧张素转化酶（ACE）、血管紧张素 II 1 型受体（AT1R）或 2 型受体的基因失活导致 CAKUT 的广泛表型谱[146]。RAS 中的主要参与者血管紧张素 II（Ang II）可以通过 AT1R 刺激介导炎症过程的几个关键事件[147]。这些过程包括触发内皮功能障碍、刺激细胞因子 / 趋化因子的释放、激活 NAD(P)H 氧化酶以产生 ROS，以及促进促纤维化生长因子表达，所有这些都会导致肾脏损伤。大多数可以影响肾脏编程的环境因素，可导致成年期 CKD，例如营养不平衡、孕产妇疾病、环境化学污染物暴露和药物使用，都与 RAS 的异常激活有关。另一方面，经典 RAS 轴的早期阻断似乎会重新编程不当激活的 RAS，可以防止各种动物模型中发生的 CKD。

9.5.4 肠道微生态

肠道微生物群及其衍生代谢物可通过循环影响各靶器官的功能，包括肾脏系统[148]。生命早期的一些不利环境因素会影响后代的肠道微生态环境，从而对后代的健康状况产生不良结局[149]。相反，针对母体微生物群的干预已显示出对肾脏程序的有益影响[121,150]。考虑到一些环境因素（例如，营养、环境化学污染物和炎症）与芳烃受体（arylhydrocarbon receptor, AHR）激活有关，肠道微生物群、AHR 和肾脏之间的相互作用引起了研究人员的关注，即研究肾脏编程 CKD 的机制。另一方面，RAS 的一个成分 ACE II 可以介导肠道中的抗菌肽分泌，从而导致肠道微生物群组成的改变[151]。这些发现表明，肠道微生态环境与早期肾脏编程 CKD 发病机制背后的 RAS 之间可能存在相互联系。

环境因素可能显示出与肾脏编程相关的其他潜在机制，例如表观遗传调控[152]、营养感应信号失调[153]和性别差异[154]。尽管上面概述了多种机制途径，但它们可能相互关联驱动肾脏编程，从而导致 CKD。更好地了解这些常见机制之间的相互作用并确定新的潜在途径以制定预防干预措施是早期预防 CKD 的关键。

9.5.5 抗氧化剂的作用

由于氧化应激被认为是患 CKD 的关键机制，因此可以假设抗氧化疗法将是优化肾脏健康的潜在疗法。然而，临床上将抗氧化剂应用于 CKD 患者的成功经验十分有限，表现在抗氧化疗法似乎可为改善晚期 CKD 患者的肾脏状况提供一些益处。目前围生期抗氧化剂补充剂仅适用于抗氧化剂缺乏的情况[43]。最近，在 Hsu

和 Tain[43] 的肾脏疾病发育起源的综述中，论述了为什么氧化应激很重要，总结了利用不同动物模型，研究妊娠期到生后最初几周补充抗氧化剂（单一或联合）对肾脏编程和重新编程的影响，以及对后代防止 CKD 的保护作用，应用的抗氧化剂包括维生素 C、维生素 E、牛磺酸、L-精氨酸和 L-瓜氨酸以及其他天然的和合成的抗氧化剂（表 9-1）。

表 9-1　肾脏编程动物模型中抗氧化剂重编程干预发育性肾病的效果

抗氧化剂	功能	动物模型干预效果	局限性
维生素 C 和维生素 E	维生素 C 具有淬灭 ROS 的能力；维生素 E 可抑制脂氧合酶、NADPH 氧化酶和环氧合酶的活性	维生素 C、维生素 E 单独或联合其他抗氧化剂用于妊娠和哺乳期发育性肾病	转化到临床应用以及可能带来的益处仍有待进一步研究
氨基酸类	牛磺酸具有降低脂质氧化产物丙二醛浓度，增强机体抗氧化能力的功能	与其他抗氧化剂联合使用，防止 SHR 和 FHH 大鼠发生高血压，围生期对 SHR 中蛋白尿和肾小球硬化的保护作用，单纯 L-牛磺酸治疗发挥肾脏疾病保护作用	有待确定临床应用的时机、剂量和持续时间
	L-精氨酸和 L-瓜氨酸具有抗氧化、增强免疫和维持肠道健康的功能，也是参与 NO 途径中的两种氨基酸，L-瓜氨酸可在肾脏转化为 L-精氨酸	围生期使用 L-精氨酸或与其他抗氧化剂联用对肾脏编程有益，对脂多糖应激大鼠具有抗氧化、增强免疫和维持肠道健康的功能；大鼠实验，L-瓜氨酸可防止氧化应激以及对滋养层细胞的侵袭	需要确定孕妇和哺乳期妇女这些氨基酸的需要和膳食建议
其他抗氧化剂	作为抗氧化剂，褪黑素及其代谢物可以清除 ROS/RNS 并上调抗氧化酶活性	已确定补充对肾脏疾病有益，围生期使用褪黑素被认为是一种重编程的策略，在不同的发育编程模型中可预防某些发育起源的成人疾病，如 CKD	在确定适宜人群和使用剂量方面仍需要开展更多的多中心研究
	白藜芦醇通过抑制 NADPH 氧化酶，减少 ROS 产生，增加谷胱甘肽水平和增加各种抗氧化酶的表达，发挥抗氧化特性	对肾脏具有保护作用；围生期白藜芦醇治疗对肾脏程序化的有益影响，包括 ADMA 产生减少和肾脏 8-OHdG 表达下降以及 NO 生物利用度提高，恢复 ROS 和 NO 平衡，保护后代肾脏免受早期母体暴露多种不良因素的影响	需要进一步实验确定白藜芦醇在肾脏编程动物模型中的重编程作用以及应用于临床的可行性

9.6　预防措施

2020 年，世界肾脏日向公众宣传了 CKD 预防干预措施的重要性——一级、二级或三级预防[155]。鉴于 CKD 的复杂性，需要采用整体干预的方法积极改善肾脏健康。三级预防旨在管理罕见的晚期 CKD 和相关合并症。从 DOHaD 的角度考虑预防策略，一级和二级预防似乎是在生命的最初 1000 天内改善全球肾脏健康的最佳策略。因此，推荐 CKD 的一级和二级预防策略应从怀孕开始到 2 岁（图 9-1）。

9.6.1　一级预防

一级预防旨在 CKD 发生之前开始的预防。在生命的最初 1000 天内，应避免暴露图 9-1 所示的可改变风险因素。从怀孕到儿童早期，维持机体最佳营养状况对于支持肾脏健康至关重要 [156]。新生儿和小婴儿因为他们的免疫系统还未发育成熟，易发生感染性疾病。由于疫苗接种是预防感染的最具成本效益的方法之一，因此通过接种必要的疫苗来增强生命早期免疫力对于防止感染至关重要 [157]。此外，还需要关注改善社会经济因素，例如，提高群体的教育水平和减少贫困等 [32]。

9.6.2　二级预防

二级预防旨在早期发现 CKD 并在最早阶段及时进行治疗。虽然 CKD 的早期检测有可能产生显著的公共卫生效益，但是大多数国家的 CKD 检测和监测系统不足，难以实现这一目标 [158]。在生命的最初 1000 天内，需要开展一些重要的服务，如做好母婴保健，开展母婴监测，包括产前筛查、产前超声检测、遗传咨询、肾脏超声检测、尿液分析、肌酐和 eGFR 以及血压监测等。

9.6.3　肾发育相关基因研究

基于 CAKUT 可能具有遗传基础，关键的肾发育基因研究可能成为未来开发新型基因疗法和基因筛查测试的基础。近年来，已经引入了几种用于早期检测肾损伤的潜在生物标志物，这些生物标志物各有优缺点 [159-160]。然而，目前尚无理想的急性肾损伤生物标志物。由于前体细胞技术已被应用于生成新的肾组织，因此需要更多地关注使基因改变的肾前体细胞分化成功能性肾组织以进行再生医学治疗方面的研究与应用 [161]。

9.6.4　生命早期重编程的干预

鉴于 DOHaD 研究领域的进展，很明显可以通过重编程在生命早期开始预防发育起源的 CKD[7,162]。动物研究提供了有关重编程策略的基本信息。考虑到氧化应激是与肾脏编程相关的关键机制，多种动物模型中已经使用许多天然抗氧化剂用于预防 CKD 的重编程策略[43]，包括维生素 E 和硒[163]、叶酸[164]、L-牛磺酸[165]、L-色氨酸[166]、N-乙酰半胱氨酸[66-67]、白藜芦醇[87-88]、褪黑素等[102]。这些发现支持母体营养不良编程了许多 NCDs，而营养干预也有利于预防成年期 NCDs[167]。

此外，有几种针对特定信号通路的重编程干预措施会对肾脏编程产生有益影响。在生命早期靶向 NO 途径已用于各种动物模型，以预防成年后代 CKD 的发生、发展。这些干预措施包括补充 NO 底物、降低 ADMA 的量、提供 NO 供体和增强 NOS 表达。同样，基于 RAS 的干预措施在预防肾脏程序化和相关疾病方面也显示出有希望的结果，如肾素抑制剂、ACE 抑制剂、ACE Ⅱ 激活剂和 ARB[120]。此外，针对硫化氢（H_2S）途径[168]和营养感应信号[169]的重编程干预措施也显示出对发育性肾病的有益影响。尽管动物研究取得了重大进展，但对有意义的临床转化的需求仍然是今后需要深入研究的重点。

9.7 展望

让每一个人在一个健康和平的星球上过上健康的生活是联合国 2015 年提出的最终目标，到 2030 年要实现这个目标[170]。然而，要应对 NCDs 的挑战，特别是 CKD，仍有许多工作要做[32,171]。生命最初 1000 天的概念使我们能够分析文献以确定可能影响肾脏发育的原因，确定肾脏编程的潜在机制，可帮助我们制定重编程的预防策略。

尽管迄今为止已经确定了多种可改变的生命早期风险因素，但预防工作应继续发现其他可能的风险因素。当前的预防策略主要侧重于促进健康的生活方式和避免接触危险因素。然而，将有效的重编程干预从动物研究转化为临床实践的速度远远慢于预期。改善肾脏健康是必然的趋势，可以通过医生、护士、专职医疗人员、研究人员、政策制定者和非政府组织的合作来完成。只有通过全方位的合作，我们才可能在生命最初 1000 天内实施 CKD 早期预防的全球战略，降低 CKD 发生的易感性。

动物模型实验结果显示，已证明针对肾脏编程受损特定途径的抗氧化剂使用是有益的。在肾脏发育过程中，可能需要多种抗氧化剂联合使用，进行靶向氧化剂修饰，但是这样的干预措施用于临床还有很长的路要走，包括抗氧化剂的种类、剂量和使用时间的确定等。因此，为了减少全球 CKD 的负担，未来需要开展大型前瞻性试验和多中心研究工作，以便更好地评估氧化应激与发育起源的 CKD 之间的关系、肾脏编程机制以及抗氧化剂应用的可行性。

（董彩霞，荫士安，陈娟，石文标）

参考文献

[1] Kovesdy C P. Epidemiology of chronic kidney disease: an update 2022. Kidney Int Suppl(2011), 2022, 12(1): 7-11.

[2] GBD 2013 Mortality and Causes of Death Collaborators. Mortality GBD, Causes of Death C. Global, regional, and national age-sex specific all-cause and cause-specific mortality for 240 causes of death, 1990-2013: a systematic analysis for the Global Burden of Disease Study 2013. Lancet, 2015, 385(9963): 117-171.

[3] Tain Y L, Hsu C N. Developmental origins of chronic kidney disease: should we focus on early life? Int J Mol Sci, 2017, 18(2): 381.

[4] Ingelfinger J R, Kalantar-Zadeh K, Schaefer F, et al. World Kidney Day 2016: Averting the legacy of kidney disease-focus on childhood. Pediatr Nephrol, 2016, 31(3): 343-348.

[5] Kett M M, Denton K M. Renal programming: cause for concern? Am J Physiol Regul Integr Comp Physiol, 2011, 300(4): R791-803.

[6] Luyckx V A, Bertram J F, Brenner B M, et al. Effect of fetal and child health on kidney development and long-term risk of hypertension and kidney disease. Lancet, 2013, 382(9888): 273-283.

[7] Tain Y L, Joles J A. Reprogramming: A preventive strategy in hypertension focusing on the kidney. Int J Mol Sci, 2015, 17(1): 23.

[8] 石汉平，刘学聪. 特殊医学用途配方食品临床应用. 北京：人民卫生出版社, 2017.

[9] Stevens P E, Levin A. Kidney disease: improving global outcomes chronic kidney disease guideline development work group M. Evaluation and management of chronic kidney disease: synopsis of the kidney disease: improving global outcomes 2012 clinical practice guideline. Ann Intern Med, 2013, 158(11): 825-830.

[10] Kidney Disease: Improving Global Outcomes CKDMBDUWG. KDIGO 2017 Clinical Practice Guideline Update for the Diagnosis, Evaluation, Prevention, and Treatment of Chronic Kidney Disease-Mineral and Bone Disorder(CKD-MBD). Kidney Int Suppl(2011), 2017, 7(1): 1-59.

[11] Vestergaard S V, Christiansen C F, Thomsen R W, et al. Identification of patients with CKD in medical databases: a comparison of different algorithms. Clin J Am Soc Nephrol, 2021, 16(4): 543-551.

[12] Li Y, Ning Y, Shen B, et al. Temporal trends in prevalence and mortality for chronic kidney disease in China from 1990 to 2019: an analysis of the Global Burden of Disease Study 2019. Clin Kidney J, 2023, 16(2): 312-321.

[13] Johansen K L, Chertow G M, Gilbertson D T, et al. US renal data system 2022 annual data report: epidemiology of kidney disease in the United States. Am J Kidney Dis, 2023, 81(3 Suppl1): A8-A11.

[14] Rhee C M, Kovesdy C P. Epidemiology: Spotlight on CKD deaths-increasing mortality worldwide. Nat Rev Nephrol, 2015, 11(4): 199-200.

[15] Foreman K J, Marquez N, Dolgert A, et al. Forecasting life expectancy, years of life lost, and all-cause and cause-specific mortality for 250 causes of death: reference and alternative scenarios for 2016-40 for 195 countries and territories. Lancet, 2018, 392(10159): 2052-2090.

[16] Lv J C, Zhang L X. Prevalence and disease burden of chronic kidney disease. Adv Exp Med Biol, 2019, 1165:3-15.

[17] GBD Chronic Kidney Disease Collaboration. Global, regional, and national burden of chronic kidney disease, 1990-2017: a systematic analysis for the Global Burden of Disease Study 2017. Lancet, 2020, 395(10225): 709-733.

[18] Mills K T, Xu Y, Zhang W, et al. A systematic analysis of worldwide population-based data on the global burden of chronic kidney disease in 2010. Kidney Int, 2015, 88(5): 950-957.

[19] Jha V, Garcia-Garcia G, Iseki K, et al. Chronic kidney disease: global dimension and perspectives. Lancet, 2013, 382(9888): 260-272.

[20] Zhang L, Wang F, Wang L, et al. Prevalence of chronic kidney disease in China: a cross-sectional survey. Lancet, 2012, 379(9818): 815-822.

[21] Zhang L, Zhao M H, Zuo L, et al. China Kidney Disease Network(CK-NET)2016 Annual Data Report. Kidney Int Suppl(2011), 2020, 10(2): e97-e185.

[22] Saran R, Robinson B, Abbott K C, et al. US renal data system 2019 annual data report: epidemiology of kidney disease in the united states. Am J Kidney Dis, 2020, 75(1 Suppl 1): A6-A7.

[23] Centers for Disease Control and Prevention.Chronic kidney disease(CKD)surveillance system. 2021.

[24] Bruck K, Stel V S, Gambaro G, et al. CKD prevalence varies across the european general population. J Am Soc Nephrol, 2016, 27(7): 2135-2147.

[25] Collins A J, Foley R N, Chavers B, et al. United States Renal Data System 2011 Annual Data Report: Atlas of chronic kidney disease & end-stage renal disease in the United States. Am J Kidney Dis, 2012, 59(1 Suppl 1): A7, e1-420.

[26] 王善志，朱永俊，唐文庄，等 . 中国成人及老年人群慢性肾脏病患病率 Meta 分析 . 中国老年学杂志，2017, 37(21): 5384-5388.

[27] Liyanage T, Toyama T, Hockham C, et al. Prevalence of chronic kidney disease in Asia: a systematic review and analysis. BMJ Glob Health, 2022, 7(1): e007525.

[28] Hockham C, Bao L, Tiku A, et al. Sex differences in chronic kidney disease prevalence in Asia: a systematic review and meta-analysis. Clin Kidney J, 2022, 15(6): 1144-1151.

[29] 白雪莲，张佳宜，项国梁，等 . 中国成人慢性肾脏病患病率的 Meta 分析 . 中国医药科学，2022, 12(9): 49-53.

[30] Harhay M N, Harhay M O, Coto-Yglesias F, et al. Altitude and regional gradients in chronic kidney disease prevalence in Costa Rica: Data from the Costa Rican Longevity and Healthy Aging Study. Trop Med Int Health, 2016, 21(1): 41-51.

[31] Lozano R, Naghavi M, Foreman K, et al. Global and regional mortality from 235 causes of death for 20 age groups in 1990 and 2010: a systematic analysis for the Global Burden of Disease Study 2010. Lancet, 2012, 380(9859): 2095-2128.

[32] Luyckx V A, Tonelli M, Stanifer J W. The global burden of kidney disease and the sustainable development goals. Bull World Health Organ, 2018, 96(6): 414-422D.

[33] Jager K J, Kovesdy C, Langham R, et al. A single number for advocacy and communication-worldwide more than 850 million individuals have kidney diseases. Kidney Int, 2019, 96(5): 1048-1050.

[34] Little M H, McMahon A P. Mammalian kidney development: principles, progress, and projections. Cold Spring Harb Perspect Biol, 2012, 4(5):a008300.

[35] Luyckx V A, Brenner B M. The clinical importance of nephron mass. J Am Soc Nephrol, 2010, 21(6): 898-910.

[36] Shah M M, Sampogna R V, Sakurai H, et al. Branching morphogenesis and kidney disease. Development, 2004, 131(7): 1449-1462.

[37] Bertram J F, Douglas-Denton R N, Diouf B, et al. Human nephron number: implications for health and disease. Pediatr Nephrol, 2011, 26(9): 1529-1533.

[38] Hartman H A, Lai H L, Patterson L T. Cessation of renal morphogenesis in mice. Dev Biol, 2007, 310(2): 379-387.

[39] Wang X, Garrett M R. Nephron number, hypertension, and CKD: physiological and genetic insight from humans and animal models. Physiol Genomics, 2017, 49(3): 180-192.

[40] Murugapoopathy V, Gupta I R. A primer on congenital anomalies of the kidneys and urinary tracts (CAKUT). Clin J Am Soc Nephrol, 2020, 15(5): 723-731.

[41] Nenov V D, Taal M W, Sakharova O V, et al. Multi-hit nature of chronic renal disease. Curr Opin Nephrol Hypertens, 2000, 9(2): 85-97.

[42] Hsu C W, Yamamoto K T, Henry R K, et al. Prenatal risk factors for childhood CKD. J Am Soc Nephrol, 2014, 25(9): 2105-2111.

[43] Hsu C N, Tain Y L. Developmental origins of kidney disease: why oxidative stress matters? Antioxidants(Basel), 2020, 10(1): 33.

[44] Hsu C N, Tain Y L. The first thousand days: kidney health and beyond. Healthcare(Basel), 2021, 9(10): 1332.

[45] Short K M, Smyth I M. The contribution of branching morphogenesis to kidney development and disease. Nat Rev Nephrol, 2016, 12(12): 754-767.

[46] Boato R T, Aguiar M B, Mak R H, et al. Maternal risk factors for congenital anomalies of the kidney and urinary tract: A case-control study. J Pediatr Urol, 2023, 19(2): 199, e1-199, e11.

[47] Rosenblum S, Pal A, Reidy K. Renal development in the fetus and premature infant. Semin Fetal Neonatal Med, 2017, 22(2): 58-66.

[48] Uy N, Reidy K. Developmental genetics and congenital anomalies of the kidney and urinary tract. J Pediatr Genet, 2016, 5(1): 51-60.

[49] Nicolaou N, Renkema K Y, Bongers E M, et al. Genetic, environmental, and epigenetic factors involved in CAKUT. Nat Rev Nephrol, 2015, 11(12): 720-731.

[50] Friedman D J, Pollak M R. APOL1 and kidney disease: from genetics to biology. Annu Rev Physiol, 2020, 82: 323-342.

[51] Bruggeman L A, O'Toole J F, Sedor J R. APOL1 polymorphisms and kidney disease: loss-of-function or gain-of-function? Am J Physiol Renal Physiol, 2019, 316(1): F1-F8.

[52] Hsu C N, Tain Y L. The Good, the bad, and the ugly of pregnancy nutrients and developmental programming of adult disease. Nutrients, 2019, 11(4): 894.

[53] Lee Y Q, Collins C E, Gordon A, et al. The relationship between maternal nutrition during pregnancy and offspring kidney structure and function in humans: a systematic review. Nutrients, 2018, 10(2): 241.

[54] Wood-Bradley R J, Barrand S, Giot A, et al. Understanding the role of maternal diet on kidney development; an opportunity to improve cardiovascular and renal health for future generations. Nutrients, 2015, 7(3): 1881-1905.

[55] Painter R C, Roseboom T J, van Montfrans G A, et al. Microalbuminuria in adults after prenatal exposure to the Dutch famine. J Am Soc Nephrol, 2005, 16(1): 189-194.

[56] Miliku K, Mesu A, Franco O H, et al. Maternal and fetal folate, vitamin b_{12}, and homocysteine concentrations and childhood kidney outcomes. Am J Kidney Dis, 2017, 69(4): 521-530.

[57] Goodyer P, Kurpad A, Rekha S, et al. Effects of maternal vitamin A status on kidney development: a pilot study. Pediatr Nephrol, 2007, 22(2): 209-214.

[58] Gilbert J S, Lang A L, Grant A R, et al. Maternal nutrient restriction in sheep: hypertension and decreased

nephron number in offspring at 9 months of age. J Physiol, 2005, 565(Pt 1): 137-147.

[59] Woods L L, Weeks D A, Rasch R. Programming of adult blood pressure by maternal protein restriction: role of nephrogenesis. Kidney Int, 2004, 65(4): 1339-1348.

[60] Battista M C, Oligny L L, St-Louis J, et al. Intrauterine growth restriction in rats is associated with hypertension and renal dysfunction in adulthood. Am J Physiol Endocrinol Metab, 2002, 283(1): E124-131.

[61] Schlegel R N, Moritz K M, Paravicini T M. Maternal hypomagnesemia alters renal function but does not program changes in the cardiovascular physiology of adult offspring. J Dev Orig Health Dis, 2016, 7(5): 473-480.

[62] Wu L, Shi A, Zhu D, et al. High sucrose intake during gestation increases angiotensin II type 1 receptor-mediated vascular contractility associated with epigenetic alterations in aged offspring rats. Peptides, 2016, 86: 133-144.

[63] Tain Y L, Wu K L, Lee W C, et al. Maternal fructose-intake-induced renal programming in adult male offspring. J Nutr Biochem, 2015, 26(6): 642-650.

[64] Tain Y L, Lin Y J, Sheen J M, et al. High fat diets sex-specifically affect the renal transcriptome and program obesity, kidney injury, and hypertension in the offspring. Nutrients, 2017, 9(4): 357.

[65] Chong E, Yosypiv I V. Developmental programming of hypertension and kidney disease. Int J Nephrol, 2012, 2012: 760580.

[66] Hsu C N, Hou C Y, Chang-Chien G P, et al. Maternal N-acetylcysteine therapy prevents hypertension in spontaneously hypertensive rat offspring: implications of hydrogen sulfide-generating pathway and gut microbiota. Antioxidants(Basel), 2020, 9(9): 856.

[67] Colafella K M M, van Dorst D C H, Neuman R I, et al. Differential effects of cyclo-oxygenase 1 and 2 inhibition on angiogenesis inhibitor-induced hypertension and kidney damage. Clin Sci (Lond). 2022,136(9): 675-694.

[68] Hsu C N, Yang H W, Hou C Y, et al. Maternal adenine-induced chronic kidney disease programs hypertension in adult male rat offspring: implications of nitric oxide and gut microbiome derived metabolites. Int J Mol Sci, 2020, 21(19): 7237.

[69] Tain Y L, Lee W C, Hsu C N, et al. Asymmetric dimethylarginine is associated with developmental programming of adult kidney disease and hypertension in offspring of streptozotocin-treated mothers. PLoS One, 2013, 8(2): e55420.

[70] Thomal J T, Palma B D, Ponzio B F, et al. Sleep restriction during pregnancy: hypertension and renal abnormalities in young offspring rats. Sleep, 2010, 33(10): 1357-1362.

[71] Davis E M, Peck J D, Thompson D, et al. Maternal diabetes and renal agenesis/dysgenesis. Birth Defects Res A Clin Mol Teratol, 2010, 88(9): 722-727.

[72] Brennan S, Kandasamy Y, Rudd D M, et al. The effect of diabetes during pregnancy on fetal renal parenchymal growth. J Nephrol, 2020, 33(5): 1079-1089.

[73] Wong M G, The N L, Glastras S. Maternal obesity and offspring risk of chronic kidney disease. Nephrology(Carlton), 2018, 23(Suppl 4):S84-S87.

[74] Macumber I, Schwartz S, Leca N. Maternal obesity is associated with congenital anomalies of the kidney and urinary tract in offspring. Pediatr Nephrol, 2017, 32(4): 635-642.

[75] Glastras S J, Chen H, Teh R, et al. Mouse models of diabetes, obesity and related kidney disease. PLoS One, 2016, 11(8): e0162131.

[76] Kataria A, Trasande L, Trachtman H. The effects of environmental chemicals on renal function. Nat Rev Nephrol, 2015, 11(10): 610-625.

[77] Solhaug M J, Bolger P M, Jose P A. The developing kidney and environmental toxins. Pediatrics, 2004, 113(4 Suppl): 1084-1091.

[78] Weidemann D K, Weaver V M, Fadrowski J J. Toxic environmental exposures and kidney health in children. Pediatr Nephrol, 2016, 31(11): 2043-2054.

[79] Dalal R P, Goldfarb D S. Melamine-related kidney stones and renal toxicity. Nat Rev Nephrol, 2011, 7(5): 267-274.

[80] Skroder H, Hawkesworth S, Moore S E, et al. Prenatal lead exposure and childhood blood pressure and kidney function. Environ Res, 2016, 151: 628-634.

[81] Saylor C, Tamayo-Ortiz M, Pantic I, et al. Prenatal blood lead levels and reduced preadolescent glomerular filtration rate: Modification by body mass index. Environ Int, 2021, 154: 106414.

[82] Gao X, Ni W, Zhu S, et al. Per- and polyfluoroalkyl substances exposure during pregnancy and adverse pregnancy and birth outcomes: A systematic review and meta-analysis. Environ Res, 2021, 201: 111632.

[83] Sol C M, Santos S, Asimakopoulos A G, et al. Associations of maternal phthalate and bisphenol urine concentrations during pregnancy with childhood blood pressure in a population-based prospective cohort study. Environ Int, 2020, 138: 105677.

[84] Choi H, Wang L, Lin X, et al. Fetal window of vulnerability to airborne polycyclic aromatic hydrocarbons on proportional intrauterine growth restriction. PLoS One, 2012, 7(4): e35464.

[85] Kumar S N, Saxena P, Patel R, et al. Predicting risk of low birth weight offspring from maternal features and blood polycyclic aromatic hydrocarbon concentration. Reprod Toxicol, 2020, 94: 92-100.

[86] Uwak I, Olson N, Fuentes A, et al. Application of the navigation guide systematic review methodology to evaluate prenatal exposure to particulate matter air pollution and infant birth weight. Environ Int, 2021, 148: 106378.

[87] Hsu C N, Lin Y J, Lu P C, et al. Maternal resveratrol therapy protects male rat offspring against programmed hypertension induced by TCDD and dexamethasone exposures: is it relevant to aryl hydrocarbon receptor? Int J Mol Sci, 2018, 19(8): 2459.

[88] Hsu C N, Lin Y J, Tain Y L. Maternal exposure to bisphenol a combined with high-fat diet-induced programmed hypertension in adult male rat offspring: effects of resveratrol. Int J Mol Sci, 2019, 20(18): 4382.

[89] Aragon A C, Kopf P G, Campen M J, et al. In utero and lactational 2,3,7,8-tetrachlorodibenzo-p-dioxin exposure: effects on fetal and adult cardiac gene expression and adult cardiac and renal morphology. Toxicol Sci, 2008, 101(2): 321-330.

[90] Jacquillet G, Barbier O, Rubera I, et al. Cadmium causes delayed effects on renal function in the offspring of cadmium-contaminated pregnant female rats. Am J Physiol Renal Physiol, 2007, 293(5): F1450-1460.

[91] Goldenberg R L, Hauth J C, Andrews W W. Intrauterine infection and preterm delivery. N Engl J Med, 2000, 342(20): 1500-1507.

[92] Romero R, Espinoza J, Kusanovic J P, et al. The preterm parturition syndrome. BJOG, 2006, 113(Suppl 3): S17-S42.

[93] Weckman A M, Ngai M, Wright J, et al. The impact of infection in pregnancy on placental vascular development and adverse birth outcomes. Front Microbiol, 2019, 10: 1924.

[94] Wang J, Cui J, Chen R, et al. Prenatal exposure to lipopolysaccharide alters renal DNA methyltransferase

expression in rat offspring. PLoS One, 2017, 12(1): e0169206.

[95] Chen C M, Chou H C. Maternal inflammation exacerbates neonatal hyperoxia-induced kidney injury in rat offspring. Pediatr Res, 2019, 86(2): 174-180.

[96] Fillion M L, Watt C L, Gupta I R. Vesicoureteric reflux and reflux nephropathy: from mouse models to childhood disease. Pediatr Nephrol, 2014, 29(4): 757-766.

[97] Williams G, Fletcher J T, Alexander S I, et al. Vesicoureteral reflux. J Am Soc Nephrol, 2008, 19(5): 847-862.

[98] Li G, Chan Y L, Nguyen L T, et al. Impact of maternal e-cigarette vapor exposure on renal health in the offspring. Ann N Y Acad Sci, 2019, 1452(1): 65-77.

[99] Schreuder M F, Bueters R R, Huigen M C, et al. Effect of drugs on renal development. Clin J Am Soc Nephrol, 2011, 6(1): 212-217.

[100] Slabiak-Blaz N, Adamczak M, Gut N, et al. Administration of cyclosporine a in pregnant rats-the effect on blood pressure and on the glomerular number in their offspring. Kidney Blood Press Res, 2015, 40(4): 413-423.

[101] Gilbert T, Lelievre-Pegorier M, Merlet-Benichou C. Immediate and long-term renal effects of fetal exposure to gentamicin. Pediatr Nephrol, 1990, 4(4): 445-450.

[102] Chang H Y, Tain Y L. Postnatal dexamethasone-induced programmed hypertension is related to the regulation of melatonin and its receptors. Steroids, 2016, 108: 1-6.

[103] Berl T. Review: renal protection by inhibition of the renin-angiotensin-aldosterone system. J Renin Angiotensin Aldosterone Syst, 2009, 10(1): 1-8.

[104] Quan A. Fetopathy associated with exposure to angiotensin converting enzyme inhibitors and angiotensin receptor antagonists. Early Hum Dev, 2006, 82(1): 23-28.

[105] McGoldrick E, Stewart F, Parker R, et al. Antenatal corticosteroids for accelerating fetal lung maturation for women at risk of preterm birth. Cochrane Database Syst Rev, 2020, 12(12): CD004454.

[106] Moisiadis V G, Matthews S G. Glucocorticoids and fetal programming part 2: Mechanisms. Nat Rev Endocrinol, 2014, 10(7): 403-411.

[107] Andronikidi P E, Orovou E, Mavrigiannaki E, et al. Placental and renal pathways underlying pre-eclampsia. Int J Mol Sci, 2024, 25(5): 2741.

[108] Tai I H, Sheen J M, Lin Y J, et al. Maternal N-acetylcysteine therapy regulates hydrogen sulfide-generating pathway and prevents programmed hypertension in male offspring exposed to prenatal dexamethasone and postnatal high-fat diet. Nitric Oxide, 2016, 53: 6-12.

[109] Slotkin T A. Cholinergic systems in brain development and disruption by neurotoxicants: nicotine, environmental tobacco smoke, organophosphates. Toxicol Appl Pharmacol, 2004, 198(2): 132-151.

[110] Correia-Costa L, Schaefer F, Afonso A C, et al. Prenatal alcohol exposure affects renal function in overweight schoolchildren: birth cohort analysis. Pediatr Nephrol, 2020, 35(4): 695-702.

[111] Das S K, McIntyre H D, Alati R, et al. Maternal alcohol consumption during pregnancy and its association with offspring renal function at 30 years: Observation from a birth cohort study. Nephrology(Carlton), 2019, 24(1): 21-27.

[112] Gray S P, Denton K M, Cullen-McEwen L, et al. Prenatal exposure to alcohol reduces nephron number and raises blood pressure in progeny. J Am Soc Nephrol, 2010, 21(11): 1891-1902.

[113] Block D B, Mesquita F F, de Lima I P, et al. Fetal kidney programming by maternal smoking exposure: effects on kidney structure, blood pressure and urinary sodium excretion in adult offspring. Nephron,

2015, 129(4): 283-292.

[114] Taal H R, Geelhoed J J, Steegers E A, et al. Maternal smoking during pregnancy and kidney volume in the offspring: the Generation R Study. Pediatr Nephrol, 2011, 26(8): 1275-1283.

[115] Hsu C N, Tain Y L. Light and circadian signaling pathway in pregnancy: programming of adult health and disease. Int J Mol Sci, 2020, 21(6): 2232.

[116] Cai C, Vandermeer B, Khurana R, et al. The impact of occupational shift work and working hours during pregnancy on health outcomes: a systematic review and meta-analysis. Am J Obstet Gynecol, 2019, 221(6): 563-576.

[117] Mendez N, Torres-Farfan C, Salazar E, et al. Fetal programming of renal dysfunction and high blood pressure by chronodisruption. Front Endocrinol, 2019, 10: 362.

[118] Bundy J D, Bazzano L A, Xie D, et al. Self-reported tobacco, alcohol, and illicit drug use and progression of chronic kidney disease. Clin J Am Soc Nephrol, 2018, 13(7): 993-1001.

[119] Hsu C N, Tain Y L. Regulation of Nitric Oxide production in the developmental programming of hypertension and kidney disease. Int J Mol Sci, 2019, 20(3): 681.

[120] Hsu C N, Tain Y L. Targeting the renin-angiotensin-aldosterone system to prevent hypertension and kidney disease of developmental origins. Int J Mol Sci, 2021, 22(5): 2298.

[121] Hsu C N, Hou C Y, Hsu W H, et al. Cardiovascular diseases of developmental origins: preventive aspects of gut microbiota-targeted therapy. Nutrients, 2021, 13(7): 2290.

[122] Krata N, Zagozdzon R, Foroncewicz B, et al. Oxidative stress in kidney diseases: the cause or the consequence? Arch Immunol Ther Exp(Warsz), 2018, 66(3): 211-220.

[123] Thompson L P, Al-Hasan Y. Impact of oxidative stress in fetal programming. J Pregnancy, 2012, 2012: 582748.

[124] Dennery P A. Oxidative stress in development: nature or nurture? Free Radic Biol Med, 2010, 49(7): 1147-1151.

[125] Zullino S, Buzzella F, Simoncini T. Nitric oxide and the biology of pregnancy. Vascul Pharmacol, 2018, 110: 71-74.

[126] Tain Y L, Huang L T, Hsu C N, et al. Melatonin therapy prevents programmed hypertension and nitric oxide deficiency in offspring exposed to maternal caloric restriction. Oxid Med Cell Longev, 2014, 2014: 283180.

[127] Cambonie G, Comte B, Yzydorczyk C, et al. Antenatal antioxidant prevents adult hypertension, vascular dysfunction, and microvascular rarefaction associated with in utero exposure to a low-protein diet. Am J Physiol Regul Integr Comp Physiol, 2007, 292(3): R1236-1245.

[128] Lin Y J, Lin I C, Yu H R, et al. Early postweaning treatment with dimethyl fumarate prevents prenatal dexamethasone- and postnatal high-fat diet-induced programmed hypertension in male rat offspring. Oxid Med Cell Longev, 2018, 2018: 5343462.

[129] Stangenberg S, Nguyen L T, Chen H, et al. Oxidative stress, mitochondrial perturbations and fetal programming of renal disease induced by maternal smoking. Int J Biochem Cell Biol, 2015, 64: 81-90.

[130] Ratliff B B, Abdulmahdi W, Pawar R, et al. Oxidant mechanisms in renal injury and disease. Antioxid Redox Signal, 2016, 25(3): 119-146.

[131] Hsu C N, Huang L T, Lau Y T, et al. The combined ratios of L-arginine and asymmetric and symmetric dimethylarginine as biomarkers in spontaneously hypertensive rats. Transl Res, 2012, 159(2): 90-98.

[132] Chabrashvili T, Tojo A, Onozato M L, et al. Expression and cellular localization of classic NADPH

oxidase subunits in the spontaneously hypertensive rat kidney. Hypertension, 2002, 39(2): 269-274.

[133] Carter A M. Placental oxygen consumption. Part Ⅰ: in vivo studies-a review. Placenta, 2000, 21(Suppl A):S31-S37.

[134] Pettersson A, Hedner T, Milsom I. Increased circulating concentrations of asymmetric dimethyl arginine(ADMA), an endogenous inhibitor of nitric oxide synthesis, in preeclampsia. Acta Obstet Gynecol Scand, 1998, 77(8): 808-813.

[135] Arya S, Ye C, Connelly P W, et al. Asymmetric dimethylarginine and arginine metabolites in women with and without a history of gestational diabetes. J Diabetes Complications, 2017, 31(6): 964-970.

[136] Maruta E, Wang J, Kotani T, et al. Association of serum asymmetric dimethylarginine, homocysteine, and l-arginine concentrations during early pregnancy with hypertensive disorders of pregnancy. Clin Chim Acta, 2017, 475: 70-77.

[137] Tsikas D, Bollenbach A, Savvidou M D. Inverse correlation between maternal plasma asymmetric dimethylarginine(ADMA)and birthweight percentile in women with impaired placental perfusion: circulating ADMA as an NO-independent indicator of fetal growth restriction? Amino Acids, 2018, 50(2): 341-351.

[138] Mittermayer F, Prusa A R, Pollak A, et al. Umbilical vein plasma concentrations of asymmetrical dimethylarginine are increased in male but not female neonates delivered preterm: a pilot study. Early Hum Dev, 2006, 82(7): 421-424.

[139] Bonzini M, Palmer K T, Coggon D, et al. Shift work and pregnancy outcomes: a systematic review with meta-analysis of currently available epidemiological studies. BJOG, 2011, 118(12): 1429-1437.

[140] Tain Y L, Hsieh C S, Lin I C, et al. Effects of maternal L-citrulline supplementation on renal function and blood pressure in offspring exposed to maternal caloric restriction: the impact of nitric oxide pathway. Nitric Oxide, 2010, 23(1): 34-41.

[141] Tain Y L, Lee W C, Wu K L H, et al. Targeting arachidonic acid pathway to prevent programmed hypertension in maternal fructose-fed male adult rat offspring. J Nutr Biochem, 2016, 38: 86-92.

[142] Tain Y L, Chan J Y H, Lee C T, et al. Maternal melatonin therapy attenuates methyl-donor diet-induced programmed hypertension in male adult rat offspring. Nutrients, 2018, 10(10): 1407.

[143] Sukjamnong S, Chan Y L, Zakarya R, et al. MitoQ supplementation prevent long-term impact of maternal smoking on renal development, oxidative stress and mitochondrial density in male mice offspring. Sci Rep, 2018, 8(1): 6631.

[144] Jeje S O, Akindele O O, Ushie G, et al. Changes in kidney function and oxidative stress biomarkers in offspring from dams treated with dexamethasone during lactation in Wistar rats. Afr J Med Med Sci, 2016, 45(3): 237-242.

[145] Gubler M C, Antignac C. Renin-angiotensin system in kidney development: renal tubular dysgenesis. Kidney Int, 2010, 77(5): 400-406.

[146] Yosypiv I V. Renin-angiotensin system in mammalian kidney development. Pediatr Nephrol, 2021, 36(3): 479-489.

[147] Benigni A, Cassis P, Remuzzi G. Angiotensin Ⅱ revisited: new roles in inflammation, immunology and aging. EMBO Mol Med, 2010, 2(7): 247-257.

[148] Yang T, Richards E M, Pepine C J, et al. The gut microbiota and the brain-gut-kidney axis in hypertension and chronic kidney disease. Nat Rev Nephrol, 2018, 14(7): 442-456.

[149] Chu D M, Meyer K M, Prince A L, et al. Impact of maternal nutrition in pregnancy and lactation on

offspring gut microbial composition and function. Gut Microbes, 2016, 7(6): 459-470.

[150] Hsu C N, Chang-Chien G P, Lin S, et al. Targeting on gut microbial metabolite trimethylamine-N-oxide and short-chain fatty acid to prevent maternal high-fructose-diet-induced developmental programming of hypertension in adult male offspring. Mol Nutr Food Res, 2019, 63(18): e1900073.

[151] Oliveira Andrade J M, de Farias Lelis D, Mafra V, et al. The angiotensin converting enzyme 2(ACE2), gut microbiota, and cardiovascular health. Protein Pept Lett, 2017, 24(9): 827-832.

[152] Bianco-Miotto T, Craig J M, Gasser Y P, et al. Epigenetics and DOHaD: from basics to birth and beyond. J Dev Orig Health Dis, 2017, 8(5): 513-519.

[153] Jansson T, Powell T L. Role of placental nutrient sensing in developmental programming. Clin Obstet Gynecol, 2013, 56(3): 591-601.

[154] Tomat A L, Salazar F J. Mechanisms involved in developmental programming of hypertension and renal diseases. Gender differences. Horm Mol Biol Clin Investig, 2014, 18(2): 63-77.

[155] Li P K, Garcia-Garcia G, Lui S F, et al. Kidney health for everyone everywhere-from prevention to detection and equitable access to care. Pediatr Nephrol, 2020, 35(10): 1801-1810.

[156] Beluska-Turkan K, Korczak R, Hartell B, et al. Nutritional gaps and supplementation in the first 1000 days. Nutrients, 2019, 11(12): 2891.

[157] Kollmann T R, Marchant A, Way S S. Vaccination strategies to enhance immunity in neonates. Science, 2020, 368(6491): 612-615.

[158] Htay H, Alrukhaimi M, Ashuntantang G E, et al. Global access of patients with kidney disease to health technologies and medications: findings from the Global Kidney Health Atlas project. Kidney Int Suppl(2011), 2018, 8(2): 64-73.

[159] Schrezenmeier E V, Barasch J, Budde K, et al. Biomarkers in acute kidney injury - pathophysiological basis and clinical performance. Acta Physiol(Oxf), 2017, 219(3): 554-572.

[160] Ronco C, Bellomo R, Kellum J A. Acute kidney injury. Lancet, 2019, 394(10212): 1949-1964.

[161] Woolf A S. Growing a new human kidney. Kidney Int, 2019, 96(4): 871-882.

[162] Paauw N D, van Rijn B B, Lely A T, et al. Pregnancy as a critical window for blood pressure regulation in mother and child: programming and reprogramming. Acta Physiol(Oxf), 2017, 219(1): 241-259.

[163] Franco M do C, Ponzio B F, Gomes G N, et al. Micronutrient prenatal supplementation prevents the development of hypertension and vascular endothelial damage induced by intrauterine malnutrition. Life Sci, 2009, 85(7-8): 327-333.

[164] Torrens C, Brawley L, Anthony F W, et al. Folate supplementation during pregnancy improves offspring cardiovascular dysfunction induced by protein restriction. Hypertension, 2006, 47(5): 982-987.

[165] Thaeomor A, Teangphuck P, Chaisakul J, et al. Perinatal taurine supplementation prevents metabolic and cardiovascular effects of maternal diabetes in adult rat offspring. Adv Exp Med Biol, 2017, 975 Pt1: 295-305.

[166] Hsu C N, Lin I C, Yu H R, et al. Maternal tryptophan supplementation protects adult rat offspring against hypertension programmed by maternal chronic kidney disease: implication of tryptophan-metabolizing microbiome and aryl hydrocarbon receptor. Int J Mol Sci, 2020, 21(12): 4552.

[167] Hsu C N, Tain Y L. The double-edged sword effects of maternal nutrition in the developmental programming of hypertension. Nutrients, 2018, 10(12): 1917.

[168] Hsu C N, Tain Y L. Gasotransmitters for the therapeutic prevention of hypertension and kidney disease. Int J Mol Sci, 2021, 22(15): 7808.

[169] Tain Y L, Hsu C N. AMP-activated protein kinase as a reprogramming strategy for hypertension and kidney disease of developmental origin. Int J Mol Sci, 2018, 19(6): 1744.

[170] Nations U. Report of the secretary-general on SDG progress special edition. United Nations, 2019.

[171] Levin A, Tonelli M, Bonventre J, et al. Global kidney health 2017 and beyond: a roadmap for closing gaps in care, research, and policy. Lancet, 2017, 390(10105): 1888-1917.

第10章

生命早期营养与糖尿病

2 型糖尿病（T2DM）是最常见的慢性病之一，其患病率以惊人的速度持续上升。T2DM 的流行一度被认为是发达国家的问题，但在发展中国家，特别是在生活方式发生变化的城市环境中，T2DM 患病率正在迅速上升。T2DM 也被认为是成人期特别是老年期发生的疾病，在过去几十年，由于高能量膳食的摄入和久坐不动的生活方式导致肥胖患病率迅速增加，不断推动 T2DM 的年轻化和全球大流行。糖尿病及其并发症的流行对全球范围内人群的健康构成了极大威胁。

2 型糖尿病（T2DM）被认为是由遗传和多种环境因素相互作用而引起的代谢性疾病。尽管科学界对遗传风险很感兴趣，但目前的证据表明，不可能仅遗传因素使某些个人或人群处于较高的 T2DM 风险，遗传、行为和环境因素之间的相互作用可能起着更为重要的作用，其他的环境因素有助于疾病易感性 [1]。目前普遍认为成年期患慢性病的风险不仅受遗传和成人生活方式因素的影响，还受生命早期阶段（包括胎儿和婴幼儿期）生活环境因素的影响。人们越来越关注生命早期发育期间（包括宫内）的基因-环境相互作用如何影响成年后的代谢性疾病风险。流行病和实验研究均发现，不良的早期生活环境暴露可能增加生命后期患心血管疾病和其他代谢性疾病的风险，这也被称为"巴克假说"。从胎儿阶段到儿童早期，组织器官不断发育和功能逐渐成熟，在这个关键时期营养匮乏会促进所谓的节俭表型，从而导致葡萄糖不耐受，可能会增加后期胰岛素抵抗甚至罹患 T2DM 的风险。实验研究和人类研究的证据一致表明，生命早期阶段的营养不良（包括营养不足和营养过剩）将增加成年期发生代谢紊乱（包括 2 型糖尿病）的风险。例如，世界各地的许多队列研究中，产前和 / 或产后早期暴露于饥荒已被证明与较高的 T2DM 患病风险有关，而产前及产后早期营养过剩同样增加患 T2DM 风险。

目前认为，在发育的关键阶段，为了应对不良的宫内环境，胎儿会适应性调整其发育过程，以最大限度地提高其生存机会。这些适应性改变包括代谢稳态的重置和内分泌系统设定点的改变以及某些减缓组织器官的生长，通常反映在出生表型的改变上。胎儿生理上的这些变化可能对短期的宫内生存有益，但可能在产后生活中出现适应不良，当这些婴儿暴露于追赶性生长、致肥胖性膳食和其它不良的环境因素时，会增加成年后患某些慢性疾病的风险 [2]。

妊娠期营养不良在 2 型糖尿病编程中的作用已经被充分研究，胎儿营养不良和 / 或出生后的快速生长以及孕妇肥胖都与后代患 2 型糖尿病的风险增加有关。例如，产前暴露于饥荒可能导致表观遗传变化，这些变化在短期发育中具有适应性意义，但在生命的后期可能易患代谢紊乱，包括 T2DM。而且目前越来越多的证据也指向了 T2DM 风险具有跨代传播的特点，从而介导了代际之间疾病风险的传递，同时生命早期的喂养方式可能导致肠道微生态环境的改变也在糖尿病发生、发展中发挥了重要作用。

本章主要描述了 2 型糖尿病流行的全球趋势，讨论了生命早期营养状况与糖尿病发生发展的关系，探讨了可能支持 2 型糖尿病编程的潜在机制及肠道微生物在糖尿病形成中的机制，以及通过改善产前和 / 或产后因素来预防或延缓 2 型糖尿病的发生风险。

10.1　糖尿病全球流行趋势

全球肥胖和 2 型糖尿病（T2DM）的患病率继续以惊人的速度上升。肥胖和 T2DM 的高患病率一度被认为是发达国家的问题，但在发展中经济体中，特别是在生活方式发生变化的城市环境中，肥胖率和 T2DM 率正在迅速上升。

自 2000 年以来，国际糖尿病联合会（IDF）报告了国家、地区和全球糖尿病的流行情况。2000 年全球约 1.51 亿成年人患有 T2DM，2009 年约有 2.85 亿人患有糖尿病（T1DM 和 T2DM 合并）[3]，2015 年约 4.15 亿人患有糖尿病[4]，2019 年约有 4.63 亿人患有糖尿病，占全球成年人口（20 ～ 79 岁）的 9.3%。到 2030 年，这一数字预计将增加到 5.78 亿，据预测到 2040 年糖尿病患病人数将增加到 6.42 亿人，而最大的增幅来自低收入和中等收入国家，到 2045 年将增加到 7 亿。2019 年女性糖尿病患病率为 9.0%，男性为 9.6%[5]。

糖尿病患病率因世界各地收入水平而异，高收入国家（10.4%）和中等收入国家（9.5%）的患病率高于低收入国家（4.0%）。到 2045 年，高、中、低收入国家的糖尿病患病率预计将分别达到 11.9%、11.8% 和 4.7%。在所有糖尿病患者中，67.0% 居住在城市地区。尽管城市的患病率仍然高于农村地区（10.8%，7.2%）[6]，但这种差异不如以前所报道的那样明显，无疑反映了农村地区一定程度的城市化。二分之一（50.1%）的糖尿病患者不知道自己患有糖尿病。据报道，2019 年全球成年人糖耐量异常患病率为 7.5%（3.74 亿），预计到 2030 年将达到 8.0%（4.54 亿），到 2045 年将达到 8.6%（5.48 亿）[6]。

Saeedi 等[5] 预测 2019 年、2030 年和 2045 糖尿病患病率将不断攀升。2019 年，IDF 报道糖尿病患病率最高的地区是中东和北非地区，估计 12.2% 的人口患有糖尿病。非洲地区的糖尿病患病率最低，据估计，2019 年该地区 20 ～ 79 岁人群中糖尿病患病率为 4.7%。到 2030 年和 2045 年，中东和北非地区的全球年龄标准化糖尿病患病率预计将分别增加到 13.3% 和 13.9%，非洲地区分别增加到 5.1% 和 5.2%。预计非洲地区糖尿病患者人数增幅最大，到 2045 年，预计该地区的糖尿病患者人数将比 2019 年增加 142.9%。

1980 ～ 2014 年期间，全球糖尿病患者人数翻了两番[7]。2010 ～ 2030 年期间，预计发达国家的成人糖尿病患者人数增加 20%，发展中国家将增加 69%[8]。亚洲已成为 T2DM 迅速增长的地区，其中中国和印度尤为突出。

中国的糖尿病患病率从 1980 年的不到 1% 上升到 2013 年的近 11%[9-10]。2013 年，中国报道的糖尿病患者人数最多，在全球糖尿病及其并发症上的支出位居第二。

2018 年糖尿病的患病率为 12.4%，糖尿病前期患病率为 38.1%，其中 36.7% 的人知道糖尿病，32.9% 的人接受糖尿病治疗，血糖控制率为 50.1%[11]。近几十年来中国糖尿病患病率迅速攀升，但知晓率、治疗率和控制率低且停滞不前，中国糖尿病及其并发症的健康负担正在增加。

10.2　生命早期营养与糖尿病的关联

　　环境因素，如母亲在妊娠期和 / 或哺乳期的膳食，可能会影响后代在生命早期和成年期的健康状况。孕产妇营养改变包括营养不足和营养过剩，在发育敏感窗口期的这些改变将会影响到其后代成年时期或生命后期营养相关慢性病的易感性。妊娠期母体营养不良、胎盘功能不全、糖尿病和肥胖等多种代谢紊乱引起的宫内环境异常，将会增加胎儿的疾病遗传易感性，增加成年期罹患慢性疾病的风险，如肥胖、高血压、心血管疾病和 T2DM。妊娠期营养不足或营养过剩都可能对胎儿产生不良影响。孕妇的膳食质量与胎儿生长、代谢调节和疾病风险密切相关。孕妇的膳食中缺乏某种或某些关键营养素，如蛋白质、维生素和矿物质，可能导致胎儿发育不良和代谢异常，增加后期患 2 型糖尿病的风险。孕妇肥胖和妊娠糖尿病与胎儿生长异常和代谢紊乱相关。这些变化可能通过影响胎儿的遗传表达和代谢编程，增加其日后患 2 型糖尿病的风险。

　　出生后早期阶段的生长速度也对患糖尿病风险产生影响。婴儿期生长速度与成年后 2 患型糖尿病的风险增加有关。尽管产后早期的追赶性生长是否有益仍存在相当大的争议，但大多数研究表明，产后"追赶性"生长与后期患慢性疾病风险有关。婴儿期过量的能量和宏量营养素摄入量以及快速体重增长可能对胰岛素分泌和胰岛素敏感性产生长期影响。这些变化将导致体内胰岛素信号通路紊乱，进而增加患上 2 型糖尿病的风险和代际传递的风险（图 10-1）。

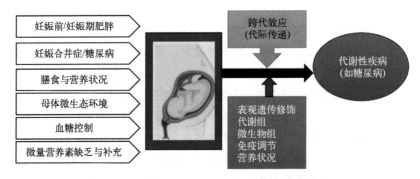

图 10-1　母亲宫内环境可增加后代患代谢性疾病（如糖尿病）的风险示意

10.2.1 孕产妇营养不良

孕产妇营养不良、低蛋白膳食和 T2DM 之间的关联已进行了广泛研究。来自饥荒暴露或一些贫穷国家出生人口的流行病学研究发现，那些胚胎/胎儿期暴露于营养不良环境（孕妇营养不良）的儿童，增加了成年后患 T2DM 等代谢性疾病的风险。这是由于妊娠期营养不良或营养不平衡可致胎儿宫内生长受限（IUGR），还可导致胎儿脂肪组织和胰腺 β 细胞功能障碍。这些过程使葡萄糖-胰岛素代谢可能发生持续的适应性变化。这些变化包括胰岛素分泌减少和胰岛素抵抗，并且可能导致储存脂肪的能力提高，从而成年期易发展成为 T2DM 和肥胖。

在母亲营养不良时期（如中国三年困难时期、荷兰饥荒和尼日利亚饥荒等）出生的个体，他们成年后患葡萄糖不耐受和糖尿病的风险增加。例如，1944～1945年荷兰饥荒调查的结果显示，暴露于饥荒母亲的后代低出生体重率增加，这与其后期血脂异常、肥胖和 T2DM 的发病率增加有关 [12]。中国三年困难时期粮食极度短缺，儿童和胎儿处于此情况增加成年后患糖尿病的风险，分别增加 37.0% 和50%[13]。在 1967～1970 年尼日利亚内战期间，发生了尼日利亚饥荒，Hult 等 [14]的研究评估了产前暴露于尼日利亚饥荒个体 40 年后发生葡萄糖耐受不良、高血压和超重的风险。研究发现，与饥荒后出生的人相比，胎儿和婴儿时期暴露于饥荒与收缩压和舒张压显著升高、葡萄糖和腰围水平升高以及成年期高血压、葡萄糖调节受损和超重的风险显著增加有关。在妊娠期母体营养可能对后代产生长期代谢影响的研究中，当母鼠整个妊娠期摄入食量仅达到 30% 时（即严重营养不良），出生子鼠体重和胎盘重量比随意喂养母鼠的后代低 25%～30%。这些子鼠在成年后表现出肥胖、高血压、高胰岛素血症、运动活动减少、瘦素抵抗和食欲亢进，并且断奶后给予高脂肪饲料时这些影响更明显 [15]。

不仅妊娠期营养不足，而且妊娠期间正常能量低蛋白膳食和高脂肪膳食都可能导致 IUGR 和低出生体重，以及出生后的追赶性生长，这些均增加后期患糖尿病和肥胖的风险 [16]。例如，给妊娠期母鼠喂食低蛋白饲料后，出生的雄性子代 8周龄时出现追赶性生长，并在 32 周龄时出现肥胖和葡萄糖不耐受；采用高胆固醇饲料喂养的母鼠也产下 IUGR 的子鼠，90 天时子鼠出现了动脉粥样硬化病变 [16]。妊娠和哺乳期间用低蛋白饲料饲养母鼠，可能导致其后代参与胰岛素信号传导以及脂质和葡萄糖代谢的下丘脑基因表达发生永久性改变，这可能导致代谢性疾病 [17]。妊娠期间的高饱和脂肪酸膳食将会导致成年后代出现胰岛素抵抗、高血糖 [18]。妊娠期间的蛋白质供应已被广泛证明在胰腺 β 细胞的发育中起关键作用，需要注意的是，由于许多低蛋白饲料动物模型采用等能量饲料的方法，低蛋白饲料的典型特征是脂肪和碳水化合物摄入量相对增加，因此很难将观察到对后代的有害影响直接归因于蛋白质缺乏本身。

微量营养素在胚胎发育、胎儿生长和孕产妇健康中起着关键作用，因为妊娠期间对能量、蛋白质、维生素和矿物质的需求会增加。胎儿的生长发育完全依赖于母亲，因此，母亲的身体状况将直接影响其健康和生存机会。妊娠期间微量营养素缺乏或过量会对胎儿生长（宫内发育迟缓、低出生体重或先天性畸形）和妊娠发育（先兆子痫或妊娠糖尿病）产生负面影响。

孕产妇微量营养素缺乏或不足也是全球性的一个营养性问题。虽然微量营养素需要量很小，但它们对维持生命活动和最佳生理功能至关重要。微量营养素缺乏可能会对健康产生严重的影响，如果不及时治疗，严重者会导致死亡。全球普遍存在微量营养素缺乏，孕妇及其 5 岁以下儿童的风险最高。这将影响孕妇及其子女的健康，并导致生长不良，围生期并发症和增加代谢紊乱的风险 [19]。尽管对孕产妇宏量营养素营养不良已进行了大量研究，但对孕产妇微量营养素摄入不足对健康的影响还有待进一步深入研究。从现有数据来看，母体微量营养素缺乏或不足与许多代谢异常的发育编程直接相关。膳食中硒、锌、铜、铁、铬、碘、镁、钙等矿物质的缺乏可能导致葡萄糖稳态失衡和胰岛素抵抗，即矿物质缺乏直接或间接与氧化应激有关，最终导致胰岛素抵抗或糖尿病 [20]。关于母体微量营养素缺乏或过剩对后代胰岛素抵抗影响的动物研究可以溯到 2004 年，当时 Venu 等 [21] 发现母体多种矿物质（铁、锌、镁和钙）或多种维生素缺乏或不足导致后代早期生长迟缓，体成分改变和胰岛素抵抗。母体缺铁可导致后代患代谢综合征风险增加 [22]。妊娠期 25(OH)D 缺乏症会增加早产和低出生体重儿合并 SGA 的风险 [23]。由于维生素 D 对葡萄糖代谢和胰岛素抵抗的已知影响，维生素 D 缺乏与 1 型和 2 型糖尿病（T1DM 和 T2DM）患病率较高之间存在相关性。在动物模型中，维生素 D 缺乏的动物易患糖尿病，而补充维生素 D 可预防糖尿病 [24]。铬是正常脂质和葡萄糖代谢所需的重要元素。铬缺乏可引起慢性炎性反应，增加发生胰岛素抵抗、2 型糖尿病风险 [25]。补充铬可显著增加抗氧化酶的活性并改善抗氧化指数水平，降低糖尿病的氧化应激 [26]。较低的镁摄入量和较低的血清镁浓度可能与导致胰岛素抵抗和 / 或 2 型糖尿病相关 [27]。硒元素因其抗氧化和细胞保护特性而得到认可，而补充硒蛋白被认为对 T2DM 等代谢性疾病具有预防作用。

10.2.2　孕产妇高血糖与肥胖

在妊娠和哺乳期间暴露于母亲营养过剩和 / 或肥胖的个体也容易增加以后发生代谢综合征及相关疾病的风险。孕产妇妊娠前肥胖、孕产期肥胖和妊娠期体重增加过多也被认为是导致不良妊娠结局的重要风险因素。妊娠期肥胖通常与分娩巨大儿和妊娠糖尿病（GDM）引起的高出生体重有关，也可导致 IUGR 发生风险增加以及后代出现高胰岛素血症、胰岛素抵抗和 T2DM 的风险增加[28-29]。动物实验结果显示，超重母鼠分娩的雄性子代出现体重和脂肪组织含量增加，并出现胰岛素抵抗[30]。母亲肥胖引起的氧化应激可能是使子代易患胰岛素抵抗和糖尿病的重要因素[31]。产妇超重和肥胖导致孕产妇相关疾病的发病率和婴儿死亡率增加。儿童超重正成为成人肥胖、糖尿病和非传染性疾病越来越重要的危险因素。育龄妇女、孕妇和出生后最初两年儿童营养不良造成当前和未来较高的疾病负担，应针对这些群体采取必要的干预措施[32]。

患有糖尿病的母亲所分娩的孩子患糖尿病和肥胖症的风险显著增加。已发现胎儿暴露宫内高血糖环境会导致胎儿生长模式发生改变，从而使这些婴儿在以后更容易患肥胖、胰岛素抵抗和糖尿病。母体妊娠期血浆葡萄糖浓度与后代胰岛素敏感性和 β 细胞功能显著相关[33]。妊娠糖尿病与新生儿出生体重＞4000g 密切相关，并且是未来母婴 2 型糖尿病、肥胖和心血管疾病的主要危险因素。胎儿宫内暴露于妊娠糖尿病环境将来患 T2DM 的风险增加。母亲患糖尿病后出生的孩子患糖尿病的风险明显高于母亲诊断糖尿病之前出生的孩子（比值比 3.7，P=0.02）；糖尿病母亲的后代平均 BMI 比非糖尿病母亲的后代高 2.6kg/m^2（P=0.003）[34]。在排除遗传变异和类似生活方式特征的混杂效应后，暴露于妊娠期间母体 T2DM 的后代，患 T2DM 的风险高于母亲 T2DM 发病前出生的兄弟姐妹。这些发现表明，宫内暴露于糖尿病环境会增加肥胖和 T2DM 的风险。研究表明宫内暴露于 GDM 不仅与产科和新生儿并发症有关，而且导致胎儿出生体重增加，是未来母婴 2 型糖尿病、肥胖和心血管疾病的主要危险因素[35-36]。与没有患 GDM 的母亲相比，患有 GDM 的母亲所分娩的后代 7 岁时糖耐量异常率更高、超重或肥胖率更高、BMI 更高、血压（BP）更高、β 细胞功能呈现下降趋势。胎儿期暴露于母体糖尿病，成年后通常出现葡萄糖耐量异常、胰岛素分泌缺陷。即使葡萄糖耐量正常的后代中，也可能出现胰岛素分泌量减少。

10.2.3 产后因素

出生体重与 T2DM 风险之间的关系不是线性的，而是呈 U 形，高出生体重（≥4000g）与 T2DM 风险增加的程度与低出生体重（＜2500g）相同[37]。

低出生体重和追赶性生长与胰岛素抵抗和 2 型糖尿病风险增加密切相关。生命早期（胎儿、新生儿或婴儿发生生长迟缓后）的追赶性生长是后期患肥胖、2 型糖尿病和心血管疾病的主要危险因素。即阻碍生命早期生长的环境暴露导致"节俭机制"的编程，这些机制在营养供应有限（或生长限制）期间具有适应性，但在营养改善后的追赶性生长增加了患病风险。与瘦组织增加相比,追赶性生长导致脂肪不成比例地增加[38]。这种优先的追赶型脂肪部分通过抑制产热,并导致节俭型"追赶型脂肪"表型的发展,通常以胰岛素和瘦素抵抗为特征。不同的追赶性生长时期似乎对葡萄糖耐量和胰岛素敏感性造成不同的影响。与整个第一年体重增加较慢时相比,出生后前 3 个月的体重快速增加导致成年早期体脂百分比更高、中心性肥胖更多,胰岛素敏感性降低[39]。节俭型"追赶型脂肪"的生长轨迹特征是脂肪增加量和葡萄糖从骨骼肌向脂肪组织的重新分配不成比例增加,导致骨骼肌中的胰岛素抵抗,而脂肪组织对胰岛素高反应性[40]。

生命早期过早断奶可能导致营养不良,从而在以后的生活中出现代谢紊乱。在 6 月龄早断奶的大鼠中观察到高血糖、较高的胰岛素抵抗指数、血脂异常和高瘦素血症,并伴有中枢性瘦素抵抗[41]。

10.3 生命早期营养不良增加成年后易患糖尿病的潜在机制

生命早年生长发育不良与后期 NCDs 的风险增加有关,特别是代谢综合征和心血管疾病。生长环境受限(例如,出生前和婴儿期的营养不平衡)使机体代谢和身体结构发生适应性变化,从而导致后代表型(即胎儿编程)的持续改变。此外,生命早期营养状况影响新生儿及儿童早期肠道微生物的定植和发育,这些最先定植的胃肠道微生物对儿童乃至成年期健康至关重要。且越来越多的证据支持肠道微生物群在血糖控制和 2 型糖尿病中的作用。

10.3.1 表观遗传学在 T2DM 编程中的作用

虽然导致 T2DM 重编程的确切机制尚不清楚,但表观遗传过程确实发挥了重要作用。表观遗传失调与导致 T2DM 风险的几个因素有关,如喂养行为改变、胰岛素分泌和作用变化,也可能导致跨代传播风险变化等。

由于生命早期发育过程中表观遗传调控的动态变化,表观基因组是不稳定的,因此许多研究现在主要集中于发育编程引起疾病表现的表观遗传贡献上,但在发生机制上,将表观遗传变化与代谢疾病风险联系起来的研究仍然有限。

迄今为止,发育编程的表观遗传基础来自实验模型。DNA 甲基化是目前研究最为广泛的一种表观遗传调控机制,已有较多研究探究了 DNA 甲基化在生命早期营养和后期糖代谢关系中的作用。中国 Shen 等[42]研究发现生命早期暴露严重饥荒与成年后胰岛素样生长因子 2（IGF2）、DNA 甲基化水平和总胆固醇水平较高有关。荷兰饥荒（1944 ～ 1945）队列是用于研究人类早期营养不良影响的引用最多的队列之一，发现产前暴露于饥荒的个体与未暴露的同性兄弟姐妹相比，印记 IGF 的甲基化水平存在差异 [43]。

妊娠期或新生儿早期营养不平衡可能导致启动子甲基化的变化，并可能影响一系列生理过程的基因表达。生命早期营养的改变会影响 DNA 甲基化，因为一碳代谢取决于膳食甲基供体和辅助因子，包括叶酸、胆碱和维生素 B_{12}。此外，受孕前后的母亲营养不良可以诱导后代 miRNA 表达的变化，增加了成年期胰岛素抵抗的风险 [44]。妊娠期母亲的膳食不当，如低蛋白质暴露，导致关键基因中 DNA 甲基化的改变 [45]。母亲在妊娠期的营养限制会改变后代的代谢表型，并且可以遗传给后代。在大鼠中，通过给 F_0 代怀孕大鼠喂食限制蛋白质的饲料诱导 F_1 代肝脏特定基因启动子甲基化改变，F_1 代基因启动子甲基化改变会传递给 F_2 代，这可能代表了诱导表型在几代人之间的传递 [46]。

尽管宏量营养素的作用与发育编程有关，但母体微量营养素水平是更令人关注的，因为它们对于参与 DNA 甲基化的一碳代谢至关重要，并且这些营养素的不平衡会影响后代的 DNA 甲基化模式。妊娠期间微量营养素状况和儿童不良健康结局的风险增加有关，DNA 甲基化被认为是将妊娠期间的微量营养素状况等环境暴露与后代健康联系起来的潜在机制。例如，母亲孕早期血清铁蛋白浓度与脐带血 PRR23A 三个 CpG 位点 DNA 甲基化水平呈负相关，在儿童早期（4 岁和 6 岁儿童）和儿童后期（9 岁和 10 岁儿童）时，其中两个 CpG 位点的关联持续存在 [47]。妊娠期间母体维生素 B_{12} 水平升高与新生儿整体 DNA 甲基化降低有关，而新生儿血清维生素 B_{12} 水平升高与参与宫内生长的 IGFBP3 基因甲基化的减少有关 [48]。

除营养缺乏外，母亲肥胖和生命早期营养过剩可引起表观遗传的变化。母亲肥胖会增加妊娠期间发生胰岛素抵抗的风险，宫内暴露于母亲肥胖和 GDM 与以后发生肥胖和 T2DM 发生风险增加有关 [29,49]。许多研究表明，如哺乳期营养过剩将会导致骨骼肌胰岛素信号通路中涉及的关键基因的表观遗传修饰，并导致后期胰岛素抵抗 [50]。在小鼠模型中，母体肥胖已被证明可诱导表观遗传修饰，通过编程导致后代肥胖和代谢功能障碍来促进增强脂肪分化 [51]。母体血糖与儿童健康状况的关联研究发现，胎盘 LEP 基因 DNA 甲基化的三个 CpG 位点与新生儿瘦素血症相关，其中，cg05136031 和 cg15758240 的 DNA 甲基化分别与 3 岁时的 BMI 和脂肪分布相关，cg15758240 处的 DNA 甲基化与新生儿脐带血瘦素水平相关，这些结果支持胎儿瘦素（LEP）基因的 DNA 甲基化变化与暴露于母体高血糖环境有关，在母体血糖影响下，DNA 甲基化对于瘦素通路的调控可能涉及儿童时期体脂肪的编程 [52]。瘦素和脂联素这两种脂肪因子主要参与能量代谢和胰岛素敏感性的调节，肥胖与这两种脂肪因子（瘦素和脂联素）之间的比例失调有关，母亲肥胖对胎盘发育具有显著影响，瘦素和脂联素存在于胎儿-母体界面，进而影响胎儿发育。从肥胖女性和非肥胖女性妊娠晚期胎盘研究发现，在两组人群中，胎儿侧的瘦素水平都高于母体侧，这表明这种细胞因子在胎儿生长中起着关键作用。母亲肥胖情况下在胎儿侧瘦素启动子的 DNA 甲基化水平升高，而母体侧脂联素启动子的 DNA 甲基化水平则降低[53]。也有研究指出，母乳喂养持续时间与 10 岁时的 LEP 甲基化谱和 BMI 轨迹相关。LEP DNA 甲基化也与整个童年时期的 BMI 轨迹密切相关[54]。

除 DNA 甲基化外，生命早期营养不良暴露后微 RNA（miRNA）谱也发生改变。miRNA 与 β 细胞功能、葡萄糖代谢、肥胖、胰岛素抵抗以及 2 型糖尿病的发展有关。过去十几年，学者们逐步揭示了 miRNA 在表观遗传调控事件中的重要性。胰岛素信号通路由大量分子组成，这些分子在胰岛素与其特异受体结合后，对胰岛素特异信号转导进行正向或负向调节。miRNA 是内源性非编码微 RNA（19 ～ 24 个核苷酸），通过与靶基因的信使 RNA（mRNA）3′-非翻译区（UTR）相互作用负向调节基因表达，导致 mRNA 降解和 / 或翻译抑制。miRNAs 参与许多细胞过程，如发育、胰岛素信号转导等，miRNAs 表达或功能改变与 2 型糖尿病（T2DM）中胰岛素抵抗的发展相关[55]。Alejandro 等[56]研究表明，母体低蛋白膳食改变后代 miRNA 和 mTOR 表达，从而影响胰岛素分泌和葡萄糖稳态，在成年后代中观察到的葡萄糖不耐受是胰岛素分泌缺陷的结果。低蛋白膳食的后代胰岛表现出 mTOR 表达降低和 miRNA 亚群表达增加，阻断这些 miRNA 的过表达使 mTOR 和胰岛素分泌恢复正常。妊娠期最后一周给予低蛋白饲料导致小鼠后代的胰岛素抵抗和胰岛 β 细胞功能障碍，调节胰岛素分泌（miR342、miR143）、胰岛素抵抗（miR143）和肥胖（miR219）的 miRNA 升高，在胰岛中，miR143 的过表达减少了响应葡萄糖的胰岛素分泌[57]。这些改变已在多个胰岛素靶器官中显示，包括肝脏、肌肉和脂肪组织。

诱导发生表观遗传学变化的发育窗口期尚未有精确描述，但可塑期似乎从围孕期延伸到产后早期。值得注意的是，发育过程中表观遗传修饰的表型效应可能到生命的后期才会显现出来。

10.3.2　肠道微生物在 T2DM 中的作用

肠道微生物群是一个复杂的生态系统，由微生物群落组成，肠道微生物群主要由细菌组成，但也含有其他共生体，如古细菌、病毒、真菌和原生生物。肠道菌群失调的主要特征是细菌和真菌的多样性即丰度降低，尤其是与引起功能障碍和各种病理相关的细菌和真菌。肠道微生物菌群失调与葡萄糖耐量降低、胰岛素抵抗及 2 型糖尿病有关。

近年来，肠道微生物因其在代谢性疾病中的作用而受到广泛关注，特别是肥胖和 2 型糖尿病（T2DM），可能由于肠道菌群的变化导致从膳食中获取的能量增加而引起。生命早期营养影响肠道微生物群的发育和功能，是成人健康的关键时期，并为高危人群的干预提供窗口期。新生儿期的营养状况对于新生婴儿几乎无菌的胃肠道微生物定植至关重要，这些最先定植的胃肠道微生物对宿主健康（如在营养、免疫和生理功能中）起着至关重要的作用。

大量研究表明，肠道微生物群组成变化与 T2DM 发展之间存在显著关联。糖尿病患者肠道菌群的失衡导致菌群多样性和稳定性遭到破坏。例如，肠道有益菌群的减少或有害和条件性致病菌菌群的增强，可诱发肠道低度慢性炎症，从而引发胰岛素抵抗。在肠道微生物群中，厚壁菌门和拟杆菌门占肠道微生物总组成的90%。特定厚壁菌和拟杆菌物种丰度的变化以及厚壁菌/拟杆菌比的增加或减少通常与疾病有关。当糖尿病患者肠道拟杆菌丰度降低，厚壁菌成为优势菌将致肠道通透性增加，一些细菌代谢产物透过肠壁屏障，引发糖尿病炎症特征性的慢性炎症反应。糖尿病患病常与肥胖有关，一些研究发现，肥胖人群的肠道微生物群与瘦人存在明显差异，肥胖人群的肠道微生物群中拟杆菌丰度低、厚壁菌丰度高 [58-59]。即使在糖尿病前期人群中，也发现肠道微生物多样性低于正常人群，且肠道微生物组成存在差异，出现拟杆菌丰度降低、厚壁菌丰度升高 [60]。以前的研究发现，厚壁菌的增加或更高的厚壁菌/拟杆菌比与肥胖的发展有关，而肥胖是T2DM 的主要危险因素。在葡萄糖不耐受之前出现的低度炎症，促炎因子不仅会损害胰岛素信号转导，而且增加肠上皮的通透性和引发炎症，最终导致胰岛素抵抗的发展。

此外糖尿病前期患者肠道微生物群异常，梭状芽孢杆菌属和嗜黏杆菌的丰度降低 [61]。这也符合以低度炎症为特征的慢性病疾病特征。Hartstra 等 [62] 发现，糖尿病高风险个体肠道微生物菌群多样性与 2 型糖尿病的发生率有关，这些发现为早期诊断和预防 2 型糖尿病提供了新的思路。研究还发现 [63]，肠道乳酸杆菌、双歧杆菌等益生菌的减少与糖耐量异常密切相关，可能通过影响葡萄糖和能量的吸收，同时促进脂肪的合成和储存，与糖尿病的发生有关。

生命早期营养状况可能对肠道微生物组的发育和功能产生重要影响。因此，通过干预早期的营养摄入，可能有助于预防代谢性疾病的发生。调节肠道菌群可以改善胰岛素抵抗状态，增加胰岛素敏感性，在血糖调节中发挥重要作用。粪便菌群移植是一种重塑肠道菌群的方法，是治疗肠道菌群紊乱引起疾病的重要手段。一些研究表明，益生菌可以帮助维持肠道微生物组的平衡，从而预防代谢性疾病的发生。从健康人群中移植肠道微生物组到患者肠道中，可以改善患者的胰岛素敏感性，接受粪便微生物移植的糖尿病患者的血糖稳定[64-65]。生命早期肠道微生物群组成和功能不足与后期免疫力和健康状况密切相关。产后早期的营养状况也可能通过影响肠道微生物群的发育和功能来预防成人疾病。而益生菌可能通过恢复肠道微生物群平衡，有效预防慢性疾病的发生[66]。

综上所述，肠道微生物组在代谢性疾病的发展中发挥重要作用。早期的营养摄入可能影响肠道微生物组的发育和功能，因此可以通过干预早期的营养摄入来预防代谢性疾病的发生。未来的研究应进一步探讨肠道微生物组与代谢性疾病之间的因果关系，以及应用肠道微生物组的干预治疗是否能够有效预防和治疗代谢性疾病的发生和发展。

10.3.3　跨代效应

许多证据表明，发育编程是一种跨代现象，因此通常被视为一种表观遗传形式。特别是妊娠期肥胖患病率的上升以及与妊娠糖尿病的关联，人们对母亲肥胖和母亲营养过剩对 T_1（第一代后代）疾病风险的影响越来越感兴趣。值得注意的是，孕产妇营养谱的两端都可以引发类似的跨代效应，孕产妇营养不良和肥胖导致与肥胖和 T2DM 风险相关性状的传播——无论机制是否相似，母体致肥胖饮食也反映了一种营养不良的形式。

尽管许多研究现在已经报告了 F_2（第二代后代）谱系的传播，但传播到 F_3（第三代后代）或后代不太清楚。怀孕小鼠暴露于低蛋白饲料会损害其后代的内分泌胰腺发育，产前蛋白质限制导致 F_1 ~ F_3 小鼠出生时和断奶时胰腺质量降低和胰岛 β 细胞减少，并在出生后出现胰腺体积缩小，胰岛数量较少，F_1 断奶时出现胰岛素水平降低。F_1 小鼠出生时体重较轻，但出现追赶性生长现象[67]。因此，妊娠期间蛋白质限制致后代胰岛发生形态学变化，这表明葡萄糖稳态是通过连续三代的后代生命早期对胰岛素的敏感性增加来维持。母亲营养不良引起的宫内不良环境可能导致胎儿对肥胖、心血管疾病和糖尿病等慢性疾病等的易感性增加。胎儿编程最有趣的特征之一是来自几项研究的证据，即不良健康结局可能不仅限于第一代后代，并且可以跨代传递。妊娠期低蛋白饲料可使 F_1 小鼠出生后生长加速、体重和脂肪量显著增加，对葡萄糖和瘦素的代谢不良，导致成年 F_1 和 F_2 后代出现胰岛素抵抗。哺乳期低蛋白饲料对葡萄糖、胰岛素和瘦素代谢有不利影响，导致成年 F_2 后代出现胰岛素抵抗。这些发现表明，妊娠和 / 或哺乳期间的低蛋白饲料造成的影响可以通过跨代传递给第二代[68]。

母亲在妊娠前或妊娠期间营养过剩、超重和患糖尿病会显著增加后代患肥胖和糖尿病的风险。妊娠前或妊娠期间的母亲高脂肪膳食（F_0）导致后代（F_1）和F_2一代早期的体重显著升高和糖耐量受损。在F_1和F_2代的动物中，胰岛受到影响，导致胰岛β细胞功能和增殖受损[69]。

不仅雌鼠低蛋白饲料喂养而且雄鼠低蛋白饲料喂养也会影响后代的代谢途径，从而更清楚地呈现代际遗传效应。例如，研究发现交配前的雄鼠喂食低蛋白饲料导致后代肝脏中 DNA 甲基化发生改变，肝脏基因表达增加并参与了脂质和胆固醇的生物合成[70]。这种关于雄鼠低蛋白饲料喂食所引发的代际传递显然归因于精子的表观遗传变化。雄鼠高脂肪饲料（F_0）诱导的糖尿病前期损害了雌性后代（F_1）的胰岛素分泌和葡萄糖耐量，增加了后代对糖尿病的易感性，并改变了胰岛中的基因表达以及雄鼠精子中的甲基化模式[71]。

虽然跨代表型传递通常被视为表观遗传的一种形式，但也有证据表明非基因组成分以及发育中的胎儿与宫内环境之间的相互作用使程序性表型得以延续。这包括次优的生殖道环境，母亲对怀孕或其它社会因素的适应性改变。

10.4　预防与干预措施

生命早期营养状况对后期的健康起着至关重要的作用。孕产期的营养不良显著增加后代发生代谢紊乱的风险，提示代谢紊乱不仅与遗传因素和成年期不健康的生活方式有关，还与生命早期营养环境密切相关。因此在关键和敏感的生命早期阶段及早进行干预和调整至关重要。

10.4.1　妊娠期营养

10.4.1.1　平衡膳食

高质量的膳食以及妊娠期充足的常量和微量营养素摄入对于母婴的健康状况至关重要。2016 年世界卫生组织提出了妊娠期饮食营养建议。孕妇应按照一般人群的饮食建议进行均衡饮食。并且建议妊娠晚期的膳食能量摄入量增加应不超过非孕妇推荐能量摄入量的 10%。提倡妊娠期健康膳食和积极运动的生活方式，以防止妊娠期体重过度增加。在营养不良人群中，建议均衡摄入能量和蛋白质，以预防低出生体重儿、小于胎龄儿（SGA）和死产。建议备孕及妊娠期女性每天摄入 400μg 叶酸。对于可能缺乏微量营养素的女性，可能需要在膳食中补充铁、维生素 D、维生素 B_{12}、碘、维生素 A。孕妇应避免服用超过推荐摄入量的营养补充剂。摄入微量营养素超过需要量，通常没有益处，可能还会产生不良影响。孕妇可每日或间歇性补充铁和叶酸补充剂。建议在维生素 A 缺乏成为重大公共卫生问题的地区孕妇应补充维生素 A。补钙的建议仅限于低钙摄入人群。维生素 B$_6$、锌、复合营养素补充剂和维生素 D 补充剂应根据具体情况进行补充。在过去的几年里，随着膳食与糖尿病、肥胖孕妇的干预、妊娠期体重增加过多的代谢后果、益生菌和益生元的使用、表观遗传编程的一系列研究成果，世界各国也在不断调整孕产期营养指导。如加拿大共识强调在妊娠期间需要摄入营养丰富和能量适当的食物，并适度增加能量摄入。应特别关注妊娠期体重增加过多以及足够的叶酸、铁、胆碱、omega-3 脂肪酸和碘的摄入 [72]。而意大利共识建议略有不同，建议在妊娠不同阶段采用不同的能量摄入和蛋白质摄入量。重点放在蛋白质和脂肪成分、铁的补充以及碘和钙的充足摄取 [73]。

10.4.1.2　常量营养素

一般来说，动物蛋白的质量高于植物蛋白，这表明肉类应该是妊娠期蛋白质的主要来源，但不同种类的蔬菜混合也可以显著提高植物蛋白的质量。然而还应考虑到特定类型的植物饮食，如素食和纯素饮食，与微量元素和矿物质缺乏以及不利的妊娠结局有关。如果补充维生素 D、叶酸、碘、铁、维生素 B$_{12}$ 和锌，以及在无鱼饮食的情况下，均衡的蛋乳素食通常能使孕妇在妊娠期间保持良好的营养状况。孕妇膳食中的脂肪在脂肪酸组成方面很重要，特别是 DHA 和二十碳五烯酸（EPA）。优质的碳水化合物是健康膳食的重要组成部分。在蛋白质充足的情况下，增加脂肪（富含饱和脂肪）和碳水化合物摄入量与新生儿肥胖有关，不利于儿童健康。膳食纤维可间接调节肠道微生物群。高纤维饮食已被证明可以通过表观遗传变化和影响肠道微生物群来预防代谢性疾病。

10.4.1.3　益生菌

由于微生物群可能在肥胖发生中起重要作用，也可能影响代谢功能。近年来，肠道微生物群在调节新陈代谢中的作用成为研究热点。益生菌和 / 或益生元可能是一种可通过改变肠道微生物群来提高胰岛素敏感性的方法。一些随机对照试验和荟萃分析显示，使用益生元、益生菌可改善胰岛素抵抗，包括降低空腹血糖水平，降低总胆固醇水平和甘油三酯水平 [74-75]。果聚糖作为一类益生元的化合物，即在通过上消化道时既不被代谢也不被吸收、不可被消化，而在结肠中被细菌发酵。包括低聚果糖、低聚半乳糖、乳果糖和大的多糖（菊粉、抗性淀粉、纤维素、半纤维素、果胶和树胶）。富含果聚糖的膳食可能通过减少食物的摄入和肠道吸收来改善 T2DM 患者的葡萄糖代谢，从而促进肠道微生物群的改变 [76]。

10.4.1.4 其他微量营养素

（1）维生素 D　妊娠早期维生素 D 不足可能与 GDM 风险增加有关。然而补充维生素 D 是否能降低 GDM 的风险还有待进一步研究。在护士健康研究 Ⅱ 队列中，孕前补充维生素 D（1 ～ 399IU/d 和 ≥ 400IU/d）分别使 GDM 的风险降低了20% 和 29%，膳食与维生素 D 总摄入量也与 GDM 的风险有关，但没有统计学意义 [77]。在包括 15 项研究在内的维生素 D 干预的 Cochrane 综述中，未证实使用维生素 D 预防 GDM 的益处 [78]。

（2）微量元素

①锌：缺锌在 T2DM 中很常见，可能由于高锌尿和肠道吸收减少，导致胰岛素抵抗。其抗氧化作用对于控制糖尿病和预防微血管并发症很重要。②铬：长期以来，基于铬可增加胰岛素的敏感性，人们一直认为铬水平不足可能是 T2DM 的危险因素，但其对糖尿病的影响仍不确定。在一项涉及 4443 名中国人（近半数患有新诊断的 T2DM 或新诊断的糖尿病前期）的大型病例对照研究中，发现T2DM 和糖尿病前期组的血浆铬水平比对照组低约 10%[79]。③硒：有人提出，硒表现出胰岛素样的活性，可维持正常的葡萄糖摄取，调节细胞葡萄糖的利用，降低胰岛素抵抗的严重程度。然而，需要精心设计的前瞻性研究来了解硒状态与GDM 风险之间的相关性。④镁：低镁会诱发胰岛素抵抗，而胰岛素抵抗会进一步降低镁水平。多项流行病学和临床研究证明了镁可降低糖尿病的发生风险。在年龄 ≥ 45 岁且既往没有 T2DM 病史的美国女性中，发现膳食镁与 T2DM 之间呈负相关，这在超重 / 肥胖女性中更加显著，且它与胰岛素水平的逐渐下降有关 [80]。此外，应进行大型双盲随机安慰剂对照试验，以验证使用镁补充剂预防和治疗T2DM 的效果。

对于预防妊娠糖尿病，关键在于优化血糖控制，从而预防母体高血糖并降低餐后血糖浓度。膳食建议可能旨在确保女性的膳食提供足够的能量和营养以使胎儿正常生长，同时避免加速胎儿生长模式，并最大限度地减少体重过度增加。目前尚无系统化的预防妊娠糖尿病的措施。由于 GDM 和 T2DM 的发病机制和危险因素相似，因此有效预防 T2DM 的措施也可能有效预防 GDM。

10.4.2　哺乳期营养

母乳喂养期间均衡的母亲营养不仅保障母亲的营养状况和健康体重，而且保证母乳对婴儿的某些营养素供应。母乳喂养期间母亲饮食对母乳喂养婴儿长期健康的影响方面虽有报道，但这方面的研究不多。

哺乳期妇女应保证均衡饮食，提供充足的营养并促进减少产后体重滞留。不鼓励哺乳期妇女为了降低婴儿日后超重或肥胖的风险而改变饮食。

10.4.3 婴幼儿营养

有限的证据表明，儿童早期的总能量摄入、膳食质量和膳食能量密度与后来的 BMI、超重和肥胖有关[81]。生命早期应避免喂养不足和过度喂养，并且应调整能量和营养素的摄入量，以达到正常的生长标准（如世界卫生组织生长图表）。

母乳喂养有很多健康益处，还有助于降低日后超重和肥胖的风险。应提倡、保护和支持母乳喂养，建议纯母乳喂养至少 6 个月，并在 6 月龄时逐步添加辅食。未母乳喂养的足月婴儿应接受蛋白质供应接近母乳喂养的婴儿配方奶粉。应避免在生命第一年用普通牛奶或其他普通动物奶喂养。生命早期含糖饮料摄入量与童年和后来超重和肥胖存在关联，建议在婴儿期和幼儿期限制饮料和膳食糖的摄入量。

10.5 展望

患病率不断攀升的 2 型糖尿病已成为严重的全球性公共卫生问题之一。如果孕产妇健康状况不佳，胎儿宫内发育受损，在生命早期就会引起代谢功能障碍。胎儿发育受损可增加肥胖、胰岛素抵抗、2 型糖尿病和心血管疾病的风险，从而影响生命后期的健康状况。大量流行病学和动物实验研究支持生命早期不良的营养环境会对后期健康产生持久的不利影响，并且可以跨代传播。一系列研究还强调了干预的关键窗口，应采取一系列早期营养和干预策略，改善程序性疾病风险的潜在途径，预防侧重于改善母婴健康的整体策略。

生命早期进行营养和行为干预是否可以应用于逆转不良的宫内环境所带来的表观遗传变化？由于胚胎和胎儿发育具有很大的物种差异，特别是在人类和啮齿动物之间，动物模型可用于原理验证研究，但具体结果不能直接外推到人类，然而在人类生命早期阶段难以开展系统的实验和临床试验证明其结果。

虽然通常建议母乳喂养，但新生儿早期（出生后第一周）摄入糖尿病母亲的乳汁似乎会增加后期肥胖和葡萄糖耐量受损的风险[82]，而新生儿后期（出生后第 2～4 周）持续的糖尿病母亲母乳喂养对儿童期没有影响[83]，似乎出生后第一周的干预是打破宫内不良代谢编程的关键窗口期，但这仍需进一步研究。

如果胎儿表观基因组的调节可以增加个体在生命后期患慢性病的风险，我们应该更加关注并确保从受孕到出生的最佳环境。根据发育起源假说，预防代谢性疾病流行的最关键时间是产前和产后早期，即表观基因组仍然高度可塑时。然而遗憾的是，到目前为止，我们对于如何评估妊娠期宫内环境以及如何改善的知识仍然知之甚少，这也是迫切需要解决的问题。

（董彩霞，郭杰，荫士安）

参考文献

[1] Morris A P, Voight B F, Teslovich T M, et al. Large-scale association analysis provides insights into the genetic architecture and pathophysiology of type 2 diabetes. Nat Genet, 2012, 44(9): 981-990.

[2] Gluckman P D, Hanson M A, Beedle A S, et al. Predictive adaptive responses in perspective. Trends Endocrinol Metab, 2008, 19(4): 109-110, author reply 112.

[3] International Diabetes Federation. International Diabetes Federation Diabetes Atlas, 4th ed. Brussels: 2009.

[4] International Diabetes Federation. International Diabetes Federation Diabetes Atlas, 7th ed. Brussels: 2015.

[5] Saeedi P, Petersohn I, Salpea P, et al. Global and regional diabetes prevalence estimates for 2019 and projections for 2030 and 2045: Results from the International Diabetes Federation Diabetes Atlas, 9(th) edition. Diabetes Res Clin Pract, 2019, 157: 107843.

[6] International Diabetes Federation. International Diabetes Federation Diabetes Atlas, 8th ed. Brussels: 2017.

[7] NCD Risk Factor Collaboration(NCD-RisC). Worldwide trends in diabetes since 1980: a pooled analysis of 751 population-based studies with 4.4 million participants. Lancet, 2016, 387(10027): 1513-1530.

[8] Shaw J E, Sicree R A, Zimmet P Z. Global estimates of the prevalence of diabetes for 2010 and 2030. Diabetes Res Clin Pract, 2010, 87(1): 4-14.

[9] Wang L, Gao P, Zhang M, et al. Prevalence and ethnic pattern of diabetes and prediabetes in China in 2013. JAMA, 2017, 317(24): 2515-2523.

[10] Pan X R, Yang W Y, Li G W, et al. Prevalence of diabetes and its risk factors in China, 1994. National Diabetes Prevention and Control Cooperative Group. Diabetes Care, 1997, 20(11): 1664-1669.

[11] Wang L, Peng W, Zhao Z, et al. Prevalence and treatment of diabetes in China, 2013-2018. JAMA, 2021, 326(24): 2498-2506.

[12] Painter R C, Osmond C, Gluckman P, et al. Transgenerational effects of prenatal exposure to the Dutch famine on neonatal adiposity and health in later life. Bjog, 2008, 115(10): 1243-1249.

[13] Zhang Y, Liu X, Wang M, et al. Risk of hyperglycemia and diabetes after early-life famine exposure: A cross-sectional survey in northeastern China. Int J Environ Res Public Health, 2018, 15(6): 1125.

[14] Hult M, Tornhammar P, Ueda P, et al. Hypertension, diabetes and overweight: looming legacies of the Biafran famine. PLoS One, 2010, 5(10): e13582.

[15] Krechowec S O, Vickers M, Gertler A, et al. Prenatal influences on leptin sensitivity and susceptibility to diet-induced obesity. J Endocrinol, 2006, 189(2): 355-363.

[16] Bhasin K K, van Nas A, Martin L J, et al. Maternal low-protein diet or hypercholesterolemia reduces circulating essential amino acids and leads to intrauterine growth restriction. Diabetes, 2009, 58(3): 559-566.

[17] Orozco-Solís R, Matos R J, Guzmán-Quevedo O, et al. Nutritional programming in the rat is linked to long-lasting changes in nutrient sensing and energy homeostasis in the hypothalamus. PLoS One, 2010, 5(10): e13537.

[18] Liang C, Oest M E, Prater M R. Intrauterine exposure to high saturated fat diet elevates risk of adult-onset chronic diseases in C57BL/6 mice. Birth Defects Res B Dev Reprod Toxicol, 2009, 86(5): 377-384.

[19] Bailey R L, West K P, Jr, Black R E. The epidemiology of global micronutrient deficiencies. Ann Nutr Metab, 2015, 66(Suppl 2):S22-S33.

[20] Dubey P, Thakur V, Chattopadhyay M. Role of minerals and trace elements in diabetes and insulin resistance. Nutrients, 2020, 12(6): 1864.

[21] Venu L, Harishankar N, Krishna T P, et al. Does maternal dietary mineral restriction per se predispose the offspring to insulin resistance? Eur J Endocrinol, 2004, 151(2): 287-294.

[22] Lampl M, Jeanty P. Exposure to maternal diabetes is associated with altered fetal growth patterns: A hypothesis regarding metabolic allocation to growth under hyperglycemic-hypoxemic conditions. Am J Hum Biol, 2004, 16(3): 237-263.

[23] Eggel-Hort B, Maisonneuve E, Gonzalez Rodriguez E, et al. Vitamin D and pregnancy. Rev Med Suisse, 2021, 17(755): 1774-1778.

[24] Van Belle T L, Gysemans C, Mathieu C. Vitamin D and diabetes: the odd couple. Trends Endocrinol Metab, 2013, 24(11): 561-568.

[25] Moradi F, Maleki V, Saleh-Ghadimi S, et al. Potential roles of chromium on inflammatory biomarkers in diabetes: A Systematic. Clin Exp Pharmacol Physiol, 2019, 46(11): 975-983.

[26] Kooshki F, Tutunchi H, Vajdi M, et al. A Comprehensive insight into the effect of chromium supplementation on oxidative stress indices in diabetes mellitus: A systematic review. Clin Exp Pharmacol Physiol, 2021, 48(3): 291-309.

[27] Volpe S L. Magnesium, the metabolic syndrome, insulin resistance, and type 2 diabetes mellitus. Crit Rev Food Sci Nutr, 2008, 48(3): 293-300.

[28] Obregon M J. Maternal obesity results in offspring prone to metabolic syndrome. Endocrinology, 2010, 151(8): 3475-3476.

[29] Boney C M, Verma A, Tucker R, et al. Metabolic syndrome in childhood: association with birth weight, maternal obesity, and gestational diabetes mellitus. Pediatrics, 2005, 115(3): e290-296.

[30] Shankar K, Kang P, Harrell A, et al. Maternal overweight programs insulin and adiponectin signaling in the offspring. Endocrinology, 2010, 151(6): 2577-2589.

[31] Saad M I, Abdelkhalek T M, Haiba M M, et al. Maternal obesity and malnourishment exacerbate perinatal oxidative stress resulting in diabetogenic programming in F1 offspring. J Endocrinol Invest, 2016, 39(6): 643-655.

[32] Black R E, Victora C G, Walker S P, et al. Maternal and child undernutrition and overweight in low-income and middle-income countries. Lancet, 2013, 382(9890): 427-451.

[33] Bush N C, Chandler-Laney P C, Rouse D J, et al. Higher maternal gestational glucose concentration is associated with lower offspring insulin sensitivity and altered beta-cell function. J Clin Endocrinol Metab, 2011, 96(5): E803-809.

[34] Dabelea D, Hanson R L, Lindsay R S, et al. Intrauterine exposure to diabetes conveys risks for type 2 diabetes and obesity: a study of discordant sibships. Diabetes, 2000, 49(12): 2208-2211.

[35] Sweeting A, Wong J, Murphy H R, et al. A clinical update on gestational diabetes mellitus. Endocr Rev, 2022, 43(5): 763-793.

[36] Tam W H, Ma R C W, Ozaki R, et al. In Utero exposure to maternal hyperglycemia increases childhood cardiometabolic risk in offspring. Diabetes Care, 2017, 40(5): 679-686.

[37] Harder T, Rodekamp E, Schellong K, et al. Birth weight and subsequent risk of type 2 diabetes: a meta-analysis. Am J Epidemiol, 2007, 165(8): 849-857.

[38] Dulloo A G. Thrifty energy metabolism in catch-up growth trajectories to insulin and leptin resistance. Best Pract Res Clin Endocrinol Metab, 2008, 22(1): 155-171.

[39] Leunissen R W, Kerkhof G F, Stijnen T, et al. Timing and tempo of first-year rapid growth in relation to cardiovascular and metabolic risk profile in early adulthood. JAMA, 2009, 301(21): 2234-2242.

[40] Cettour-Rose P, Samec S, Russell A P, et al. Redistribution of glucose from skeletal muscle to adipose tissue during catch-up fat: a link between catch-up growth and later metabolic syndrome. Diabetes, 2005, 54(3): 751-756.

[41] Lima N da S, de Moura E G, Passos M C F, et al. Early weaning causes undernutrition for a short period and programmes some metabolic syndrome components and leptin resistance in adult rat offspring. Br J Nutr, 2011, 105(9): 1405-1413.

[42] Shen L, Li C, Wang Z, et al. Early-life exposure to severe famine is associated with higher methylation level in the IGF2 gene and higher total cholesterol in late adulthood: the Genomic Research of the Chinese Famine(GRECF)study. Clin Epigenetics, 2019, 11(1): 88.

[43] Tobi E W, Slagboom P E, van Dongen J, et al. Prenatal famine and genetic variation are independently and additively associated with DNA methylation at regulatory loci within IGF2/H19. PLoS One, 2012, 7(5): e37933.

[44] Lie S, Morrison J L, Williams-Wyss O, et al. Periconceptional undernutrition programs changes in insulin-signaling molecules and microRNAs in skeletal muscle in singleton and twin fetal sheep. Biol Reprod, 2014, 90(1): 5.

[45] Jirtle R L, Skinner M K. Environmental epigenomics and disease susceptibility. Nat Rev Genet, 2007, 8(4): 253-262.

[46] Burdge G C, Slater-Jefferies J, Torrens C, et al. Dietary protein restriction of pregnant rats in the F0 generation induces altered methylation of hepatic gene promoters in the adult male offspring in the F1 and F2 generations. Br J Nutr, 2007, 97(3): 435-439.

[47] Taeubert M J, de Prado-Bert P, Geurtsen M L, et al. Maternal iron status in early pregnancy and DNA methylation in offspring: an epigenome-wide meta-analysis. Clin Epigenetics, 2022, 14(1): 59.

[48] McKay J A, Groom A, Potter C, et al. Genetic and non-genetic influences during pregnancy on infant global and site specific DNA methylation: role for folate gene variants and vitamin B_{12}. PLoS One, 2012, 7(3): e33290.

[49] Poston L. Maternal obesity, gestational weight gain and diet as determinants of offspring long term health. Best Pract Res Clin Endocrinol Metab, 2012, 26(5): 627-639.

[50] Liu H W, Mahmood S, Srinivasan M, et al. Developmental programming in skeletal muscle in response to overnourishment in the immediate postnatal life in rats. J Nutr Biochem, 2013, 24(11): 1859-1869.

[51] Yang Q Y, Liang J F, Rogers C J, et al. Maternal obesity induces epigenetic modifications to facilitate Zfp423 expression and enhance adipogenic differentiation in fetal mice. Diabetes, 2013, 62(11): 3727-3735.

[52] Gagné-Ouellet V, Breton E, Thibeault K, et al. Mediation analysis supports a causal relationship between maternal hyperglycemia and placental DNA methylation variations at the leptin gene locus and cord blood leptin levels. Int J Mol Sci, 2020, 21(1): 329.

[53] Nogues P, Dos Santos E, Jammes H, et al. Maternal obesity influences expression and DNA methylation of the adiponectin and leptin systems in human third-trimester placenta. Clin Epigenetics, 2019, 11(1): 20.

[54] Sherwood W B, Bion V, Lockett G A, et al. Duration of breastfeeding is associated with leptin(LEP)DNA methylation profiles and BMI in 10-year-old children. Clin Epigenetics, 2019, 11(1): 128.

[55] Mendell J T, Olson E N. MicroRNAs in stress signaling and human disease. Cell, 2012, 148(6): 1172-1187.

[56] Alejandro E U, Gregg B, Wallen T, et al. Maternal diet-induced microRNAs and mTOR underlie β cell dysfunction in offspring. J Clin Invest, 2014, 124(10): 4395-4410.

[57] Alejandro E U, Jo S, Akhaphong B, et al. Maternal low-protein diet on the last week of pregnancy contributes to insulin resistance and β-cell dysfunction in the mouse offspring. Am J Physiol Regul Integr Comp Physiol, 2020, 319(4): R485-r496.

[58] Ley R E, Turnbaugh P J, Klein S, et al. Microbial ecology: human gut microbes associated with obesity. Nature, 2006, 444(7122): 1022-1023.

[59] Ley R E, Bäckhed F, Turnbaugh P, et al. Obesity alters gut microbial ecology. Proc Natl Acad Sci USA, 2005, 102(31): 11070-11075.

[60] Letchumanan G, Abdullah N, Marlini M, et al. Gut microbiota composition in prediabetes and newly diagnosed type 2 diabetes: a systematic review of observational studies. Front Cell Infect Microbiol, 2022, 12: 943427.

[61] Allin K H, Tremaroli V, Caesar R, et al. Aberrant intestinal microbiota in individuals with prediabetes. Diabetologia, 2018, 61(4): 810-820.

[62] Hartstra A V, Bouter K E, Bäckhed F, et al. Insights into the role of the microbiome in obesity and type 2 diabetes. Diabetes Care, 2015, 38(1): 159-165.

[63] Larsen N, Vogensen F K, van den Berg F W, et al. Gut microbiota in human adults with type 2 diabetes differs from non-diabetic adults. PLoS One, 2010, 5(2): e9085.

[64] Cai T T, Ye X L, Yong H J, et al. Fecal microbiota transplantation relieve painful diabetic neuropathy: A case report. Medicine(Baltimore), 2018, 97(50): e13543.

[65] Kootte R S, Vrieze A, Holleman F, et al. The therapeutic potential of manipulating gut microbiota in obesity and type 2 diabetes mellitus. Diabetes Obes Metab, 2012, 14(2): 112-120.

[66] Canani R B, Costanzo M D, Leone L, et al. Epigenetic mechanisms elicited by nutrition in early life. Nutr Res Rev, 2011, 24(2): 198-205.

[67] Frantz E D, Aguila M B, Pinheiro-Mulder A da R, et al. Transgenerational endocrine pancreatic adaptation in mice from maternal protein restriction in utero. Mech Ageing Dev, 2011, 132(3): 110-116.

[68] Pinheiro A R, Salvucci I D, Aguila M B, et al. Protein restriction during gestation and/or lactation causes adverse transgenerational effects on biometry and glucose metabolism in F1 and F2 progenies of rats. Clin Sci(Lond), 2008, 114(5): 381-392.

[69] Huang Y H, Ye T T, Liu C X, et al. Maternal high-fat diet impairs glucose metabolism, β-cell function and proliferation in the second generation of offspring rats. Nutr Metab(Lond), 2017, 14:67.

[70] Carone B R, Fauquier L, Habib N, et al. Paternally induced transgenerational environmental reprogramming of metabolic gene expression in mammals. Cell, 2010, 143(7): 1084-1096.

[71] Wei Y, Yang C R, Wei Y P, et al. Paternally induced transgenerational inheritance of susceptibility to diabetes in mammals. Proc Natl Acad Sci USA, 2014, 111(5): 1873-1878.

[72] O'Connor D L, Blake J, Bell R, et al. Canadian Consensus on Female Nutrition: Adolescence, Reproduction, Menopause, and Beyond. J Obstet Gynaecol Can, 2016, 38(6): 508-554, e518.

[73] Marangoni F, Cetin I, Verduci E, et al. Maternal diet and nutrient requirements in pregnancy and breastfeeding. An Italian Consensus Document. Nutrients, 2016, 8(10): 629.

[74] Plows J F, Reynolds C M, Vickers M H, et al. Nutritional supplementation for the prevention and/or

treatment of gestational diabetes mellitus. Curr Diab Rep, 2019, 19(9): 73.

[75] Bock P M, Telo G H, Ramalho R, et al. The effect of probiotics, prebiotics or synbiotics on metabolic outcomes in individuals with diabetes: a systematic review and meta-analysis. Diabetologia, 2021, 64(1): 26-41.

[76] Wang L, Yang H, Huang H, et al. Inulin-type fructans supplementation improves glycemic control for the prediabetes and type 2 diabetes populations: results from a GRADE-assessed systematic review and dose-response meta-analysis of 33 randomized controlled trials. J Transl Med, 2019, 17(1): 410.

[77] Bao W, Song Y, Bertrand K A, et al. Prepregnancy habitual intake of vitamin D from diet and supplements in relation to risk of gestational diabetes mellitus: A prospective cohort study. J Diabetes, 2018, 10(5): 373-379.

[78] Palacios C, Kostiuk L K, Peña-Rosas J P. Vitamin D supplementation for women during pregnancy. Cochrane Database Syst Rev, 2019, 7(7): Cd008873.

[79] Chen S, Jin X, Shan Z, et al. Inverse association of plasma chromium levels with newly diagnosed type 2 diabetes: a case-control study. Nutrients, 2017, 9(3): 294.

[80] Song Y, Manson J E, Buring J E, et al. Dietary magnesium intake in relation to plasma insulin levels and risk of type 2 diabetes in women. Diabetes Care, 2004, 27(1): 59-65.

[81] Patro-Gołąb B, Zalewski B M, Kołodziej M, et al. Nutritional interventions or exposures in infants and children aged up to 3 years and their effects on subsequent risk of overweight, obesity and body fat: a systematic review of systematic reviews. Obes Rev, 2016, 17(12): 1245-1257.

[82] Plagemann A, Harder T, Franke K, et al. Long-term impact of neonatal breast-feeding on body weight and glucose tolerance in children of diabetic mothers. Diabetes Care, 2002, 25(1): 16-22.

[83] Rodekamp E, Harder T, Kohlhoff R, et al. Long-term impact of breast-feeding on body weight and glucose tolerance in children of diabetic mothers: role of the late neonatal period and early infancy. Diabetes Care, 2005, 28(6): 1457-1462.

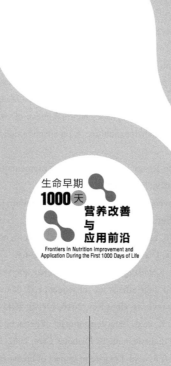

生命早期1000天与未来健康

Early Life During the First 1000 Days and Future Health

第 11 章

生命早期营养与心血管疾病

心血管疾病（cardiovascular disease, CVD），包括冠心病（coronary heart disease, CHD）和脑卒中等，是全球范围内死亡的主要原因，也是降低生活质量的主要原因，据估计 2019 年约 1860 万人死于心血管疾病[1]。根据 1990 ~ 2017 年 195 个国家和地区 359 种疾病和伤害的全球、区域和国家伤残调整生命年（DALYs）：对 2017 年全球疾病负担的系统分析，2017 年 CVD 造成全球约 1780 万人死亡，相当于 3.3 亿年的寿命损失和另外 3560 万年的残疾[2]。每年全球 CVD 造成的经济负担将从 2015 年的 9060 亿美元增至 2030 年超过 1 万亿美元，增加约 16%[3]。

动脉粥样硬化始于生命早期，并在整个生命周期中持续发展。其危险因素主要包括血脂异常、高血压、肥胖、胰岛素抵抗（insulin resistance, IR）等，这些危险因素加速了动脉粥样硬化过程并显著增加 CVD 的发生风险。目前最令人担忧的是，青少年心血管病危险因素不断增加，包括肥胖、糖尿病和高血压等，这明显增加了严重 CVD 的年轻化风险。虽然生活方式因素与这些趋势有关，但越来越多的证据表明，生命早期生活中的环境暴露与成年期的 CVD 的发生发展密切相关 [3]。

健康和疾病的发育起源假说提出，产前和产后早期暴露于有害刺激可重塑个人的长期健康和疾病的发生轨迹。发育中的胎儿对外部环境极其敏感，面对不良的环境刺激，他们通过调整其生理功能以增加其出生后的存活率。在特定发育期（如受孕、妊娠期和生命的最初几年），组织和器官对环境暴露非常敏感，营养限制（缺乏或不足）会影响其成年期对心血管和代谢性疾病的易感性，低出生体重和胎儿期营养不良增加 CVD、糖尿病和肥胖的发生风险。然而在发育的关键时期，营养过剩也会导致生命后期出现不良健康结局的风险增加 [4]。在中高收入国家，妊娠期女性能量摄入更多，肥胖和糖尿病也更为普遍，女性妊娠期肥胖和 / 或糖尿病对心血管病危险因素和心脏病的发生发展产生长期持续影响。

在发育的"关键窗口"期（胎儿和产后早期）发生营养失衡，将会导致器官和系统的结构和功能发生永久性改变，使其在未来患疾病的风险增加。例如，营养不足导致的宫内生长受限或者营养过剩与后代患 2 型糖尿病和冠心病的风险增加有关。这种影响并不会随着分娩而停止，而且是会随婴儿早期营养、喂养方式（母乳喂养或人工喂养，尤其是高蛋白婴儿配方食品喂养）以及添加固体食物的方式和时间而改变，营养因素在发育编程中发挥了重要作用。营养和非营养因素会改变某些基因的表达，从而有效地重塑组织结构和功能。这些表观遗传修饰可以传递给下一代，这表明可遗传的表观遗传修饰在发育编程中发挥关键作用。但与此同时，它通过在妊娠期间和生命最初 2 年的营养改善（即 1000 天战略），可打开一扇机会之窗，将有助于降低非传染性疾病的负担。妊娠期、新生儿期和儿童早期心血管的风险因素，汇总于图 11-1。

本章从公共卫生的角度探讨了生命早期营养与 CVD 风险之间的关系，包括 CVD 的全球流行趋势，生命早期营养在 CVD 中发挥的作用，重点强调了产前营养不足和营养过剩对后代患 CVD 风险的影响，以及出生后早期合理营养的重要性。并从表观遗传学的角度探讨了生命早期营养影响未来 CVD 发生的潜在机制，以及降低由于母亲肥胖和妊娠糖尿病诱导的 CVD 风险的干预措施。

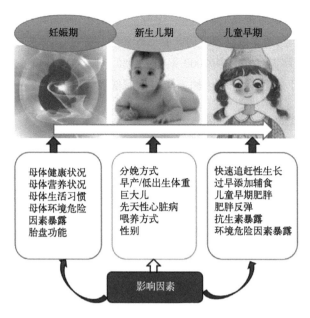

图 11-1　妊娠期、新生儿期和儿童早期心血管病的风险因素

11.1　CVD 流行趋势

在过去二十年中，CVD 一直是慢性非传染性疾病（NCDs）中最主要的一类疾病。CVD，如缺血性心脏病（IHD）和脑卒中，是全球人类死亡的主要原因，也是导致残疾的主要原因。在过去三十年，CVD 总患病率几乎翻了一番，患病人数从 1990 年的 2.71 亿人增加到 2019 年的 5.23 亿人，CVD 死亡人数从 1990 年的 1210 万人增长到 2019 年的 1860 万人。在此期间，伤残调整生命年（DALYs）和寿命损失年（years of life lost, YLL）的全球趋势也显著增加，伤残所致寿命损失年（years lived with disability, YLD）从 1770 万翻了一番，达到 3440 万[1]。

11.1.1　全球流行趋势

从 2000 年到 2019 年，全球所有年龄段的年龄标化 CVD 死亡率下降了 27.4%[1]。其中高收入国家下降了 43.4%，中高收入国家下降了 27.7%，中低收入国家下降了 18.9%，低收入国家下降了 15.4%。

缺血性心脏病是导致半数以上女性过早死亡风险最高的疾病，是超过四分之三的男性过早死亡风险最高的疾病[5]。全球非传染性疾病过早死亡率——以30岁至70岁之间死于四大非传染性疾病（心血管疾病、癌症、糖尿病和慢性呼吸系统疾病）之一的概率衡量——从2000年的22.9%下降到2019年的17.8%。高收入和中高收入国家同期的下降幅度约为30%，而低收入和中低收入国家下降幅度仅为13%～16%。

11.1.2　亚洲流行趋势

来自全球疾病负担研究报告显示，亚洲国家CVD的主要亚型IHD和脑卒中是导致过早CVD死亡的原因[6]。

CVD是2019年亚洲居民死亡的首要原因，导致1080万人死亡，约占亚洲总死亡人数的35%[7]。这些CVD死亡中近39%是过早死亡。亚洲CVD过早死亡的比例明显高于美国（23%）、欧洲（22%）和全球（34%）的水平。大多数CVD死亡（87%）是由于缺血性心脏病（IHD）（47%）或脑卒中（40%）[7]。从1990～2019年，亚洲地区CVD死亡人数从560万增加到1080万，CVD死亡人数占总死亡人数的比例从23%增加到35%，男性和女性CVD粗死亡率持续上升[7]。

尽管IHD和脑卒中是亚洲CVD最常见的原因，但这两种CVD在亚洲地区各国家之间差异很大。IHD是中亚、西亚和南亚CVD死亡的最主要原因，分别占CVD死亡的62%、60%和57%，而在东亚和东南亚，脑卒中死亡比IHD死亡更为常见[7]。一些亚洲国家的IHD死亡率和脑卒中死亡率之间也存在显著差异。例如，黎巴嫩IHD死亡率比脑卒中死亡率高约7倍，比亚美尼亚和乌兹别克斯坦脑卒中死亡率高3倍以上。然而，在缅甸、越南和朝鲜，脑卒中死亡率是IHD死亡率的1.5倍以上。在中国，由于脑出血死亡人数大幅下降和IHD死亡人数增加，CVD死亡的主要亚型已从脑卒中转变为IHD[8]。

心血管疾病仍然是世界疾病负担的主要原因。除了高收入国家以外的大多数国家，CVD继续其长达数十年的上升趋势，令人担忧的是，年龄标化的CVD发病率在许多以前下降的地区开始上升。

11.2　生命早期营养状况与心血管疾病风险

11.2.1　产前营养与心血管疾病

妊娠期营养供应的平衡对于确保胎儿和婴儿正常生长发育至关重要。母体营养不良导致不能满足胎儿的营养需要时，将导致胎儿宫内生长受限和分娩低出生体重婴儿的风险显著升高，这两者都与其后代成年时期发生 CVD 的风险增加有关[9]。出生体重较低与许多不良的宫内环境有关，如母体营养不良、吸烟、饮酒或压力等。宫内生长受限的婴儿出生时小于胎龄儿的风险较高，并且通常在出生后早期经历了追赶性生长（以弥补宫内发育迟缓），从而导致机体的结构和新陈代谢发生改变，继而通常在儿童期和成年期出现肥胖、腹部脂肪堆积和代谢异常。胎儿期不良的环境暴露与营养不良及生命后期不良 CVD 结局有关。荷兰饥荒出生队列的研究结果显示，与未暴露饥荒者相比，荷兰饥荒期间处于宫内发育的个体出生体重较低，冠心病患病率较高[10-11]。在糖尿病母亲所分娩的婴儿中观察到先天性心脏病、心脏功能下降、心脏肥大等异常的发生率升高[12-14]，而且婴儿可能会发展为高血压而面临心力衰竭的风险[15]。

出生体重与成年期生活方式相关疾病的发病率呈负相关，如心血管疾病、糖尿病和 / 或慢性肾脏疾病等。在过去的几十年中，已经进行了一系列的流行病学研究，以确定出生体重与 CVD 危险因素之间的相关性。出生体重是胎儿健康状况的反映，通常以 U 形曲线方式预测 2 型糖尿病的风险，曲线两端的婴儿风险更大。低出生体重（LBW）患儿，尤其是宫内生长受限导致的低出生体重且出生后体重快速增长与儿童心脏代谢风险生物标志物升高和血压升高有关[16]。出生体重对心脏结构和功能有独立的影响，出生体重与血压呈 U 型关系，胎儿与血压呈负相关，出生时低胎龄会增加成年期患高血压的风险[17]。低出生体重是成年期心血管疾病的独立危险因素，与收缩压呈负相关[18]，与冠心病死亡率增加[19-20]和罹患高血压风险增加相关[21]。美国的护士健康研究 I（NHS I）报告指出，与出生体重为 3856 ～ 4536g 者相比，出生体重在 2267 ～ 2495g 时，非致命性成人 CVD 的风险增加了约 30%，出生体重小于 2267g 时的风险增加了约 50%[22]。护士健康研究 II（NHS II）招募了超过 150000 名女性，结果表明低出生体重的女性患高血压的风险增加[23]。在参加护士健康研究（NHS）的女性中，成年后体重指数（BMI）较高的参与者中，出生体重与冠心病之间的负相关性更强[24]。1966 年北芬兰出生队列调查了 31 岁时血压与出生体重之间的关系，结果表明出生体重与血压呈负相关，尤其是男性更为明显[25]。1986 年芬兰北部出生队列的另一项研究也显示了 16 岁时收缩压与出生体重有类似趋势，尤其是女孩[26]。

一些历史事件，尤其是饥荒，对出生体重产生了强烈影响，从而增加 CVD 的风险。例如，荷兰饥荒出生队列的研究表明，与未暴露于饥荒的人相比，荷兰饥荒期间宫内生长受限的个体（出生体重较低者），冠心病患病率较高[27]。出生后早期的追赶性生长（体重加速）会加剧胎儿宫内生长缓慢造成的不良影响，且出生后早期加速生长可影响收缩压（systolic blood pressure, SBP）以及舒张压

（diastolic blood pressure, DBP）的水平[28]。出生后早期体重加速增长可能会加剧低体重的影响，即影响低出生体重儿的心血管和代谢相关参数，而且使胎龄较大儿童心脏代谢风险也会增加[29]。从遗传学和受宫内环境影响的这些研究结果来看，较低的出生体重是成年人患心血管疾病的重要风险。妊娠期母亲的营养状况是影响胎儿代谢编程和体成分的决定因素，而这种编程的影响会程序化地影响到儿童期和成年期。能量摄入量，特别是宏量营养素的质量会影响生长发育和 CVD 的发生风险。健康和疾病的发育起源（DOHaD）理论基于这样一个概念，即生活方式相关疾病起源于受精、胚胎、胎儿和新生儿期基因与环境（营养、压力或环境化学物质）之间的相互作用。

大鼠妊娠期间营养不足（70% 的食物限制）导致后代成年血管功能障碍相关的血压显著升高[30]。在母鼠未患高血压，但妊娠期间母体蛋白质限制也会使大鼠后代血压升高[31]。

在过去几十年里，全世界超重和肥胖症患病率急剧增加。这种营养过剩的状况反过来又导致相当数量的孕妇患有妊娠期肥胖症和妊娠糖尿病，从而促进胎儿高胰岛素血症。而这些与成年期超重、肥胖、糖耐量受损等有关[32]。母体孕前肥胖和妊娠期体重过度增加部分反映了母体脂肪堆积，妊娠期间的脂肪堆积主要发生在腹部。而腹部脂肪堆积与成人（包括孕妇）的不良心血管和代谢风险有关。代谢紊乱可能涉及血脂异常和胰岛素抵抗，导致母体循环中游离脂肪酸、氨基酸和葡萄糖水平升高，从而影响胎盘和胎儿发育。妊娠糖尿病既给母亲带来显著的心脏代谢风险，也会增加后代发生心脏代谢性疾病和 CVD 的风险。无论母亲是孕前糖尿病还是妊娠糖尿病，母亲糖尿病都与胎儿心脏肥大、心脏舒张功能障碍和产前超声显示的整体心肌功能受损有关[33]。

怀孕前超重的妇女无论其妊娠期健康状况如何，都会增加后代腹部肥胖的风险。妊娠期母亲体重过重和体重增长过快不仅对后代体成分有不利影响，而且妊娠期体重增长过快与后代成年早期收缩压的上升也有关[34]。荟萃分析显示，孕前较高的 BMI 可能会增加后代患高血压的风险，而且妊娠期体重增加与后代收缩压之间呈正相关[35]。

在肥胖母亲分娩的后代中也报告了类似的观察结果。赫尔辛基出生队列研究的结果表明，较高的母亲 BMI 与后代患 CVD 和 T2DM 的风险增加有关[36]。妊娠期体重过度增加会导致妊娠期并发症，例如妊娠糖尿病和先兆子痫，使后代患心脏代谢性疾病的风险增加[37]。肥胖母亲的胎儿在宫内就出现了胰岛素抵抗，并发展为胎儿心肌功能障碍。

妊娠期合并妊娠糖尿病，使后代暴露于以高血糖为特征的宫内环境，在胎儿心脏发育的关键时期，宫内营养不良会使胎儿产生发育适应，重塑心血管系统，由于胎儿发育的编程作用，可能导致成年期心脏病的发作风险增加[38]。妊娠糖尿病与大于胎龄儿、胎儿肥胖和巨大儿、新生儿高胰岛素血症及早产风险增加有关[39-40]。整个妊娠期高血糖对后代的健康具有显著的长期负面影响，妊娠糖尿病也使后代患肥胖、2型糖尿病和心脏代谢性疾病的风险增加[41-42]。母亲患糖尿病会增加后代超重、肥胖、2型糖尿病、葡萄糖耐受不良和CVD的风险，2型糖尿病母亲的后代更容易发生心力衰竭和高血压[42]。

有限的研究将妊娠糖尿病暴露与后代CVD风险增加联系起来。妊娠糖尿病母亲的胎儿连续超声心动图显示，左心室壁和脑室间隔壁厚度增加[43]。与未患妊娠糖尿病的母亲相比，妊娠糖尿病（GDM）母亲分娩的胎儿显示出亚临床心脏功能和形态变化的证据。即使在发展妊娠糖尿病前，胎儿心脏形态已经出现轻度改变，但尚未影响到心脏功能[44]。左心室壁厚度增加一直持续到儿童早期的这一现象表明，除血糖和生长因子等因素外，胎儿心血管系统的发育编程发挥了很大作用。因此，GDM对孕产妇和后代的心血管健康都会产生长期不良影响。

同时，来自包括营养不足（能量限制、低蛋白膳食）和营养过剩（高脂肪膳食，致肥胖膳食）在内的膳食喂养动物模型的证据强化了次优母体环境与成年期CVD风险之间的因果关系，并且在表征CVD发育编程的复杂机制方面具有重要意义。

11.2.2 出生后营养与心血管疾病

与胎儿期一样，出生后早期营养供应不足会影响儿童的生长，并且会增加患代谢性疾病的风险。出生后早期过度喂养和出生后体重增加过快与后期胰岛素抵抗、肥胖和CVD有关[45-46]。最近的研究表明，新生儿生长加速与肥胖基因的表达有关[46]，再次证实了生长发育轨迹改变与肥胖风险之间的强烈因果关系。在一项早产儿出生后早期营养与成年早期的心血管疾病代谢性危险因素的研究中发现，在生命早期能量摄入相对较低的极低出生体重儿（< 1500g）中，出生后早期宏量营养素和能量摄入量与血压、血脂水平和静脉葡萄糖耐量试验结果无关，但出生后前三周较高的宏量营养素摄入量预示着成年早期较高的空腹胰岛素浓度[47]。

母乳喂养对婴儿体成分具有潜在的益处，与婴儿配方奶喂养的婴儿相比，母乳喂养的婴儿生长较为缓慢，特别是体重增长较慢，体脂较低，显示出较低的肥胖风险[48]，这些差异可能归因于母乳和婴儿配方奶成分的不同，以及母乳喂养和配方奶喂养婴儿的喂养行为不同所致。

婴儿期高蛋白摄入可增强胰岛素和胰岛素生长因子1（IGF-1）的分泌，从而刺激细胞增殖，加速生长并增加脂肪组织沉积，并出现肥胖[49]。近年来人们进一步了解了母乳激素对预防肥胖的作用，如瘦素、脂联素、IGF-1、生长激素释放肽等在调节能量平衡和食物摄入以及参与体重调节的神经内分泌机制方面的作用[49]。与婴儿配方奶喂养相比，母乳喂养与儿童后期较低的肥胖和糖尿病风险以及较低的血压和血脂联系起来，但似乎影响的幅度非常有限。

婴儿期营养状况与喂养方式在一定程度上影响后期体重，虽然影响 BMI 的程度不大，但在人群层面上则可能具有重要的公共卫生意义。CVD 死亡和充血性心力衰竭的风险会随着 BMI 的小幅增加而大幅上升，即使人群肥胖的小幅上升也可能显著增加 CVD 的死亡风险。因此，进一步研究婴儿期母乳喂养及喂养方式与个体成年期较低的 BMI 之间关联的潜在机制是非常重要的。

11.3 表观遗传学机制

表观遗传学的变化是指引起基因表达变化的过程，这些变化是可遗传的，但不改变基因组，并通过各种方式发挥作用，包括 DNA 甲基化、非编码 RNA（如 miRNA）表达和组蛋白修饰。目前膳食被认为是一种有效的表观遗传修饰因子。有证据表明，生命早期接触次优营养环境可通过表观遗传改变化长期持续影响转录调控，这也被认为可能对后期健康产生长期影响。表观遗传变化最常见于从受孕到 2 岁，在此期间影响环境（包括母亲和新生儿膳食状况与营养的表观遗传变化）可以为预防和干预慢性病提供机会。环境触发表观遗传变化，表观遗传修饰产生独特的出生表型，DNA 甲基化和组蛋白修饰可影响出生体重和婴幼儿阶段体重，这些变化对组织成熟具有重要作用，并且可能对其功能产生重要影响。

11.3.1 DNA 甲基化

表观遗传变化是在不改变碱基序列的情况下发生的，即不影响遗传密码，并通过加强或激活某些基因，沉默其他基因以及调节它们的表达时间和方式在基因表达中发挥关键作用。基因表达的这种变化可能对特定的代谢反应产生决定性影响。在类似的模型试验中，母体蛋白质限制减少了大鼠肾上腺中血管紧张素受体基因的甲基化，这增加了基因的表达能力；反过来，这又导致了在这些动物中出现高血压[50]。然而，表观遗传变化具有持续的后果，无需持续暴露于原始病变，即使原始不利条件已经消失。生命早期饥荒暴露与 CVD 风险相关，而且在生命早期饥荒暴露的人群中发现了 DNA 甲基化的证据，产前营养和 DNA 甲基化之间存在联系。如妊娠早期暴露于严重母体营养缺乏，即使出生后的营养状况得到改善，成年后仍然面临着更多的健康问题如代谢综合征和心脏疾病等，并且在这些个体中也发现了许多表观遗传上的变化。例如，在 1944～1945 年的荷兰饥荒期间围孕期而不是妊娠期间暴露于饥荒的个体，其后代成年后 INSIGF 基因甲基化水平较低，而位点（IL10、LEP、ABCA1、GNASAS 和 MEG3）的甲基化水平高，并具有暴露时间特异性[51]。这说明甲基化的变化可能是产前饥荒暴露的结果，并且这些变化取决于暴露个体的性别和暴露的妊娠时间。胎儿期暴露于饥荒的个体，成年期面临许多疾病的困扰，而其中的任何一种疾病都将增加跨代遗传的风险。宫内饥荒暴露的个体（F_1）将增加后代（F_2）肥胖和晚年健康状况不佳的风险，宫内饥荒暴露后慢性病的增加并不局限于 F_1 代，而是会持续存在于 F_2 代[52]。宫内营养不良引起的表观遗传修饰会传递给后代，动物试验结果显示，暴露于宫内营养不良的成年雄性小鼠具有基因特异性的低甲基化精子 DNA，他们的后代也表现出转录失调、低甲基化和代谢性疾病[53]。如生命早期营养不良导致宫内生长受限的个体，成年后出现高血压，而且高血压遗传易感性将在下一代中继续复制。可能需要不止一代人才能扭转这种不利的产前条件的影响。例如，来自贫穷国家的移民到达一个新的国家并在更有利的条件下生活，可能需要超过一代人才能达到当地人的平均身高[54]。

DNA 甲基化模式主要在胚胎期、胎儿发育期和出生后早期建立，并且对营养环境敏感。母体在妊娠期间限制蛋白质的摄入可能会导致后代出现高血压，这似乎部分地通过改变特定基因的甲基化水平和表达发挥作用。可以通过母体膳食中补充叶酸来预防甲基化改变和代谢异常，叶酸是参与甲基生成的生化途径的重要组成部分[55]。在母体蛋白质限制的成年和新生大鼠心脏中，过氧化物酶体增殖物激活受体-α（PPARa）启动子甲基化水平降低，这与仅在成年心脏中过氧化物酶体增殖物激活受体-α 的 mRNA 表达水平升高有关[56]。这说明妊娠期间母亲营养不良可能通过改变特定基因的表观遗传调控，对未来的心脏功能产生重要影响。在人类心力衰竭和扩张型心肌病患者中已发现 DNA 甲基化模式的变化[57-58]。最近也有一系列关于新生儿、健康成人和心力衰竭心肌细胞的 DNA 甲基化分析的研究，逐步揭示了 DNA 甲基化在调节心脏发育的各个方面的作用。

11.3.2 组蛋白修饰

组蛋白修饰是翻译后修饰的一种形式。翻译后修饰包括磷酸化、乙酰化和泛素化等。组蛋白修饰是表观遗传学中重要的调控机制之一。异常的组蛋白修饰导致与心血管疾病相关的基因表达失调，从而导致细胞表型和心脏功能发生变化。组蛋白修饰的关键分子（组蛋白甲基化和组蛋白乙酰化）可能通过影响心血管病理生理通路从而导致 CVD 的发生和发展。组蛋白乙酰转移酶对组蛋白乙酰化导致核小体分解并促进转录。组蛋白去乙酰化酶（histone deacetylase, HDAC）由于其在心血管生物学中的作用而具有作为心脏病治疗靶点的潜力。HDAC 抑制剂显示出对多种疾病的治疗潜力，包括癌症、神经系统疾病和心脏肥大。应用 HDAC 抑制剂治疗可防止胎儿基因的重表达，并减轻了心肌肥大。组蛋白去乙酰化酶 2（HdAC2）是心脏中 HDAC 抑制剂的重要分子靶点，并且 HdAC2 和糖原合成酶激酶-3（glycogen synthase kinase-3, Gsk3beta）是调节通路的组成部分，为治疗心脏肥大和心力衰竭提供了有吸引力的治疗靶标。而心脏特异性组蛋白去乙酰化酶 3（HdAC3）的缺失导致严重的心脏肥大和与脂肪酸摄取、脂肪酸氧化相关的基因上调，电子传递 / 氧化磷酸化伴随着脂肪酸诱导的心肌脂质积累和甘油三酯水平升高 [59]。众所周知，宫内和出生后的膳食会改变多种组织中的染色质组蛋白编码，然而，到目前为止，关于宫内次优营养环境通过组蛋白修饰的变化对心脏表观遗传调控的影响，还没有提供太多的证据。

11.3.3 微小核糖核酸

与调节转录的 CpG 甲基化不同，miRNA 是在转录后调节基因表达。微小核糖核酸（miRNA）是非编码的单链 21 ～ 25 个核苷酸长的 RNA 分子，可以通过与目标信使 RNA(mRNA) 的互补序列结合来沉默、下调或上调翻译。miRNA 调节涉及细胞代谢、增殖和分化以及细胞凋亡的各种细胞过程。已知 miRNA 的表达对胚胎发育至关重要，miRNA 的表达改变与胎儿的生长发育有关 [60]。

13.3.3.1 胎盘特异性 miRNA

胎盘特异性 miRNA 的表达和功能与胎盘滋养细胞的增殖和侵袭有关，与大于胎龄儿组和健康对照组相比，宫内发育迟缓组胎盘中 miR-518b 的表达量减少，而 miR-519a 的表达量显著增加，表明胎盘特异性 miRNA（miR-518b 和 miR-519a）的表达改变可能与宫内发育迟缓导致的低出生体重有关 [61]。

13.3.3.2 营养作用

营养可能是胎儿发育中最大的非遗传影响因素，胎儿心脏对葡萄糖的变化很敏感，因为葡萄糖氧化是发育中心脏的主要能量来源。在整个妊娠期，心脏组织中葡萄糖转运蛋白 1（glucose transporter 1, GLUT1）占主导地位，但其表达可以通过母体膳食进行调节。在细胞培养中，GLUT1 mRNA 由于营养物质减少而下调，该转录物已被确定为多种 miRNA（如 miR-130b、miR-19a、miR-19b 和 miR-301a）的靶标 [62]。相反，当 GLUT1 在母体糖尿病和母体营养过剩的细胞培养模型中被上调时，与 miR-199a、miR-138、miR-150 和 miR-532-5p 的减少相关[62]。出生后，心脏中的葡萄糖转运主要由葡萄糖转运蛋白 4（GLUT4）实现，并受胰岛素受体（IR）、胰岛素受体底物 1（IRS-1）和磷酸肌醇激酶 3（phosphoinositide 3-kinase, PI3K）调节，进而磷酸化磷酸肌醇依赖性激酶 1（phosphorylated phosphoinositol dependent kinase 1, PDPK-1）和 / 或蛋白激酶 B[63]。GLUT4 的表达受 miR-133 和 miR-195-5p 的调节，这两者都与抑制心肌细胞增殖有关。在妊娠期和哺乳期暴露于致肥胖饲料的后代心脏 miR-133a 上调，这些小鼠的心脏表现出病理性心脏肥大和心功能障碍[64]。对高脂肪 / 高果糖膳食喂养狒狒母亲所生的胎儿心脏进行 miRNA 检测，发现 80 个 miRNA 差异表达，其中 55 个 miRNA 被上调，25 个下调。22 个 miRNA 被映射到人类；在失调的 miRNA 中，有 1 个先前已被认为与人类和动物模型中的 CVD 相关，并被证明可以调节细胞死亡、生长和增殖[65]。这些研究证据表明，母体营养不足和过剩可以改变不同后代组织中的 miRNA 谱，并可能影响他们的长期健康状况。需要长期纵向研究来确定胎儿 / 新生儿生物样本的检测结果与未来心脏代谢健康之间的关联。在短期内，miRNA 可能提供一种识别基因和通路的方法，这些基因和通路的表达和失调可能是对宫内发生的环境损害的反应。

11.4　干预研究相关证据和预防措施

近年来开展了一些针对妊娠期、婴幼儿期不同暴露随访的随机对照试验，这些研究主要关注的不是对出生体重和生存的直接影响，而是长期的心血管疾病风险效应，然而这些研究需要进行长期的随访，迄今获得的数据还非常有限。

11.4.1　妊娠期营养干预

11.4.1.1　蛋白质-能量补充

在许多低收入和中等收入国家，CVD 患病率迅速上升，且无法用经济转型相关的人口老龄化和生活方式的改变来解释。将低出生体重与 CVD 风险联系起来的一系列研究以及动物模型支持这样的一种假设，即妊娠期和生命早期（关键或敏感期）营养不良可能增加未来 CVD 的风险，然而这些研究尚无法证实为营养不良的孕妇和儿童提供均衡的蛋白质-能量食物补充剂对预防 CVD 有明显益处。由于许多中、低收入国家出于对人群肥胖和 CVD 流行的担忧，制订并实施了很多营养补充计划。在一项生命早期营养不良对 CVD 风险的长期影响研究中，比较了孕妇补充蛋白质对出生体重的影响。干预组孕妇接受了以食物为基础的能量和蛋白质补充剂，而对照组孕妇则接受了常规管理。干预组妇女所分娩的新生儿体重小幅增加，约增加 61g，这表明妊娠期干预对胎儿发育是有影响的[66]。与对照组相比，干预组儿童的胰岛素抵抗和动脉硬度均较低，但血压和血脂无明显差别。在危地马拉的一项整群随机对照试验中，每天两次给孕妇、哺乳期妇女和儿童提供 3.8MJ 能量和 64g 蛋白质（干预）或 1.4MJ 能量（对照）补充剂直到 7 岁，发现儿童在 24 岁时 CVD 危险因素没有差异；然而在亚组分析中，3 ～ 6 岁之间的干预与较低的空腹血糖和收缩压相关，而出生至 3 岁干预与较低的甘油三酯和较高的高密度脂蛋白胆固醇水平相关[67]。在营养不良普遍存在的地区，一项以社区为基础的非随机对照干预试验中，给孕妇及其 6 岁以下的儿童提供蛋白质-能量食品补充剂，与这些儿童在成人时（平均年龄 22 岁）CVD 危险因素如低密度脂蛋白胆固醇、空腹胰岛素、收缩压和颈动脉内膜中层厚度、动脉硬度等无关。迄今试验研究数据并不支持在怀孕和 / 或儿童时期进行均衡的蛋白质-能量干预。然而，改善儿童营养状况还有其他潜在好处，包括改善呼吸功能、认知、学校教育和生殖健康等。在获得进一步证据前，政策制定者应该对母婴蛋白质-能量食品补充计划的心血管健康益处给予一定的关注。

11.4.1.2　微量营养素补充

微量营养素缺乏症在中低收入国家的孕妇中很常见，而且由于在快速生长期间对微量营养素的需求较高，这些缺乏症可能会损害胎儿的发育。为了降低微量营养素缺乏发生率，许多国家实施了一些营养改善战略，包括膳食多样化、大规模和有针对性的食物强化、主食强化和补充微量营养素。1999 ～ 2001 年期间，尼泊尔农村地区 4926 名孕妇被随机分组，从妊娠早期到产后三个月，每天接受微量营养素补充剂，包括维生素 A（对照组）或与叶酸、叶酸加铁、叶酸加铁或多种微量营养素组合的微量营养素补充剂，之后随访了 6 ～ 8 岁间的儿童。不同微量营养素组合均不影响血压、胆固醇浓度、甘油三酯、葡萄糖、胰岛素或胰岛素抵抗水平[68]。补充叶酸组微量白蛋白尿的风险较低，叶酸加铁加锌组和叶酸组代谢综合征风险降低。妊娠期补充维生素和矿物质对中低收入国家的孕产妇、分娩、儿童健康和发育影响的系统评价发现，多种微量营养素补充剂和维生素补充剂可改善母婴健康结局，包括孕产妇贫血、低出生体重、早产、小于胎龄儿、死产、多种微量营养素缺乏，提示多种微量营养素补充剂有益于大多数健康结局[69]。一项荟萃分析发现多种微量营养素补充对几种分娩结局有积极影响。妊娠期间补充含有铁和叶酸的多种微量营养素补充剂可减少低出生体重儿和小于胎龄儿发生率，以及早产的风险[70]，这些发现可能为指导居住在中低收入国家的孕妇用多种微量营养素补充剂提供一些依据。

2002 年孟加拉国 Matlab 试验评估了妊娠早期食物补充和 / 或多种微量营养素补充对后代 54 月龄儿童体成分的影响。随机分配孕妇接受铁和叶酸或多种微量营养素的补充，随机给予食物能量补充剂，从 9 周或 20 孕周开始补充。随后对 4.5 岁儿童的随访结果显示，早期补充能量或多种微量营养素对体成分没有影响 [71]；也有研究显示从怀孕前到分娩期间给女性补充富含微量营养素的食物，不会改变儿童的体成分或心脏代谢风险标志物；但亚组分析表明，如果在受孕前 ≥ 3 个月开始补充，可能会增加女性儿童肥胖发生率 [72]。

11.4.1.3 膳食和运动的干预措施

预防妊娠糖尿病、妊娠期肥胖干预措施的有效性相关的证据有限。有证据表明，通过膳食咨询和代谢监测等干预措施可减少妊娠期高血糖人群生产巨大儿和发生妊娠并发症的风险 [73]。一项随机对照试验招募了 20 孕周、既往未患 1 型或 2 型糖尿病的超重 / 肥胖孕妇，开展膳食、运动、膳食 + 运动和药物的干预方法，结果显示没有任何一种干预措施可以预防妊娠糖尿病，但膳食、运动、膳食 + 运动干预是限制妊娠期体重增长过快的重要因素 [74]。然而类似于这样的研究缺乏高质量的证据，因为这些研究中运动的类型和持续时间存在差异；许多研究将运动与膳食改变结合起来，很少评估后代出生体重以外的其他健康结局。而且还需要更长时间的研究随访和对心血管系统影响的分析。总之，尽管膳食咨询和增加运动等干预措施可能会提供一些好处，但是目前研究提供的证据质量很差，尚无法得出确切结论。需要设计良好的大型随机对照试验来评估各种干预措施对妊娠糖尿病、肥胖以及后代健康结局的益处，包括新生儿大小、围生期并发症和后代的心脏代谢与健康状况。

从妊娠期开展的干预研究来看，似乎没有证据表明妊娠期营养不良的母亲给予营养补充对后代的心脏代谢风险有长期益处。然而这还需要更多的证据，因为这些试验存在样本量、随访损失和随访年龄方面的局限性，儿童期或青春期的随访不足以反映真实的结果。也有必要在妊娠早期甚至在孕前进行干预，以影响胎盘、器官发生和围孕期表观遗传变化等过程。

11.4.2 产后干预

11.4.2.1 母乳喂养

母乳喂养对母亲及其婴儿的健康很重要。与配方奶喂养的婴儿相比，母乳喂养对身体的潜在好处是生长较为缓慢，特别是体重，表现较低的肥胖风险。母乳被公认为婴儿的"理想食物"，因此所有其他营养策略都必须与它进行比较[75]。母乳中饱和脂肪和胆固醇含量较高，但钠含量较低。与配方奶喂养的婴儿相比，母乳喂养的婴儿1岁时血液中的胆固醇水平较高，但当他们成年时，这些数据往往是相反的，接受母乳喂养的婴幼儿在成年时血液中的胆固醇值较低[76]。有证据表明，母乳喂养的婴儿在童年后期的血压值往往较低[77]。

由于将婴儿随机分配到不同的母乳喂养组或配方奶粉喂养组的干预是不符合医学伦理而且也无法实施，因此关于母乳喂养与疾病风险的研究基本来自于观察性研究。然而也有几项母乳喂养的干预试验研究，这些研究将母婴随机分配到标准护理组和标准护理+额外母乳喂养支持组，然而这些干预试验研究中并未取得令人振奋的结果。例如在孟加拉国Matlab的MINIMat干预试验中，4436名孕妇被随机分配到几组食物+微量营养素组中，在妊娠期后三个月3214人被随机分配，接受母乳喂养咨询或共同的健康信息提供。然而这些儿童在五岁时的生长轨迹或体成分没有差异[78]。

与正常体重的女性相比，超重或肥胖的女性开始母乳喂养的时间较晚、母乳喂养率较低，并且母乳喂养的持续时间往往较短。可能的原因包括一些物理因素，例如乳房较大，这使得采用传统的母乳喂养姿势喂养婴儿较为困难，以及她们的乳汁分泌延迟（下奶延迟，通常在72小时左右），这些因素会降低母亲母乳喂养的信心。有一项研究纳入了831项RCT试验研究，评价了支持超重或肥胖女性开始和继续母乳喂养试验干预措施的有效性，这些试验分别在美国、丹麦和澳大利亚这几个高收入国家实施，采用了多种母乳喂养支持方法［社会支持、通过电话或面对面接触进行教育、身体支持包括但不限于手动或电动吸乳器与常规护理（无吸乳器）］组合的随机对照试验（RCT）和半随机对照试验，由于这些试验现有证据质量很低，这意味着支持超重或肥胖女性开始或继续母乳喂养的有效性仍不清楚[79]。由此可见，目前开展的许多研究由于试验方法及质量参差不齐，参与人数较少，以及因干预组和对照组的依从性差（随访丢失率较高）等原因，无法准确评估其有效性。

11.4.2.2　儿童早期肥胖的干预措施

肥胖已经成为一个日益严峻的全球性公共卫生问题，而且肥胖本身也与其他慢性病（如CVD、胃肠道疾病和糖尿病等）的发生发展密切相关，尤其是近些年儿童青少年中肥胖的流行呈现迅猛上升态势。随着肥胖的流行，旨在解决这一问题的研究工作越来越关注生命早期的预防机会。生命早期通常定义为妊娠期、婴儿期和幼儿期（直至24月龄），即相当于生命的"最初1000天"。近20年来预防和干预生命早期肥胖的试验研究数量迅速增加，采取的措施也越来越丰富。

WHO 已经认识到发育编程对肥胖流行的潜在影响，现在倡导一种终身方法，以预防和控制包括肥胖在内的 NCDs。这种生命周期方法从孕产妇健康开始，包括孕前、产前和产后护理以及孕产妇营养。虽然肥胖的早期预防应覆盖生命最初1000 天及围孕期，但目前的大多数研究偏向于妊娠期和婴幼儿期干预，主要是12 ～ 24 月龄期间的干预，尚缺少孕前干预研究。从孕前或围孕期的干预措施以及针对产后 12 ～ 24 个月期间的干预措施来看，虽然与膳食和身体活动相关的行为改变是干预策略的主要特征，但重要的是要考虑更广泛的致肥胖环境及其对儿童的影响。虽然肥胖预防干预旨在改变体成分，但很少有干预试验使用体成分作为测量结果，而通常采用体脂替代指标如 BMI，这限制了评价干预效果的敏感性[80]。

为优化婴儿长期的健康，应在合理喂养、均衡膳食，保持适宜体重，健康生长发育的基础上，进一步确保充足的睡眠和尽量减少抗生素的使用。2 岁之前使用抗生素将影响肠道微生物群的建立和功能完善，增加儿童超重和肥胖的风险。最近关于肠道微生物群与婴儿体重增加或儿童体重状况相关的证据表明，用人乳和益生菌制剂进行的应用研究有望预防肥胖。此外，将母乳喂养与健康的断奶食物配合可能会促进健康的体重轨迹。为减少胎儿编程不良影响的潜在措施包括：确定和针对肥胖 / 糖尿病胎儿编程风险较高的婴幼儿，例如妊娠期间肥胖 / 糖尿病 / 营养不良母亲的后代，特别是在高度城市化致肥胖环境中母亲的后代，在儿童早期采取健康的生活方式干预措施，以鼓励他们采取更健康的生活方式，并预防后期疾病风险。在生命的前两年进行营养或喂养干预可以对儿童的 BMI 产生积极影响，但维持这种益处可能需要持续的干预和可持续的环境变化。

但总体来说，干预效果似乎很有希望的，但仍不能确定这样干预具有长期意义（可能干预效果减弱）和公共卫生意义。由于大多数干预和随访的时间较短，且干预人数有限，有些甚至是试点性研究，因此无法提供对整个儿童期影响的证据。即使能确定干预效果，但对于多成分干预（即针对不止一种风险因素或行为的干预）而言，也很难将干预效果归因于不同的成分，许多研究还可能存在发表偏倚，倾向于发表有明显干预效果证据的试验，而且可能由于测量指标的选择而有很大偏倚。

从目前已完成和正在进行的干预试验来看，干预效果还是很有限的，这些研究主要局限于高收入国家，并且采用相对短期的干预措施。将已完成的干预试验证据与行为危险因素的系统评价证据进行比较，发现生命历程中某些阶段可能被忽视了，并且干预措施可能忽视了针对一些重要的行为危险因素，如母亲妊娠期吸烟、婴幼儿睡眠等。未来旨在预防生命早期肥胖的干预研究措施应该在可能的情况下更加全球化，更加重视中低收入国家普遍存在的儿童肥胖群体，注意干预目标应涉及行为危险因素，并且采取长期性综合干预（最好延长涵盖生命最初1000 天的大部分时间或全部时间，从累积 / 累加干预效果中获益），更加关注长期结果（延伸到整个儿童期和成年期）。

11.4.3　替代预防策略

目前减轻 CVD 负担的预防策略主要侧重于已存在疾病或具有 CVD 危险因素的成年人，但并未解决这些疾病对后代造成的影响。而 DOHaD 的发现则具有重大公共卫生意义，因为这些疾病可用一种替代性的一级或零级预防策略，在生命早期进行早期预防及时干预，可以从根本上预防和控制 CVD 负担的不断上升，并打破疾病易感性代际传播。可能的干预措施包括改善孕产妇的生活方式和营养与健康状况，优化儿童营养。而这些措施可能对经历快速经济发展和人口变化的中低收入家具有重要意义。

目前关于孕产妇干预和儿童早期干预措施对心血管健康长期益处的证据不多。大多数证据来自营养干预，这些干预措施主要是针对出生体重等短期结局的影响，缺乏对 CVD 风险的长期益处评价。现有的研究表明，除非在生命早期的窗口期或关键期进行有针对性的干预，否则可能很难影响到发育编程，而关于窗口期或关键期尚需要更多的研究确定精确的开始时间节点和持续时间。

虽然已经认识到生命早期营养改善的潜在好处，由于没有更好的宫内不良发育编程的标志物，只能将注意力集中在出生体重上，这在反映改善效果上将会受到制约。有人提出，与成人生活方式和遗传相比，由于低出生体重引起的糖尿病和高血压的可归因人群比例很小，因此计算时往往忽略了出生体重和儿童成长的综合影响。如果将出生体重从低出生体重上升到正常出生体重，冠心病的发生率将下降9%，然而，很难确定能够如此大幅度改变出生体重的干预措施。虽然降低中低收入国家低出生体重（小于 2500g）的干预措施可能是适当的，但在整个人群范围内将出生体重向上移动的措施可能不合适，因为导致低出生体重和高出生体重（如果与母亲糖尿病或肥胖有关）的因素与以后心脏代谢性疾病的风险增加有关。

孕产妇肥胖与后代不良的心脏代谢性疾病风险以及生命早期体重增加过快与成年期 CVD 风险之间的关联关系，导致了人们对生命早期不良的环境刺激对后期健康风险的担忧。例如，过度强调并宣传营养强化，可以促进儿童早期营养改善以降低儿童死亡率和改善神经认知发育，但这也可能导致生命早期体重过度增加而增加了成年期心脏代谢性疾病的风险。而这将使中低收入国家避免营养不良的同时，将不可避免地为慢性病的流行付出代价。

出生体重过重、出生后体重增加过快与较高的成人 BMI 有关，但瘦体重大于体脂肪量与成人高血压或糖尿病的风险增加无关；出生后前两年体重快速增长与成年后肥胖、高血压和空腹血糖受损的风险增加有关。这些数据支持这样一个概念，即在从受孕到两岁的前 1000 天内进行干预以改善营养状况（预防缺乏与过量），可以有效地降低发生心脏代谢性疾病的风险。妊娠期微量营养素和均衡的蛋白质-能量补充以及婴儿母乳喂养和及时合理的辅食添加虽然尚未被证明对心脏代谢健康具有长期益处，但是已证明具有明显的短期益处。建议对中低收入国家的儿童和妇女采取综合性干预方法。

早期干预措施具有巨大的公共卫生潜力，不仅体现在健康有效性方面，而且在成本效益方面也是很明显的。生命早期 CVD 的预防，已逐步转向妊娠期甚至孕前干预，如在孕前和妊娠期补充营养丰富的食物和营养素补充剂（如补充叶酸或含有叶酸的微量营养素补充剂等）。如果这些研究取得成功，降低低出生体重和巨大儿的发生率，将有助于减少或最终阻止 CVD 的流行，也为研究生命早期营养干预对后代健康的影响以及检查后代表观遗传变化等提供了机会。开展早期干预成本较低，主要成本为微量营养素补充剂和强化食品，其次为其它一些护理费用和项目实施运转费用，如果干预能预防不良妊娠结局、降低婴儿死亡率和发病率，那么这些费用支出是值得的，而且投入产出比也是最高的。

11.5 展望

众所周知，CVD 与血脂异常、高血压、肥胖、糖尿病、烟草使用和缺乏身体活动有关，而这些危险因素与不良行为和生活方式密切相关。在过去 20 年，人们越来越关注营养在生命最初几年（包括胎儿期）作为初级预防的重要性。在生命早期的关键窗口期，营养可以永久性地影响或程序化 CVD 的长期风险，这种观点对公共卫生实践具有潜在的巨大影响。尽管这方面的研究历史很长，但是直到最近公众和医学界才逐渐开始认识并关注生命早期营养对人体健康的长期影响。

营养和非营养因素会改变某些基因的表达，从而有效地重塑早期生命的组织结构和功能。且这些表观遗传修饰可以传递给下一代，说明营养在可遗传的表观遗传修饰编程中发挥关键作用。但与此同时，通过在妊娠期间和生命最初 2 年的营养干预或建议（生命最初 1000 天），为减少非传染性疾病负担打开了一扇机会之窗。

大量研究揭示肠道微生物群在代谢紊乱中的潜在作用，虽然在理解细菌与宿主之间复杂的相互作用方面取得了重大进展，特别是在生化、细胞和分子水平上，但在了解肠道细菌是否在预防和治疗疾病中发挥作用方面，仍处于早期阶段。

出生体重本身不是一种暴露因素，而是反映了胎儿营养的一个粗略标志，因此针对出生体重的干预政策可能不是根本的解决办法。重点应该是减少由于母亲营养不良导致的低出生体重、母亲肥胖和合并妊娠糖尿病引起的巨大儿发生率。

采取整体干预的方法改善女性妊娠前和妊娠期的生活方式，包括足量但不过量的优质营养膳食、适度身体活动和微量营养素补充等干预措施是值得考虑的。虽然营养不足 / 缺乏是大多数中低收入国家的主要问题，但无论发达国家还是中低收入国家，都存在营养不足 / 缺乏及超重和肥胖并存的现状，并伴有妊娠糖尿病发病率的增加。

目前已有充分研究证实，生命早期生活暴露和后期疾病结果之间的因果关系，还有很多国家制定了生命早期营养干预的相关预防措施，但生命早期暴露与心血管疾病风险的证据并不一致，且干预措施的针对性和有效性还有待商榷。

从长远的角度出发，开展高质量的队列研究和干预试验并进行足够长时间的随访，以获得有关后期疾病结果的信息。此外，表观遗传学领域提供了开发更好的生物标志物的潜力，需进一步探索生命早期不良编程的生物标志物。还需要进一步研究胎儿期、婴幼儿期的最佳生长模式，以便确定适宜的干预措施，提高干预的针对性和有效性。

（董彩霞，朱银华，荫士安）

参考文献 ─────

[1] Roth G A, Mensah G A, Johnson C O, et al. Global burden of cardiovascular diseases and risk factors, 1990-2019: update from the GBD 2019 study. J Am Coll Cardiol, 2020, 76(25): 2982-3021.

[2] GBD 2017 DALYs and HALE Collaborators. Global, regional, and national disability-adjusted life-years (DALYs) for 359 diseases and injuries and healthy life expectancy (HALE) for 195 countries and territories, 1990—2017: a systematic analysis for the Global Burden of Disease Study 2017. Lancet, 2018, 392(10159): 1859-1922.

[3] Fleming T P, Watkins A J, Velazquez M A, et al. Origins of lifetime health around the time of conception: causes and consequences. Lancet, 2018, 391(10132): 1842-1852.

[4] Denizli M, Capitano M L, Kua K L. Maternal obesity and the impact of associated early-life inflammation on long-term health of offspring. Front Cell Infect Microbiol, 2022, 12: 940937.

[5] NCD Countdown 2030 collaborators. NCD Countdown 2030: pathways to achieving Sustainable Development Goal target 3.4. Lancet, 2020, 396(10255): 918-934.

[6] GBD 2016 Causes of Death Collaborators. Global, regional, and national age-sex specific mortality for 264 causes of death, 1980—2016: a systematic analysis for the Global Burden of Disease Study 2016. Lancet, 2017, 390(10100): 1151-1210.

[7] Roth G. Global Burden of Disease Collaborative Network. Global Burden of Disease Study 2017 (GBD 2017) Results. Seattle, United States: Institute for Health Metrics and Evaluation (IHME), 2018. The Lancet, 2018, 392: 1736-1788.

[8] Zhao D, Liu J, Wang M, et al. Epidemiology of cardiovascular disease in China: current features and implications. Nat Rev Cardiol, 2019, 16(4): 203-212.

[9] Demicheva E, Crispi F. Long-term follow-up of intrauterine growth restriction: cardiovascular disorders. Fetal Diagn Ther, 2014, 36(2): 143-153.

[10] Roseboom T J, van der Meulen J H, Osmond C, et al. Coronary heart disease after prenatal exposure to the Dutch famine, 1944-45. Heart, 2000, 84(6): 595-598.

[11] Painter R C, Roseboom T J, Bleker O P. Prenatal exposure to the Dutch famine and disease in later life: an overview. Reprod Toxicol, 2005, 20(3): 345-352.

[12] Gardiner H M, Pasquini L, Wolfenden J, et al. Increased periconceptual maternal glycated haemoglobin in diabetic mothers reduces fetal long axis cardiac function. Heart, 2006, 92(8): 1125-1130.

[13] Hornberger L K. Maternal diabetes and the fetal heart. Heart, 2006, 92(8): 1019-1021.

[14] Do V, Eckersley L, Lin L, et al. Persistent aortic stiffness and left ventricular hypertrophy in Children of diabetic mothers. CJC Open, 2021, 3(3): 345-353.

[15] Davis E F, Newton L, Lewandowski A J, et al. Pre-eclampsia and offspring cardiovascular health: mechanistic insights from experimental studies. Clin Sci (Lond), 2012, 123(2): 53-72.

[16] Ong Y Y, Sadananthan S A, Aris I M, et al. Mismatch between poor fetal growth and rapid postnatal weight gain in the first 2 years of life is associated with higher blood pressure and insulin resistance without increased adiposity in childhood: the GUSTO cohort study. Int J Epidemiol, 2020, 49(5): 1591-1603.

[17] Du B, Wang H, Wu Y, et al. The association of gestational age and birthweight with blood pressure, cardiac structure, and function in 4 years old: a prospective birth cohort study. BMC Med, 2023, 21(1): 103.

[18] Risnes K R, Vatten L J, Baker J L, et al. Birthweight and mortality in adulthood: a systematic review and meta-analysis. Int J Epidemiol, 2011, 40(3): 647-661.

[19] Eriksson J G, Forsén T, Tuomilehto J, et al. Catch-up growth in childhood and death from coronary heart disease: longitudinal study. BMJ, 1999, 318(7181): 427-431.

[20] Wang Y X, Li Y, Rich-Edwards J W, et al. Associations of birth weight and later life lifestyle factors with risk of cardiovascular disease in the USA: A prospective cohort study. eClinicalMedicine, 2022, 51:101570.

[21] Velkoska E, Cole T J, Dean R G, et al. Early undernutrition leads to long-lasting reductions in body weight and adiposity whereas increased intake increases cardiac fibrosis in male rats. J Nutr, 2008, 138(9): 1622-1627.

[22] Rich-Edwards J W, Stampfer M J, Manson J E, et al. Birth weight and risk of cardiovascular disease in a cohort of women followed up since 1976. BMJ, 1997, 315(7105): 396-400.

[23] Curhan G C, Chertow G M, Willett W C, et al. Birth weight and adult hypertension and obesity in women. Circulation, 1996, 94(6): 1310-1315.

[24] Rich-Edwards J W, Kleinman K, Michels K B, et al. Longitudinal study of birth weight and adult body mass index in predicting risk of coronary heart disease and stroke in women. BMJ, 2005, 330(7500): 1115.

[25] Järvelin M R, Sovio U, King V, et al. Early life factors and blood pressure at age 31 years in the 1966 northern Finland birth cohort. Hypertension, 2004, 44(6): 838-846.

[26] Tikanmäki M, Tammelin T, Vääräsmäki M, et al. Prenatal determinants of physical activity and cardiorespiratory fitness in adolescence-Northern Finland Birth Cohort 1986 study. BMC Public Health, 2017, 17(1): 346.

[27] Challis J. Glucose tolerance in adults after prenatal exposure to famine. Lancet, 2001, 357(9270): 1798.

[28] Ben-Shlomo Y, McCarthy A, Hughes R, et al. Immediate postnatal growth is associated with blood pressure in young adulthood: the Barry Caerphilly Growth Study. Hypertension, 2008, 52(4): 638-644.

[29] Lurbe E, Garcia-Vicent C, Torro M I, et al. Associations of birth weight and postnatal weight gain with cardiometabolic risk parameters at 5 years of age. Hypertension, 2014, 63(6): 1326-1332.

[30] Ozaki T, Nishina H, Hanson M A, et al. Dietary restriction in pregnant rats causes gender-related hypertension and vascular dysfunction in offspring. J Physiol, 2001, 530(Pt 1): 141-152.

[31] LaMarca B, Cornelius D, Wallace K. Elucidating immune mechanisms causing hypertension during pregnancy. Physiology (Bethesda), 2013, 28(4): 225-233.

[32] Tam W H, Ma R C, Yang X, et al. Glucose intolerance and cardiometabolic risk in adolescents exposed to maternal gestational diabetes: a 15-year follow-up study. Diabetes Care, 2010, 33(6): 1382-1384.

[33] Depla A L, De Wit L, Steenhuis T J, et al. Effect of maternal diabetes on fetal heart function on echocardiography: systematic review and meta-analysis. Ultrasound Obstet Gynecol, 2021, 57(4): 539-550.

[34] Mamun A A, O'Callaghan M, Callaway L, et al. Associations of gestational weight gain with offspring body mass index and blood pressure at 21 years of age: evidence from a birth cohort study. Circulation, 2009, 119(13): 1720-1727.

[35] Eitmann S, Mátrai P, Németh D, et al. Maternal overnutrition elevates offspring's blood pressure-A systematic review and meta-analysis. Paediatr Perinat Epidemiol, 2022, 36(2): 276-287.

[36] Eriksson J G, Sandboge S, Salonen M K, et al. Long-term consequences of maternal overweight in pregnancy on offspring later health: findings from the Helsinki Birth Cohort Study. Ann Med, 2014, 46(6): 434-438.

[37] Ryckman K K, Borowski K S, Parikh N I, et al. Pregnancy complications and the risk of metabolic syndrome for the offspring. Curr Cardiovasc Risk Rep, 2013, 7(3): 217-223.

[38] Tocantins C, Diniz M S, Grilo L F, et al. The birth of cardiac disease: Mechanisms linking gestational diabetes mellitus and early onset of cardiovascular disease in offspring. WIREs Mech Dis, 2022, 14(4): e1555.

[39] Kapur A, McIntyre H D, Divakar H, et al. Towards a global consensus on GDM diagnosis: Light at the end of the tunnel? Int J Gynaecol Obstet, 2020, 149(3): 257-261.

[40] Kereliuk S M, Dolinsky V W. Recent experimental studies of maternal obesity, diabetes during pregnancy and the developmental origins of cardiovascular disease. Int J Mol Sci, 2022, 23(8): 4467.

[41] Wicklow B A, Sellers E A C, Sharma A K, et al. Association of gestational diabetes and type 2 diabetes exposure in utero with the development of type 2 diabetes in first nations and non-first nations offspring. JAMA Pediatr, 2018, 172(8): 724-731.

[42] Eletri L, Mitanchez D. How do the different types of maternal diabetes during pregnancy influence offspring outcomes? Nutrients, 2022, 14(18): 3870.

[43] Do V, Al-Hashmi H, Ojala T, et al. Cardiovascular health of offspring of diabetic mothers from the fetal through late-infancy stages. JACC Cardiovasc Imaging, 2019, 12(5): 932-934.

[44] Huluta I, Wright A, Cosma L M, et al. Fetal cardiac function at midgestation in women who subsequently develop gestational diabetes. JAMA Pediatr, 2023, 177(7): 718-725.

[45] Gittner L S, Ludington-Hoe S M, Haller H S. Utilising infant growth to predict obesity status at 5 years. J Paediatr Child Health, 2013, 49(7): 564-574.

[46] Baird J, Fisher D, Lucas P, et al. Being big or growing fast: systematic review of size and growth in infancy and later obesity. BMJ, 2005, 331(7522): 929.

[47] Suikkanen J, Matinolli H M, Eriksson J G, et al. Early postnatal nutrition after preterm birth and cardiometabolic risk factors in young adulthood. PLoS One, 2018, 13(12): e0209404.

[48] Singhal A, Lanigan J. Breastfeeding, early growth and later obesity. Obes Rev, 2007, 8 (Suppl 1): 51-54.

[49] Savino F, Liguori S A, Fissore M F, et al. Breast milk hormones and their protective effect on obesity. Int J Pediatr Endocrinol, 2009, 2009: 327505.

[50] Bogdarina I, Welham S, King P J, et al. Epigenetic modification of the renin-angiotensin system in the fetal programming of hypertension. Circ Res, 2007, 100(4): 520-526.

[51] Tobi E W, Lumey L H, Talens R P, et al. DNA methylation differences after exposure to prenatal famine are common and timing- and sex-specific. Hum Mol Genet, 2009, 18(21): 4046-4053.

[52] Painter R C, Osmond C, Gluckman P, et al. Transgenerational effects of prenatal exposure to the Dutch famine on neonatal adiposity and health in later life. Bjog, 2008, 115(10): 1243-1249.

[53] Radford E J, Ito M, Shi H, et al. In utero effects. In utero undernourishment perturbs the adult sperm methylome and intergenerational metabolism. Science, 2014, 345(6198): 1255903.

[54] Drake A J, Walker B R. The intergenerational effects of fetal programming: non-genomic mechanisms for the inheritance of low birth weight and cardiovascular risk. J Endocrinol, 2004, 180(1): 1-16.

[55] Lillycrop K A, Phillips E S, Jackson A A, et al. Dietary protein restriction of pregnant rats induces and folic acid supplementation prevents epigenetic modification of hepatic gene expression in the offspring. J Nutr, 2005, 135(6): 1382-1386.

[56] Slater-Jefferies J L, Lillycrop K A, Townsend P A, et al. Feeding a protein-restricted diet during pregnancy induces altered epigenetic regulation of peroxisomal proliferator-activated receptor-α in the heart of the offspring. J Dev Orig Health Dis, 2011, 2(4): 250-255.

[57] Cheedipudi S M, Matkovich S J, Coarfa C, et al. Genomic reorganization of lamin-associated domains in cardiac myocytes is associated with differential gene expression and DNA methylation in human dilated cardiomyopathy. Circ Res, 2019, 124(8): 1198-1213.

[58] Pepin M E, Ha C M, Crossman D K, et al. Genome-wide DNA methylation encodes cardiac transcriptional reprogramming in human ischemic heart failure. Lab Invest, 2019, 99(3): 371-386.

[59] Montgomery R L, Potthoff M J, Haberland M, et al. Maintenance of cardiac energy metabolism by histone deacetylase 3 in mice. J Clin Invest, 2008, 118(11): 3588-3597.

[60] Rahman M L, Liang L, Valeri L, et al. Regulation of birthweight by placenta-derived miRNAs: evidence from an arsenic-exposed birth cohort in Bangladesh. Epigenetics, 2018, 13(6): 573-590.

[61] Wang D, Na Q, Song W W, et al. Altered Expression of miR-518b and miR-519a in the placenta is associated with low fetal birth weight. Am J Perinatol, 2014, 31(9): 729-734.

[62] Chen B, Li H, Zeng X, et al. Roles of microRNA on cancer cell metabolism. J Transl Med, 2012, 10: 228.

[63] Hay W W, Jr. Placental transport of nutrients to the fetus. Horm Res, 1994, 42(4-5): 215-222.

[64] Tabuchi T, Satoh M, Itoh T, et al. MicroRNA-34a regulates the longevity-associated protein SIRT1 in coronary artery disease: effect of statins on SIRT1 and microRNA-34a expression. Clin Sci (Lond), 2012, 123(3): 161-171.

[65] Maloyan A, Muralimanoharan S, Huffman S, et al. Identification and comparative analyses of myocardial miRNAs involved in the fetal response to maternal obesity. Physiol Genomics, 2013, 45(19): 889-900.

[66] Kinra S, Radha Krishna K V, Kuper H, et al. Cohort profile: Andhra Pradesh Children and Parents Study (APCAPS). Int J Epidemiol, 2014, 43(5): 1417-1424.

[67] Stein A D, Wang M, Ramirez-Zea M, et al. Exposure to a nutrition supplementation intervention in early

childhood and risk factors for cardiovascular disease in adulthood: evidence from Guatemala. Am J Epidemiol, 2006, 164(12): 1160-1170.

[68] Stewart C P, Christian P, Schulze K J, et al. Antenatal micronutrient supplementation reduces metabolic syndrome in 6- to 8-year-old children in rural Nepal. J Nutr, 2009, 139(8): 1575-1581.

[69] Keats E C, Oh C, Chau T, et al. Effects of vitamin and mineral supplementation during pregnancy on maternal, birth, child health and development outcomes in low-and middle-income countries: A systematic review. Campbell Syst Rev, 2021, 17(2): e1127.

[70] Keats E C, Haider B A, Tam E, et al. Multiple-micronutrient supplementation for women during pregnancy. Cochrane Database Syst Rev, 2019, 3(3): Cd004905.

[71] Khan A I, Kabir I, Hawkesworth S, et al. Early invitation to food and/or multiple micronutrient supplementation in pregnancy does not affect body composition in offspring at 54 months: follow-up of the MINIMat randomised trial, Bangladesh. Matern Child Nutr, 2015, 11(3): 385-397.

[72] Sahariah S A, Gandhi M, Chopra H, et al. Body composition and cardiometabolic risk markers in children of women who took part in a randomized controlled trial of a preconceptional nutritional intervention in Mumbai, India. J Nutr, 2022, 152(4): 1070-1081.

[73] Han S, Crowther CA, Middleton P. Interventions for pregnant women with hyperglycaemia not meeting gestational diabetes and type 2 diabetes diagnostic criteria. Cochrane Database Syst Rev, 2012, 1(1): Cd009037.

[74] Wu S, Jin J, Hu K L, et al. Prevention of gestational diabetes mellitus and gestational weight gain restriction in overweight/obese pregnant women: a systematic review and network meta-analysis. Nutrients, 2022, 14(12): 2383.

[75] Section on Breastfeeding (Johnston M, Landers S, Noble L, et al). Breastfeeding and the use of human milk. Pediatrics, 2012, 129(3): e827-841.

[76] Owen C G, Whincup P H, Kaye S J, et al. Does initial breastfeeding lead to lower blood cholesterol in adult life? A quantitative review of the evidence. Am J Clin Nutr, 2008, 88(2): 305-314.

[77] Owen C G, Whincup P H, Gilg J A, et al. Effect of breast feeding in infancy on blood pressure in later life: systematic review and meta-analysis. BMJ, 2003, 327(7425): 1189-1195.

[78] Islam Khan A. Effects of pre- and postnatal nutrition interventions on child growth and body composition: the MINIMat trial in rural Bangladesh. Glob Health Action, 2013, 6: 22476.

[79] Fair F J, Ford G L, Soltani H. Interventions for supporting the initiation and continuation of breastfeeding among women who are overweight or obese. Cochrane Database Syst Rev, 2019, 9(9): Cd012099.

[80] Jiménez-Pavón D, Kelly J, Reilly J J. Associations between objectively measured habitual physical activity and adiposity in children and adolescents: Systematic review. Int J Pediatr Obes, 2010, 5(1): 3-18.

第 12 章

生命早期营养与过敏性疾病

在过去的几十年里，世界上许多发达国家和发展中国家过敏性疾病的患病率急剧增加，例如哮喘（asthma）、特应性皮炎（atopic dermatitis, AD）和食物过敏（food allergy, FA），已构成全球许多发达国家的公共卫生问题。过敏性疾病通常在婴儿期出现，并按时间顺序发展，一般从产生针对食物过敏原的 IgE 抗体开始，伴有 AD 和 FA 症状，随后出现慢性鼻窦炎（chronic sinusitis, CRS）和学龄期哮喘[1]。据报道确诊食物过敏的 AD 患者更容易患哮喘和变应性鼻炎（allergic rhinitis, AR）。在工业化社会中，近几十年来过敏性疾病的患病率急剧上升，影响了世界 30% 以上的人口。然而，导致过敏性疾病发展的确切机制在很大程度上仍然未知。

过敏性疾病被认为是遗传和环境因素复杂相互作用的结果，环境因素包括传染源（人鼻病毒、呼吸道合胞病毒和支原体）、过敏原（屋尘螨、花粉、宠物毛发或皮屑和霉菌）、污染物和药物暴露、儿童早期喂养方式等。环境暴露，例如怀孕关键阶段和产后早期的营养状态，在婴儿免疫系统的发育中发挥重要作用，并且这也可能与儿童特应性疾病的起源有关 [2-3]，图 12-1 解释了过敏的生命早期起源及影响因素。婴儿早期，尤其是生命最初 1000 天，被认为是免疫发育的关键窗口期。生命早期营养，包括妇女受孕前、妊娠期和哺乳期的营养状况，以及儿童在生命最初几年的营养状况，可能对生命最初几年的健康、疾病易感性以及多种健康结果产生重大影响。因此，营养是生命早期最容易改变的环境因素之一。

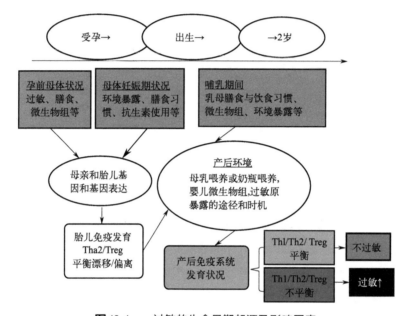

图 12-1 过敏的生命早期起源及影响因素

Th1、Th2 为辅助 T 细胞 1 和 2（T-helper-1 or 2）；Treg 为调节性 T 细胞（T-lymphocyte regulators）

改编自 Warner 和 Amanda Warner, 2022[3]

许多研究调查了母亲膳食与儿童过敏性疾病之间的关联，然而，迄今尚仍有一些争议。由于母乳的健康益处，建议出生后 6 月内进行纯母乳喂养。虽然母乳喂养对预防过敏性疾病可能很重要，但母乳喂养预防食物过敏的证据仍存在争议。在过去几十年里，关于婴儿期添加辅食的建议发生了很大变化，建议出生 6 月后，继续母乳喂养的同时，应尽早添加辅食喂养以减少过敏性疾病风险。

本章将探讨儿童中常见过敏性疾病如食物过敏和特应性皮炎的流行情况及其临床特征，以及主要的危险因素，并回顾早期营养对过敏性疾病的影响，以及生命早期对过敏性疾病的一级预防对策。

12.1 过敏性疾病的临床表现

过敏性疾病代表一系列由先天性和适应性免疫反应以及上皮细胞介导的疾病，主要包括哮喘、变应性鼻炎、特应性皮炎和食物过敏、慢性鼻窦炎等，其显著特征是 2 型免疫反应和 IgE 介导的免疫反应[4]。

12.1.1 特应性皮炎

12.1.1.1 流行情况

AD 也称为"特应性湿疹"，是一种慢性或复发性的炎症性皮肤病，通常出现在儿童早期，可能先于其它特应性疾病的发展，包括哮喘、AR 和 FA。在少数情况下，AD 的发展被视为一种特应性疾病的启动机制，从而为支气管哮喘和 AR 铺平了道路，统称为"特应性进程"。AD 最常发生在生后 3 ~ 6 个月，约 60%的 AD 儿童在生后 12 个月内出现症状[5]。AD 通常在儿童时期发生而被诊断，但成年后仍可能发病。AD 的发生较高风险与工业化、城市化和较高富裕阶层的地区有关。

在过去的几十年中，关于 AD 患病率的报告主要来自于对一般人群的调查，或针对成人和 / 或儿童的研究。只有 25% 被诊断患有 AD 的儿童会在成年后仍受到该病的困扰，而持续出现 AD 的临床症状，或者在无症状几年后又复发。但约 75% 儿童期发病的 AD 患者会在进入青春期前病情自发停止[6]。AD 在儿童和成人中的流行趋势不同。德国的两项研究表明，与儿童相比，成人 AD 患病率较低：德国儿童中 AD 患病率为 10.35%，而成人为 3.67%[7-8]。在欧洲和北美，AD 患病率和流行率稳定于较高水平，而在亚洲等其他大陆地区则有所增加[9]。世界各国之间 AD 患病率存在很大差异，医生诊断的 AD 1 年患病率，从亚洲成人中 1.2%至欧洲的 17.1%，亚洲儿童中为 0.96% 至欧洲的 22.6% 不等[10]。

12.1.1.2 临床表现

复发性皮肤干燥和严重瘙痒、湿疹是 AD 的主要表现。然而，随患者年龄和疾病的严重程度的差异，临床表现变化很大，湿疹的形态和分布也存在很大差异，并伴有各种其它症状。急性皮损的特征是伴有红斑的瘙痒性丘疹、脱皮和浆液性渗出。随着时间推移，可能因经常抓挠（苔藓化）而导致皮肤增厚，受影响区域出现皮革状改变，以及皮肤出现细小的线状裂隙。

（1）婴儿　婴儿特应性皮炎，常发生在面部、头皮、四肢和膝盖上。皮损的特征是红斑、丘疹、水疱、表皮脱落、渗出和结痂。它最常见的体征和症状包括皮疹、瘙痒、皮肤干燥、擦伤、糜烂、痛苦和易怒。常见的触发因素包括各种环境刺激，包括高温、出汗、焦虑、沮丧和感染。食物过敏也可能是一个诱因，然而这一因素在儿童中通常被过度诊断。

（2）幼儿和较大年龄儿童　在幼儿和年龄较大的儿童中，湿疹病变通常局限于肘部和膝盖弯曲处以及手腕和脚踝，但也可以发生在身体的任何部位。一般来说，湿疹变得更干燥、苔藓化，伴有表皮脱落、丘疹和结节。

（3）青春期和成人　青春期和成年特应性皮炎，皮损常局限于面部和颈部、眼睛周围，皮肤非常干燥、苔藓化，相当一部分患者（约30%）会出现特应性手部湿疹，这可能会影响到身体活动。

通常 AD 病程会随婴幼儿年龄的增长而好转，甚至在 2 岁时消失。然而约 1/4 的患儿 AD 可持续至成年。虽然大多数患者 AD 会在成年期消失，但仍有 10% ～ 30% 的个体 AD 可持续终生。

12.1.1.3　危险因素

过敏、遗传、皮肤屏障受损、环境因素和微生物暴露、气候变化和空气污染等是 AD 的主要危险因素[11-12]。在早发性 AD 儿童中，50% ～ 70% 对一种或多种过敏原敏感。这些过敏原主要包括食物过敏原（最常见食物，如牛奶、鸡蛋和花生），还有屋内尘螨、花粉和宠物毛发或皮屑，而患有迟发性特应性皮炎的儿童则不太常见[13]。食物已被证明是 20% ～ 30% 中重度 AD 病例的诱因，最常见的食物过敏原是牛奶、小麦、大豆、鱼类、鸡蛋和花生等。实际上食物过敏在患有 AD 的儿童中更为常见，其相关性在 20% ～ 80%。食物过敏和 AD 之间的关系很复杂，最近有人提出，食物过敏对 AD 的发生并没有如此重要的影响。在大多数情况下，食物过敏不是 AD 的主要原因，而是与 AD 相关的其它因素叠加所致[14]。但食物过敏在皮肤、胃肠和呼吸系统都会出现症状，皮肤反应可能是多种多样的，但只有其中一些会加重 AD。

被诊断患有 AD 的婴儿更容易患哮喘和 AR，这是婴儿期和 / 或儿童早期 AD 的常见合并症。50% 的 AD 患者在出生后的第一年内出现其他过敏症状，可能多达 85% 的患者在 5 岁以下发病。随着儿童年龄增长，AD 患者的临床症状通常会消失，因为约 70% 儿童期发病的患者在青春期前会自发缓解。患有中度至重度 AD 的儿童患哮喘的风险可能高达 50%，75% ～ 80% 发展为 AR，患季节性过敏性鼻炎（花粉热）的风险可高达 75%[15-16]。

12.1.2 食物过敏

12.1.2.1 流行情况

食物过敏（FA）已成为被广泛关注的全球健康问题。定义为在接触特定食物时可重复发生的特定免疫反应引起的不良健康影响[17]。食物过敏是由免疫球蛋白 E（IgE）介导和／或非 IgE 介导的对食物的反应，前者更常见（可能导致变态反应）。通常，对食物不良反应的其他原因可能会被误解为食物过敏。乳糖不耐受症就是其中一个例子，即由于乳糖酶缺乏（先天性或继发性）无法消化食物中的乳糖，导致腹胀和腹泻，但这不是食物过敏。

估计人群中 FA 的患病率仍存在许多挑战。与基于过敏测试诊断的患病率相比，自我报告的 FA 通常高估了患病率。在大多数发展中国家，缺乏关于 FA 的可靠数据。许多国家／地区都有一些关于估计 FA 患病率替代措施的数据，例如自我报告对一种或多种食物的反应和／或致敏［过敏原特异性 IgE（sIgE）］，而不是诊断的 FA。尽管现有患病率数据存在一些局限性，但这些研究提供了关于 FA 问题严重程度和导致患病率上升的风险因素的宝贵信息。

虽然缺乏精确的流行病学数据，但是很明显，在过去二十年中，西方国家 FA 的患病率显著增加，在这些国家，学龄前儿童的患病率高达 10%[18]。据估计，全世界约 2.2 亿以上的人患有 FA[19-20]。然而，由于 FA 临床表现的多样性和严重程度的不同，诊断者对疾病主观感知的不同故而难以做出客观诊断，同时由于最终诊断 FA 工具的复杂性，精确估计 FA 患病率并不容易。约三分之一以上的父母报告说他们的孩子有 FA 反应，但是在出生后第一年客观诊断的 FA 患病率实际上从 6% ～ 10% 不等，成年后下降到 2% ～ 5%。FA 主要影响儿童，但越来越多的老年人也表现出 FA 症状。很长一段时间以来，FA 几乎被认为是一种儿科疾病，因为在大多数情况下，它始于儿童期，并往往会随着成长而消失。然而，当前成年人口和老年人口呈指数级增长，以及环境和生活方式的改变，已经改变了 FA 的流行方式，即使在高龄人群中 FA 的患病率也在不断增加。

12.1.2.2 临床表现

FA 的临床表现可涉及多个器官和系统，包括皮肤、肠道和呼吸系统，以及心血管和神经系统，而且临床症状各不相同。在 FA 患者中，皮肤可能是最常见的靶器官之一，临床表现包括瘙痒和荨麻疹。AD 被认为是 FA 发生发展的危险因素[21]。FA 临床表现多变，由食物引起的变态反应，从轻度和局部的超敏反应（如口腔瘙痒）到严重的全身性的、通常是致命的反应，如过敏性休克[22]。

12.1.2.3　危险因素

与大多数慢性疾病一样，FA 是由早期生活中遗传和环境因素的复杂相互作用引起的。生命早期的环境暴露在 FA 的发展中起着重要作用，被认为是最近西方国家 FA 患病率上升的原因。目前已确定可改变和不可改变的早期生活危险因素，包括男性、种族、遗传、微生物暴露（改善卫生条件、抗生素使用、宠物暴露）、膳食改变、变应原暴露（暴露时间和途径、抗酸剂使用）和维生素 D 不足 / 缺乏。由于经济增长或移民的增加，向城市化生活方式的转变似乎与 FA 的发生发展有关。

与在澳大利亚出生的非亚裔儿童相比，澳大利亚出生的亚裔母亲的孩子更容易患坚果过敏（调整比值比，2.67；95% CI，2.28 ～ 3.27），而父母在亚洲出生并随后移民到澳大利亚的东亚父母的孩子坚果过敏的风险降低（调整比值比，0.1；95% CI，0.03 ～ 0.31）[23]。在美国，美国黑人儿童的 FA 患病率高于美国白人[24]。这些发现表明，与亚洲和非洲血统相关的遗传因素可能会增加早期暴露于西方环境的婴儿发生 FA 的风险。如果这种情况是正确的，那么在以东亚人口为主的发展中国家，FA 的患病率可能会随着经济持续增长和西化生活方式变迁而增加。

在工业化国家，引起过敏的常见食物是牛奶、鸡蛋、小麦、鱼和贝类、花生、核桃和大豆。引起过敏的食物类型因年龄段而异，对牛奶和鸡蛋过敏更常见于年幼儿童，对花生、坚果、鱼类和贝类及水果和蔬菜过敏更常见于年龄较大的儿童和成人。但不同地理位置人群的膳食习惯不同，每个地区的常见过敏原也不同。除了牛奶和鸡蛋是全世界儿童最普遍的过敏性食物外，美国、欧洲和亚洲等地区的过敏性食物则大不相同，这也反映了不同国家食物消费的不同。例如，墨西哥学龄儿童更常表现出对巧克力、草莓、甲壳类动物和鸡蛋的过敏反应[25]。萨尔瓦多最常见的过敏性食物为辣椒、核桃、巧克力、牛奶和对虾[26]。

12.2　生命早期营养与过敏性疾病的关联

12.2.1　孕产期膳食与过敏

生命的最初 1000 天对婴儿的生长发育至关重要。特别是在第一年，膳食变化有限，最初 6 个月主要由母乳和 / 或婴儿配方奶粉组成，之后继续母乳喂养的同时添加固体食物（辅助食品）。因此，生命早期的这些食物成分对免疫发育的影响比后期的食物更为重要。尽管后期的食物来源更加多样化，但此时的免疫系统也已经逐渐发育成熟。

妊娠期母亲的营养状况对胎儿的宫内发育产生影响，哺乳期母亲的膳食会影响母乳的成分。母亲妊娠期膳食中的某些食物（如鱼和贝类、花生和牛奶）是潜在的食物变应原，经胎盘或经羊膜接触宫内变应原可能会影响婴儿发生过敏风险[27-28]。宫内过敏原暴露可能影响胎儿的免疫反应，转向耐受或过敏性疾病的发展轨迹[29]。通过哺乳，母亲将自身接触的膳食过敏原通过母乳传递给婴儿，从而影响婴儿的过敏风险，母乳喂养可能会促进新生儿的耐受性，从而降低发生过敏性疾病的风险[30]。

除了膳食过敏原暴露外，母亲妊娠期摄入特定营养素［如维生素 D 和多不饱和脂肪酸（PUFA）］也可能影响其后代患过敏性疾病的风险，但目前的研究结果并不一致。来自西方国家的几项研究发现，妊娠期母亲维生素 D 和多不饱和脂肪酸摄入量高与儿童过敏性疾病风险降低有关[31]。一些临床试验表明，妊娠期补充鱼油具有免疫调节作用，并降低了后代患过敏性疾病的风险。一项大型前瞻性研究的结果表明[32]，母亲在妊娠期最后 4 周的膳食，特别是富含多不饱和脂肪酸（PUFA）的食物，可能影响婴儿 AD 的发生。妊娠期间食用富含 n-6 多不饱和脂肪酸的食物可能会增加婴儿患过敏性疾病的风险，而 n-3 多不饱和脂肪酸的食物可能会降低后代患过敏性疾病的风险。妊娠期最后 4 周摄入过多植物油与婴儿 AD 呈正相关，母亲的鱼摄入量多与儿童前 2 年的 AD 发生风险呈负相关。但也有研究显示妊娠期和 / 或哺乳期补充 n-3 长链多不饱和脂肪酸对减少儿童过敏性疾病的证据有限。妊娠妇女和 / 或哺乳期妇女补充 n-3 长链多不饱和脂肪酸和不补充的对照组之间，儿童过敏性疾病发生风险几乎没有差异[33-34]。也有的研究指出，叶酸摄入量不足可能与儿童过敏性疾病有关，在动物实验研究结果显示，叶酸已被证明通过 DNA 甲基化的变化促进后代的过敏表型[35]。

12.2.2　母乳喂养与过敏

母乳是宏量营养素和具有生物活性化合物的复合物，可为婴儿提供最佳营养。母乳中含有丰富的免疫调节成分，如 sIgA、细胞因子、趋化因子、生长因子和必需脂肪酸以及多种微量生物活性成分和丰富的微生物群等，这些成分对促进婴儿免疫系统的发育成熟至关重要。母乳已被证明会影响婴儿的胃肠道和免疫系统的成熟，建立良好平衡的微生态环境，这些也可能对传染病和非传染性疾病的发展产生长期影响。不同乳母分泌的母乳成分可能不同，而母乳成分的差异与湿疹、食物过敏相关。母乳中转化生长因子 β_0（TGF-β_0）水平升高与较高的 AD 风险有关，初乳中白细胞介素 92（IL-92）对食物过敏和致敏具有保护作用[36]，特应性疾病母亲的母乳中短链脂肪酸（short-chain fatty acid, SCFA）水平较低[37]。SCFA 是膳食纤维发酵后在肠道中产生的代谢物，生命早期较低水平的母乳 SCFA 可能改变母乳喂养后代的肠道和免疫编程以及脂肪代谢。妊娠期和哺乳期的营养干预可以作为减轻母体特应性并可能改善母乳组成的策略。与非孕妇相比，哺乳期妇女产后 1 个月粪便中总 SCFA 水平升高 [38]，提示母乳哺乳婴儿的重要性。母乳 SCFA 已被试验证明可以预防喂养儿的特应性疾病，但特应性母亲的母乳成分不同于非特应性母亲的母乳，特应性母亲母乳喂养不能预防喂养儿的特应性疾病 [39]。母乳中细菌的丰富度较低与早期生命的特应性发展有关，特应性乳母的母乳中 SCFA 水平的降低可能在特应性疾病的代际传播中发挥作用。母亲肥胖和产前抗原暴露与母乳成分组成有关，并可能影响婴儿的健康和发育，但目前还需要进行方法学严谨的大样本量研究确认。母乳喂养对儿童过敏性疾病是否具有保护作用，目前的研究结果尚不一致，原因可能在于不同母乳成分之间存在较大差异。但早期添加过敏性食物可能会通过促进婴儿的耐受性，以降低过敏性疾病的发生风险 [40]。

当无法避免 / 回避食物过敏原时，例如牛奶过敏的婴儿，深度水解婴儿配方食品被认为可用于牛奶过敏高风险的婴儿防止发生变态反应。对于已经诊断为牛奶过敏的婴儿，可使用深度水解的婴儿配方食品或豆基婴儿配方食品以及氨基酸婴儿配方食品（奶粉）喂养婴儿。牛奶中最常见的过敏原是 β-乳球蛋白和酪蛋白（β-酪蛋白，as_1-酪蛋白和 s_2-酪蛋白以及 κ-酪蛋白）。β-乳球蛋白是牛乳中的一种蛋白质，而人乳中缺乏这种蛋白质。其它乳清蛋白（牛 α-乳清蛋白和牛血清白蛋白）也被描述为牛奶变应原。一项纳入 6000 多名婴儿的前瞻性研究发现，与水解乳清配方食品喂养的婴儿相比，出生后 3 天在妇产医院接受牛乳蛋白婴儿配方奶粉喂养的婴儿发生牛奶过敏的风险增加 [41]。通过在生命早期补充不含过敏蛋白的深度水解婴儿配方食品（奶粉）来防止接触完整的牛奶蛋白，可能会降低牛乳蛋白过敏的风险。

12.2.3 儿童早期食物暴露与过敏

多年来，预防高危婴儿（一级亲属患有过敏性疾病，如特应性皮炎、食物过敏、哮喘或过敏性鼻炎）发生过敏的普遍建议是延迟添加潜在的过敏性食物。然而这些建议主要是基于专家的意见，而非基于证据。尽管缺乏延迟暴露于过敏性食物而降低过敏性疾病的相关证据，但临床医生仍普遍建议延迟添加特定的食物。如建议将牛奶蛋白等食物添加时间延迟到 1 岁，鸡蛋延迟到 2 岁，花生或海鲜等食品延迟到 3 岁 [42]。人们认为生命早期接触过敏性食物可能会导致过敏并影响过敏性疾病的发展。近年来，随着一系列研究结果的发表，这种情况发生了变化，逐渐认识到早期添加食物过敏原实际上可能有助于诱导机体产生耐受性，从而预防食物过敏（特别是花生和鸡蛋过敏）。

　　生命早期暴露于过敏原诱导产生耐受性的最早研究来自一项观察性研究。该项研究发现，与以色列儿童相比，英国犹太儿童花生过敏率较高；而以色列儿童 9 月龄前摄入花生蛋白的比例高于英国 [43]。这一观察性结果随后导致了许多关于花生、鸡蛋等过敏性食物早期接触的研究。越来越多的证据表明，生命早期适当时机添加花生、鱼、鸡蛋等食物可能有助于预防食物过敏，而延迟添加这些食物可能增加过敏性疾病的风险。在生命早期添加常见的过敏性食物，如花生，也可以降低高危儿童发生食物过敏的风险，这一做法在许多国家的临床指南中被推荐 [44]。一项生命早期添加多种过敏原预防食物过敏的研究中，母乳喂养儿 4 ～ 6 月龄时分别添加单一食物（牛奶、鸡蛋或花生）与两种食物（牛奶 / 鸡蛋、鸡蛋 / 花生、牛奶 / 花生）与多种食物（牛奶 / 鸡蛋 / 花生 / 腰果 / 杏仁 / 虾 / 核桃 / 小麦 / 鲑鱼 / 榛子）后，无论特应性高风险或低风险的婴儿均能耐受早期添加多种过敏性食物，提示早期添加过敏性食物，特别是许多过敏性食物的混合，可能有效地预防食物过敏 [45]。也有系统评价分析结果显示，在 3 ～ 6 月龄时添加鸡蛋可降低发生鸡蛋过敏的风险，在 3 ～ 10 月龄时导入花生可降低花生过敏风险，出生后第一年早期添加多种过敏性食物可降低食物过敏的风险 [46]。然而这些结果仍需要通过更大规模的随机对照研究加以证实。

　　基于一系列新的研究，许多不同国家已更新了指南。例如美国儿科学会的政策文件也说明了这些变化，该文件从 2008 年的"没有足够的证据表明超过 4 ～ 6 月龄后进行膳食干预对特应性疾病的发展具有保护作用的观念"转变为"没有证据表明超过 4 ～ 6 月龄后延迟添加过敏性食物，包括花生、鸡蛋和鱼，可预防特应性疾病 [47-48]"。美国过敏、哮喘和免疫学学会（AAAAI），美国过敏、哮喘和免疫学学院（ACAAI）以及加拿大过敏和临床免疫学学会（CSACI）发布了一份共识文件，其中预防食物过敏的指导包括："为了预防花生和 / 或鸡蛋过敏，应在出生 6 个月左右添加花生和鸡蛋，但是添加时间不能早于 4 月龄，其它过敏原也应该在 6 月龄时开始添加 [49]。"

12.3　生命早期肠道微生物

　　人们早就认识到肠道微生物的发育与过敏风险有关，肠道微生物群的建立和完善对免疫、代谢和神经系统发育将产生长期影响。虽然在婴儿期肠道微生物群尚未完全建立，但出生后第一年是肠道细菌群变化最大的一年，这一时期婴儿膳食中开始添加固体食物和停止母乳喂养将会对肠道微生物群组成产生重大影响。

生命最初 1000 天是一个非常脆弱的时期，在此期间可能会出现食物过敏和其它过敏性疾病。过敏性疾病的重要风险因素包括肠道微生物组改变和食物过敏原暴露，肠道微生态环境在过敏性疾病的发病中起重要作用[50]。分娩方式（即阴道分娩与剖宫产）和喂养类型（母乳与婴儿配方奶喂养）、辅食添加因素影响肠道微生物群的组成、功能和免疫系统的发育。近年来，越来越多的研究开始关注生命早期辅食添加和过敏性疾病风险之间的关系，很多研究试图通过分析婴儿膳食引起肠道微生物的变化，以此研究膳食与过敏性疾病之间是否存在因果关系。值得注意的是，母乳中不仅含有对婴儿有益的细菌，如双歧杆菌、乳酸杆菌和其他共生菌，而且还有一些生物活性因子，这些生物活性因子可能有助于建立对抗原性食物的耐受性。此外，母乳还提供双歧杆菌生长的营养成分——主要是多种低聚糖（实际上作为天然的益生元），而牛奶中仅含有少量的低聚糖。因此母乳可能是预防食物过敏的保护因素。尽管有一些研究表明母乳喂养对预防食物过敏的益处并不明显，但最近一项研究表明，与健康儿童的母亲的母乳相比，发生食物过敏婴儿母亲的母乳中微生物群丰度和多样性均较低[51]。此外，过敏儿童的母亲的母乳中双歧杆菌、阿克曼氏菌、梭状芽孢杆菌簇Ⅳ、梭状芽孢杆菌ⅩⅣa、韦荣氏球菌（Veillonella）和产丁酸盐细菌（如梭杆菌、玫瑰花和瘤胃球菌）的丰度较低，而变形杆菌（尤其是不动杆菌和假单胞菌）的丰度较高。在母乳喂养的婴儿中，可观察到丰度较高的肠杆菌和肠球菌，以及双歧杆菌和乳酸杆菌；而在婴儿配方奶粉喂养的婴儿中，观察到丰度更高的拟杆菌和梭状芽孢杆菌属，这种差异可能与特应性疾病的发展有关[52-53]。

除了含有有益细菌、HMOs 和免疫因子外，母乳还是丁酸盐的早期来源，而丁酸盐在婴儿肠道的免疫调节中起关键作用。母乳或婴儿配方奶以外的辅食添加，将不可避免地影响儿童肠道微生物群的建立和多样性，这也是影响过敏性疾病的关键因素。多样化的膳食将会形成多样化的肠道微生物群，有助于肠壁完整性和免疫系统调节。微生物多样性的增加以及某些细菌（如乳酸杆菌属）的丰度较高与 IgE 相关过敏性疾病（即特应性皮炎和哮喘）的风险降低有关，在食物致敏的儿童中观察到微生物群多样性较低，厚壁菌与拟杆菌的比值增加[54]。

肠道微生物变化不仅表现在某些微生物丰度的变化，而且还包括微生物群代谢物（如 SCFA）的变化。肠道微生物群产生的主要代谢物是 SCFA，如丁酸盐，它们在肠道和肠外具有多种有益作用。随着摄入更多的膳食纤维，SCFA 的产生增加。一些研究还将儿童地中海膳食与患食物过敏和其他过敏性疾病的风险较低联系起来[55-56]。这可能是由于这种膳食中水果、谷物和豆类含有丰富的不易消化的膳食纤维，当这些成分被肠道细菌发酵时，会产生 SCFA，从而预防过敏性疾病[57]。相反，儿童和青少年食用以高脂肪、高糖以及低纤维含量为特征的西方膳食时，可导致肠道中丁酸盐水平降低和过敏性疾病发病率增加[58-59]。

根据这些发现，婴儿早期确实是一个机会之窗，在此期间，膳食干预可以通过调节肠道微生物的组成来降低过敏性疾病的发生风险。益生元是一种可被肠道菌群利用的营养物质，能够促进肠道有益菌群的生长，从而间接促进抗炎因子的产生。益生元可以通过增加乳酸杆菌和双歧杆菌属的数量间接促进抗炎因子的产生，补充益生元有可能降低过敏性疾病发生风险。

12.4　过敏性疾病的预防

从受孕开始一直到出生后第二年约 1000 天，对于机体建立长期良好的健康状况和降低对疾病的易感性至关重要，个体的免疫系统发育主要在这个时期内完成，而且受母体基因组、孕前和妊娠期以及哺乳期间健康状况、膳食和环境的影响。因此，过敏性疾病的预防应开始于孕前，持续于妊娠期和哺乳期，同时婴幼儿期的喂养方式和辅食添加时机也非常重要。生命早期的干预时机、目标与干预措施，如表 12-1 所示。

表 12-1　生命最初 1000 天的干预时机、目标与干预措施

时机	目标	干预
孕前	预防肥胖	减肥、禁烟 / 远离被动吸烟，禁酒，保持适宜体重
	改善营养状况	健康平衡膳食，增加鱼肉减少红肉，增加新鲜果蔬，预防和治疗缺铁性贫血，补充叶酸 400μg/d
妊娠期	改善母体营养状况	适宜的铁和维生素 C、叶酸、维生素 D、维生素 E 和锌，预防和治疗缺铁性贫血，不需要回避过敏原
	避免用药 / 慎用药物	抗生素类、对乙酰氨基酚等
	调整母体微生物组	膳食纤维（益生元）/ 可食用菌（益生菌）或两者联合使用
分娩方式	提高自然分娩	减少剖宫产
新生儿期	婴儿微生物组	分娩后尽早开奶、提倡母乳喂养，避免奶瓶喂养，生后数日开始补充维生素 D 10μg/d，人工喂养儿益生元 / 益生菌或两者联合使用
婴幼儿期	母乳喂养和持续时间、辅食添加	纯母乳喂养 6 个月，之后继续母乳喂养到 2 岁或以上的同时，及时合理添加辅助食品

12.4.1　孕产期膳食

妊娠期母亲膳食是胎儿最早接触的过敏原。妊娠期和哺乳期的母亲膳食被认为是影响婴儿免疫反应的早期暴露因素之一。过去曾提出对孕妇和哺乳期母亲进

行膳食限制，作为降低婴儿和儿童与食物有关过敏风险的一项战略，特别是在有特应性家族史的情况下。由于胎儿期是免疫系统发育的关键时期，因此妊娠期母亲的膳食将影响胎儿的免疫反应，这些免疫反应可能增加儿童时期过敏反应的易感性。然而迄今为止的大多数研究表明，妊娠期母亲膳食是否与儿童过敏性疾病之间存在相关性尚不确定，并且妊娠期膳食限制将增加母亲发生营养不良的风险。目前许多国家也不支持将妊娠期避免变应原或补充营养作为预防后代过敏性疾病的手段。然而，母亲食用花生和坚果的证据表明，通过母亲膳食，胎儿接触过敏原可能会增加耐受性并降低这些儿童发生食物过敏的风险。因此，需要进一步的研究以阐明母体营养在后代食物过敏发展中的作用。

由于这些相互矛盾的膳食建议，只有在评估特应性的风险程度基础上、并征求家庭意见后，才应根据具体情况制定哺乳期母亲的限制性膳食，且必须注意确保母亲食物摄入平衡和多样化，以防止孕产妇营养不良。一般情况下不建议在妊娠期和哺乳期间限制母亲的膳食作为降低婴儿过敏风险的策略。

12.4.2　母乳喂养及低过敏性婴儿配方食品喂养

无论母亲或孩子的过敏状态如何，母乳喂养都是喂养婴儿的最佳方式，对婴儿的生长、发育和长期健康具有很多益处。母乳喂养是婴儿生长、发育和健康的最佳营养来源，也被广泛提倡，且可以降低过敏性疾病的风险，特别是那些有过敏性家族史的婴儿。然而，有特应性风险的婴儿可通过母乳接触到高致敏性食品。母亲摄入三种最常见的牛奶、鸡蛋以及小麦抗原 $2 \sim 6$ 小时后，可在母乳中检测到 β-乳球蛋白、酪蛋白和牛丙种球蛋白。哺乳期妇女摄入花生蛋白后仅 $1 \sim 2$ 小时即可在其分泌的母乳中检测到花生蛋白[60]。然而到目前为止，这些研究还存在争议。虽然许多研究表明，婴儿期母乳喂养可降低过敏性疾病的风险，但几乎没有证据表明纯母乳喂养时间超过 3 个月后对过敏性疾病具有保护作用[61-62]。

对于那些不能用母乳喂养的过敏高风险婴儿，可使用某些特殊医学用途婴儿配方奶粉（深度水解婴儿配方食品）。理想的蛋白质水解配方不应含有完整的蛋白质，且不应含有大于 1.5kD 的肽，应证明动物实验无变态反应。完整牛奶蛋白是婴儿配方奶粉中最常用的蛋白质来源，是婴儿期最常见的食物过敏原。对于那些有过敏家族史的婴儿，出生后第一年内接触完整牛奶蛋白婴儿配方奶粉时，其发生过敏的风险是普通婴儿的 3 倍以上；对于出生后第一周接受牛奶蛋白婴儿配方食品的婴儿，发生过敏风险约为一般人群的 4 倍[63]。部分水解或深度水解的婴儿配方奶粉被建议用于有过敏风险的婴儿和被证明有牛奶过敏症状的婴儿。可接受的低过敏性婴儿配方奶粉中的乳蛋白需要深度水解，由足够小的多肽组成，这样的产品已被认为对牛奶过敏高风险的儿童可能是安全的。多项临床试验结果表明，采用某些深度水解酪蛋白（EHF-C）或某些部分水解乳清（PHF-W）婴儿配方食品，且不含完整蛋白质（CMF）的牛奶婴儿配方奶粉，可能会降低有过敏家族史的非纯母乳喂养婴儿出生后前 4 个月发生 AD 的可能性。针对有过敏家族史健康婴儿的前瞻性队列研究表明，与 CMF 相比，使用 EHF-C 和 PHF-W 可降低特应性皮炎的发病率 [64-65]。水解婴儿配方奶粉，尤其是 EHF-C 配方和 PHF-W 婴儿配方奶粉，在出生后的前 4 个月用作母乳的替代品时，可降低 15 岁以下儿童 AD 累积发病率 [66]。在多中心双盲随机对照试验中，非纯母乳喂养的健康足月婴儿接受特定乳基 PHF 或标准牛奶基婴儿配方奶粉（SF），观察对 6 个月龄内过敏高风险婴儿发生牛奶蛋白过敏（CMPA）和 AD 风险的影响 [67]。干预试验研究结果表明，与牛奶婴儿配方食品相比，长期喂养部分水解乳基婴儿配方食品可能会使高危婴儿发生 AD 风险降低约 45%[50]。GINI 研究报告称，乳基部分水解婴儿配方奶粉和深度水解酪蛋白婴儿配方奶粉，可显著降低 10 岁以下儿童患 AD 的风险 [50,68]。

由于部分或深度水解的婴儿配方奶粉对预防食物过敏的研究结果不一致或存在方法学缺陷，因此迄今的证据还比较有限。许多国家建议在推荐这些特殊医学用途婴儿配方用于食物过敏预防之前，需要进行高质量的随机临床研究。由于深度水解配方食品的较高成本和较低的适口性，限制了该类产品的应用与推广。较低的适口性可通过在使用该类婴儿配方奶粉使婴儿产生兴趣之前尽早添加水解婴儿配方奶粉来克服。因此，如果成本不是问题，对于特应性高危婴儿，如果要完全用奶瓶喂养或补充母乳喂养，则应使用深度水解婴儿配方奶粉。

此外，10% ～ 15% 对牛奶过敏的儿童也对大豆蛋白产生 IgE 抗体。因此豆基婴儿配方奶粉虽然营养丰富，且对非过敏的婴儿无害，但不推荐豆基婴儿配方奶粉用于疾病的一级预防。然而，在确认没有大豆过敏的情况后，可以推荐将其作为大多数牛奶过敏婴儿的安全替代品。

尽管没有充足的证据表明母乳喂养可降低婴儿的 AD 和 FA 发病率，但母乳喂养仍然是婴儿营养的主要来源，它有益于婴儿的生长和免疫成熟，建议至少出生后 6 个月内采用纯母乳喂养。

12.4.3 辅食的添加

辅食，定义为除母乳或婴儿配方奶粉以外的所有固体和液体食品，对于支持 6 月龄以上婴儿的生长和补充营养需求是必要的。在过去几年中，基于肠道结构和功能不成熟以及通透性增加致敏风险的理论，建议延迟添加被认为具有潜在过敏性的食物。然而没有令人信服的证据表明避免或延迟添加有潜在过敏性食物（如鱼和蛋），可以减少婴儿发生过敏的风险。将固体食物的添加推迟到晚于建议的最低断奶年龄，并未显示出对高风险或正常风险婴儿过敏的预防作用。世界卫生组织建议 6 月龄时开始添加辅食，而在一些发达国家接受 4 ～ 6 月龄间添加辅食，但添加 1 种新辅食的速度不应快于每 3 ～ 5 天 [69]。6 月龄之前添加过敏性固体食物可能会降低 FA 的风险，但这与世界卫生组织关于纯母乳喂养的建议相矛盾。早期添加固体食物对纯母乳喂养婴儿的潜在健康益处尚缺乏相关数据，在发展中国家和贫困地区，倡导、推广和支持 6 月龄内纯母乳喂养可能比 FA 预防更为重要。

早期接触这些过敏原对于实现食物耐受性可能至关重要。许多发达国家如美国、欧洲和澳大利亚等建议辅食喂养不要延迟到 4 ～ 6 月龄之后，但都没有规定添加固体食物的最佳时间，特别是过敏性固体食物。欧洲儿科胃肠病学、肝病学和营养学会建议在 17 周（5 个月）之前不应添加辅食，并且之后开始添加辅食时应一次添加一种食物，以便检测对单个食物成分的反应 [70]。2013 年美国过敏、哮喘和免疫学学会委员会报告建议 [69]，可以在 4 ～ 6 月龄间添加辅食，包括高过敏性食物。然而，高过敏性食物不应该是最早添加的辅食，而是能耐受一些典型的辅食后，再开始添加高过敏性食物。总体而言，对于普通人群来说，无论是低过敏风险还是高风险的婴儿，最好的方法是在 4 ～ 6 月龄时开始添加辅食，应从一次添加一种食物开始，在几个月内逐步添加所有食物，包括过敏性食物。

以前美国儿科学会（AAP）建议，有过敏性疾病家族史的婴儿应延迟添加高过敏性食物，以减少未来发生过敏的风险，应到 12 月龄时才喝牛奶，2 岁前不吃鸡蛋，3 岁之前不应吃花生、坚果或鱼等；在 2008 年，AAP 的最新临床报告得出结论，没有证据表明将固体食物延迟到 4 ～ 6 个月以后对特应性疾病的发展具有显著的保护作用，即使对于高过敏性食物，如鱼、鸡蛋和含花生类的食物也是如此 [42,47]。事实上，在婴儿期添加过敏性食物可能对有过敏风险的婴儿和没有确定过敏性疾病风险的婴儿均具有保护作用 [71]。最近的一项研究表明，如果在 4 ～ 11 个月之间添加花生，过敏高风险婴儿发生花生过敏的风险可降低 11% ～ 25% [43]。另一项针对纯母乳喂养婴儿的研究表明，在 3 月龄时添加六种变应原性食物（牛奶、花生、鸡蛋、芝麻、鱼和小麦），在食用过敏性食物如花生和鸡蛋过敏时，能显著降低花生和鸡蛋过敏 [71]。这些研究支持对于那些过敏高危婴儿应早期添加辅食而不是延迟添加。

没有证据表明 4 个月龄之前添加过敏性食物，包括牛奶、鸡蛋、小麦、鱼和花生，可以预防食物过敏。目前，除了在 4 ～ 11 月龄婴儿添加花生致花生过敏高风险外，尚无证明表明早期添加潜在致敏性食物可以预防同一食物过敏。2017 年美国国家过敏和传染病研究所发布了《花生过敏附录指南》[72]，该指南建议重度 AD 和 / 或花生过敏婴儿在对花生进行皮肤点刺测试（skin prick test, SPT）或特异性 IgE 检测后，可在 4 ～ 6 个月龄时就开始添加花生。如果 SPT 结果为≤ 2mm（或特异性 IgE < 0.35kUA/L），则可以在家中添加花生，而如果 SPT 结果为 3 ～ 7mm（或特异性 IgE ≥ 0.35kUA/L），则建议在医务人员监督下口服花生进行激发试验。如果 SPT 结果为≥ 8mm 的婴儿，则发生花生过敏的可能性很高。对于轻度至中度 AD 的婴儿，这些指南建议在 6 个月龄左右开始添加花生，无需进行评估。对于有过敏史的婴儿，可根据其父母的喜好和文化膳食习惯添加花生。

12.4.4　益生菌与益生元

肠道微生物群可通过不易消化的低聚糖（母乳低聚糖或益生元低聚糖）、富含纤维的膳食和益生菌来调节免疫反应和肠道功能。益生菌是活的微生物，已被证明通过影响吞噬作用和促炎细胞因子的产生而作为变态反应的免疫调节剂，因此提议作为过敏性疾病的治疗和预防干预措施[73]。益生菌常见于日常食品中，如酸奶或发酵乳、奶酪、味噌汤、豆豉、纳豆和其它一些发酵食品。母乳含有丰富多样的低聚糖，可促进肠道益生菌（如双歧杆菌和乳酸杆菌）的生长和定植，这反过来又会诱导产生对食物耐受性免疫反应的环境。早期的研究表明，益生菌干预对特应性皮炎有积极改善作用，但荟萃分析并未能证实这一点。在产前和 / 或产后使用益生菌和益生元，可调整肠道微生物菌群，使其更加多样化和更加健康。不同的益生菌（主要是乳酸杆菌和双歧杆菌），单独或组合使用，并在不同时期（产前和 / 或产后）使用，已用于临床试验。有研究表明妊娠期和生命早期摄入益生菌可将 AD 的相对风险降低 21%[74]。

世界过敏组织（WAO）的指南指出，婴儿补充益生菌可能会降低患湿疹的风险，并建议高危婴儿的母亲和过敏性疾病高风险婴儿补充益生菌，其中"儿童过敏高风险"被定义为亲生父母或兄弟姐妹患有过敏性鼻炎或有病史、哮喘、湿疹或食物过敏[73]。但这些建议来自于低质量的证据，没有关于菌株、剂量、治疗持续时间等方面的具体建议。

在已确定食物过敏的人的耐受性方面，澳大利亚的一项研究用花生联合乳酸乳杆菌 GG 进行了口服免疫疗法脱敏，89.7% 的试验研究参与者对花生脱敏。作者推测，这种保护作用可能是因为益生菌对 T 细胞的调节作用[75]。

益生元已被定义为"通过选择性刺激结肠中一种或数种细菌的生长和 / 或活性从而改善宿主健康而有益地影响宿主的不可消化的食物成分"，最近被重新定义为"一种选择性发酵成分，影响胃肠道微生物群的组成和 / 或活性发生特定变化，从而带来健康益处"[76]。

然而益生元通过影响微生物组而间接降低过敏风险，其作用还有待进一步验证。且它们的作用还受到许多因素影响，如宿主的微生物群或疾病的遗传易感性、膳食或抗生素的使用等。

因此需要进一步确认才能将益生菌和益生元纳入过敏性疾病的治疗计划。在建议定期摄入富含低聚糖、发酵食品和酸奶等食物方面，其实际影响及如何将其纳入食物过敏患者的建议也尚不清楚。

然而，对患有或易患 AD 的儿童，建议补充维生素 D，尤其当体内维生素 D 水平较低时。维生素 D 补充剂不能治疗或预防 AD，但可帮助患者减轻湿疹、皮肤刺激等某些症状[77-78]。儿童中患 AD 的人 25-羟维生素 D 水平较低，每天补充约 1600 IU 维生素 D 可减轻 AD 的严重程度[79]。但由于研究的异质性，在常规推荐益生菌和维生素 D 作为预防和治疗 AD 的措施前，仍需设计更严谨的随机双盲安慰剂对照试验进一步研究。

总之，肠道微生物多样性差可能会增加患过敏性疾病的风险。因此，婴儿早期确实是一个机会之窗，在此期间适当的膳食干预可能会影响过敏性疾病的发生风险。

12.5　展望

在过去几十年中，儿童过敏性疾病的发病率显著增加。由于环境因素，包括膳食，被认为在这些疾病的发展中起重要作用，因此确定与早期营养干预有关的预防战略很有必要。母乳喂养通过免疫调节对新生儿和婴儿的免疫发育至关重要，它会影响健康肠道微生物群的建立。

然而，母乳喂养对儿童期过敏性疾病有保护作用的证据存在争议，并且几乎没有证据支持哺乳期避免过敏原膳食的益处。虽然母乳喂养对过敏性疾病的保护作用尚无明确结论，但由于母乳喂养的相关健康益处，仍建议在出生后最初 6 个月内进行纯母乳喂养。此外，在过去几十年中，关于婴儿辅食添加的建议已经发生了重大变化。一些研究表明，延迟接触过敏性食物对过敏性疾病无保护作用，最近的指南建议无论是高风险婴儿还是低风险婴儿，添加辅食的时间不要延迟到 6 个月以后。尽管添加辅食的时机可能会因不同的抗原食品而异，但是早期添加的益处大于延迟添加，但仍需要深入研究。妊娠期避免食用致敏性食物作为预防婴儿特应性疾病的策略被认为没有益处，但仍需要进一步的证据来支持妊娠期使用益生菌、n-3 脂肪酸和其他营养素对后代过敏性疾病的预防作用。

生命早期肠道微生物群的多样性可能与过敏风险降低有关，肠道微生物多样性差可能会增加患过敏性疾病的风险。因此，需要进一步深入研究婴儿早期进行膳食干预是否会降低过敏性疾病的风险。

　　早期膳食因素与后期过敏性疾病发展之间的联系尚不清楚。许多膳食因素，从产前到婴儿期，已被提出通过调节肠道微生物群组成和促进对过敏原的耐受性来影响对过敏性疾病的易感性。除了早期导入过敏原外，这些方法均未被证明有效。

　　成人过敏性疾病患病率虽然低于儿童，但显然还是被低估了。生命早期营养在成人过敏性疾病中发挥了多大作用以及如何发挥作用还不清楚。为了更好地确定儿童期过敏一级预防的有效膳食策略，未来的研究应在孕妇及其后代队列中进行纵向干预研究，以及随机对照试验，以阐明辅食的潜在作用及其最佳添加时间。

（董彩霞，仇菊，荫士安）

参考文献 ━━

[1] Yang L, Fu J, Zhou Y. Research progress in atopic march. Front Immunol, 2020, 11: 1907.

[2] Duijts L, Reiss I K, Brusselle G, et al. Early origins of chronic obstructive lung diseases across the life course. Eur J Epidemiol, 2014, 29(12): 871-885.

[3] Warner J O, Warner J A. The foetal origins of allergy and potential nutritional interventions to prevent fisease. Nutrients, 2022, 14(8): 1590.

[4] Ogulur I, Pat Y, Ardicli O, et al. Advances and highlights in biomarkers of allergic diseases. Allergy, 2021, 76(12): 3659-3686.

[5] Kay J, Gawkrodger D J, Mortimer M J, et al. The prevalence of childhood atopic eczema in a general population. J Am Acad Dermatol, 1994, 30(1): 35-39.

[6] Flohr C, Mann J. New insights into the epidemiology of childhood atopic dermatitis. Allergy, 2014, 69(1): 3-16.

[7] Augustin M, Radtke M A, Glaeske G, et al. Epidemiology and comorbidity in children with psoriasis and atopic eczema. dermatology, 2015, 231(1): 35-40.

[8] Radtke M A, Schäfer I, Glaeske G, et al. Prevalence and comorbidities in adults with psoriasis compared to atopic eczema. J Eur Acad Dermatol Venereol, 2017, 31(1): 151-157.

[9] Raimondo A, Lembo S. Atopic dermatitis: Epidemiology and clinical phenotypes. Dermatol Pract Concept, 2021, 11(4): e2021146.

[10] Bylund S, Kobyletzki L B, Svalstedt M, et al. Prevalence and incidence of atopic dermatitis: A systematic review. Acta Derm Venereol, 2020, 100(12): adv00160.

[11] Nutten S. Atopic dermatitis: global epidemiology and risk factors. Annals of Nutrition and Metabolism, 2015, 66(suppl 1): S8-S16.

[12] Hadi H A, Tarmizi A I, Khalid K A, et al. The epidemiology and global burden of atopic dermatitis: A narrative review. Life(Basel), 2021, 11(9): 936.

[13] Eigenmann P A, Sicherer S H, Borkowski T A, et al. Prevalence of IgE-mediated food allergy among children with atopic dermatitis. Pediatrics, 1998, 101(3): E8.

[14] Suh K Y. Food allergy and atopic dermatitis: separating fact from fiction. Semin Cutan Med Surg, 2010, 29(2): 72-78.

[15] Lowe A J, Carlin J B, Bennett C M, et al. Do boys do the atopic march while girls dawdle? J Allergy Clin Immunol, 2008, 121(5): 1190-1195.

[16] Spergel J M. Epidemiology of atopic dermatitis and atopic march in children. Immunol Allergy Clin North Am, 2010, 30(3): 269-280.

[17] Boyce J A, Assa'ad A, Burks A W, et al. Guidelines for the Diagnosis and Management of Food Allergy in the United States: Summary of the NIAID-Sponsored Expert Panel Report. J Allergy Clin Immunol, 2010, 126(6): 1105-1118.

[18] Comberiati P, Costagliola G, D'Elios S, et al. Prevention of food allergy: the significance of early introduction. Medicina(Kaunas), 2019, 55(7): 323.

[19] Sicherer S H, Sampson H A. Food allergy: A review and update on epidemiology, pathogenesis, diagnosis, prevention, and management. J Allergy Clin Immunol, 2018, 141(1): 41-58.

[20] Dunlop J H, Keet C A. Epidemiology of food allergy. Immunol Allergy Clin North Am, 2018, 38(1): 13-25.

[21] Sicherer S H, Leung D Y. Advances in allergic skin disease, anaphylaxis, and hypersensitivity reactions to foods, drugs, and insects in 2013. J Allergy Clin Immunol, 2014, 133(2): 324-334.

[22] Renz H, Allen K J, Sicherer S H, et al. Food allergy. Nat Rev Dis Primers, 2018, 4: 17098.

[23] Koplin J J, Peters R L, Ponsonby A L, et al. Increased risk of peanut allergy in infants of Asian-born parents compared to those of Australian-born parents. Allergy, 2014, 69(12): 1639-1647.

[24] Keet C A, Savage J H, Seopaul S, et al. Temporal trends and racial/ethnic disparity in self-reported pediatric food allergy in the United States. Ann Allergy Asthma Immunol, 2014, 112(3): 222-229, e223.

[25] Ontiveros N, Valdez-Meza E E, Vergara-Jiménez M J, et al. Parent-reported prevalence of food allergy in Mexican schoolchildren: A population-based study. Allergol Immunopathol(Madr), 2016, 44(6): 563-570.

[26] Cabrera-Chávez F, Rodríguez-Bellegarrigue CI, Figueroa-Salcido OG, et al. Food allergy prevalence in salvadoran schoolchildren estimated by parent-report. Int J Environ Res Public Health, 2018, 15(11): 2446.

[27] Edelbauer M, Loibichler C, Nentwich I, et al. Maternally delivered nutritive allergens in cord blood and in placental tissue of term and preterm neonates. Clin Exp Allergy, 2004, 34(2): 189-193.

[28] Jones C A, Holloway J A, Popplewell E J, et al. Reduced soluble CD14 levels in amniotic fluid and breast milk are associated with the subsequent development of atopy, eczema, or both. J Allergy Clin Immunol, 2002, 109(5): 858-866.

[29] Loibichler C, Pichler J, Gerstmayr M, et al. Materno-fetal passage of nutritive and inhalant allergens across placentas of term and pre-term deliveries perfused in vitro. Clin Exp Allergy, 2002, 32(11): 1546-1551.

[30] Du Toit G, Roberts G, Sayre P H, et al. Randomized trial of peanut consumption in infants at risk for peanut allergy. N Engl J Med, 2015, 372(9): 803-813.

[31] Feketea G, Kostara M, Bumbacea R S, et al. Vitamin D and omega-3(fatty acid)supplementation in pregnancy for the primary prevention of food allergy in children-literature review. Children(Basel), 2023, 10(3): 468.

[32] Sausenthaler S, Koletzko S, Schaaf B, et al. Maternal diet during pregnancy in relation to eczema and allergic sensitization in the offspring at 2 y of age. Am J Clin Nutr, 2007, 85(2): 530-537.

[33] Gunaratne A W, Makrides M, Collins C T. Maternal prenatal and/or postnatal n-3 long chain polyunsaturated fatty acids(LCPUFA)supplementation for preventing allergies in early childhood. Cochrane Database Syst Rev, 2015, 2015(7): Cd010085.

[34] Bärebring L, Nwaru B I, Lamberg-Allardt C, et al. Supplementation with long chain n-3 fatty acids during pregnancy, lactation, or infancy in relation to risk of asthma and atopic disease during childhood: a systematic review and meta-analysis of randomized controlled clinical trials. Food Nutr Res, 2022, 66: 8842.

[35] McStay C L, Prescott S L, Bower C, et al. Maternal folic acid supplementation during pregnancy and childhood allergic disease outcomes: a question of timing? Nutrients, 2017, 9(2): 123.

[36] Munblit D, Treneva M, Peroni D G, et al. Immune components in human milk are associated with early infant immunological health outcomes: A prospective three-country analysis. Nutrients, 2017, 9(6): 532.

[37] Stinson L F, Gay M C L, Koleva P T, et al. Human milk from atopic mothers has lower levels of short chain fatty acids. Front Immunol, 2020, 11: 1427.

[38] Jost T, Lacroix C, Braegger C, et al. Stability of the maternal gut microbiota during late pregnancy and early lactation. Curr Microbiol, 2014, 68(4): 419-427.

[39] Lodge C J, Tan D J, Lau M X, et al. Breastfeeding and asthma and allergies: a systematic review and meta-analysis. Acta Paediatr, 2015, 104(467): 38-53.

[40] Chin B, Chan E S, Goldman R D. Early exposure to food and food allergy in children. Can Fam Physician, 2014, 60(4): 338-339.

[41] Saarinen K M, Juntunen-Backman K, Järvenpää A L, et al. Supplementary feeding in maternity hospitals and the risk of cow's milk allergy: A prospective study of 6209 infants. J Allergy Clin Immunol, 1999, 104(2 Pt 1): 457-461.

[42] American Academy of Pediatrics. Committee on Nutrition. Hypoallergenic infant formulas. Pediatrics, 2000, 106(2 Pt 1): 346-349.

[43] Du Toit G, Katz Y, Sasieni P, et al. Early consumption of peanuts in infancy is associated with a low prevalence of peanut allergy. J Allergy Clin Immunol, 2008, 122(5): 984-991.

[44] Filep S, Chapman M D. Doses of specific allergens in early introduction foods for prevention of food allergy. J Allergy Clin Immunol Pract, 2022, 10(1): 150-158, e153.

[45] Quake A Z, Liu T A, D'Souza R, et al. Early introduction of multi-allergen mixture for prevention of food allergy: Pilot study. Nutrients, 2022, 14(4): 737.

[46] Scarpone R, Kimkool P, Ierodiakonou D, et al. Timing of allergenic food introduction and risk of immunoglobulin E-mediated food allergy: A systematic review and meta-analysis. JAMA Pediatr, 2023, 177(5): 489-497.

[47] Greer F R, Sicherer S H, Burks A W. Effects of early nutritional interventions on the development of atopic disease in infants and children: the role of maternal dietary restriction, breastfeeding, timing of introduction of complementary foods, and hydrolyzed formulas. Pediatrics, 2008, 121(1): 183-191.

[48] Greer F R, Sicherer S H, Burks A W. The effects of early nutritional interventions on the development of atopic disease in infants and children: The role of maternal dietary restriction, breastfeeding, hydrolyzed formulas, and timing of introduction of allergenic complementary foods. Pediatrics, 2019, 143(4):e20190281.

[49] Fleischer D M, Chan E S, Venter C, et al. A consensus approach to the primary prevention of food allergy through nutrition: guidance from the American Academy of allergy, asthma, and immunology; American College of Allergy, Asthma, and Immunology; and the Canadian Society for Allergy and Clinical Immunology. J Allergy Clin Immunol Pract, 2021, 9(1): 22-43, e24.

[50] Alexander D D, Cabana M D. Partially hydrolyzed 100% whey protein infant formula and reduced risk of atopic dermatitis: a meta-analysis. J Pediatr Gastroenterol Nutr, 2010, 50(4): 422-430.

[51] Wang S, Wei Y, Liu L, et al. Association between breastmilk microbiota and food allergy in infants. Front Cell Infect Microbiol, 2021, 11: 770913.

[52] Yang I, Corwin E J, Brennan P A, et al. The infant microbiome: implications for infant health and neurocognitive development. Nurs Res, 2016, 65(1): 76-88.

[53] Venter C, Greenhawt M, Meyer R W, et al. EAACI position paper on diet diversity in pregnancy, infancy and childhood: Novel concepts and implications for studies in allergy and asthma. Allergy, 2020, 75(3): 497-523.

[54] Chen C C, Chen K J, Kong M S, et al. Alterations in the gut microbiotas of children with food sensitization in early life. Pediatr Allergy Immunol, 2016, 27(3): 254-262.

[55] Chatzi L, Apostolaki G, Bibakis I, et al. Protective effect of fruits, vegetables and the Mediterranean diet on asthma and allergies among children in Crete. Thorax, 2007, 62(8): 677-683.

[56] Grimshaw K E, Maskell J, Oliver E M, et al. Diet and food allergy development during infancy: birth cohort study findings using prospective food diary data. J Allergy Clin Immunol, 2014, 133(2): 511-519.

[57] De Filippis F, Pellegrini N, Vannini L, et al. High-level adherence to a Mediterranean diet beneficially impacts the gut microbiota and associated metabolome. Gut, 2016, 65(11): 1812-1821.

[58] De Filippo C, Cavalieri D, Di Paola M, et al. Impact of diet in shaping gut microbiota revealed by a comparative study in children from Europe and rural Africa. Proc Natl Acad Sci, 2010, 107(33): 14691-14696.

[59] Ellwood P, Asher M I, García-Marcos L, et al. Do fast foods cause asthma, rhinoconjunctivitis and eczema? Global findings from the International Study of Asthma and Allergies in Childhood(ISAAC) phase three. Thorax, 2013, 68(4): 351-360.

[60] Stuart C A, Twiselton R, Nicholas M K, et al. Passage of cows' milk protein in breast milk. Clin Allergy, 1984, 14(6): 533-535.

[61] Flohr C. Recent perspectives on the global epidemiology of childhood eczema. Allergol Immunopathol (Madr), 2011, 39(3): 174-182.

[62] Giwercman C, Halkjaer L B, Jensen S M, et al. Increased risk of eczema but reduced risk of early wheezy disorder from exclusive breast-feeding in high-risk infants. J Allergy Clin Immunol, 2010, 125(4): 866-871.

[63] Marini A, Agosti M, Motta G, et al. Effects of a dietary and environmental prevention programme on the incidence of allergic symptoms in high atopic risk infants: three years' follow-up. Acta Paediatr Suppl, 1996, 414: 1-21.

[64] von Berg A, Koletzko S, Grübl A, et al. The effect of hydrolyzed cow's milk formula for allergy prevention in the first year of life: the German Infant Nutritional Intervention Study, a randomized double-blind trial. J Allergy Clin Immunol, 2003, 111(3): 533-540.

[65] Zeiger R S, Heller S. The development and prediction of atopy in high-risk children: follow-up at age seven years in a prospective randomized study of combined maternal and infant food allergen avoidance. J Allergy Clin Immunol, 1995, 95(6): 1179-1190.

[66] von Berg A, Filipiak-Pittroff B, Schulz H, et al. Allergic manifestation 15 years after early intervention with hydrolyzed formulas—the GINI Study. Allergy, 2016, 71(2): 210-219.

[67] Nicolaou N, Pancheva R, Karaglani E, et al. The risk reduction effect of a nutritional intervention with a partially hydrolyzed whey-based formula on cow's milk protein allergy and atopic dermatitis in high-risk infants within the first 6 months of life: the allergy reduction trial(A.R.T.), a multicenter double-blinded randomized controlled study. Front Nutr, 2022, 9: 863599.

[68] Szajewska H, Horvath A. Meta-analysis of the evidence for a partially hydrolyzed 100% whey formula for the prevention of allergic diseases. Curr Med Res Opin, 2010, 26(2): 423-437.

[69] Fleischer D M, Spergel J M, Assa'ad A H, et al. Primary prevention of allergic disease through nutritional interventions. J Allergy Clin Immunol Pract, 2013, 1(1): 29-36.

[70] Agostoni C, Decsi T, Fewtrell M, et al. Complementary feeding: a commentary by the ESPGHAN Committee on Nutrition. J Pediatr Gastroenterol Nutr, 2008, 46(1): 99-110.

[71] Perkin M R, Logan K, Tseng A, et al. Randomized trial of introduction of allergenic foods in breast-fed infants. N Engl J Med, 2016, 374(18): 1733-1743.

[72] Togias A, Cooper S F, Acebal M L, et al. Addendum guidelines for the prevention of peanut allergy in the United States: Report of the National Institute of Allergy and Infectious Diseases-sponsored expert panel. J Allergy Clin Immunol, 2017, 139(1): 29-44.

[73] Fiocchi A, Pawankar R, Cuello-Garcia C, et al. World Allergy Organization-McMaster University Guidelines for Allergic Disease Prevention(GLAD-P): Probiotics. World Allergy Organ J, 2015, 8(1): 4.

[74] Pelucchi C, Chatenoud L, Turati F, et al. Probiotics supplementation during pregnancy or infancy for the prevention of atopic dermatitis: a meta-analysis. Epidemiology, 2012, 23(3): 402-414.

[75] Tang M L, Ponsonby A L, Orsini F, et al. Administration of a probiotic with peanut oral immunotherapy: A randomized trial. J Allergy Clin Immunol, 2015, 135(3): 737-744, e738.

[76] Cuello-Garcia C A, Fiocchi A, Pawankar R, et al. World Allergy Organization-McMaster University Guidelines for Allergic Disease Prevention(GLAD-P): Prebiotics. World Allergy Organ J, 2015, 8(1): 4.

[77] Schlichte M J, Vandersall A, Katta R. Diet and eczema: a review of dietary supplements for the treatment of atopic dermatitis. Dermatol Pract Concept, 2016, 6(3): 23-29.

[78] Kim G, Bae J H. Vitamin D and atopic dermatitis: A systematic review and meta-analysis. Nutrition, 2016, 32(9): 913-920.

[79] Hattangdi-Haridas S R, Lanham-New S A, Wong W H S, et al. Vitamin D deficiency and effects of vitamin D supplementation on disease severity in patients with atopic dermatitis: A Systematic review and meta-analysis in adults and children. Nutrients, 2019, 11(8): 1854.

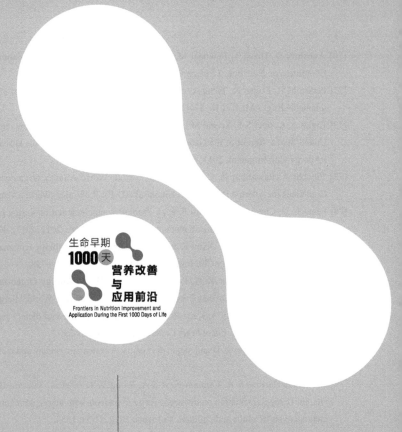

生命早期1000天与未来健康

Early Life During the First 1000 Days and Future Health

第 13 章

生命早期营养与功能性胃肠疾病

胃肠道是从口腔一直延伸到肛门的一条管道，允许食物和饮料通过身体，使机体提取营养物质并排出废物 [1]。功能性胃肠疾病（funtional gastrointestinal disorders, FGID）是影响胃肠功能的一组可复发的慢性自限性疾病。根据罗马 IV 标准，婴儿 FGID 包括胃食管反流（gastroesphageal reflux, GER）、婴儿肠绞痛（infantile colic, IC）、反刍综合征（rumination syndrome, RS）、功能性排便障碍（functional defecation disorder, FDD）、功能性腹泻（functional diarrhea, FD）、功能性便秘（functional constipation, FC）、周期性呕吐综合征（cyclic vomiting syndrome, CVS）。从出生到 6 月龄阶段，每 2 个婴儿中约 1 个婴儿会出现至少一种 FGID 或相关体征和症状 [2-3]。GER、婴儿肠绞痛和功能性便秘是婴儿期最常见的 FGID。据报道，有婴儿期 FGID 病史的儿童在后期出现持续性 FGID 症状的风险更高 [4]。婴儿期胃肠道发育相对不成熟，对各种内部或外部刺激的适应不良，这将使他们更容易患上各种 FGID [5]。FGID 不仅影响婴儿的身体发育和生活质量，而且使父母感觉焦虑而频繁就诊、更换婴儿配方奶粉等，这不仅增加了医疗费用，而且更加剧照顾者的痛苦 [6-7]。有限的数据表明，FGID 症状（如婴儿肠绞痛）可能与复发性腹痛、偏头痛、过敏性疾病、睡眠障碍和适应性不良行为（如后期攻击性）、营养状况（尤其是生命早期的营养状况）有关，还可能与成年期多种慢性病的高患病率有关 [8]。迄今为止 FGID 的病理生理学机制尚不清，FGID 严重影响儿童的日常生活，经常采用各种不同的经验性治疗方法。本章描述了儿童功能性胃肠疾病的流行情况，探讨了儿童常见的几种功能性胃肠疾病的常见症状和流行情况，对成年期慢性病发生发展的影响，分析了营养因素与胃肠疾病的关联、预防和干预措施。

13.1　功能性胃肠疾病的流行情况

4 岁以下儿童 FGID 的中位数患病率为 22.2%（范围 5.8% ～ 40%），4 ～ 18 岁儿童的患病率为 21.8%（范围 19% ～ 40%），0 ～ 12 月龄婴儿最常见的 FGID 是 GER，13 ～ 48 月龄儿童中最常见的 FGID 为 FC 和 CVS，4 岁以上儿童最常见的是 FC、功能性消化不良和肠易激综合征（irritable bowel syndrome, IBS）[9]。在出生第一年内，50% 的婴儿会出现 FGID 症状[2]。儿童 FGID 将引起家长对 FGID 严重症状的担忧，并造成严重的心理困扰、生活质量下降。儿童期的 FGID 也可能持续到成年期，反复发生腹痛的儿童可能在成年后发展为肠易激综合征。在生命的最初几个月中，50% 的患儿会出现 FGID，伴有 GER 和 IC，这两种最常见的病症通常会在 6 ～ 8 月龄时自发性消退或好转。

Huang 等[10] 观察到 27.3% 的中国婴幼儿患有至少一种 FGID，3.72% 的婴儿患有一种以上的 FGID，其中 IC 和 GER（2.73%）是最常见的组合。GER（33.9%）是 0 ～ 6 月龄婴儿中最常见的 FGID，而 FC（7.0%）是 1 ～ 4 岁儿童中最常见的 FGID。

13.2　生命早期营养与功能性胃肠疾病的关联

FGID 包括基于目前知识通过组织结构或生化异常仍无法解释的、年龄依赖性的、慢性或复发性症状的组合。例如，GER、FC、IC、IBS 等，而生命早期营养可能在组织结构完整性和/或 FGID 易感性方面发挥重要作用。因此了解儿童早期，特别是婴幼儿时期的 FGID 的发病机制及原因，将有助于采取针对性预防措施降低发生率，改善儿童的营养与健康状况。

13.2.1　婴儿胃食管反流

GER 是 1 岁以内婴儿喂养中常见的表现，也是专科就诊和咨询的主要疾病，就诊时婴儿看护人通常主诉喂食过多、喂食时吞咽空气、哭泣或咳嗽，但体格检查时未发现异常或体重异常。据报道，GER 是全世界婴幼儿中最常见的 FGID[11-13]。0 ～ 6 月龄组婴儿 GER 的患病率接近 34%，10 ～ 12 月龄的婴儿每日发生一次反流的减少至 5%。也有报道 67% 的 4 月龄婴儿每天会发生一次以上的反流，24% 的婴儿在 6 月龄时因此症状就诊[14]。

早产、发育迟缓以及口咽、胸部、肺、中枢神经系统、心脏或胃肠道的先天性异常是胃食管反流病（gastro-oesophageal reflux disease, GORD）的危险因素。当频繁发生 GER 并伴有湿疹或喘息时，可能存在牛奶蛋白过敏。当出现发育迟缓、呕血、大便隐血、贫血或拒食以及吞咽困难时提示应进行 GORD 的评估。此外，与拒食或过度哭闹相关的 GER，无论是否伴有发育不良，都可能是疼痛或情绪激动的结果。

GER 通常与食管体积小、下食管括约肌不成熟、婴儿配方奶粉制备不当、喂养技术不当、过度喂养和婴儿体位等有关[15]。母乳喂养的婴儿通常能自我调节母乳摄入量，从而每次摄入量较小而摄入频率增加，这也是减少 GER 的因素之一。采用奶瓶喂养的父母通常不能对婴幼儿的饱腹感做出正确反应，从而出现过度喂养的情况，容易发生 GER。

预防 GER，应从纠正喂养的频率和数量开始。增稠配方或防反流配方可减少GER[16]，商业化的增稠剂有加工大米、玉米或马铃薯淀粉、瓜尔豆胶等。如果没有商业化的增稠配方奶粉，可以在婴儿配方奶粉中添加增稠产品。谷物会增加能量摄入，可能导致体重过度增加并改变脂肪和蛋白质的能量比。刺槐豆胶不会增加能量密度，但可能会引起腹胀[17]。

对于持续性和复发性 GER 的婴儿，当伴有过敏性疾病的其他表现（如特应性皮炎和 / 或喘息）时，应怀疑牛奶蛋白过敏[18]。建议在牛奶蛋白过敏的治疗中使用深度水解蛋白配方食品或氨基酸配方食品。增稠的水解蛋白配方食品具有治疗牛奶过敏和防反流的优点，可能会减少 GER[19]。有限的文献资料表明，特定的益生菌（罗伊氏乳杆菌 DSM 17938）和益生元可加速胃排空，预防 GER。在出生后最初 3 个月内预防性使用罗伊氏乳杆菌 DSM 17938 可减少出生后前 3 个月婴儿每日的哭泣时间、GER 和 FC 等 FGID 的发生频率[20]。

13.2.2　功能性便秘

功能性便秘（FC）的特征是病程至少 6 个月的排便困难（或）和排便次数减少，粪便干硬，无器质性疾病证据的便秘，发达国家和发展中国家的儿童中都有很高的患病率[21]。FC 被认为是儿童中最常见的 FGID，但由于各研究项目在目标人群、诊断标准、种族和环境、生活方式和心理因素等方面的异质性，因此很难确定儿童 FC 的真实患病率，在已发表的研究中，全球患病率差异的主要原因可能是诊断标准缺乏共识和文化的差异。使用罗马Ⅳ标准确定儿童 FC 的总体患病率为 14.4%，非洲的便秘患病率最高（31.4%），其次是美洲（12.1%）、欧洲（8.3%）和亚洲（6.2%）[22]。与美国和欧洲的儿童相比，亚洲儿童的 FC 患病率较低。最近使用罗马Ⅳ标准的研究报告称，婴幼儿 FC 的患病率非常高。来自中国的一项研究指出，7%的0～4岁儿童患有FC，而在马来西亚的婴儿中这一比例为1.1%[10,23]。根据罗马Ⅲ标准，一项针对婴幼儿 FGID 的系统评价报告称，3 个月龄时 FC 的患病率为11.6%[24]。

　　儿童 FC 是全球常见的健康问题。高患病率部分是由于儿童中常见多种风险因素。儿童 FC 的病因尚不清楚。大便不便在年幼儿童发生 FC 中起主要作用，而肛门直肠功能障碍和结肠运动障碍显著促进年长儿童发生 FC。FC 与除压力大的生活事件、心理创伤、父母教养方式、如厕训练、身体活动等因素有关外，还与膳食、肠道微生物菌群异常有关[25]。已确定几种膳食因素会增加患 FC 的发生风险。食用低纤维膳食（包括膳食中缺少水果和蔬菜）与儿童功能性便秘之间存在关联[26-27]。牛奶蛋白过敏也被认为是儿童FC 的潜在危险因素，患有牛奶蛋白过敏相关便秘的儿童直肠肛门运动异常，这些异常通过膳食控制可得到解决[28-29]。肠道微生物组在健康和疾病中起着至关重要的作用。据报道，在患有 FC 的儿童中拟杆菌（*B. fragilis*、*B. ovatus*）、长双歧杆菌（*B. longum*）和梭状芽孢杆菌增多[30-31]。

　　膳食纤维是一种重要的膳食成分，具有显著的长期健康益处。美国健康基金会目前的建议是，对于 2 岁以上儿童，每天至少摄入"年龄加 5 ～ 10g"的膳食纤维[32]。膳食纤维摄入量低是儿童患 FC 的一个危险因素，然而，随机对照试验（randomized controlled trial, RCT）的证据仍然不足以支持常规使用膳食纤维补充剂来减少儿童便秘[33]。在过去的几十年里，9 种不同的膳食纤维类型已被尝试作为 FC 儿童的治疗剂，包括可可壳、葡甘露聚糖、部分水解瓜尔胶、金合欢纤维、玉米纤维、大豆纤维、欧车前纤维和低聚果糖、低聚半乳糖和菊粉型果糖等。乳果糖是一种不可吸收的具有渗透性的碳水化合物，在胃和小肠不被分解和吸收，到达结肠后，通过渗透作用使水和电解质保留在肠腔，保持粪便柔软并促进排便，避免疼痛。乳糖醇和乳果糖在增加大便频率和使大便稠度正常化方面同样有效。在 FC 预防与治疗中，乳果糖被推荐可用于 6 月龄以下的婴儿，而聚乙二醇已被证明对年龄较大的儿童更为有效。含有山梨糖醇的果汁，如李汁、梨汁和苹果汁，可减少便秘，但是长期食用存在引起营养不均衡的风险。

　　使用足够量的益生菌会给宿主带来健康益处，其作用机制基于益生菌改变肠道微生物群和结肠 pH 值，从而改善胃肠动力的假设，益生菌已被用于治疗 FC。关于益生菌对功能性便秘的研究，支持益生菌治疗或预防便秘益处的有力证据仍然有限。罗伊氏乳杆菌 DSM 17938 可增加正常婴儿的排便频率[20]。母乳喂养的婴儿通常产生软便，从每天 1 次到每天 6 或 8 次不等。在喂食含有植物油的婴儿配方奶粉的婴儿中，粪便通常较硬。一些婴儿便秘与牛奶蛋白的摄入量有关，这些便秘婴儿可尝试用深度水解蛋白或大豆配方奶粉[34]。

一项系统评价评估了 7 项使用益生菌治疗 FC 的 RCT，发现鼠李糖乳杆菌干酪 Lcr35 在治疗儿童 FC 方面并不比安慰剂组更有效[35]。牛奶蛋白过敏被认为是 FC 的可能相关因素，但是与牛奶消除的膳食治疗 FC 儿童的临床结果并不一致。出生后第一年的牛奶蛋白过敏史与儿童期的 FC 相关，在生命的第一年添加麸质也可能是一部分儿童发生 FC 的诱因[36]。

13.2.3　婴儿肠绞痛

婴儿肠绞痛（IC）是一种常见的婴儿期 FGID，它是导致婴儿频繁、长时间剧烈哭泣或不安，也是难以安抚的主要原因之一，而这种不适无明显病因，常使父母特别沮丧。罗马Ⅲ定义 IC 为："阵发性烦躁或哭闹，每天持续 3 个小时，每周发生至少 3 天。"尽管这种情况会随月龄的增长而改善，对于大多数婴儿来说，哭闹和烦躁情绪会在 4 月龄时开始减少，但长时间的哭闹和难以安抚的行为导致父母陷入焦虑和痛苦。尚无证据表明婴儿 IC 的哭闹是由腹部或任何其他身体部位的疼痛引起的。然而，父母通常认为过度哭闹的原因是胃肠道疾病引起的腹痛。

顾名思义，IC 不是器质性疾病引起的。IC 的发作可突然开始和停止，没有明显诱因。平均而言，哭闹在 6 周时达到顶峰，然后在 12 周时减少。

IC 的发病机制尚未明确，推测可能与分娩方式、喂养方式、喂养过多或喂养不足、抗生素使用、食物过敏（包括对牛奶蛋白过敏）或食物不耐受（如乳糖不耐受）、肠道菌群失调等有关。

中国报道 0 ～ 6 月龄组婴儿 IC 患病率为 14.9%[10]。低出生体重与 IC 的风险增加有关。低出生体重的婴儿（＜ 2.5kg）患 IC 的风险是正常出生体重婴儿的两倍多，患 IC 的风险随孕龄的降低而增加[37-38]。丹麦出生队列研究结果显示，与 IC 关联性最强的是出生体重＜ 2000g 的婴儿（OR=1.7；95% CI，1.3 ～ 2.2）和妊娠 32 周之前出生（OR=1.6；95% CI，1.1 ～ 2.4）[39]。

食物中的过敏原包括婴儿配方奶粉甚至母乳中的蛋白可能与 IC 的发生有关。母亲膳食中的蛋白质有时会进入母乳，引起婴儿发生变态反应和 IC 症状。对于母乳喂养的婴儿，产妇低过敏原膳食可能有助于缓解 IC 的症状；婴儿配方奶喂养的婴儿中，从标准乳基婴儿配方奶粉换成水解蛋白婴儿配方奶粉或豆基婴儿配方奶粉后，可能会使 IC 有所改善[40]。大约 25% 的中度或重度症状的婴儿患有牛奶、蛋白质依赖性 IC，采用低过敏性膳食几天后情况会有所改善[41-43]。事实上，如果怀疑婴儿可能存在牛奶蛋白过敏或乳糖不耐受的情况，如有阳性家族史、出现湿疹或与其他胃肠道症状（例如呕吐或腹泻）相关的绞痛症状等，则需要及时调整或改变膳食。

最近的研究表明，IC 与肠道炎症和肠道菌群失调有关 [44]。研究发现，与健康婴儿相比，患有 IC 的婴儿肠道微生物多样性较低，而粪钙卫蛋白（calprotectin，肠道炎症标志物）升高，无论采用何种喂养方式（母乳、婴儿配方奶粉或混合喂养），患有 IC 婴儿的粪钙卫蛋白都会升高 [45]。患 IC 婴儿的大肠杆菌水平较高，而乳酸杆菌浓度较低。消化道运动功能的不成熟和肠道微生物组的改变可能在 IC 发病机制中发挥作用 [46]。

母乳喂养与肠道菌群发育和 IC 之间存在关联。母乳中天然含有难以消化的低聚糖（HMOs），可以选择性地增强结肠中某些益生菌的增殖，尤其是双歧杆菌。母乳中的 HMOs 和其他免疫活性物质，对肠道菌群的形成和免疫系统发育与成熟具有重要作用 [47]。然而母乳喂养对喂养儿 IC 的保护作用研究结果并不一致。Savino 等 [48] 研究观察到，未母乳喂养患 IC 的婴儿中大肠杆菌水平高于母乳喂养或未患 IC 的婴儿。即使母乳喂养，一部分婴儿也可能出现肠道菌群失衡，出现 IC 症状。益生菌已被证明可有效减轻纯母乳喂养婴儿的 IC 症状。罗伊氏乳杆菌 DSM 17938 是一种特殊的益生菌菌株，已被证明可以减少纯母乳喂养婴儿的 IC 症状 [49]。益生菌的使用可能有助于恢复肠道菌群的平衡并减轻与 IC 相关的症状 [20]。一项针对罗伊氏乳杆菌 DSM 17938 的系统评价和荟萃分析发现，该益生菌可显著减少患 IC 婴儿每天哭闹的时间 [50]。另一项研究也发现，补充罗伊氏乳杆菌 DSM 17938 可有效减轻纯母乳喂养婴儿的 IC 症状，益生菌的使用可能有助于恢复肠道菌群的平衡并减轻与 IC 相关的症状 [51]。除了益生菌，益生元也可能对改善 IC 有益。益生元可促进有益菌（如双歧杆菌和乳杆菌）的定植和生长，从而有助于改善肠道菌群失衡 [52]，进一步减少婴儿的哭闹时间。尽管有些研究表明益生菌可能有助于缓解 IC 的症状，但是没有确切的证据表明，益生菌在预防 IC 方面比安慰剂更为有效；然而，与安慰剂相比，益生菌的使用似乎可以减少婴儿的每日哭泣时间。由于患有 IC 的婴儿肠道微生物菌群发生了变化，这一发现让人们开始关注补充益生菌治疗这种疾病的作用，特别是在促进健康的肠道微生物群并减少肠道炎症方面的效果。

蛋白质深度水解的婴儿配方食品可减少 IC 和婴儿的哭泣时间，部分水解蛋白配方食品也被认为可能是有益的，所有这些婴儿配方奶粉通常都是低乳糖或无乳糖的配方，并且含有益生元和 / 或益生菌，可能有助于减少婴儿的哭泣时间 [53]。一项双盲安慰剂对照试验结果显示，在用部分水解物（高 β-棕榈酸酯以及半乳糖和低聚果糖的特定益生元混合物）干预后 1 周内，可显著降低婴儿的 IC 发作次数 [54]。

13.2.4　肠易激综合征

肠易激综合征（IBS）是一种常见的功能性胃肠道疾病，常见腹痛和不适，以及腹泻和便秘等排便习惯的改变，其特征是与粪便稠度或频率变化相关的腹痛，包括低度炎症和肠道微生物群变化[55]。IBS 影响儿童的日常活动和生活质量。

IBS 和其他 FGID 一样在诊断、病理生理学和管理方面面临巨大挑战。IBS 检测不到器质性病变，也无可检测的生物标志物，是一种基于症状的诊断。而且公认的 IBS 诊断标准也在不断修订，预计未来也将会继续变化。因此如何诊断、治疗和预防 IBS 也是一项巨大的挑战。

虽然 IBS 通常被认为是儿童中最常见的 FGID 之一。然而由于诊断标准的不一致，而且儿童 IBS 难以诊断，儿童 IBS 患病率报告较少。即使报告了患病率的差异也不能判断是真正的差异，还是由于不同文化在疼痛特征和排便习惯方面对罗马标准的解释存在差异。最近对 1957 ～ 2014 年腹痛流行病学研究进行的一项荟萃分析指出，儿童中 IBS 占 8.8%，FD 和功能性腹痛（FAP）分别占 4.5% 和 3.5%。另一项关于亚洲儿童 IBS 的系统回顾和荟萃分析显示，IBS 患病率更高（为 12.4%）[56]。来自希腊、尼日利亚、南美洲和斯里兰卡的几项研究认为 IBS 是儿童和青少年中最普遍的 FGID，发生率在 2.9% ～ 9.9%[57-58]。一些其他研究也报道了 IBS 在中国（13.25%）[59] 和土耳其（22.6%）[60] 的发生率。合并世界各国的研究，IBS 的发生率在 1.1% ～ 45% 之间变化，全球合并流行率为 11.2%，大多数欧洲国家、美国和中国的发生率为 5% ～ 10%[61]。

IBS 的症状被认为由内脏超敏反应、肠道运动功能障碍、遗传或环境因素、心理因素或脑-肠轴失调引起的[62]。除了这些因素外，细菌感染、肠道免疫功能失调和慢性低度黏膜炎症都被认为是假定的发病机制。遗传因素并不能完全解释某些家庭中 IBS 患病率较高的原因。对环境因素适应不良使儿童易患 IBS，尤其是生命早期的不良事件是 IBS 和其他 FGID 发展的另一个危险因素。腹部手术史的儿童多年后 IBS 和其他 FGID 的患病率更高。急性胃肠道炎症后也经常会发生 IBS。

许多营养有关因素也被认为是儿童 IBS 的诱发因素。一些研究报告了母亲患有妊娠糖尿病和妊娠高血压[63] 及有牛奶过敏史[64] 的儿童 IBS 患病率较高。然而需要进一步的研究来证实这些因素与 IBS 的关联性。尽管已发现许多食物可能加重 IBS 的症状，但据报道只有少数食物与 IBS 相关。含有可发酵低聚糖、双糖、单糖和多元醇（FODMAP）的膳食会改变肠道功能和微生物群，是导致 IBS 发病的因素[65]。Chumpitazi 及其同事[66] 研究了低 FODMAP 膳食治疗儿童 IBS 的价值。在这项随机交叉试验中，儿童被随机分配接受 48 小时的低 FODMAP 膳食或典型的美国膳食。作者发现，与基线相比，儿童在低 FODMAP 膳食期间的每日腹痛发作次数较少，而在采用典型的美国膳食时则更多。然而，乳糖和果糖消化不良及纤维素与 IBS 之间的确切关系还颇具争议。

膳食纤维通过与微生物和酶混合来刺激短链脂肪酸的产生。在健康的肠道中，这些副产品可以改善胃肠道的功能和体内平衡。虽然有人建议一些 IBS 患者可能受益于膳食纤维补充，但许多患者报告由于膳食纤维发酵导致腹痛和腹胀加重。膳食纤维的持水特性及其加速肠道蠕动的功能可能会改变微生物群的栖息，从而间接影响肠道微生物组成和代谢活动。

紊乱的肠道微生物群被认为在 IBS 的发病机制中起重要作用，因为最近的许多研究表明 IBS 患者存在肠道微生物群失调。假定的机制是肠道微生物群协调肠道稳态和功能，包括微生物群-肠-脑轴的改变、微生物群的数量和质量变化、黏膜免疫和炎症的激活、黏膜通透性改变以及上皮屏障和感觉运动等[67]。

据报道，IBS 患者的肠道微生物群与健康个体不同，厚壁菌门 / 拟杆菌门的比例增加，粪便瘤胃球菌的相对丰度增加。随着肠道某些细菌种类（肠杆菌科、韦氏球菌）的增加，细菌多样性降低和其他菌群（双歧杆菌、柯林氏菌、梭菌目）减少[68]。从目前的一项随机、双盲、前瞻性、比较性临床试验中，发现摄入母乳来源的 *L. gasseri* BNR17 8 周可显著改善腹泻型 IBS 患者的生活质量，并伴有健康的肠道微生物群变化，改善了肠功能[69]。也有一些研究发现，益生菌在干预腹痛相关 IBS 患者方面比安慰剂有效，鼠李糖乳杆菌 GG 被证明可显著降低 IBS 患儿腹痛的频率和严重程度[55,70]，这种效果在 8 周的随访中持续存在，可能继发于肠道屏障的改善。然而患者大便模式的改变（腹泻、便秘）与腹痛同样对患者造成困扰。膳食干预 [如膳食中低可发酵低聚糖、二糖、单糖和多元醇或添加甜味剂（低聚果糖）或纤维（车前子）] 可以改善部分但不是所有 IBS 患者的症状。因此，在未来的临床试验中，应该使用对这些方面以及腹痛有帮助的益生菌菌株。开发一种可用的简单方法来识别 IBS 儿童的肠道微生物特征，随后临床医生可根据肠道微生物组的性质使用益生菌对患者进行个性化治疗。

13.3 膳食干预的重要性

儿童的看护人保持良好的心理状态、耐心细致观察儿童 FGID 发生前后的膳食和环境变化并及时就医，有助于发现导致 / 诱发 FGID 的原因，便于临床进行针对性的治疗和预防。

13.3.1　母乳喂养

　　婴儿发生 FGID 不是停止母乳喂养的理由，婴儿配方奶喂养的婴儿比母乳喂养婴儿更容易发生 FGID。目前尚不清楚婴儿配方奶喂养的婴儿是否比母乳喂养的婴儿更频繁地发生胃食管反流。一些作者报告婴儿配方奶喂养婴儿和母乳喂养婴儿的反流频率相同，而另一些作者则报告婴儿配方奶喂养婴儿的反流发生率更高。

　　纯母乳喂养婴儿的 IBS 和绞痛的发生率和严重程度显著降低，夜间睡眠时间更长。褪黑素对胃肠道平滑肌具有催眠和放松作用，在成人中这种激素夜间分泌，初生婴儿不分泌褪黑素，随着松果体的发育才逐渐分泌褪黑素。含有褪黑素的母乳可能对改善婴儿睡眠和减少婴儿腹绞痛有影响。纯母乳喂养和母乳喂养持续的时间长短是否影响之后（如年龄较大的儿童、青少年和成人）发生 FGID 的频率和严重性尚不清楚。

13.3.2　膳食调整

　　已有干预试验结果显示，通过给易感人群补充益生菌制剂或补充膳食纤维可能有助于治疗和预防 FGID[49,71]。未来的研究重点应该旨在通过使用预防性干预措施，防止新生儿等弱势群体发生 IBS 和其他类似疼痛相关的 FGID。预防 IBS 的尝试既是一项挑战，也是未来减轻疾病负担和尽量减少大量公共资金浪费的机会。一些研究已经表明，很大一部分患有 IBS 的成年人在其儿童期就患有慢性腹痛，可能还患有 IBS。因此，在儿童期预防包括 IBS 在内的 FGID 可能具有复合效应，可以最大限度地减少患有 IBS 成年人的经济负担。

　　对某些食物（牛奶、小麦、鸡蛋、大豆、坚果、鱼）过敏的母乳喂养婴儿的膳食调整，包括调整母亲的膳食以排除这些食物成分，调整为低过敏原的产妇膳食。许多研究表明，当母乳喂养的母亲采用低过敏性膳食时，婴儿肠绞痛发作会减少，也有建议短暂中断母乳喂养并暂时用氨基酸配方奶替代。

　　对于大部分患有功能性胃肠功能疾病的婴儿，膳食调整包括减少或去除婴儿膳食中的牛奶，或将普通婴儿配方奶粉改为特殊医学用途配方奶粉，如乳清水解蛋白配方食品、水解酪蛋白配方食品、氨基酸配方食品、低乳糖或无乳糖配方食品等。在婴儿配方奶喂养的婴儿中，假设牛奶蛋白的潜在过敏会影响婴儿，基于酪蛋白或乳清蛋白的深度水解配方奶粉已被证明可以减轻绞痛症状。

　　豆基婴儿配方奶可以减轻某些乳基婴儿配方奶喂养婴儿的绞痛症状和 / 或不耐受（乳糖酶缺乏的个体）。然而，欧洲儿科胃肠病学、肝病学和营养学会最近表示，没有证据支持使用豆基婴儿配方食品可用来治疗绞痛。由于担忧可能存在对牛奶蛋白及其大豆中雌激素类成分（如大豆异黄酮）的交叉过敏，因此不应将此类婴儿配方奶粉提供给出生后 6 个月龄内对食物过敏的婴儿。早在 2004 年，英国首席医疗官甚至建议不要给 12 个月龄以下的婴儿服用豆基婴儿配方奶粉。

13.4　生命早期胃肠道菌群与胃肠道疾病

近年来，人们更多关注生命早期出现的 FGID 对肠道微生物群组成或功能的破坏，引起肠-脑轴紊乱，导致有益肠道微生物衍生代谢物（如短链脂肪酸）水平的降低、微生物不良代谢产物［包括三甲胺、硫化氢、氨基酸代谢产物（如对甲酚硫酸盐和苯乙酸）和次级胆汁酸（如脱氧胆酸）］量的增加，引起肠道微生态失调，而这些可能与成年期罹患多种慢性病的风险增加有关[8,72]。

13.4.1　肠-脑轴紊乱

2016 年 Rome-IV 改变了 FGID 的定义，将其重新命名为肠脑相互作用紊乱（disorders of gut-brain interaction, DGBI）[73]。中枢神经系统（central nervous system, CNS）和肠神经系统（enteric nervous system, ENS）之间的连接被称为肠-脑轴（gut-brain axis, GBA）。它使大脑和胃肠道通过神经（自主神经系统的交感和副交感分支）、神经内分泌（下丘脑-垂体轴）、免疫（细胞因子）和体液通路在中枢神经系统和 ENS 之间进行双向通信（交流）[74]。

任何心理或生理上的压力源都可以破坏 GBA，从而改变正常的胃肠道功能，通常见于功能性消化不良（functional dyspepsia, FD）。GBA 的改变可以通过两种方式发生：①从肠道到大脑，如食物中过敏原的刺激；②从大脑到肠道，如经历的精神压力作用。下丘脑受到边缘系统（其主要功能是调节情绪）的影响，从而在面对心理压力时改变下丘脑-垂体轴（hypothalamus-pituitary axis, HPA），从而改变 GBA。同样，肠道面对任何生理压力时，如过敏原或感染的情况下，都会触发免疫反应，从而改变肠-脑轴。肠道微生物群也通过迷走神经通路与中枢神经系统相互作用，其任何干扰都可能导致 GBA（也称为微生物-肠-脑轴）的失调[75]。

肠道菌群与宿主之间的微调和相互作用以及肠-脑轴的稳态，对于支持宿主整个生命周期的生理学和免疫力以及远期健康状况是非常重要的[76]。生命早期发生的 FGID，由于长期使用药物和／或进食受限导致营养不良以及两者之间的相互作用，引起肠-脑轴紊乱，可能加剧肠道微生物群的组成破坏和微生态功能的紊乱。这种情况也称为生态失调障碍，被认为可能是成年时慢性疾病发生发展的基础[77-78]。

13.4.2　肠道微生物有害代谢产物

肠道微生物的有害代谢产物，如三甲胺（trimethylamine, TMA）和氧化三甲胺（trimethylamine *N*-oxide, TMAO）。某些肠道细菌从膳食胆碱、左旋肉碱、甘氨酸和甜菜碱中产生 TMA，大部分 TMA 被肝脏中的黄素单加氧酶氧化成 TMAO，TMAO 具有促炎作用[79-81]。

微生物的氨基酸代谢产物也会影响宿主，如 L-色氨酸和 L-酪氨酸的微生物代谢分别产生吲哚和对甲酚，在肝脏中可进一步代谢为吲哚基硫酸盐和对甲酚硫酸盐，而硫酸吲哚酚是一种心脏毒素[82]；苯丙氨酸代谢产生的苯乙酸可在肝脏中转化为苯乙酰谷氨酰胺，这是一种与不良心血管事件相关的代谢产物[83]。

肠道微生物群可增加内源性乙醇的产生，乙醇引起氧化应激反应。乙醇主要在肝脏中代谢为乙酸盐，提供乙酰辅酶 A 的来源，驱动从头生成脂肪，从而促进脂肪变性[84]。

动物实验模型结果显示，给动物进食可使肠道微生物群产生更多脱氧胆酸（deoxycholic acid, DCA）的饲料，可引起小鼠肥胖并加剧了肝癌的发展。在这些肥胖小鼠中富集产生次级胆汁酸的梭状芽孢杆菌簇XI和XIV，通过抗生素治疗或抑制将胆汁酸代谢为 DCA 的酶 7α-脱羟化酶，逆转了表型，DCA 通过加速细胞衰老而促致瘤[8]。

13.5　展望

由于基于症状诊断的 FGID，通常无法准确估计儿童中的患病率，同样也可能忽视或低估了功能性胃肠疾病的危害。尽管已经提出了功能性胃肠疾病的许多发生机制，但它们在症状产生中的确切作用机制尚不清楚。提出的大多数病理生理机制在很大程度上是基于假定的理论，而不是来自确切的科学证据。

尽管有相当多的证据表明，食物摄入是短期内 FGID 发展的主要诱发因素，但缺乏长期数据。均衡膳食和适当的膳食干预也可以缓解 FGID，但需要更多关注婴幼儿 FGID 长期预后的数据。未来的研究应集中于生命早期营养因素影响功能性胃肠疾病的机制，明确影响胃肠道功能的营养因素和早期干预效果；集中于膳食干预和预防 FGID 发展的策略和措施上，进一步探讨宏量营养素的作用；非纯母乳喂养的婴儿中，深度水解蛋白是否与降低 FGID 的发生率有关以及益生菌和益生元在预防和控制功能性胃肠疾病中的作用；需要更全面了解长期 FGID 状态导致的肠道细菌副产物对成年时慢性病发生发展和 / 或治疗反应产生的潜在有害影响[85]，肠道菌群不仅导致或延续某些疾病发生（如肥胖、心血管疾病、肿瘤、牙周炎等疾病），还会损害治疗效果。因此，应深入探讨将肠道细菌副产物作为生物标志物，更好地用于诊断或预测疾病的干预和治疗效果[86]。为了使婴儿配方奶喂养婴儿的胃肠道微生物组更接近母乳喂养婴儿的胃肠道微生物组，降低功能性胃肠疾病的发病率，仍需要深入研究婴儿配方奶粉中添加的低聚糖和益生菌的组成和适宜比例。

（董彩霞）

参考文献

[1] Durcan C, Hossain M, Chagnon G, et al. Mechanical experimentation of the gastrointestinal tract: a systematic review. Biomech Model Mechanobiol, 2024, 23(1): 23-59.

[2] Vandenplas Y, Abkari A, Bellaiche M, et al. Prevalence and health outcomes of functional gastrointestinal symptoms in infants from birth to 12 months of age. J Pediatr Gastroenterol Nutr, 2015, 61(5): 531-537.

[3] Vandenplas Y. Algorithms for common gastrointestinal disorders. J Pediatr Gastroenterol Nutr, 2016, 63 (Suppl 1): S38-S40.

[4] Indrio F, Di Mauro A, Di Mauro A, et al. Prevention of functional gastrointestinal disorders in neonates: clinical and socioeconomic impact. Benef Microbes, 2015, 6(2): 195-198.

[5] Muhardi L, Aw M M, Hasosah M, et al. A Narrative review on the update in the prevalence of infantile colic, regurgitation, and constipation in young children: implications of the ROME IV criteria. Front Pediatr, 2021 (9): 778747.

[6] Bekem Ö, Günay İ, Çelik F, et al. Interaction of functional gastrointestinal disorders with postpartum conditions related to mother and baby. Turk J Pediatr, 2021, 63(3): 461-470.

[7] Bouchoucha M, Devroede G, Rompteaux P, et al. Clinical and psychological correlates of soiling in adult patients with functional gastrointestinal disorders. Int J Colorectal Dis, 2018, 33(12): 1793-1797.

[8] Tan J, Taitz J, Nanan R, et al. Dysbiotic gut microbiota-derived metabolites and their role in non-communicable diseases. Int J Mol Sci, 2023, 24(20): 15256.

[9] Vernon-Roberts A, Alexander I, Day A S. Systematic review of pediatric functional gastrointestinal disorders(Rome IV criteria). J Clin Med, 2021, 10(21): 5087.

[10] Huang Y, Tan S Y, Parikh P, et al. Prevalence of functional gastrointestinal disorders in infants and young children in China. BMC Pediatr, 2021, 21(1): 131.

[11] Van Tilburg M A, Hyman P E, Walker L, et al. Prevalence of functional gastrointestinal disorders in infants and toddlers. J Pediatr, 2015, 166(3): 684-689.

[12] NCD Risk Factor Collaboration(NCD-RisC). Trends in adult body-mass index in 200 countries from 1975 to 2014: a pooled analysis of 1698 population-based measurement studies with 19.2 million participants. Lancet, 2016, 387(10026): 1377-1396.

[13] Robin S G, Keller C, Zwiener R, et al. Prevalence of pediatric functional gastrointestinal disorders utilizing the Rome IV criteria. J Pediatr, 2018 (195): 134-139.

[14] Nelson S P, Chen E H, Syniar G M, et al. Prevalence of symptoms of gastroesophageal reflux during infancy. A pediatric practice-based survey. Pediatric Practice Research Group. Arch Pediatr Adolesc Med, 1997, 151(6): 569-572.

[15] Hyman P E, et al. Childhood functional gastrointestinal disorders: neonate/toddler. Gastroenterology, 2016, 130: 1519-1526.

[16] Vandenplas Y, Rudolph C D, Di Lorenzo C, et al. Pediatric gastroesophageal reflux clinical practice guidelines: joint recommendations of the North American Society for Pediatric Gastroenterology, Hepatology, and Nutrition(NASPGHAN)and the European Society for Pediatric Gastroenterology, Hepatology, and Nutrition (ESPGHAN). J Pediatr Gastroenterol Nutr, 2009, 49(4): 498-547.

[17] Meunier L, Garthoff J A, Schaafsma A, et al. Locust bean gum safety in neonates and young infants: an integrated review of the toxicological database and clinical evidence. Regul Toxicol Pharmacol, 2014, 70(1): 155-169.

[18] Vandenplas Y, Benninga M, Broekaert I, et al. Functional gastro-intestinal disorder algorithms focus on early recognition, parental reassurance and nutritional strategies. Acta Paediatr, 2016, 105(3): 244-252.

[19] Vandenplas Y, De Greef E. Extensive protein hydrolysate formula effectively reduces regurgitation in infants with positive and negative challenge tests for cow's milk allergy. Acta Paediatr, 2014, 103(6): e243-e250.

[20] Indrio F, Di Mauro A, Riezzo G, et al. Prophylactic use of a probiotic in the prevention of colic, regurgitation, and functional constipation: a randomized clinical trial. JAMA Pediatr, 2014, 168(3): 228-233.

[21] Koppen I J N, Vriesman M H, Saps M, et al. Prevalence of functional defecation disorders in children: a systematic review and meta-analysis. J Pediatr, 2018 (198): 121-130, e126.

[22] Tran D L, Sintusek P. Functional constipation in children: what physicians should know. World J Gastroenterol, 2023, 29(8): 1261-1288.

[23] Chew K S, Em J M, Koay Z L, et al. Low prevalence of infantile functional gastrointestinal disorders (FGIDs) in a multi-ethnic Asian population. Pediatr Neonatol, 2021, 62(1): 49-54.

[24] Ferreira-Maia A P, Matijasevich A, Wang Y P. Epidemiology of functional gastrointestinal disorders in infants and toddlers: a systematic review. World J Gastroenterol, 2016, 22(28): 6547-6558.

[25] Rajindrajith S, Devanarayana N M, Benninga M A. Childhood constipation: Current status, challenges, and future perspectives. World J Clin Pediatr, 2022, 11(5): 385-404.

[26] Asakura K, Todoriki H, Sasaki S. Relationship between nutrition knowledge and dietary intake among primary school children in Japan: Combined effect of children's and their guardians' knowledge. J Epidemiol, 2017, 27(10): 483-491.

[27] Park M, Bang Y G, Cho K Y. Risk factors for functional constipation in young children attending daycare centers. J Korean Med Sci, 2016, 31(8): 1262-1265.

[28] Borrelli O, Barbara G, Di Nardo G, et al. Neuroimmune interaction and anorectal motility in children with food allergy-related chronic constipation. Am J Gastroenterol, 2009, 104(2): 454-463.

[29] El-Hodhod M A, Younis N T, Zaitoun Y A, et al. Cow's milk allergy related pediatric constipation: appropriate time of milk tolerance. Pediatr Allergy Immunol, 2010, 21(2 Pt 2): e407-e412.

[30] de Meij T G, de Groot E F, Eck A, et al. Characterization of microbiota in children with chronic functional constipation. PLoS One, 2016, 11(10): e0164731.

[31] Zoppi G, Cinquetti M, Luciano A, et al. The intestinal ecosystem in chronic functional constipation. Acta Paediatr, 1998, 87(8): 836-841.

[32] Williams C L, Bollella M, Wynder E L. A new recommendation for dietary fiber in childhood. Pediatrics, 1995, 96(5 Pt 2): 985-988.

[33] Tabbers M M, Benninga M A. Constipation in children: fibre and probiotics. BMJ Clin Evid, 2015, 2015: 0303.

[34] Tabbers M M, DiLorenzo C, Berger M Y, et al. Evaluation and treatment of functional constipation in infants and children: evidence-based recommendations from ESPGHAN and NASPGHAN. J Pediatr Gastroenterol Nutr, 2014, 58(2): 258-274.

[35] Wojtyniak K, Szajewska H. Systematic review: probiotics for functional constipation in children. Eur J Pediatr, 2017, 176(9): 1155-1162.

[36] Kiefte-de Jong J C, Escher J C, Arends L R, et al. Infant nutritional factors and functional constipation in childhood: the Generation R study. Am J Gastroenterol, 2010, 105(4): 940-945.

[37] Søndergaard C, Skajaa E, Henriksen T B. Fetal growth and infantile colic. Arch Dis Child Fetal Neonatal Ed, 2000, 83(1): F44-F47.

[38] Baldassarre M E, Di Mauro A, Salvatore S, et al. Birth weight and the development of functional gastrointestinal disorders in infants. Pediatr Gastroenterol Hepatol Nutr, 2020, 23(4): 366-376.

[39] Milidou I, Søndergaard C, Jensen M S, et al. Gestational age, small for gestational age, and infantile colic. Paediatr Perinat Epidemiol, 2014, 28(2): 138-145.

[40] Iacovou M, Ralston R A, Muir J, et al. Dietary management of infantile colic: a systematic review. Matern Child Health J, 2012, 16(6): 1319-1331.

[41] Iacono G, Merolla R, D'Amico D, et al. Gastrointestinal symptoms in infancy: a population-based prospective study. Dig Liver Dis, 2005, 37(6): 432-438.

[42] Hill D J, Hosking C S. Infantile colic and food hypersensitivity. J Pediatr Gastroenterol Nutr, 2000, 30(Suppl):S67-S76.

[43] Dupont C, Rivero M, Grillon C, et al. Alpha-lactalbumin-enriched and probiotic-supplemented infant formula in infants with colic: growth and gastrointestinal tolerance. Eur J Clin Nutr, 2010, 64(7): 765-767.

[44] Chau K, Lau E, Greenberg S, et al. Probiotics for infantile colic: a randomized, double-blind, placebo-controlled trial investigating Lactobacillus reuteri DSM 17938. J Pediatr, 2015, 166(1): 74-78.

[45] de Weerth C, Fuentes S, de Vos W M. Crying in infants: on the possible role of intestinal microbiota in the development of colic. Gut Microbes, 2013, 4(5): 416-421.

[46] Pärtty A, Kalliomäki M, Wacklin P, et al. A possible link between early probiotic intervention and the risk of neuropsychiatric disorders later in childhood: a randomized trial. Pediatr Res, 2015, 77(6): 823-828.

[47] Bode L. Human milk oligosaccharides: every baby needs a sugar mama. Glycobiology, 2012, 22(9): 1147-1162.

[48] Savino F, Ceratto S, Opramolla A, et al. Coliforms and infant colic: fish analysis of fecal samples of breastfed and formula fed infants. Journal of Paediatric Gastroenterology and Nutrition, 2013, 56(2): 472.

[49] Sung V, Hiscock H, Tang M L, et al. Treating infant colic with the probiotic Lactobacillus reuteri: double blind, placebo controlled randomised trial. BMJ, 2014, 348(7952): 14.

[50] Urbańska M, Szajewska H. The efficacy of Lactobacillus reuteri DSM 17938 in infants and children: a review of the current evidence. Eur J Pediatr, 2014, 173(10): 1327-1337.

[51] Roos S, Dicksved J, Tarasco V, et al. 454 pyrosequencing analysis on faecal samples from a randomized DBPC trial of colicky infants treated with Lactobacillus reuteri DSM 17938. PLoS One, 2013, 8(2): e56710.

[52] Gibson G R, Roberfroid M B. Dietary modulation of the human colonic microbiota: introducing the concept of prebiotics. J Nutr, 1995, 125(6): 1401-1412.

[53] Vandenplas Y, Cruchet S, Faure C, et al. When should we use partially hydrolysed formulae for frequent gastrointestinal symptoms and allergy prevention? Acta Paediatr, 2014, 103(7): 689-695.

[54] Savino F, Palumeri E, Castagno E, et al. Reduction of crying episodes owing to infantile colic: a randomized controlled study on the efficacy of a new infant formula. Eur J Clin Nutr, 2006, 60(11): 1304-1310.

[55] Guandalini S, Cernat E, Moscoso D. Prebiotics and probiotics in irritable bowel syndrome and inflammatory bowel disease in children. Benef Microbes, 2015, 6(2): 209-217.

[56] Devanarayana N M, Rajindrajith S, Pathmeswaran A, et al. Epidemiology of irritable bowel syndrome in children and adolescents in Asia. J Pediatr Gastroenterol Nutr, 2015, 60(6): 792-798.

[57] Devanarayana N M, Adhikari C, Pannala W, et al. Prevalence of functional gastrointestinal diseases in a cohort of Sri Lankan adolescents: comparison between Rome II and Rome III criteria. J Trop Pediatr, 2011, 57(1): 34-39.

[58] Devanarayana N M, Mettananda S, Liyanarachchi C, et al. Abdominal pain-predominant functional gastrointestinal diseases in children and adolescents: prevalence, symptomatology, and association with emotional stress. J Pediatr Gastroenterol Nutr, 2011, 53(6): 659-665.

[59] Dong L, Dingguo L, Xiaoxing X, et al. An epidemiologic study of irritable bowel syndrome in adolescents and children in China: a school-based study. Pediatrics, 2005, 116(3): e393-e396.

[60] Karabulut G S, Beşer O F, Erginöz E, et al. The incidence of irritable bowel syndrome in children using the Rome III criteria and the effect of trimebutine treatment. J Neurogastroenterol Motil, 2013, 19(1): 90-93.

[61] Lovell R M, Ford A C. Global prevalence of and risk factors for irritable bowel syndrome: a meta-analysis. Clin Gastroenterol Hepatol, 2012, 10(7): 712-721, e714.

[62] Drossman D A, Camilleri M, Mayer E A, et al. AGA technical review on irritable bowel syndrome. Gastroenterology, 2002, 123(6): 2108-2131.

[63] Karunanayake A, Rajindrajith S, Devanarayana N. Impact of early life events (ELE) and family dynamics for developments of abdominal pain predominate functional gastrointestinal disorders (AP-FGIDs) in 5-12 age group. Conference: ANMA & JSNM Joint Meeting 2017, Nakanoshima, Kita-ku, Osaka, 530-0005 Japan.

[64] Saps M, Lu P, Bonilla S. Cow's-milk allergy is a risk factor for the development of FGIDs in children. J Pediatr Gastroenterol Nutr, 2011, 52(2): 166-169.

[65] Barrett J S, Gearry R B, Muir J G, et al. Dietary poorly absorbed, short-chain carbohydrates increase delivery of water and fermentable substrates to the proximal colon. Aliment Pharmacol Ther, 2010, 31(8): 874-882.

[66] Chumpitazi B P, Cope J L, Hollister E B, et al. Randomised clinical trial: gut microbiome biomarkers are associated with clinical response to a low FODMAP diet in children with the irritable bowel syndrome. Aliment Pharmacol Ther, 2015, 42(4): 418-427.

[67] Lee K N, Lee O Y. Intestinal microbiota in pathophysiology and management of irritable bowel syndrome. World J Gastroenterol, 2014, 20(27): 8886-8897.

[68] Enck P, Aziz Q, Barbara G, et al. Irritable bowel syndrome. Nat Rev Dis Primers, 2016, 2:16014.

[69] Shin S P, Choi Y M, Kim W H, et al. A double blind, placebo-controlled, randomized clinical trial that breast milk derived-Lactobacillus gasseri BNR17 mitigated diarrhea-dominant irritable bowel syndrome. J Clin Biochem Nutr, 2018, 62(2): 179-186.

[70] Murakami K, Habukawa C, Nobuta Y, et al. The effect of Lactobacillus brevis KB290 against irritable bowel syndrome: a placebo-controlled double-blind crossover trial. Biopsychosoc Med, 2012, 6(1): 16.

[71] Gong L, Liu F, Liu J, et al. Dietary fiber (oligosaccharide and non-starch polysaccharide) in preventing

and treating functional gastrointestinal disorders - Challenges and controversies: a review. Int J Biol Macromol, 2023, 258(Pt 1): 128835.

[72] Marques F Z, Nelson E, Chu P Y, et al. High-fiber diet and acetate supplementation change the gut microbiota and prevent the development of hypertension and heart failure in hypertensive mice. Circulation, 2017, 135(10): 964-977.

[73] Drossman D A. Functional gastrointestinal disorders: history, pathophysiology, clinical features and Rome IV. Gastroenterology, 2016, 150(6): 1262-1279.

[74] Carabotti M, Scirocco A, Maselli M A, et al. The gut-brain axis: interactions between enteric microbiota, central and enteric nervous systems. Ann Gastroenterol, 2015, 28(2): 203-209.

[75] Black C J, Drossman D A, Talley N J, et al. Functional gastrointestinal disorders: advances in understanding and management. Lancet, 2020, 396(10263): 1664-1674.

[76] Ghosh T S, Shanahan F, O'Toole P W. The gut microbiome as a modulator of healthy ageing. Nat Rev Gastroenterol Hepatol, 2022, 19(9): 565-584.

[77] Tan J K, Macia L, Mackay C R. Dietary fiber and SCFAs in the regulation of mucosal immunity. J Allergy Clin Immunol, 2023, 151(2): 361-370.

[78] McKenzie C, Tan J, Macia L, et al. The nutrition-gut microbiome-physiology axis and allergic diseases. Immunol Rev, 2017, 278(1): 277-295.

[79] Saaoud F, Liu L, Xu K, et al. Aorta- and liver-generated TMAO enhances trained immunity for increased inflammation via ER stress/mitochondrial ROS/glycolysis pathways. JCI Insight, 2023, 8(1):e158183.

[80] Seldin M M, Meng Y, Qi H, et al. Trimethylamine N-oxide promotes vascular inflammation through signaling of mitogen-activated protein kinase and nuclear factor-kappaB. J Am Heart Assoc, 2016, 5(2):e002767.

[81] Dai X, Hou H, Zhang W, et al. Microbial metabolites: critical regulators in NAFLD. Front Microbiol, 2020, 11:567654.

[82] Opdebeeck B, Maudsley S, Azmi A, et al. Indoxyl sulfate and p-cresyl sulfate promote vascular calcification and associate with glucose intolerance. J Am Soc Nephrol, 2019, 30(5): 751-766.

[83] Nemet I, Saha P P, Gupta N, et al. A Cardiovascular disease-linked gut microbial metabolite acts via adrenergic receptors. Cell, 2020, 180(5): 862-877, e822.

[84] Martino C, Zaramela L S, Gao B, et al. Acetate reprograms gut microbiota during alcohol consumption. Nat Commun, 2022, 13(1): 4630.

[85] Simpson R C, Shanahan E R, Batten M, et al. Diet-driven microbial ecology underpins associations between cancer immunotherapy outcomes and the gut microbiome. Nat Med, 2022, 28(11): 2344-2352.

[86] Coker O O, Liu C, Wu W K K, et al. Altered gut metabolites and microbiota interactions are implicated in colorectal carcinogenesis and can be non-invasive diagnostic biomarkers. Microbiome, 2022, 10(1): 35.

第 14 章

遏制人群慢性病上升态势的 "双零战略" 建议

慢性非传染性疾病（简称慢性病，non-communicable chronic diseases，NCDs）已经成为严重威胁我国居民健康和生存质量的一类疾病，也是影响国民经济社会发展的重大公共卫生问题。随着我国人口老龄化进程加剧，由 NCDs 所带来的经济负担将会进一步加重。NCDs 的防控已经成为健康中国建设的一大核心任务。国务院办公厅《中国防治慢性病中长期规划（2017—2025 年）》指出，NCDs 发病、患病和死亡人数不断增多，群众 NCDs 疾病负担日益沉重。未来 20 年将是我国改善国民营养与健康状况和遏制 NCDs 上升态势的关键时期，随着人们对疾病与健康认知的不断提高和观念的转变，更依赖于疾病早期的精准个性化指导或营养干预来维持其良好的健康状态。因此，应从零岁开始精准地个性化营养和从零岁开始 NCDs 预防，即 "双零战略" 或 "双零预防战略"（即 NCDs 的零岁预防和零级预防），这将有助于实现我国新时代的健康目标，为落实健康中国的目标提供更完善的措施和方案 [1]，促使从重 "疾病治疗" 向 "健康预防" 的根本转变。

14.1 我国人群 NCDs 发展态势

世界卫生组织关于 NCDs 的概念，即主要由生活方式和环境因素造成、起病隐匿、病程长且病情迁延不愈、缺乏确切的非传染性生物病因证据的一组疾病，主要包括心血管疾病、癌症、慢性呼吸系统疾病、糖尿病、非酒精性肝病、慢性肾病、骨质疏松等[2]。相关的研究证实：NCDs 已经成为影响老年人生存质量及致死的重要原因[3]。

14.1.1 我国人群 NCDs 患病率

近年来，随着人类疾病谱的变化，NCDs 已成为导致居民健康预期寿命损失、因病致贫及返贫的主要疾病[4]，是我国人群最主要的死亡原因，也是影响社会经济发展的重要公共卫生问题。在 2019 年的中国居民死因监测报告中，全人群 NCDs 死亡人数已占到前 10 位死因总死亡人数的 88.46%[5]；65 岁以上人群 NCDs 死亡人数已占到总死亡人数的 91.31%[6]；造成的疾病负担占总疾病负担的 70% 以上[7]。

例如，根据 1992 年、2002 年、2012 年和 2015 年我国 4 次 NCDs 监测数据[8-10]，20 多年间，我国 18 岁及以上人群超重率、肥胖率显著上升，城乡居民存在相同的变化趋势，如图 14-1 所示。已知肥胖将增加患代谢性疾病的风险，影响生存质量和缩短寿命。基于 2015 年全国居民营养与健康状况监测报告[11]，我国 18 岁及以上居民血脂平均水平和血脂异常患病率均显著高于 2012 年的水平；成人高胆固醇血症、高甘油三酯血症、高 LDL-C 血症和低 HDL-C 血症患病率分别为 5.8%、15.0%、7.2% 和 24.9%；然而，居民对血脂异常的知晓率和治疗率仍处于较低水平，分别为 11.1% 和 6.9%。与 2012 年的全国监测数据相比，18 岁以上各个人群

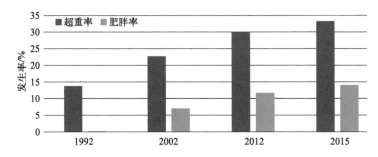

图 14-1　1992 ~ 2015 年我国 18 岁及以上人群超重率和肥胖率变化趋势
改编自全国居民营养与健康状况监测报告[8-11]

的平均收缩压和舒张压均有不同程度升高。我国城乡地区居民 NCDs 患病流行加剧的态势将会对整个经济发展和人群体质产生不良影响。

14.1.2 人口快速老龄化助推 NCDs 发生率持续升高

人口老龄化问题被公认为 21 世纪重大世界性社会问题之一，而我国目前已成为世界老年人口规模最大的国家，也是老龄化速度最快的国家之一。据 2020 年第 7 次全国人口普查结果，我国 60 岁及以上人口已达 2.64 亿，占总人口的 18.70%；65 岁及以上人口为 1.91 亿，占 13.50%[12]；老年人口高龄化趋势明显，80 周岁及以上高龄老人正以每年 5% 的速度递增，预计到 2040 年 80 周岁及以上高龄老人将增加到 7400 多万人；60 周岁及以上老年人口占总人口的比例将超过 28%，65 周岁及以上老年人口占总人口的比例将超过 20%。2030 ～ 2050 年被认为是中国人口老龄化最严峻时期。随着老年人年龄的增长，活动能力降低，免疫力下降，易受多种 NCDs 困扰，不仅治愈率低、病程长，而且需要长期的医疗照护；老年人群中心血管疾病、肿瘤、慢性阻塞性肺疾病和糖尿病的患病率高，且有 3/4 的老年人不止患一种 NCDs[13]，这种变化给有限的医疗资源配置带来巨大压力 [14-15]。

14.1.3 公共经费和疾病负担增加

伴随人口老龄化问题日益严峻，老年人群的疾病负担问题也随之加重。目前我国的疾病负担以 NCDs 为主 [16-17]，其导致的死亡人数占总死亡人数的 86.6%，其疾病负担占总疾病负担约 70%[18]，老年 NCDs 患者的直接经济负担长期增加，未来医疗资源将有近 50% 的比例用于老年人群 [19-20]。

我国老龄化社会的主要特征是老年人的 NCDs 患病率呈上升趋势，NCDs 病程长且无法治愈，中国 2.02 亿老年人口中有超过 100 万人至少患有一种慢性疾病 [21]，老年人同时患有多种 NCDs 的情况日趋严重 [22]，导致疾病负担逐年递增 [23]。

NCDs 患者往往会患有两种及以上 NCDs[24-26]，即 NCDs 的共病现象在我国 NCDs 患病群体中普遍存在 [27]，NCDs 共病已经成为我国老年人身心健康和生命安全的主要威胁，不仅导致不良健康结局风险高 [28-29]，还消耗更多的公共卫生保健资源 [30]，降低患者生命质量 [31-32]。近年来的调查结果显示我国老年人群中共病的比例大幅提高，由 2011 年的 43.68% 升至 2018 年的 55.66%，年均提高 1.7 个百分点；同时患 4 种及以上 NCDs 的人群占比在 2018 年达到 14.33%，为历年最高水平。NCDs 共病进一步推高了患者的致残率和死亡率，增加了患者的住院时间和医疗支出，降低了 NCDs 的预后效果，给 NCDs 的管理带来了前所未有的挑战 [33-34]。

因此对人群的 NCDs 综合防控工作应提前到零岁，以降低或延缓 NCDs 的发生，提高老年人的生活质量和缓解公共经费紧张和疾病负担，从而实现健康老龄化的目标。

14.2 实施"双零战略"的意义

2021 年 3 月发布的《中华人民共和国国民经济和社会发展第十四个五年规划和 2035 年远景目标纲要》指出，要把保障人民健康放在优先发展的战略位置，强化 NCDs 预防、早期筛查和综合干预，构建强大的公共卫生体系 [35]。因此，积极开展 NCDs 防治工作不仅是提升居民幸福水平的必然要求，也是贯彻落实"健康中国"行动的重要抓手。然而，要从根本上遏制人群 NCDs 发病率的持续上升态势，建议应尽快实施 NCDs《双零预防》战略的发展规划，将 NCDs 的预防工作贯穿于全生命周期。

14.2.1 "双零预防"的内涵

"双零战略"的内涵为从零岁（生命最初 1000 天）的精准化营养和零岁预防（未病先防，针对相关危险因素的早期预防），如图 14-2 所示。尝试为生命早期营养相关的研究与促进人类的远期健康和疾病预防提供一个全新的思路。

14.2.1.1 零岁精准营养

生命早期构建的身体组织结构完整性决定其后续的功能优劣和发展潜能，而营养成分是人体组织、器官、细胞结构完整的重要基础，也是决定其功能状态的重要因素。生命早期开始个体的精准营养状况的改善，可永久性地改变或编程身体的结构、功能和新陈代谢，直接或间接地塑造其基因表达，并导致终生的健康结局。因此人体发展潜能的培育应始于生命初期的 1000 天，即从受精卵开始，构建良好的胎儿身体组织结构和体成分，降低不良出生结局，为后续发展潜能的发挥打下坚实良好的基础。

健康和疾病的发育起源概念将一系列围生期暴露（包括营养缺乏和过量 / 过度），生命早期的各种特定敏感时期与生命周期健康结局紧密联系起来。致病因素或 NCDs 的发生发展使人体的组织结构发生了变化，导致相应功能的降低或丧失。进行适宜的营养改善和及时针对性的营养干预，将有助于修复受损的组织或器官，防止机体相应功能的降低，这与传统疾病状态的临床药物治疗机制截然不同，即

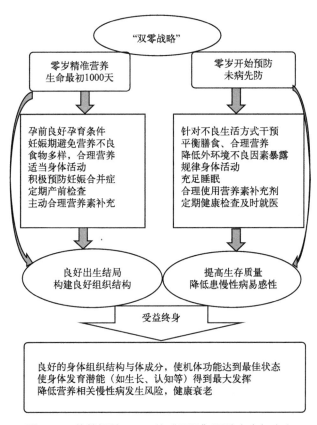

图14-2 营养相关NCDs的"双零"预防内容与意义

早期营养干预的目的是治本，使机体的组织、器官恢复原来的功能状态。

这个时期的养育环境（胎儿期母体营养供给和婴幼儿期喂养方式）和母体的营养状况（孕前、妊娠期和哺乳期）不仅对儿童生长发育潜能的发挥起决定性作用，还将会影响儿童未来发育轨迹和对NCDs的易感性。因此，生命早期充足营养的供给和利用具有重要的生物学意义[36]，而且妊娠期、哺乳期妇女的营养状况改善和婴幼儿期的喂养方式将是干预的重点，这些将对儿童以后的健康状况产生长期影响，包括对NCDs的易感性[36-37]。生命最初1000天是阻止NCDs流行的独特"机遇之窗"。这个时期是人体代谢、免疫和认知功能以及行为和膳食摄入模式程序化最具可塑性的关键时期。在最初的1000天内关注和优先考虑营养改善问题，不仅可以改善个人的健康和生存质量，还可以减少在健康、教育和个体潜能发挥方面的差距[38-39]。因此，生命早期营养改善投入已被证明是社会投资的最大回报。

个性化精准化营养指导的重要意义是要避免对下面这样的人群不适当地应用膳食指南，即他们在遗传学上不同于以往调查用来决定膳食和危险数据的人群。迄今为止，基于目前对有关基因或基因组合信息的了解，还不能确定适用于一般

人群的膳食指南 / 建议是否适用于特定遗传多态性的人群。人群膳食指南的宗旨在于努力保证对大多数人群总的健康效益显著，然而不能忽略其中有些建议可能对某些群体或个体可能出现的副作用或影响。如人群范围预防体重增加的干预可能触发人们对肥胖的恐惧，因而引起青少年女性中追求以瘦为美营养不良的发生率增加。

14.2.1.2　零岁开始预防

零岁开始预防与零岁开始的精准营养相互补充。NCDs 防控已经成为健康中国建设的一大核心任务，随着我国人口老龄化进程加剧，由 NCDs 所带来的经济负担将进一步加重。因此，着眼于未来，应将 NCDs 的预防工作提早到零岁，将有助于改善人群的整体营养与健康状况，提高劳动生产力，遏制公共卫生经费上涨态势。通过开展 NCDs 的零岁预防，降低人群 NCDs 发病率及致残率，可为国家和个人或家庭节省可观的健康和 / 或医疗费用支出。

基于循证医学证据，针对不良生活方式或遗传易感性开展的早期干预，避免危险因素的聚集作用，降低外环境中不良因素的暴露程度（如量和频次）。例如，导致成年时期出现的肥胖、糖耐量受损、胰岛素抵抗和脂质代谢异常以及高血压等危险因素，可能在儿童和青少年时已聚集发生，如长期摄入过多的饱和脂肪和盐，膳食纤维摄入量不足，同时伴随久坐生活 / 工作方式、体力活动减少以及如饮酒和吸烟不健康的生活方式等。其中多数危险因素在一生中持续发挥作用，因此从零岁开始的预防同时也是要阻止多种危险因素的聚集效应，提高生存质量和降低罹患 NCDs 的易感性。

通过实施上述的"双零战略"将会为机体组织结构打下良好的基础（组织构成与体成分），使机体功能达到最佳状态，发育潜能（如儿童的生长、认知与做功能力）达到最大的发挥，将有助于降低成年时罹患 NCDs 的风险。

14.2.2　"双零战略"的理论基础

14.2.2.1　零岁开始精准营养

NCDs 的预防应始于零岁，开始个性化的精准营养，即妊娠期 / 胚胎期的预防，以构建良好的身体组织结构和体成分。在 20 世纪 90 年代，英国流行病学教授 Barker[40] 首先提出了冠心病、糖尿病等成人 NCDs 的胎儿起源假说 [41] 以及后续发展的健康与疾病的发育起源假说 [41] 均提示 NCDs 的发生发展经历了相当长的过程，对其预防开展得越早越好 [41-43]。其中生命最初 1000 天是开始营养干预的最佳窗口期，这个时期的营养不良不仅会影响胎儿的发育和后期发育程序化以及婴幼儿的生长发育潜能的发挥，还将增加成年时患 NCDs 的风险。

　　母亲膳食摄入不足（包括妊娠期膳食状况和体内储备）、母体无法动员和运输足够的营养素或为胎儿输送营养的血管及胎盘途径受损等因素，将会导致胎儿期间发生营养不良。营养不良将会导致缺乏构建高质量器官和组织所需的营养素，使胎儿自身代谢和相关器官的组织结构发生了适应性调节，适应性地降低某些组织器官对营养素的需求，如可能发生通过减缓胎儿生长或优先保证重要器官的营养供给；内分泌系统（特别是调节胎儿生长和成熟的激素）被重新设置，组织器官的营养需求被差异地支持或减少，这种调节将导致包括血管、肾脏、胰腺、肝脏和肺脏等组织和器官在代谢机制上发生永久性改变（由于组织结构的改变），进而演变成某些成人期 NCDs 的基础，增加罹患 2 型糖尿病、冠心病等 NCDs 的易感性，还与某些肿瘤（如乳腺癌）的风险增加有关，如图 14-3 所示。

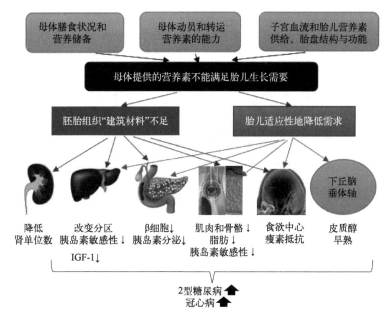

图 14-3　胎儿期营养不良对不同组织和器官发育的影响及与成人 NCDs 的关系

胎儿程序化假说，改编自 Fall，2013[44]

　　营养已经被证明是影响儿童发育轨迹的最重要因素之一，而且营养的影响不仅对早期胚胎发育很重要，还影响之后 NCDs 发生发展轨迹[45]。胎儿期营养不良不仅对机体产生近期和长期不良影响，还存在代际迁移风险，图 14-4 以糖尿病为例说明胎儿期营养对糖尿病风险的代际影响。代际营养不良导致低出生体重和一些不良的后期结局，包括人力资源受损（认知能力和做功能力与工作效率下降）

以及增加患肥胖、糖尿病、高血压病以及缺血性心肌病的风险[46]。出生体重较轻时，儿童期和成年期体重快速增长与增加心肌代谢性疾病的风险有关（左图至右图箭头），并且与妊娠糖尿病有关，妊娠糖尿病会使胎儿暴露于过量能量介导的畸形，这也被认为是增加糖尿病风险的另一个途径。例如，在贫困环境中长大的女孩成为矮个子妇女，有可能生出低出生体重的婴儿，后续她们可能通过在成年时是矮个子而继续循环，因此母亲出生时的体重是预测儿童出生体重的重要因素，而且母亲出生体重低或胎儿生长迟缓与儿童长大后患高血压病、冠心病和脑卒中以及某些癌症等的风险增加有关；后代出生时体重和血压之间有独立关系，某种程度上也与糖尿病有关[42]。

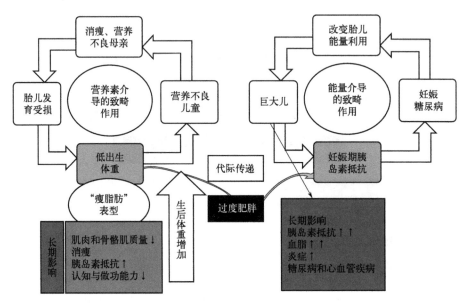

图 14-4 　胎儿营养对糖尿病风险的代际影响

改编自 Fall，2013[44]

14.2.2.2　零岁开始预防

　　NCDs 的预防应始于胚胎期（零岁）。NCDs 的发生发展是个长期演变的过程，除了遗传因素，诸多环境因素与 NCDs 的发生发展也密切相关，NCDs 一旦发生，通常伴随难以修复的组织器官受损，将伴随个体一生。目前临床上药物的使用通常是对症治疗，难以修复已受损的组织器官结构。越来越多的研究结果显示，NCDs 是可预防的，提前进行针对性预防可纠正或延缓其发生发展[2,47]。将传统 NCDs 的三级预防提早到零岁开始（或称为零级预防），与零岁开始的个性化精准营养相呼应，注重早期养成良好的生活方式和膳食习惯、早期发现和改变不良的行为习惯、降低危险因素的暴露；对那些有遗传易感性的个体，利用精准医学手段和循证医学的证据，进行早期针对性干预，可降低或延迟 NCDs 的发生。对于某些 NCDs，找到某一群体易患该种 NCDs 的科学证据，存在的倾向或遗传易感性，及早进行干预，可预防该病或延迟该病的发生。

例如，对于肥胖易感人群的生命早期的喂养方式、辅食添加和良好膳食习惯的养成进行个性化营养干预，结合表型和基因型（单核苷酸多态性）以及社会、环境等多方面因素进行预防 [48]；高血压易感人群的早期干预重点是提倡多吃蔬菜，而且推荐摄入量应高于一般人群；特定基因型高胆固醇血症的预防，需要将个体和亚人群的膳食作为人群总的预防措施的一部分；儿童和青少年时期的较高血压有助于预测成年时罹患高血压的易感性 [36-37]，儿童期较高的血压将引起靶器官的解剖学改变，如动脉弹性降低，心室增大和重量增加等。因此成人高血压的预防和干预（行为干预）应始于儿童时期，包括纠正不健康生活方式，降低膳食总脂肪、饱和脂肪以及胆固醇和盐的摄入量，增加钾摄入量，增加身体活动和减少久坐时间，以及远离不良生活习惯（如饮酒和吸烟）等。零岁开始的预防则是通过早期预防性干预，建立伴随一生的良好健康生活习惯。

14.3 "双零战略"与传统三级预防的关系

传统的疾病三级预防是针对疾病的发生、发展全过程，按病因、临床前期及临床分级分别采取预防措施的总称 [2]。其中，一级预防、二级预防也叫做临床前的预防。

14.3.1 第一级预防

第一级预防也称病因预防或初级预防，是在疾病没有发生之前针对致病因素或危险因素采取的综合性预防措施，也被认为是预防疾病发生和消灭疾病的根本措施，重点在于降低有害因素的暴露程度，增强机体抵抗有害暴露的能力，预防疾病的发生或推迟疾病的发生。

14.3.2 第二级预防

第二级预防是针对疾病发展过程采取的预防措施，即早期发现、早期诊断、早期治疗（三早），是发病期所进行的阻止病程进展、防止蔓延或减缓发展的主要措施。

14.3.3 第三级预防

第三级预防又称临床预防或疾病管理,针对患者病情及时治疗原发病也叫对症治疗,防止病情进一步恶化,预防并发症和伤残,促进其康复,对已丧失劳动力或伤残者促进其身心早日康复的措施。

14.3.4 "双零战略"

双零战略是将前面的三级预防工作拓展到零岁。即从零岁(胚胎期或妊娠期)开始个性化精准营养,尤其是生命最初 1000 天(妊娠期和出生后 2 岁之内),零岁开始预防(未病先防)针对可能导致或增加罹患 NCDs 的危险因素或遗传易感人群生命早期开始进行的干预(图 14-2),全生命周期的预防。上述的"双零战略",利用循证医学的证据,将使个性化的营养干预与 NCDs 预防贯穿于生命全周期[49],包括孕前期、妊娠期和哺乳期妇女、婴幼儿(0 岁到小于 36 月龄)、学龄前儿童(3~6 岁)、学龄儿童(7~14 岁)、青少年(14~17 岁)、成人和老年人,全面落实《健康中国行动(2019—2030)》和《中国防治慢性病中长期规划(2017—2025)》。零岁开始进行精准化干预的目的是阻断 NCDs 的代际迁移;而零岁开始的疾病预防则是生命历程中针对危险因素和易感人群的早期干预,改善体质和营养状态以及应对环境新挑战的能力,降低罹患 NCDs 风险 / 易感性,预防和延缓NCDs 的发生发展(图 14-5)。

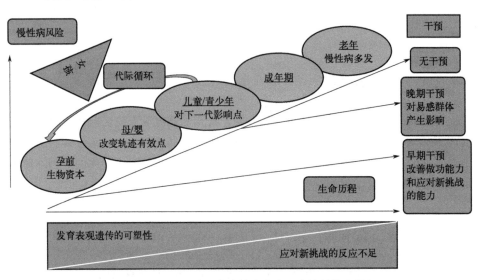

图 14-5 NCDs 预防和治疗的生命全程方法的概念框架

14.3.5 以肥胖为例说明"双零战略"的作用

生命早期的营养状况可永久地改变或编程身体的结构、功能和新陈代谢，直接和间接地塑造其基因表达，并导致终生的健康结局，而且这样的不良健康结局存在代际传递问题。因此适宜的营养干预和/或营养补充，将有助于修复受损的组织或器官，防止机体这种功能的降低。图 14-6 以肥胖为例，图示了母体肥胖的代际循环以及实施"双零战略"在阻断母体肥胖代际循环中的作用。

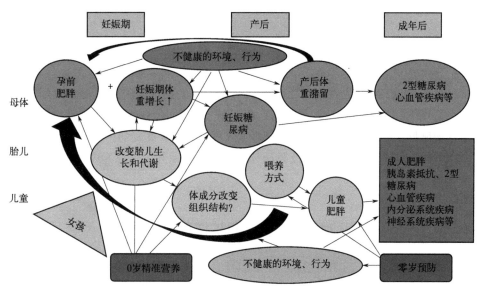

图 14-6 母体肥胖的代际循环

改编自 Gillman[50], 2016

目前，国际上关于生命早期合理营养（如生命最初 1000 天）对改善儿童远期健康和功能以及阻止代际迁移的重要性已经形成广泛共识，在生命早期，孕妇和乳母营养、婴幼儿营养等诸多因素均可通过表观遗传的机制影响基因的表达（零岁预防），最终影响成年期 NCDs 发生发展轨迹和易感性。

14.4 政策性建议

已有越来越多的证据支持实施 NCDs 的"双零战略"，可为所有人创造一个健康的早期生存环境，使机体的发育潜能得以最大限度发挥，预防和延缓 NCDs 的发生和提高老年人的生存质量 [1,46,49,51-54]。

14.4.1　将 NCDs 防控纳入长期发展规划

由于 NCDs 发病周期长、病因复杂、合并症多，防治效果常取决于个体化、精细化的健康管理服务。因此，应根据 NCDs 高发的内因（生活方式及环境因素）和外因（医疗资源和社会资源）制定 NCDs 从预防到治疗的综合服务模式，从战略高度出发，把慢病综合防控工作纳入国民经济发展规划，建立起"政府主导、部门协作、社会参与、全民动员，多元互补，健康有约"的慢病防控长效机制。

14.4.2　NCDs 的预防应贯穿全生命周期

在影响 NCDs 发生发展的因素中，个体的先天条件、所处环境和生活方式均会影响 NCDs 的发病及发展过程；而且许多常见 NCDs 的患病风险始于胎儿期（如肥胖、心血管疾病、糖尿病等）。应根据 NCDs 高发的内因和外因，制订 NCDs 的早期预防模式和营养改善计划，从儿童时期开始重视养成良好健康的生活方式。

14.4.3　提高人群对 NCDs 早期防控的认识

根据国际经验，NCDs 的发生发展是可防可控的，因此提高人群对 NCDs 危害性和早期预防重要性的认知，而且采取措施进行 NCDs 的危险因素预防可起到事半功倍的作用，即如何"未病先防"、推动我国 NCDs 预防的端口前移，将是今后研究的重点。

14.4.4　加强生命过程与 NCDs 危险因素的研究

成人 NCDs 的易感因素除了遗传因素外，还反映了不同生命时期对环境中致损伤性物质的累积暴露程度。然而，一生中这些危险因素对人体的作用通常是缓慢进行的，包括营养不足和营养过剩以及不良的生活方式，而且可能在全生命周期中持续存在。因此，需要重点研究和解决这些因素对全生命过程的影响，包括从基因的微观环境到生存的宏观环境；影响人体健康和膳食的社会和政治事件；对农业和海洋系统影响食物的选择和对食物建议的决定；基因与营养的相互作用以及对疾病易感性的影响。然而，迄今相关的研究有限，尚需要设计完好的试验，全面深入研究生命过程与 NCDs 危险因素的关系。

14.4.5　加强早期营养干预效果研究与精准化营养指导

Brines 等[55]提出，人类生命最初 1000 天的三个阶段具有特殊的脆弱性：胚胎阶段、围生期和哺乳期，其中营养因素发挥了重要作用[52]。在生命最初 1000 天内加强母婴保健服务的重要性：使儿童获得最佳健康、生长和发育的基础[53,55-56]，也是降低成年期罹患营养相关 NCDs 的最佳窗口期[46,51]！生命周期中特殊生理阶段的营养改善，如表 14-1 所示[57]。

表14-1　生命周期中特殊生理阶段的营养改善

阶段	存在主要营养相关问题	营养改善重点
孕前期妇女（-6/-3 ～ 0 个月）	节食、营养不良（消瘦、超重肥胖）、缺铁性贫血、叶酸不足 / 缺乏	培养良好孕育"土壤"，避免不良环境暴露、纠正营养缺乏或过剩、维持健康体重，预防缺铁性贫血，补充叶酸 400μg/d
生命最初 1000 天		
孕妇	妊娠高血压综合征、妊娠糖尿病、缺铁性贫血、增重过多与肥胖、骨软化症、微量营养素缺乏（如叶酸、铁等）	避免消瘦与肥胖、预防微量营养素缺乏（叶酸、铁和维生素 C、钙和维生素 D、维生素 A）、补充 n-3 多不饱和脂肪酸、合理使用妊娠期营养补充品（如妊娠期营养包）
婴儿	不良出生结局（早产、低出生体重、巨大儿等）、母乳性黄疸、奶量不足、患病、生长发育迟缓	6 月龄内纯母乳喂养，之后继续母乳喂养到 2 岁或更长时间，同时及时合理添加辅助食品，在医生指导下合理进行营养补充或添加母乳强化剂，重视良好膳食习惯的培养
幼儿	饮食行为问题、食物过敏与不耐受、营养不良（生长发育迟缓与肥胖、缺铁性贫血、锌、钙、维生素 A 和 D 缺乏或低下）	注意添加辅食的方法、幼儿不喜欢的食物需要重复多次尝试、注意观察新添加辅食后可能出现的不良反应、保证奶量供应、补充辅食营养补充品（营养包）和 / 或维生素 D 400μg/d
学龄前儿童（3 ～ 6/7 岁）	超重肥胖、龋齿、便秘、偏食、挑食、异食癖、维生素 A、维生素 D 等微量营养素缺乏或不足	合理搭配食物，指导规律进行身体活动 / 体育锻炼，必要时给予微量营养素补充，如维生素 A 和维生素 D、铁、锌等，保证奶量供应
学龄儿童 / 儿童青少年（6/7 ～ 17 岁）	不健康饮食行为、生长发育迟缓和消瘦、超重肥胖、缺铁性贫血、维生素 D、钙、铁、锌等微量营养素缺乏	降低不健康食物和饮料可及性（立法或税收）、提高健康食物可及性、提供良好的进餐环境、制定膳食指南提高学龄期儿童对健康食物和肥胖的认知、科学合理应用营养素补充剂
老年人（60 岁及以上）	蛋白质摄入量不足，微量营养素缺乏（叶酸、维生素 D、维生素 B_1、维生素 B_6、维生素 B_{12}、维生素 C、锌、硒、铜等）、饮水不足、肌肉衰减综合征、女性骨质疏松等	增加优质蛋白质（占总蛋白 50%）摄入量，补充叶酸和 n-3 多不饱和脂肪酸，适当增加身体活动，增加维生素 C、维生素 E、类胡萝卜素、硒等抗氧化营养素和大豆异黄酮（女性）的摄入量，在医生指导下常规补充钙和维生素 D

14.4.6 政策导向

为使干预对危险因素流行和社会健康有持续的作用，除了健康教育，从政府方面还需要加强健康促进工作。营造良好的健康环境有助于干预产生的有益效果能够持续发挥作用，例如，通过推广健康的膳食模式/类型、规范食品广告，降低膳食全球化、运动和身体活动普遍减少等促进 NCDs 发生的危险因素的负面影响。同时也可通过对高能量、高脂肪、高盐低营养的食品（包括软饮料）加税等措施，以降低这些食物的消费量和频次。

关注生命最初 1000 天的营养改善全球行动，推动了健康与疾病胚胎起源的研究，尤其重点关注生命早期 1000 天营养改善对后续健康和疾病发生发展轨迹的影响。例如，2010 年 4 月 21 日纽约联合国千年发展目标首脑会议，提出了要在全球推动以改善婴幼儿营养为目的"1000 天行动"。在营养改善行动计划中，从宫内发育（孕妇）直至生后 2 岁的婴幼儿是需要优先考虑的重点干预人群。我国《国民营养计划（2017—2030 年）》中将"生命早期 1000 天营养健康行动"列在"开展重大行动"的首位。因此，改善生命最初 1000 天，改变生命、改变未来！

（荫士安，董彩霞，杨振宇，陈娟）

参考文献 ————————

[1] 刘琰，陈伟. 精准营养新定义：理念与落实. 中华预防医学杂志，2022, 56(2): 151-153.

[2] 李立明，詹思延，叶冬青，等. 流行病学 [M]. 8 版. 北京：人民卫生出版社，2017.

[3] Teng H, Cao Z, Liu J, et al. Health status and burden of health care costs among urban elderly in China. Asia Pac J Public Health, 2015, 27(2 Suppl): S61- S68.

[4] 陈海慧，靳黎明，石雨晴，等. 2015-2019 年焦作市解放区主要慢性病死亡及早死趋势分析. 实用预防医学，2021, 28(10): 1161-1164.

[5] 国务院新闻办公室.《中国居民营养与慢性病状况报告（2020 年）》发布会 图文实录.2020.

[6] 中国疾病预防控制中心慢性非传染性疾病预防控制中心，国家卫生健康委统计信息中心. 中国死因监测数据集 2019. 北京：中国科学技术出版社，2020:10.

[7] 新华社. 2020 年我国老年人口将达到 2.4 亿 慢性病负担重. 2016.

[8] 常继乐，王宇. 中国居民营养与健康状况监测——2010—2013 年综合报告. 北京：北京大学医学出版社，2016.

[9] 王陇德. 中国居民营养与健康状况调查报告之一 2002 综合报告. 北京：人民卫生出版社，2005.

[10] 葛可佑. 90 年代中国人群的膳食与营养状况——儿童青少年分册（1992 年全国营养调查）. 北京：人民卫生出版社，1999.

[11] 赵丽云，丁钢强，赵文华，等. 2015—2017 年中国居民营养与健康状况监测报告. 北京：人民卫生出版社，2022.

[12] 国务院第七次全国人口普查领导小组办公室. 2020 年第七次全国人口普查主要数据. 北京：中国统计出版社，2021.

[13] 王丽敏，陈志华，张梅，等. 中国老年人群慢性病患病状况和疾病负担研究. 中华流行病学杂志，

2019, 40(3): 277-283.

[14] 黄成礼, 庞丽华. 人口老龄化对医疗资源配置的影响分析. 人口与发展, 2011, 17(2): 33-39.

[15] 庞国防, 胡才友, 杨泽. 中国人口老龄化趋势与对策. 中国老年保健医学, 2021, 19(1): 3-5.

[16] 殷鹏, 齐金蕾, 刘韫宁, 等. 2005～2017 年中国疾病负担研究报告. 中国循环杂志, 2019, 34(12): 1145-1154.

[17] 中华人民共和国国家卫生和计划生育委员会. 中国疾病预防控制工作进展（2015 年）. 首都公共卫生, 2015, 9(3): 97-101.

[18] 熊智. 我国慢性病防治面临的挑战与对策. 中国慢性病预防与控制, 2019, 27(9): 720, 封 3.

[19] 杨俭, 李远庆, 陈晓禹, 等. 我国中老年慢性病患者疾病直接经济负担研究. 中国卫生经济, 2019, 38(5): 71-73.

[20] 孟诗迪, 王薇, 殷鹏. 2005 年与 2020 年中国 60 岁及以上老年人 4 类重大慢性疾病负担分析. 中国慢性病预防与控制, 2022, 30(5): 321-326.

[21] 世界卫生组织. 中国老龄化与健康国家评估报告. 日内瓦: 世界卫生组织, 2016:1-2.

[22] Wang J, Xiao L D, He G P, et al. Family caregiver challenges in dementia care in a country with undeveloped dementia services. J Adv Nurs, 2014, 70(6): 1369-1380.

[23] 王红漫. 重视中国老年人群健康状况推进健康老龄化国家战略. 中华流行病学杂志, 2019, 40(3): 259-265.

[24] Fortin M, Bravo G, Hudon C, et al. Prevalence of multimorbidity among adults seen in family practice. Ann Fam Med, 2005, 3(3): 223-228.

[25] 程杨, 杨曹志, 侯洁. 中国中老年人群慢性病现状调查与共病关联分析. 中华疾病控制杂志, 2019, 23(6): 625-629.

[26] 廖显明, 王晓婕. 我国老年人慢性病共病的现状和应对策略. 应用预防医学, 2022, 28(2): 191-194.

[27] 高杨, 平智广, 裴晓婷, 等. 2009 年中国中老年人群慢性病共病现状及相关因素的多重对应分析. 卫生研究, 2020, 49(5): 844-849.

[28] World Helath Organization. The world health report 2008: primary health care -now more than ever. Geneva: World Health Organization, 2008: 1-109.

[29] Arokiasamy P, Uttamacharya U, Jain K, et al. The impact of multimorbidity on adult physical and mental health in low- and middle-income countries: what does the study on global ageing and adult health(SAGE) reveal? BMC Med, 2015 (13): 178.

[30] Bahler C, Huber C A, Brungger B, et al. Multimorbidity, health care utilization and costs in an elderly community-dwelling population: a claims data based observational study. BMC Health Serv Res, 2015, 15: 23.

[31] 赵新月, 郑晓, 薛雅卿, 等. 慢性病对老年人质量调整生命年与经济损失的影响研究. 中国全科医学, 2022, 25(19): 2379-2384.

[32] Fortin M, Dubois M F, Hudon C, et al. Multimorbidity and quality of life: a closer look. Health Qual Life Outcomes, 2007, 5:52.

[33] 郑伟, 韩笑, 吕有吉. 中国人口慢性病的总体状况与群体差异. 社会科学辑刊, 2022, 3: 139-149.

[34] Gu J, Chao J, Chen W, et al. Multimorbidity in the community-dwelling elderly in urban China. Arch Gerontol Geriatr, 2017, 68: 62-67.

[35]《中华人民共和国国民经济和社会发展第十四个五年规划和 2035 年远景目标纲要》. 2021.

[36] Koletzko B, Godfrey K M, Poston L, et al. Nutrition during pregnancy, lactation and early childhood and its implications for maternal and long-term child health: the early nutrition project recommendations. Ann Nutr Metab, 2019, 74(2): 93-106.

[37] Koletzko B, Brands B, Chourdakis M, et al. The power of programming and the early nutrition project: opportunities for health promotion by nutrition during the first thousand days of life and beyond. Ann Nutr Metab, 2014, 64(3-4): 187-196.

[38] Saavedra J M, Dattilom A M. Chapter 1 - Nutrition in the first 1000 days of life: Society's greatest opportunity. Sawston, Cambridge: Woodhead Publishing, 2022.

[39] Berti C, Agostoni C, Davanzo R, et al. Early-life nutritional exposures and lifelong health: immediate and long-lasting impacts of probiotics, vitamin D, and breastfeeding. Nutr Rev, 2017, 75(2): 83-97.

[40] Barker D J. The origins of the developmental origins theory. J Intern Med, 2007, 261(5): 412-417.

[41] Kajee N, Sobngwi E, Macnab A, et al. The developmental origins of health and disease and sustainable development goals: mapping the way forward. J Dev Orig Health Dis, 2018, 9(1): 5-9.

[42] Subcomisión DOHaD - SAP. Developmental origins of health and disease concept: the environment in the first 1000 days of life and its association with noncommunicable diseases. Arch Argent Pediatr, 2020, 118(4): S118-S129.

[43] Di Daniele N. The role of preventive nutrition in chronic non-communicable diseases. Nutrients, 2019, 11(5): 1074.

[44] Fall C H. Fetal malnutrition and long-term outcomes. Nestle Nutr Inst Workshop Ser, 2013, 74: 11-25.

[45] Moreno Villares J M. Nutrition in early life and the programming of adult disease: the first 1000 days. Nutr Hosp, 2016, 33(Suppl 4): S337.

[46] Saavedra J M, Dattilo A M. Chapter 1 - Nutrition in the first 1000 days of life: Society's greatest opportunity. Elsevier, 2022.

[47] Ruthsatz M, Candeias V. Non-communicable disease prevention, nutrition and aging. Acta Biomed, 2020, 91(2): 379-388.

[48] 郭沫汐，陈伟．基于单核苷酸多态性指导的精准营养减重现状及进展．中华预防医学杂志，2022，56(2): 132-138.

[49] 王宇，江华．生命全周期营养与慢性病防治．中华预防医学杂志，2022, 56(2): 154-158.

[50] Gillman M W. Interrupting intergenerational cycles of maternal obesity. Nestle Nutr Inst Workshop Ser, 2016, 85: 59-69.

[51] Hildreth J R, Vickers M H, Buklijas T, et al. Understanding the importance of the early-life period for adult health: a systematic review. J Dev Orig Health Dis, 2023,14(2): 166-174.

[52] Mameli C, Mazzantini S, Zuccotti G V. Nutrition in the First 1000 Days: The Origin of Childhood Obesity. Int J Environ Res Public Health, 2016, 13(9): 838.

[53] Indrio F, Dargenio V N, Marchese F, et al. The importance of strengthening mother and child health services during the first 1000 days of life: the foundation of optimum health, growth and development. J Pediatr, 2022 (245): 254-256, e250.

[54] Dean S V, Imam A M, Lassi Z S, et al. Importance of intervening in the preconception period to impact pregnancy outcomes. Nestle Nutr Inst Workshop Ser, 2013, 74: 63-73.

[55] Brines J, Rigourd V, Billeaud C. The First 1000 Days of Infant. Healthcare(Basel), 2022, 10(1): 106.

[56] Georgiadis A, Penny M E. Child undernutrition: opportunities beyond the first 1000 days. Lancet Public Health, 2017, 2(9): e399.

[57] 杨月欣，葛可佑．中国营养科学全书：下册．2 版．北京：人民卫生出版社，2019.

第15章

膳食数据收集方法

随着营养与健康以及膳食与营养相关慢性病关系研究的深入，膳食模式和营养素摄入量对人群营养与健康/疾病的影响受到越来越多的关注[1-4]。全球范围内已经认识到膳食是各种非传染性疾病的主要可改变风险因素，这意味着膳食状况的评价和确定膳食目标是至关重要的。为了解不同地区、不同生活条件下人群的长期膳食习惯、日常摄取食物种类和数量、每日从膳食中摄取各种营养素或其他具有生物学功能食物成分（植物化合物）的量以及这些因素与营养相关慢性病的关系，研究者们设计与此相关的调查时，需要考虑选择采用何种膳食调查方法才能获得个体或群体更多更真实可靠的食物消费量或摄入量数据。近年来，随着数据收集/采集方法的进步（计算机辅助、互联网）、辅助调查工具（如仿真食物模型和图谱）和人工智能的应用[5-8]，膳食调查方法学研究已经取得了一定进展。本文基于我国居民的膳食和膳食调查的特点，综述了目前常用的膳食调查方法、其各自优缺点以及这些方法的准确性与可靠性和研究展望等。

15.1 膳食调查方法

目前常用的膳食调查方法大致可分成两大类：（1）前瞻性膳食调查方法，记录现在食物摄入量的方法；（2）回顾性膳食调查方法，回顾过去 24 小时或一定时间内的食物摄入量的方法。常用的膳食调查特点汇总于表 15-1。

表 15-1　常用的膳食调查的特点

指标	内容	特点
观察对象	个体	获得单一食物摄入量
	家庭（入户）	获得家庭每个成员的食物摄入量
	群体或团体	获得群体食物摄入量
采用方法	记账法包括几天、几个月	随着调查时间的延长，依从性降低
	互联网（电子信箱）	通常难以采用随机抽样调查
	观察	增加调查的可靠性
询问方式	面对面	方便交流，互动
	电话 / 电子信箱 / 微信等	费用低
	计算机程序化	降低调查时逻辑错误，数据处理快
	录像（video）	辅助调查，提高调查结果的可靠性
	称重	适用于小样本调查，重点准确性
调查时间范围	过去摄入量	不适合 7 岁以下儿童和 ≥ 75 岁老年人
	最近一段时间的摄入量	不局限于调查日，连续数日
	日常摄入量（习惯）	了解通常情况下的膳食情况
	目前（24 小时、连续 3 天或以上）	局限于调查时的 24 小时或连续 3 天
估计食物摄入量	称重法-记账法	利用食物成分数据库计算营养成分
	称重法-双份饭法	化学分析或食物成分数据库
	估计法（利用食物模型或当地最常食用的食物）	增进调查结果的可靠性
计算营养素摄入量	营养成分数据库	可能存在低估或高估摄入量，存在估计偏移，尤其那些受地域环境影响的微量营养素，如低硒、氟与高硒、氟地区等
	直接化学分析法	工作量大、分析成本高，仅适用于小样本或专项调查

15.1.1　记录现在食物摄入量的方法

记录现在食物消费量或摄入量的方法，即前瞻性膳食调查方法，包括称重法、记账法和直接化学分析法。

15.1.1.1　称重法

称重法（weighing method）可用于团体、家庭及个人的膳食调查。如果是针对群体的膳食调查，可短至 3 天，也可持续几天、十几天或更长时间，取决于调查的目的。特别是在那些当地可利用的食物资源少、季节性变化很小的地区，甚至仅 1 天的膳食调查就可以说明问题。但是当每日膳食明显不同，而且食物品种多、季节性变化较大时，要获得可靠的食物摄入量，设计调查问卷和选择调查方法时，需要考虑到这些因素，需要相应增加调查频率。通常每次调查不超过一周（如果采用连续 3 天的调查至少要包括 1 个周末），最好在不同季节，分次进行调查，可提高调查数据的可靠性。如果需要了解个体在一定时期的食物摄入量（如用于估计人群适宜摄入量或营养素推荐摄入量），推荐的方法是采用准确的称重技术。

称重法主要优点是比其他方法准确，能够获得可靠的个体食物摄入量。因此，常将采用称重法获得的结果作为标准或基准，用于比较其他方法的准确性。由于此方法比较细致，可获得每日间的食物摄入量变动数据和各餐次的食物分配情况。因此，在许多小样本的调查中常采用这种方法，特别是对于那些数据准确性比样本大小更重要的调查（如确定某种营养素需要量研究，可参见本章 15.5 营养学研究中膳食数据收集实例分析）。由于此方法调查期间现场直接称量食物，不依赖被调查对象的记忆 / 回忆，通常无食物遗漏。

与其他方法相比，称重法的缺点是费用高、需要人力多、对调查人员的技术要求高；现场直接称重食物常常给受试者带来诸多麻烦，甚至可能干扰正常的食物制备和进餐过程，而且随调查持续时间越长麻烦也越多；由于有时受试者拒绝合作，难以进行随机抽样调查，故称重法不适合于大规模的调查，也不适合长期调查。入户调查时，调查人员每日在受试者家中工作几小时，会不同程度改变调查对象的膳食习惯和进餐方式，甚至可能影响调查对象食物摄入量，使调查结果不能反映调查对象平时的食物摄入量。虽然其他调查方法也有这种可能，但是称重法的影响最大。

15.1.1.2　记账法

记账法（recording method）也被称为日记法，是最早、最常用的食物摄入量调查方法。此方法适用于集体单位和家庭的调查。记账时长取决于研究目的，记账期间可持续数周到一年，甚至更长时间，通常 2～4 周。由于我国居民食物消耗量的季节性变化较大，尤其是北方和西部地区可能非常大，采用不同季节内多次短期调查结果比较可靠。

记账法的主要优点是手续简单，费用低且需要人力少，可用于大样本调查。在账目精确和每餐用餐人数统计确实的情况下，能够得到相当准确的结果。与其他方法相比，采用记账法可以调查较长时期的食物消费情况，适合于进行全年不同季节的调查。采用此方法获得的结果能够比较准确地提供人群平均食物消耗量、膳食构成和习惯的数据。对伙食单位的工作人员进行短期培训，即可以掌握这种方法，能定期自行进行调查和结果计算，作为改进膳食的参考。此法较少依赖记账人员的记忆 / 回忆，食物遗漏少。

记账法的缺点是尽管可用统计学方法进行随机抽样，由于记账过程增加额外的工作，也会使一些单位或个人不愿意配合，使调查包括的单位或家庭不一定能够代表总体。同称重法一样，在某种程度上记账法也有可能改变调查对象的膳食方式或习惯和食物摄入量；有时记账人会忘记记录食物或某种食物消耗量，过后难以回忆确切的数量。由于账目中一般不记录有多少食物喂给动物，多少食物因变质或其他原因被遗弃等，致使获得的数据有一定误差。在某些亚人群（如肥胖的个体），记账法可能存在明显低报食物摄入量[9]。这种方法适合于比较均一的调查对象，如幼儿园、学校集中供餐等，仅提供单位、家庭或团体的每日总平均食物消耗量的数据，而无法了解食物在个体间的分布情形。因此记账法不适合于个体调查。有报告指出，随着调查时间的延长，获得的结果呈下降趋势[10]。

（注：如果希望采用记账法获得个体的食物摄入量数据，需要获得各种食物生熟比，即称量每餐各种原辅料重量和加工好食物的成品量、每个个体每餐进食各种食物的量，然后可计算个体食物摄入量。通常可根据食物成分数据库计算调查全体的能量和大多数营养素摄入量，对于需要精准或用于研究的某个或某些营养素，可采取现场食物样本制备匀浆直接化学分析，可获得较准确的营养素摄入量结果）。

15.1.1.3　化学分析法

化学分析法（chemical analysis）主要目的常常不仅仅是收集个体或群体食物消费量数据，通过收集受试者进食的各种食物样品或采集已烹调好的餐食，在实验室测定受试者进食的食物中含有的成分（混合食物或单一食物），可准确获得各种营养素或所关注的食物成分（如植物化合物）的实际摄入量。

采用化学分析法收集样品有双份饭法和收集相同食物成分两种方法。最准确的是双份饭法，即在完全相同条件下制作两份相同的饭菜，一份供受试者食用，另一份则作为分析样品，可以将单一食物样品制成匀浆或按就餐者进食量的比例混合制成匀浆用于后续实验室分析。收集的样品在数量和质量上要与受试者实际食用的食物一致。此法的缺点是要得到受试对象的密切配合，烹调人员必须记住每餐需要额外烹调一份饭菜。另一个方法是收集相同食物成分的方法，即收集整个调查期间消耗的各种未加工的食物样品，或从当地市场购买相同食物作为样品，这种方法的优点是容易收集样品，缺点是收集的食物样品在质量和数量上可能与实际食用的并不完全一致；分析结果仅仅得出未烹调食物中的营养素含量，没有考虑烹调加工过程的影响。

与其他方法相比，化学分析法的主要优点是能够较可靠地获得各种营养素或所研究成分的实际摄入量。但是，该方法的费用高，仅适用于较小规模的调查（如营养素需要量研究中的人体代谢平衡试验的营养素摄入量），而且分析指标有限。由于该方法的手续复杂，现在已经很少单独使用，通常与其他收集食物消耗量的方法（如称重法、24 小时膳食回顾法等）联合使用。

15.1.2　回顾既往食物摄入量的方法

回顾过去一定时间内的食物摄入量或消费量的方法，即回顾性膳食调查方法，包括询问法（24 小时膳食回顾法和膳食史法）以及食物频率问卷法。

15.1.2.1　询问法

询问法（questionnaire）相当常用。它是根据调查对象提供的既往膳食组成情况和各种食物摄入量，估计其膳食状况的一种方法。虽然结果不甚精确，但是较为方便，容易掌握。这类方法通常包括膳食回顾法和膳食史法。

（1）膳食回顾法（dietary recall）　此法要求受试者尽可能准确地回顾调查前 1 日或数日或一段时间内进食的食物种类和数量。如果询问的是调查前 24 小时食物消耗情况，则称为一日或 24 小时膳食回顾法。24 小时膳食回顾法可用于个人或家庭全体成员的调查。在对个人进行膳食调查时，24 小时膳食回顾法有一定的局限性。如果回顾日的膳食不典型或日常膳食变化较大时，可能对结果有很大影响；但是，当调查的样本量足够大，而食物又相对单调时，调查中可能存在的偶然误差被分散（稀释），可得出相当可靠的调查群体总体食物消耗量；而对于食物多种多样，而且供给季节性变化较大的群体，即使一周的回顾性调查也不足以提供可靠的正常情况下食物消耗量。同时，因为不同水平调查人员的调查技巧（水平）和责任心不同，获得结果的准确性也不同[11]，对参与调查的人员一定要事先经过严格培训后方可参与调查工作；调查人员和受试者的配合程度（态度）也将会影响获得调查数据的准确性。近年来，计算机辅助 24 小时膳食回顾法越来越多用于全国性营养或营养与慢性病调查或监测，将有助于提高调查结果的准确性和加快数据的上传和分析处理[12]。为了降低项目成本，便于获取大规模人群膳食数据和膳食状况的评估，Wark 等[13] 比较了多次在线 24 小时膳食回顾法与访谈 3 天×24 小时膳食回顾法，并选择相应生物标志物（蛋白质、钾和钠的摄入量与尿排出量），虽然获得的自我报告膳食数据与生物标志物的相关性都较弱，但 24 小时在线（myfood24）膳食回顾结果与耗时和费用支出高的 24 小时膳食回顾法获得的结果相当。

（2）膳食史法（dietary history） 对于许多慢性疾病，特别是营养相关性慢性病（如肿瘤、糖尿病和心血管疾病等），了解过去的膳食状况比现在的更有意义。膳食史法已被广泛应用于研究营养相关慢性病的流行病学调查。该方法与膳食回顾法不同之处是不询问近期（如前天或前几天）的膳食习惯与食物消费情况，而是询问过去一段时间的膳食习惯与食物消费情况或喜好，如长时期（甚至一年以上）的膳食习惯和通常情况下各类食物摄取频次和摄入量。如果膳食有系统性和季节性变化，可以选择不同季节分别询问，获得包括季节性变化在内的长期膳食变化数据。但是有些受试者趋于报告其现在的食物消耗情况，而不是过去的膳食状况。

与其他方法相比，询问法的优点是具有代表性而且可进行大样本的调查，这对于其他方法通常是不可行的；费用低省人力，通常不会影响受试者的正常膳食习惯和进餐方式；调查过程给受试者带来的麻烦和负担也相对较轻微。其缺点是询问法不能得出确切的个体食物消费量；由于此法依赖受试者对过去的回忆 / 记忆，不是所有的个体都能够容易回顾其较接近实际的食物摄入量；回顾的时间越长，回顾性的误差就越大，数据的准确性也越差。

15.1.2.2　食物频率问卷

食物频率问卷（food frequency questionnaire, FFQ）最初被用于大范围的流行病学调查，如研究人群既往的膳食习惯（如孕妇的膳食状况）、膳食模式和营养素摄入量与营养相关慢性疾病的关系[14-19]。食物频率问卷中将食物分类列出，询问受试者过去一定时间内食用每种食物的频率（定性调查）和估计的每次平均食用量（定量或半定量）[15-16,20-21]。通常认为评价营养状况与慢性病关系时，利用过去持续一定时间的膳食模式或日常食物摄入量比近期特定日或周的膳食数据更合适。这一定期间可以短至几天、几周到超过一年。在实际使用中，可分为定性、定量和半定量的食物频率问卷法。

食物频率问卷已经普遍用于评价人群食物摄取频率、营养素摄入量以及与营养相关慢性病的关系。早期调查结果显示，与其他方法相比，食物频率法估计的营养素摄入量过高。例如，关于 1 ～ 3 岁幼儿能量和营养素摄入量的结果显示，食物频率问卷可用于评估某些营养素摄入量，如能量、碳水化合物、膳食纤维、维生素 A、维生素 B_2、钙和磷的摄入量，而不适用于评价脂肪、蛋白质及其他微量营养素的摄入量 [22]；关于成人（35 ～ 49 岁）能量和营养素摄入量的结果显示，食物频率问卷可用于评估能量、蛋白质、碳水化合物、维生素 A、维生素 B_2、烟酸、钾、钙、锌和硒的摄入量，但是不适用于评价脂肪、视黄醇当量、胡萝卜素、维生素 B_1、维生素 C、维生素 E、钠、铁和磷的摄入量 [23]。

食物频率问卷调查的主要优点：能够迅速获得平时某类或某些食物的食用频次和摄入量，可反映过去较长时间的膳食模式、营养素摄入量；由于不影响进餐习惯，受试者的依从性较好。近年有基于互联网的 FFQ（WebFFQ）用于除碘外的所有营养素和食物的调查 [24-25]。

食物频率问卷调查的缺点：有时列出的食物种类不完全或缺失，摄入食物定量部分也可能不如记账法或回顾法准确，而且回顾的期间也不准确；与其它方法相比，常常存在食物频率法过高地估计营养素摄入量，这可能与较长的食物列表和较长的参考期间有关；如果所研究的人群膳食中食物品种多，尤其是有些食物不是每日都食用时，将可能明显影响食物频率法的准确性。正是由于这些问题影响流行病学研究中获得相关性的实际意义，而且也可能掩盖实际上存在的相关性。因此，也有人认为食物频率法不管用于估计短期还是长期的能量和营养素摄入量均不太准确；也不太适用于估计儿童和青少年的能量、宏量营养素、某些微量营养素和某些食物的摄入量 [26]。目前还没有一个能被普遍接受的标准化食物频率法和标准问卷。由于回顾性膳食调查方法取决于被调查者回忆和描述其过去特定时间段摄取食物种类和数量的能力，因此该类方法不适合于 7 岁以下儿童和 ≥ 75 岁老年人。

15.2 我国居民的膳食特点与膳食调查方法的应用

中国居民的膳食，与大多数东方居民膳食拥有共同的特点，存在明显的季节性和 / 或地域性差异，选择的食品烹调方式和加工原料、进餐方式、烹调好食物的盛放方式 / 容积单位等差异非常明显，即使是各家庭间也显著不同，这些均显著不同于西方居民的膳食。东西方居民膳食差异与常用膳食调查方法应用的局限性汇总于表 15-2。适用于西方居民的膳食调查方法，不宜简单照抄移植用于针对我国居民的膳食调查，应结合我国居民的膳食特点和文化背景进行针对性改良以及测试与评价。

表 15-2 我国居民膳食与西方居民膳食的差异和膳食调查方法应用的局限性

指标	东方膳食	西方膳食
食品加工原料	基本上由原料开始加工，多种多样，调查和计算时定量困难	多数为市售成品或半成品，容易以"份"定量和计算，通常是单一或少数几种原料
季节性	食物供给的季节性强	受季节性影响相对较小
地域	物质流通相对较小，食物供给受地域性影响大	物质流通相对发达，食物供给受地域性影响小
烹调方式	多样化，区域化，家庭化	工业化，单一/简单，变化较小
进餐方式	桌餐，无分餐习惯，难以估算每个人进食量	分餐习惯，容易估算每个人的进食量
盛食物容器	容器复杂多样、大小不一，难以统一标准化或以"份"形式进行定量计量	简单，通常可标准化用"份"计量
24 小时回顾性调查	24 小时回顾性或连续 3 天调查结果通常难以反映食物摄入量	24 小时（最好是连续 3 天）的调查结果较准确反映食物摄入量
记账法	由于存在明显地区、季节性差异，需要较长时间	地区、季节性差异小，短期调查结果具有一定代表性
称重法	使用原料/辅料复杂，与市售产品差异大	使用原料少，与市售产品差异小，可市场购买
食物频率法	问卷应包括过去较长时间的膳食习惯和较细食物分类	膳食习惯变化较简单，包括的食物种类相对较少

15.2.1　我国居民的膳食特点

15.2.1.1　食品加工原料

东西方居民膳食显著差异表现在食品加工原材料与加工（烹调）方法等方面。西方居民，尤其家庭烹调用的食品多数是工业化生产的成品或半成品，容易定量和计算（标准化）。在我国，居民家庭烹调用的食品基本上是从原料准备阶段开始，膳食调查时存在定量和计算困难，可食部的估算存在较大误差（如烹调的鱼类膳食含较多骨刺、红烧排骨的骨头部分的估计等），容易导致较大的估计偏差，回忆性调查的偏差可能更大。

15.2.1.2　季节性与地域性

在西方，由于物流发达，食品和食品原料的流通与配送相对容易，食物供给受地域性的影响较小，季节性变化对食物以及食品加工材料的影响相对较小。在我国，大部分地区，尤其是经济和物流配送系统还不发达地区，物质流通相对较小，食物及其原料的供给受地域性影响（如东北和西北等地区，冬春季缺少新鲜的蔬菜和水果），农村地区尤为突出，导致食物以及食品加工材料的供给明显受季节性影响。尽管经过近30年的发展，已经得到了明显改善，但是这样的差异仍然不同程度地存在。

15.2.1.3　烹调与加工方式

在西方，家庭食品烹调和加工方式相对较单一/简单，变化方式较小，市售工业化生产的成品和半成品食品所占比例较大，易标准化处理。在我国，居民的食品烹调多以家庭为单位，具有明显的区域化和多样化的特点（如咸、甜、酸、辣和/或麻存在明显地域性分布差异），注重色、香、味，烹调加工方式的多样化（煎、炸、炒、爆、烹、煮或炖等），烹调过程中还使用了较多的调味料，导致膳食调查时估计食物摄入量的复杂化，难以进行标准化处理。

15.2.1.4　进餐方式

在西方，大多数家庭习惯采用分餐制进餐，通常烹调好的食品也是以份的形式提供，容易估算个体进食量和提高估计的准确性。在我国，烹调好的由多种原料组成的食品，尤其是副食通常盛于盘/碗，进餐时无分餐习惯，难以估计进餐者的摄取量，即使估算出每个人进食量也常常存在较大的估计偏差。

15.2.1.5　食品容积单位

在大多数西方国家，食品的容积单位相对较简单，大多数市售产品可以标准化用"份"计量进食量，家庭加工食品的计量单位也简单易于估算，如片、个、杯等。在我国，家庭加工、烹调的食品形态与大小差异很大，盛加工食品的容器也复杂多样、大小不一（各地、各个家庭的大小不一），制作的菜肴种类和原辅料的用量（成分）复杂，难以统一标准化或以"份"的形式定量估计摄入量。

15.2.2　膳食调查方法应用的局限性

鉴于我国居民的膳食构成、习惯、进餐方式等与西方居民存在明显差异，采用什么样的膳食调查方法获得个体或群体平均每日食物摄入量通常要复杂得多。由于不同膳食调查方法的应用存在明显局限性，在设计膳食调查时，应结合所调查人群、调查地区居民的膳食特点，选择相应的一种或联合使用多种膳食调查方法。

在西方，采用24小时（通常是连续3天）的调查结果，常常可较准确地反映当地居民的食物摄入状况；而在我国，由于存在食品加工原料不同、季节性与地域的差异、加工和烹调方式多样化等突出特点，采用24小时回顾性调查或即使连续3天的调查结果通常也难以反映个体或群体的食物摄入状况，而且由此计算的营养素摄入量与机体相关营养或生化指标的相关性较差。

例如，设计一个24小时回顾性膳食调查与食物频率调查，样本量为50～100例时（假设被调查的受试者较均一），需要考虑不同季节的影响（包括春、夏、秋、冬季），平日与节假日的差异（如采用3天的24小时调查，至少应含1天周末），这样可比较各次调查的食物结构/膳食模式、食物消费量、营养素摄入量的差异。可以预期的结果：

① 不同季节的24小时回顾性调查的差异可能非常显著，仅用某一次或时间点的24小时回顾性调查结果，通常难以反映调查地区居民食物消费量或摄入量、膳食结构和营养素摄入量。

② 通常西方居民的24小时回顾性调查结果与群体营养状况的相关性很好，而大多数东方居民的研究结果显示这样调查的相关性较差。

③ 西方居民24小时回顾性调查结果与食物频率方法获得结果的相关性很好，而大多数东方的研究结果显示这样的相关性可能要差些，甚至无相关性。

因此应根据所调查地区当地居民的生活条件、膳食习惯、当地可利用食物品种和每日从膳食中所能摄取的营养素以及所关注的营养素或食物成分（如植物化合物），需要全面平衡选择适当的膳食调查方法与调查的次数和持续时间。

15.3　膳食调查方法准确性和可靠性

准确性即真实性，使用任何一种膳食调查方法评价平时食物摄入量时，要获得真实值均存在不同的难以克服的困难，尤其是当"平时"的含义没有明确时间限制时。例如采用24小时回顾法获得的结果，如果能够在24小时内"秘密"地观察、称量受试者实际食物摄入量，才能证实这个摄入量是准确的。由于难以获得真实值，常使用其它指标，如可靠性。如何评价不同方法收集食物摄入量数据的可靠性，现在还没有一个完善或公认的方法。采用一个方法与另一个或几个方法比较的可靠性仍值得怀疑，因为比较本身并不能肯定哪个方法最好，只能说明不同方法获得结果与其它方法获得结果的差异，以及不同方法可能代替另一个方法的程度。尽管没有能够评价某一种方法准确性或可靠性的标准，但称重法和记账法通常被认为是较准确的，某种程度上作为比较其他方法准确性和可靠性的基础。

15.3.1 称重法、记账法与询问法

在许多研究中，通过比较 24 小时膳食回顾法和称重法或记账法，评价了回顾法的准确性。比较性的研究结果显示，采用称重法或记账法得出的大多数营养素的平均摄入量无显著性差异。因此，在群体调查中，这几种方法可以相互代替使用。然而，也有些调查结果提示这几个调查方法调查结果存在差异，例如，Madden 等[27]的结果显示，与称重法相比，摄入量高时回顾法获得结果趋于过高；而当摄入量低时则获得的结果偏低。Greger 和 Etnyre[28] 指出，24 小时膳食回顾法估计的结果过低。Adelson[29] 在一项比较男性食物摄入量结果的研究中，观察到一周膳食回顾法和记账法有些结果是一致的，但是也有些结果偏差会很大；对于某些食物，回顾法估计的平均摄入量高于记账法，而对于其他食物量的估计则低于记账法。多数研究结果说明，膳食史法估计的摄入量高于记账法和称重法 [30-31]。Den Hartog 等 [32] 的调查结果显示，当比较食物摄入量时，采用反复核对的膳食史法获得的结果明显高于称重法。他们将这样的差异归咎于调查时期的变化以及称重法本身对受试者膳食习惯的影响。最近，Koch 等 [33] 比较了 3 天在线 24 小时膳食回顾法和 3 天称重法的调查结果，认为在线 24 小时膳食回顾法可有效地用于评估传统膳食。

15.3.2 24 小时膳食回顾法与膳食史法

Stevens 等 [34] 曾比较了 24 小时膳食回顾法和膳食史法，结果显示膳食史法估计的营养素摄入量明显高于 24 小时膳食回顾法获得的结果。在相同条件下比较膳食史法和 24 小时膳食回顾法时，Morgan 等 [35] 调查结果显示能量和脂肪的平均值显著不同。然而，Stevens 等 [34] 观察到，对大多数营养素，两个方法估计的平均摄入量结果非常相近。Balogh 等 [36] 发现这两个方法得出的群体平均值非常接近，而且能量、脂肪、蛋白质以及碳水化合物的相关系数在 0.6～0.8 范围。需要指出，当调查的群体膳食变动较小时，如果样本足够大，24 小时膳食回顾法和膳食史法能够互相替代；当膳食变化大或调查的样本较少时，膳食史法能够得出较可靠的群体总摄入量以及个体的食物消耗量。

15.3.3 食物频率法与回顾法和记账法

已有较多研究比较了 FFQ 与回顾法和记账法。Engle-Stone 和 Brown[37] 观察到 FFQ 和 24 小时膳食回顾法用于评价人群用油消费频率的结果相近（64% 和 54%），而用于评价其他食物（如面粉、食糖和汤料）消费频率相差较大。Bergman 等 [38]

研究结果显示，FFQ 估计的能量和营养素摄入量通常高于 3 天记账法，过高地估计了能量、碳水化合物、蛋白质、维生素 A 和维生素 C、磷、铁、钾、钙以及镁的摄入量。该作者认为，当食物种类变化很大时，特别是有些食物不常食用时，FFQ 的准确性受限。Qin 等 [39] 比较了 133 例 6 ～ 12 岁儿童的食物频率问卷与 24 小时膳食回顾调查的结果，认为食物频率调查问卷评估儿童的膳食摄入量具有良好的再现性和相对可接度。Navarro-Padilla 等 [40] 比较了食物频率问卷和 3 天膳食记录评价墨西哥孕妇膳食铁摄入量的有效性，铁相关膳食模式的食物频率问卷（FeP-FFQ）可用于确定孕妇铁摄入相关的膳食模式，且具有良好的可重复性和有效性。然而，Souza 等 [41] 比较了食物频率问卷与连续 4 次 24 小时膳食回顾调查评价 50 例 18 岁以上个体膳食钠摄入量，同时收集 24 小时尿分析钠含量，虽然食物频率问卷的结果可重复，但是不能有效评估钠摄入量，建议不宜将食物频率问卷作为评估钠摄入量的唯一工具。Shahar 等 [42] 用 3 天 24 小时膳食回顾法验证半定量 FFQ 评价受试者营养素摄入量的可行性，与为期三天 24 小时膳食回顾法相比，半定量 FFQ 可有效评估参与者的营养素摄入量，然而用于估计铁、维生素 A 和维生素 C 膳食摄入量时应慎重。Alawadhi 等 [43] 基于互联网的食物频率问卷（EatWellQ8）调查，与 4 天称重食物的记录进行比较，以验证并评估膳食营养摄入量的重复性和计算的准确性。结果显示，基于互联网的 EatWellQ8 FFQ 评估人群营养和食物摄入量的结果是可重复的，与 4 天食物称重法的结果相比，计算的能量和营养摄入量具有适度的一致性。

15.3.4 膳食调查方法学的其他比较性研究

文献检索结果显示，已有越来越多的膳食调查方法学的比较性研究。例如在称重法、回顾法和 FFQ 评估人群食物摄入量的比较研究，与称重法相比，回顾法低估了能量、脂肪、脂肪供能比、维生素 E 和大部分矿物质摄入量，FFQ 则低估了脂肪和蛋白质的供能比、维生素 E 和钠摄入量 [44]；以称重法为标准，可以验证 / 修正 24 小时回顾法在群体和个体膳食调查中的应用，FFQ 可以反映群体和个体一个时期的食物摄入情况 [45]。在一项采用称重法和化学分析法评价营养素摄入量的研究中，两个方法获得的主要营养素摄入量均低于配餐计算值，提示储运过程和烹调加工方式可能导致营养素损失 [46]。在李剑虹等 [47] 称重法、FFQ 估计人群食盐摄入量的比较性研究中，与 24 小时尿钠排出量相比，称重法和 FFQ 均低估了人群的实际食盐摄入量。Mogensen 等 [48] 比较了 29 项食物频率问卷调查和 4 天连续称重食物记录的结果，评价食物频率问卷在评估肥胖孕妇膳食升糖指数、血糖负荷和蛋白质摄入量的有效性，食物频率调查问卷的可接受性较好，食物频率问卷的平均血糖指数、血糖负荷和蛋白质摄入量与称重食物记录的相关性较好，但是 29 项食物频率问卷获得的食物摄入量数据呈偏低趋势。

综上所述，上述方法各有其优缺点。没有任何一个方法适合于所有的调查目的。大多数常用的膳食调查方法通常存在如下现象，即随调查日数的增加，平均能量摄入量呈降低趋势[30]；而回顾性调查，质量良好调查问卷的完成取决于如何引导被调查者回忆和描述其过去特定时间内摄取食物的能力。需要指出，不同比较性研究得出的差异性原因不仅与膳食调查方法本身可能存在的不足有关，更重要的是与调查者（询问者）对问卷了解程度和调查技巧水平以及受试者配合程度密切相关；而且参与调查的人员越多、调查持续时间（天数）越长，调查结果的误差可能会越大。

15.4 膳食调查方法的选择及影响调查数据质量的因素

不同营养与健康研究关注的焦点不同，例如代谢研究关注食物中营养素在机体的代谢途径，而公共卫生研究更关注个体或群体长期膳食的适宜性以及食物种类和量与健康或疾病的关系。因此根据每个研究目的和水平（层次）的不同，设计采用的膳食调查方法和调查内容也不同。

15.4.1 基于调查目的选择相应的方法

应根据调查或监测需要（设置调查项目的目的），选用最适合的膳食调查方法，同时需要编制调查方案使用说明或手册。采用化学分析的双份饭法，可准确获得需要评价的营养素或植物化合物的含量。目前很多研究是使用获得人群的食物消费量或摄入量数据，利用食物成分数据库计算营养素摄入量，获得的宏量营养素估计值与化学分析方法较为接近，但是对于某些微量营养素，如矿物元素可能会过高地估计摄入量（如铁）或某些受区域环境影响的元素估计结果会存在较大偏差（如低硒地区的食物中硒含量，高硒高氟地区的食物中硒和氟含量等）；对于某些水溶性维生素也存在较大的估计偏差。

15.4.2 预调查的必要性

调查问卷的设计，包括调查询问条目和完成一个完整调查问卷所需要的时间等，均不同程度影响获得个体或群体食物摄入量（消费量）的准确性。因此对于较大规模的人群调查，设计完成的问卷最好先组织进行预调查，及时发现问卷中存在的问题，筛选、调整和完善问卷条目内容和调查手册。

15.4.3　多种方法联合使用

任何一种单一的膳食调查方法均存在其局限性。例如，对于全国性的国民营养与健康状况调查或监测，为了提高调查结果的准确性，通常需要兼用两种或两种以上的膳食调查方法，以克服单一方法的不足或局限性。例如，连续 3 天 24 小时记账法或 24 小时回顾法结合食物频率问卷法，可以提供人群组别平均食物摄入量，涵盖组内和个体间的变异以及高风险组（如低铁与缺铁性贫血）或高摄入量组（如高胆固醇或高盐与营养相关慢性病）。记账法或回顾法可以提供受试者详细的摄取食物的类型和数量，而食物频率问卷可以提供个体一定时期内摄入食物的趋势 [49]。然而对于小样本的调查，联合使用多种膳食调查方法的费用高且费时，通常用于全国性营养和相关调查（如慢性病危险因素监测）或大规模的多中心研究。

15.4.4　调查人员方法学与调查技巧的培训

膳食调查数据的质量除了与所选用的调查方法和调查问卷所用时间有关，还涉及对参与调查人员的培训质量（如调查者对调查目的、问卷内容、当地可利用的食物以及加工烹调习惯了解的程度，调查技巧、语言表达能力和对受试者的正确引导方法等）[11]、询问调查者的责任心（负责任程度）等，这些因素均可能会不同程度影响获得个体或群体食物摄入量（消费量）的准确性。在调查过程中或结束前，调查者对于那些容易被遗忘内容（如某些食物和零食）应重复提醒，常常有助于使受试者回忆起遗忘的食物，这一点对于儿童和老年人的调查尤为重要。

15.4.5　辅助膳食调查工具的应用

膳食调查时，选择适用的食物模型和 / 或食物图谱、计算机辅助膳食调查将有助于受试者准确估计摄入的食物种类和量。近半个世纪以来，国外已经制作了大量辅助膳食调查工具，开发了多种计算机辅助调查方法，以帮助受试者回忆或估计摄取食物的重量或大小，帮助提高膳食调查结果的可靠性和稳定性 [5-7,24-25]。

15.4.5.1　食物秤

在现场进行膳食调查时，配备一个便携式食物秤（最大称重大于 2kg，感量应小于 5g），有助于随时称量食物重量和提高估计食物摄入量的准确性，使用前应对食物秤进行标定。

15.4.5.2　食物图片

膳食调查时，使用食物图片（特别是可以区分不同食物大小的图片），可提高估计食物摄入量的准确性。近年来即时性图像技术被越来越多地用于辅助膳食调查。已有研究结果显示，对于学龄前儿童和孕妇的膳食调查，与 24 小时膳食回顾法相比，应用即时性图像技术估计食物摄入量，可获得更接近实际重量的食物消费量数据（结果与称重法的相关性好），而且有较好的依从性[50]。

15.4.5.3　食物模型

目前已有商品化食物模型（颜色和大小与真实食物相似的塑料制品）可用于现场调查，辅助估计食物摄入量。尽管大多数食物模型为日常常见食物，由于购买模型费用昂贵和种类有限，通常一般的调查难以承受。现场调查时，推荐一种实用有效的方法，即在调查开始前，先了解当地可利用的主要食物种类，购买代表性食物样品，称重和标记重量，用于作为调查时参考样品，有助于提高现场调查估计受试者食物摄入量的准确性。

15.4.5.4　计算机辅助膳食调查

便携式计算机，尤其是平板电脑的普及，使计算机辅助膳食调查成为可能，而且计算机辅助膳食调查具有食物定量相对误差较小，自动生成食物编码、数据收集周期较短等优点[12]。然而，目前用于一般膳食调查的商品化计算机软件还不普及，或通用性与实用性差，大多数大规模调查使用的软件（如平板电脑）是为调查目的而专门设计的，有助于提高调查结果的可靠性（通常程序有自我逻辑纠错功能）和及时汇总上传数据，如近年来国内国民营养状况与慢性病监测中使用的就是安装了专用软件的平板电脑，用于食物频率问卷、数据收集和加工，然而程序设计费用昂贵。

15.5　营养学研究中膳食数据收集实例分析

在营养学研究以及营养与慢性病关系的人群研究中，通常需要估计人群或调查样本中每个受试者的食物消费量和 / 或计算营养素摄入量，选择什么样的调查方法能较准确获得这些数据，需要考虑这些指标与研究课题的关联程度（重要性），课题经费预算、参与调查人员限制、时间等诸多影响因素。下面以已经发表的营养学相关研究实例，探讨如何根据调查的人群和研究目的选择膳食调查方法。

15.5.1 根据调查人群选择膳食调查方法

膳食调查时，除了根据所研究的目的，还需要结合调查群体的特点，采取不同的膳食调查方法。询问调查可以采用面对面、电话、电子信箱，或计算机程序化问卷以及特殊互联网的方式 [51-54]。营养学研究中涉及的群体大致包括婴幼儿、学龄前儿童、学龄儿童、成人、孕产妇和乳母、老年人等。

15.5.1.1 婴幼儿和学龄前儿童

这个年龄段的儿童（7 岁以下）还不能准确表达其各种食物摄入量，膳食调查时主要依靠看护人的描述，年龄越小，获得准确数据的难度越大 [55]；看护人的文化程度和对调查的配合程度会影响调查结果的准确性。通常看护人能较准确报告儿童在家的食物摄入量，而对于能够户外自由活动的儿童难以估计其零食食用量。这也是为什么目前的文献中缺少婴幼儿食物摄入量数据的原因（如代表性的 6～36 月龄婴幼儿辅助食品添加量）。

关于婴幼儿的膳食调查，对于集中群体的儿童膳食调查，通常选择托儿所、幼儿园，获得婴幼儿食物消费量数据。最常采用的膳食调查方法包括过去 24 小时膳食回顾法（最好连续 3 天）、记账法、直接称重法、FFQ 等。在托幼机构，最常用的是记账法，在有完整食物原料出库量记录和儿童考勤的单位，可以连续数天至数年，但是需要记录每餐就餐儿童数（用于计算人日数）和遗弃的食物量，如果是日托，可以提供园外进餐调查表格给儿童看护人，每天晚上接儿童时发放，次日送儿童时交回、安排专人逐项核对填写的信息。

对于散居婴幼儿和学龄前儿童的膳食调查，需要得到儿童看护人的配合。最常用的调查方法是过去 24 小时膳食回顾法（推荐连续 3 天）；采用 FFQ，可了解一段时间摄取食物的种类和估计的摄入量；也可以入户调查，采用记账称重法，观察、记录、实际称量儿童 24 小时内摄取各种食物与饮料的种类和数量。例如，Basch 等 [56] 采用回顾性调查研究了由儿童母亲报告 4～7 岁儿童膳食摄入量的变异程度，结果显示回顾性调查方法可有效估计儿童的能量、宏量营养素、微量营养素摄入量，但是有时估计的儿童实际食物摄入量、份量大小和营养素摄入水平不太准确。

15.5.1.2 学龄儿童

7 岁以上的儿童，自我选择食物的能力迅速提高，问题是需要考虑这个年龄段儿童的记忆、时间概念、注意力持续时间、对于食物及其制备概念的限制因素。例如，尽管学龄儿童能够简单地描述其摄取食物的种类和数量，然而对于小学生，尤其是三年级以下的儿童，通常还不能准确地描述其摄取各种食物的量，膳食调查时也需要询问其主要看护人；而且这个年龄段的儿童购买课间零食的频率较高、种类繁多，膳食调查时常常被忽略。对于青少年，认知力已得到全面发育，影响这个年龄段儿童食物摄取的限制因素是动机和体型以及环境因素（同伴的影响）。

常用于学龄儿童的膳食调查方法：采用连续 3 天过去 24 小时膳食回顾法、记账法、FFQ 等。对于住校学生，通常采用记账法，询问儿童每餐进食各种主副食的数量，记录进食的零食种类和数量，如果重点研究某种营养素，还可以现场（调查地点：餐厅或附近市场）采集各种食物原料和半成品以及成品主副食，采用化学分析法测定其含量，可获得较准确的营养素摄入量。不住校儿童膳食调查，可以采用 24 小时记账法或过去 24 小时膳食回顾法，需要儿童看护人协助填写膳食调查表，采用这样的调查方法之前需要培训儿童的看护人。在儿童膳食行为研究中，常常采用 FFQ，需要设计良好、容易回答和通俗易懂的食物频率调查问卷。

15.5.1.3 成人

可用于成年人的膳食调查方法很多，原则上目前几乎所有的膳食调查方法均可用于成人，如记录现在食物消费量或摄入量的方法（称重法和记账法），以及回顾过去食物摄入量的方法［询问法（膳食回顾法、膳食史法、FFQ）］。采用方法主要取决于调查的目的。

15.5.1.4 孕妇与乳母

关于孕妇与乳母的营养学相关的膳食调查研究很多，膳食模式和营养素摄入量的研究中，较多采用记账法和 24 小时膳食回顾法；与营养素需要量相关的研究中，通常采用称重法获得摄取的食物种类和数量；与营养或 / 和健康以及疾病关系的研究，通常采用 FFQ。

15.5.1.5 老年人

参加膳食调查的 70 岁左右受试者回答问题能力与年轻人没有太大差别，用于成人的膳食调查方法也可用于老年人。然而对于那些超过 80 岁或更大年纪的老年人，记忆力常随年龄增加而降低，通常难以报告其生命早期的膳食习惯。调查时，需要特别关注的是老年人反应较慢，调查人员需要有耐心、仔细和 / 或反复询问，以避免或减少遗漏，必要时可要求其看护人协助完成调查问卷。联合使用两种方法（如称重法和膳食史法，24 小时记账法和 24 小时膳食回顾法，或 FFQ 和膳食回顾法等）有助于反映实际的食物摄入量 [57-59]。

15.5.2 根据营养学研究的目的选择膳食调查方法

膳食调查时究竟采取哪种或联合使用哪几种方法，取决于研究的目的，如群体营养状况监测、人群膳食营养状况与慢性病关系研究、营养素需要量与生物利用率研究等采用的膳食调查方法不完全相同。

15.5.2.1 群体营养状况评价与监测

对于国家层次的居民营养状况或营养与健康或疾病调查与监测，涉及样本量很大，为了改进获得膳食摄入量数据的可靠性，通常联合采用多种膳食调查方法，表 15-3 总结了 1982 年以来我国开展的 5 次居民营养与健康状况相关调查 / 监测中使用的膳食调查方法。

表 15-3　我国居民营养状况调查 / 监测中使用的主要膳食调查方法

调查时间和名称	抽样方法	使用的主要膳食调查方法
1982 年全国营养调查	分层整群抽样	记账法，入户连续 5 天
1992 年全国营养调查	分层多级整群随机抽样	称重记账法，入户连续 3 天 24 小时回顾法，连续 3 天
2002 年中国居民营养与健康状况调查	多阶段分层整群随机抽样	24 小时回顾法，连续 3 天，获得住户 2 岁以上成员食物摄入量 FFQ，收集 15 岁以上调查对象过去 1 年内各种食物消费频率及量 称重法，入户称量连续 3 天内详细食物及调味品消费量
2010 ～ 2013 年中国居民营养与健康状况监测	分层多阶段与人口构成比整群随机抽样	24 小时回顾法，连续 3 天 称重法，入户称量连续 3 天食用油和调味品消费量 FFQ
2015 ～ 2017 年中国居民营养与健康状况监测	多阶段分层整群随机抽样	24 小时回顾法，连续 3 天 FFQ 称重法，入户称量连续 3 天食用油和调味品消费量

15.5.2.2 膳食营养与慢性病关系研究

研究膳食模式、饮食行为、营养素摄入量或营养状况与慢性病发生发展的关系，需要关注个体或群体较长时期内的膳食模式、膳食习惯、营养素摄入量或营养状况以及服用营养素补充剂情况，因此一定时期的食物频率问卷调查方法较为常用，比较适用于研究膳食/营养与健康或慢性病的关系[45]；同时还可以联合使用24小时回顾法或称重法。例如，在2002年第四次居民营养与健康状况调查中，引入了食物频率问卷法估计人群一定时期的能量和营养素摄入量，评价营养与慢性病的关系；在近年全国居民营养与慢性病监测中，联合采用称重法、连续3天24小时回顾法和FFQ。

15.5.2.3 人体营养素需要量和生物利用率研究

营养素需要量研究是制定人群膳食营养素参考摄入量的科学基础。在人群营养素需要量研究中，需要采用不同的膳食调查方法评价人群膳食模式、营养素摄入量、营养素在人体内的生物利用率或生物转化效率。

（1）人体内营养素生物利用率与生物转化效率研究 人体代谢试验是常用的获得受试者日常膳食摄取和排出营养素的方法，其中估计受试者每天膳食营养素摄入量的常用方法是直接称重法，通常最少连续3天（5～7天或更长时间也较常见），严格掌握受试者每天各种食物摄入量、估计烹调过程的损失等。

例1，微量元素生物利用率研究，一项关于12～14岁男童服用强化去植酸豆粉的钙铁锌吸收利用率研究，采用记账法和化学分析法。选择住校初中一、二年级学生57人，采用记账法连续进行5天膳食调查（包括1天周末），同时在学校食堂采集膳食调查中记录的所有食物、在学校周边商铺购买膳食调查记录的零食，实验室测定各种食物中的钙、铁、锌含量，计算受试儿童的钙、铁、锌摄入量[60]。

例2，人体内营养素生物转化效率研究，大多数营养素进入体内被吸收后直接参与机体代谢发挥作用，而有些营养素在体内则需要转换成其他的形式才能发挥作用，最具代表性的研究是类胡萝卜素在人体内转化成维生素A的效率研究。在人体内β-胡萝卜素转化成维生素A的生物效率评价研究中，采用的膳食调查方法取决于选择的人群和试验目的。

① 膳食中黄绿色食物来源类胡萝卜素在幼儿园儿童体内转化成维生素A的效率研究：该项研究选择日托幼儿园3～7岁儿童41名，每天补充200g黄绿色蔬菜，持续10周。周一至周五，采用记账法计算儿童在幼儿园每日三餐摄取的食物量，同期有完整的儿童出勤记录，晚上零食和周末在家进餐的食物名称和数量，由儿童看护人根据所提供的膳食记录表填写（项目开始前对儿童的看护人进行了短期培训，如如何填写在家进餐登记表）。根据儿童进食量和食物成分表计算儿童膳食营养素摄入量；基于当地采取的富含类胡萝卜素食物分析结果，计算类胡萝卜素组分摄入量。采用稳定同位素稀释技术，评价膳食中黄绿色食物来源类胡萝卜素

在幼儿园儿童体内转化成维生素 A 的效率 [61]。该项研究在幼儿园完成，因为幼儿园有完整的购买食物出入库记录，对工作人员和老师进行短期培训，即可采用记账法评价儿童较长时期的膳食状况。

② β-胡萝卜素或富含 β-胡萝卜素螺旋藻在儿童体内转化成维生素 A 的效率研究：研究一，纯品 β-胡萝卜素在儿童体内转换成维生素 A 的效率，选择农村二年级小学生 38 名，每周 5 天在学校进食三餐，试验期为 30 天，采用称重法准确记录儿童每天在学校摄取的食物和称量进食量，同时要求儿童看护人配合记录儿童周末在家进食的食物种类和重量，其间给予口服稳定同位素标记的 β-胡萝卜素，采用稳定同位素稀释技术，可评价其在体内转化成维生素 A 的效率 [62]。研究二，富含 β-胡萝卜素螺旋藻在儿童体内转化成维生素 A 的效率研究，选择农村小学生 228 名，每周 5 天在学校进食三餐，试验期为 10 周，膳食调查方法同研究一。期间给予富含 β-胡萝卜素螺旋藻的食物，采用稳定同位素稀释技术，可评价其在儿童体内转化成维生素 A 的效率 [63]。这样的研究选择农村有集中供餐和儿童就餐设施的学校，儿童膳食相对受外环境影响小、食物种类简单，对供餐设施较少的投入即可采用称重法进行较长时间的膳食调查。

③ β-胡萝卜素或富含 β-胡萝卜素螺旋藻在成人体内转化成维生素 A 的效率研究：可选择农村地区进行营养相关的代谢研究，因为人员流动性小（脱失率低）、膳食受外来影响小。可临时租用当地小酒店，进行简单装修或调整即可建立临时人体代谢研究（病房），进行短期营养相关的代谢试验。研究一，纯品 β-胡萝卜素在成人体内转换成维生素 A 的效率，选择城市周边农村成年居民 10 名，集中到临时建立的代谢病房住宿和供餐 10 天，采用称重法配餐，提供统一的专门设计的膳食，受试者自由进食，详细记录每位受试者每餐进食的食物种类和进食量，其间给予口服稳定同位素标记的 β-胡萝卜素，采用稳定同位素稀释技术评价其在成人体内转化成维生素 A 的效率 [64-65]。研究二，实验设计和研究方法同上，实验期间给予富含 β-胡萝卜素的螺旋藻胶囊，采用稳定同位素稀释技术，可评价其在成人体内转化成维生素 A 的效率 [66]。

（2）营养素需要量与推荐摄入量研究　在人体营养素需要量与推荐摄入量研究中，平均营养素摄入量及其变异范围是个重要指标。以大多数国家和国际组织所采纳的中国人体硒需要量及安全摄入量范围研究（1961～1988）为例说明多种膳食调查方法的应用。

① 硒的最低需要量研究　在缺硒地区（发生硒缺乏相关克山病）和缺硒地区健康岛，分别在春秋两季，采用连续 3 天 24 小时膳食询问和称重法，获得当地居民每日食物摄入量，当地采取调查人群所食用主食、各种蔬菜和水果（现场制备成匀浆），测定硒含量，再根据实际测定的熟食（主食）和生的蔬菜硒含量计算摄

入量。调查当地居民的食物主要依靠当地生产，且季节性变化较小，外来食物影响有限[67]。

② 硒的生理需要量研究　首先通过分析所选择地区居民日常食用各种主食中硒含量，确定膳食硒水平在正常范围，选择集体食堂进餐成年人，采用称重法，连续数日称量受试者三餐各种烹调好食物摄入量和遗弃量，同时购买受试者食用的各种主副食、制备成匀浆，分析其硒含量，根据食用量计算硒摄入量[68]。

在集中供餐的缺硒地区，选择相对稳定人群，采用记账法和主要食物中硒含量分析，连续进行 9 个月，观察补充不同剂量硒使组织硒依赖谷胱甘肽过氧化物酶达到平衡时所需要最小补充剂量[69]。

③ 人体硒最大安全摄入量研究　通过在我国特有高硒地区（恩施）及其邻近高硒地区和正常硒地区，选择常住居民，分别选择春秋两季，采用连续 3 天 24 小时询问法和称重法调查硒摄入量，同时采集当地受试者食用的各种主副食，现场将新鲜食物样品制备成匀浆，然后测定食物样本的硒含量，估计三个地方居民膳食硒摄入量[70]。

在高硒地区居民膳食硒摄入量研究中，首先进行连续 3 天 24 小时预调查，确定选择调查点居民的硒摄入量是否达到要求，之后分别在春秋入户进行连续 3 天 24 小时膳食调查，现场采集生食和熟食，观察烹调过程的影响，采用询问和现场称重方法调查各家庭成员人均食物摄入量，根据熟食中硒含量实测值计算各成员的平均日摄入量[70]。

15.5.3　营养干预效果评价

关于全国范围的或较大样本量的营养因素或相关干预对慢性病发生发展效果评价研究，要获得预期效果通常需要较长的干预期（一年甚至持续数年），通常采用食物频率问卷评价营养因素或干预对人群膳食模式、饮食行为以及营养素摄入量的影响，用于评价过去较长时间的膳食构成和营养素摄入状况，探讨与慢性病发生发展的关系。例如 2002 年在中国 10 个地方开始的包括 50 万中年人的中国居民慢性病前瞻性研究，多次膳食调查中使用的就是食物频率调查问卷[71]。

营养改善或营养干预对儿童、孕产妇等特殊人群的营养与健康状况的影响，由于干预期通常较短，可采用连续 1 ～ 3 天 24 小时记账法或 24 小时膳食回顾法，评价对干预人群营养素摄入量的影响[72-74]。如果是小样本研究，受试者的膳食调查也可以采用记账法、称重法、双份饭法等。例如，汶川大地震后，对灾区特殊人群（婴幼儿、孕妇和乳母）食物构成和营养素摄入量的调查，采用的就是 24 小时膳食回顾法和 FFQ[75-76]。

15.6　展望

因为上述各个膳食调查方法都有其不足之处，仍需要根据研究目的探索更好的膳食调查方法，研究改进正在使用的方法，以及如何评价膳食调查结果的准确性和可靠性。另一方面，要制作更适用的食物成分表或食物成分数据库，容易把食物重量转换成能量和营养素含量；在线自我报告的 24 小时膳食回顾调查的应用效果评价 [77]；推广计算机辅助膳食调查以及探讨人工智能用于人群膳食营养素摄入量调查的可行性 [8]，这些将有助于改善调查结果的准确性和提高数据处理效率；需要开发更实用、价格可接受的通用性辅助食物模型和软件系统。随着移动通信的普及和手机拍照像素的明显改善以及人工智能的应用，研究让受试者拍照摄取的食物，手机、便携式照相机或摄像机用于 24 小时膳食回顾，将有助于提高估计过去 24 小时膳食摄入量的准确性 [78]。例如，使用 24 小时摄像方法的结果证明，可以满意地估算日本男性的能量和常量营养素（盐和钾除外）的摄入量，是一种有用的膳食评估方法。

流行病学调查结果显示，长期合理服用某些食物成分和 / 或膳食补充剂与降低某些营养相关慢性病的风险有关，因此对于大规模人群营养相关的慢性病调查，了解服用补充剂的频率和数量比准确的含量更为重要。近年来，食用强化食品和 / 或功能食品、特殊食物成分（如黄酮类、原花青素、植物固醇类和植物雌激素等）和 / 或膳食补充剂（如微量营养素补充剂）的频率呈持续上升趋势，有些产品已经成为一些人营养素摄入量的重要来源（如微量营养素，特别是维生素 D 和钙、二十二碳六烯酸等）。这类产品的种类繁多、服用的时间不定期较为常见（1 天或几天的调查不一定能涵盖）、食物成分数据库中缺少相关信息、补充矿物质和 / 或维生素的产品缺乏生物利用率和食物当量的相关信息，目前大多数调查还很难收集到相对准确的人群特殊食物成分和 / 或膳食补充剂的信息。因此如何评价或估计人群特殊食物成分和 / 或膳食补充剂的食用频率和数量的方法，仍有待研究和完善。在膳食调查方法学方面，需要进一步研究和探讨的诸多问题，根据调查的阶段、概括于表 15-4。

表 15-4　膳食调查方法学研究展望

调查阶段	需要研究的内容
1. 调查设计	
抽样设计	探索与其它研究可比性的抽样设计方案
	研究连续数日和不连续数日调查结果间准确性差距

调查阶段	需要研究的内容
调查表格设计	研究项目和受试者回答的一致性，调查表格的通俗性；调查内容与时间的优化，利用最短时间获取最多数据
	导入影响膳食新变量的可能性，如对膳食与健康或疾病关系的态度和知识
	不同群体（年龄、性别、种族等）对询问调查表的理解力
2. 资料收集	
估计食物量的辅助准备	研究适用的调查辅助设备，如商品化食物模型、当地可利用最常食用食物，以帮助受试者准确回忆食物摄入量
受试人群	研究能准确估计/描述3岁以下儿童和老年人食物摄入量的方法，尤其是估计6～12月龄婴儿辅食添加量的方法
	研究培训调查者的方法，使其能较准确引导受试者回顾食物摄入量；培训受试者的方法，使其能较准确回顾或记录食物摄入量
需要探索性研究	研究确定非抽样误差的类型以及防止或降低误差的方法
	新的膳食调查方式（如利用互联网、人工智能计数、电话、多媒体、微信、电子信箱等）的应用与效果评价
中国传统膳食	膳食调查食物摄入量数据与生物样品（血、尿等）一致性
	家庭膳食，非分餐制时个体食物摄入量的估计方法
	在外群体就餐时个体食物摄入量的估计方法
3. 数据处理	研究记录缺失项或食物成分数据库缺失项处理方法，关注不确定项的作用以及对平均食物摄入量的影响和对策
	数据表示方法，中位数（25%和75%）和平均数±SD反映机体状况的效果
4. 数据分析	
家庭膳食	研究影响家庭内混合食物分配（中国非分餐制特点）、个体内和个体间营养素摄入量变异的因素
准确性研究	探索评价调查数据准确性的方法，如重复调查以及使用分离的样本等

（荫士安，董彩霞，陈娟）

参考文献

[1] Mekonnen B A, Oumer A, Ale A, et al. Major dietary patterns of community dwelling adults and their associations with impaired blood glucose and central obesity in Eastern Ethiopia: Diet-disease epidemiological study. PLoS One, 2023, 18(4): e0283075.

[2] Boushey C, Ard J, Bazzano L, et al. Dietary patterns and growth, size, body composition, and/or risk of overweight or obesity: a systematic review. Alexandria(VA): USDA Natrition Evidence Systematic Review, 2020.

[3] Ariya M, Sharafi M, Afrashteh S. Association between latent profile of dietary intake and cardiovascular diseases(CVDs): Results from Fasa Adults Cohort Study(FACS). Sci Rep, 2023, 13(1): 17749.

[4] Engler D, Schnabel R B, Neumann F A, et al. Sex-specific dietary patterns and social behaviour in low-risk individuals. Nutrients, 2023, 15(8): 1832.

[5] Shonkoff E, Cara K C, Pei X A, et al. AI-based digital image dietary assessment methods compared to humans and ground truth: a systematic review. Ann Med, 2023, 55(2): 2273497.

[6] Larke J A, Chin E L, Bouzid Y Y, et al. Surveying nutrient assessment with photographs of meals (SNAPMe): a benchmark dataset of food photos for dietary assessment. Nutrients, 2023, 15(23): 4972.

[7] Lattanzi G, Di Rosa C, Spiezia C, et al. "Nutripiatto" : a tool for nutritional education. A survey to assess dietary habits in preschool children. PLoS One, 2023, 18(3): e0282748.

[8] Lozano C P, Canty E N, Saha S, et al. Validity of an artificial intelligence-based application to identify foods and estimate energy intake among adults: a pilot study. Curr Dev Nutr, 2023, 7(11): 102009.

[9] Pietilainen K H, Korkeila M, Bogl L H, et al. Inaccuracies in food and physical activity diaries of obese subjects: complementary evidence from doubly labeled water and co-twin assessments. Int J Obes(Lond), 2010, 34(3): 437-445.

[10] Willett W C, Sampson L, Stampfer M J, et al. Reproducibility and validity of a semiquantitative food frequency questionnaire. Am J Epidemiol, 1985, 122(1): 51-65.

[11] Gills S M, Baker S S, Auld G. Collection methods for the 24-hour dietary recall as used in the expanded food and nutrition education program. J Nutr Educ Behav, 2017，49(3): 250-256.

[12] 王惠君，张伋，苏畅，等. 计算机辅助膳食调查方法应用. 营养学报，2014, 36(2): 180-183.

[13] Wark P A, Hardie L J, Frost G S, et al. Validity of an online 24-h recall tool (myfood24) for dietary assessment in population studies: comparison with biomarkers and standard interviews. BMC Med, 2018, 16(1): 136.

[14] Bezerra A R, Tenorio M, Souza B G, et al. Food frequency questionnaires developed and validated for pregnant women: Systematic review. Nutrition, 2023 (110): 111979.

[15] Mumu S J, Merom D, Ali L, et al. Validation of a food frequency questionnaire as a tool for assessing dietary intake in cardiovascular disease research and surveillance in Bangladesh. Nutr J, 2020, 19(1): 42.

[16] Ahmed S, Rahman T, Ripon M S H, et al. A food frequency questionnaire for hemodialysis patients in bangladesh (BDHD-FFQ): development and validation. Nutrients, 2021, 13(12): 4521.

[17] 2020 Dietary Guidelines Advisory Committee, Dietary Patterns Subcommittee. Dietary Patterns and Risk of Cardiovascular Disease: A Systematic Review. Alexandria(VA): USDA Nutrition Evidence Systematic Review, 2020.

[18] Wang T, Kroeger C M, Cassidy S, et al. Vegetarian dietary patterns and cardiometabolic risk in people with or at high risk of cardiovascular disease: a systematic review and meta-analysis. JAMA Netw Open, 2023, 6(7): e2325658.

[19] Gan Z H, Cheong H C, Tu Y K, et al. Association between plant-based dietary patterns and risk of cardiovascular disease: a systematic review and meta-analysis of prospective cohort studies. Nutrients, 2021, 13(11): 3952.

[20] Mumme K D, Conlon C A, von Hurst P R, et al. Relative validity and reproducibility of a food frequency questionnaire for assessing dietary patterns and food group intake in older New Zealand adults: the researching eating, activity, and cognitive health study. J Acad Nutr Diet, 2021, 121(12): 2389-2400 e2310.

[21] Allehdan S S, Tayyem R F, Agraib L M, et al. Relative validity and reproducibility of a food frequency questionnaire to assess food group intake in pregnant jordanian women. J Acad Nutr Diet, 2019, 119(8): 1349-1361.

[22] 马德福, 郑迎东, 宁一冰, 等. 食物频率问卷法评估 1-3 岁幼儿营养素摄入量准确性及重现性研究. 营养学报, 2014, 36(1): 45-48.

[23] 李艳平, 宋军, 潘慧, 等. 食物频率问卷法评估人群能量和营养素摄入量的准确性验证. 营养学报, 2006, 28(2): 143-147.

[24] Sabir Z, Rosendahl-Riise H, Dierkes J, et al. Comparison of dietary intake measured by a web-based FFQ and repeated 24-hour dietary recalls: the Hordaland Health Study. J Nutr Sci, 2022, 11: e98.

[25] Rostgaard-Hansen A L, Rosthoj S, Brunius C, et al. Relative validity and reproducibility of a web-based semi-quantitative food frequency questionnaire in the Danish diet, cancer, and health-next generations MAX study. Nutrients, 2023, 15(10): 2389.

[26] Saravia L, Miguel-Berges M L, Iglesia I, et al. Relative validity of FFQ to assess food items, energy, macronutrient and micronutrient intake in children and adolescents: a systematic review with meta-analysis. Br J Nutr, 2021, 125(7): 792-818.

[27] Madden J P, Goodman S J, Guthrie H A. Validity of the 24-hr. recall. Analysis of data obtained from elderly subjects. J Am Diet Assoc, 1976, 68(2): 143-147.

[28] Greger J L, Etnyre G M. Validity of 24-hour dietary recalls by adolescent females. Am J Public Health, 1978, 68(1): 70-72.

[29] Adelson S F. Some problems in collecting dietary data from individuals. J Am Diet Assoc, 1960, 36: 453-461.

[30] Calkins B M, Whittaker D J, Nair P P, et al. Diet, nutrition intake, and metabolism in populations at high and low risk for colon cancer. Nutrient intake. Am J Clin Nutr, 1984, 40(4 Suppl): S896-S905.

[31] Jain M, Howe G R, Johnson K C, et al. Evaluation of a diet history questionnaire for epidemiologic studies. Am J Epidemiol, 1980, 111(2): 212-219.

[32] Den Hartog C, Van S, Dalderup L M, et al. The diet of volunteers participating in a long term epidemiological field survey on coronary heart disease at Zutphen, the Netherlands. Voeding, 1965, 26: 184-208.

[33] Koch S A J, Conrad J, Cade J E, et al. Validation of the web-based self-administered 24-h dietary recall myfood24-Germany: comparison with a weighed dietary record and biomarkers. Eur J Nutr, 2021, 60(7): 4069-4082.

[34] Stevens H A, Bleiler R E, Ohlson M A. Dietary intake of five groups of subjects. J Am Diet Assoc, 1963 (42): 387-393.

[35] Morgan R W, Jain M, Miller A B, et al. A comparison of dietary methods in epidemiologic studies. Am J Epidemiol, 1978, 107(6): 488-498.

[36] Balogh M, Kahn H A, Medalie J H. Random repeat 24-hour dietary recalls. Am J Clin Nutr, 1971, 24(3): 304-310.

[37] Engle-Stone R, Brown K H. Comparison of a household consumption and expenditures survey with nationally representative food frequency questionnaire and 24-hour dietary recall data for assessing consumption of fortifiable foods by women and young children in Cameroon. Food Nutr Bull, 2015, 36(2): 211-230.

[38] Bergman E A, Boyungs J C, Erickson M L. Comparison of a food frequency questionnaire and a 3-day diet record. J Am Diet Assoc, 1990, 90(10): 1431-1433.

[39] Qin Y, Deng H, Lu M, et al. Reproducibility and validity of a semi-quantitative food frequency questionnaire for children aged 6-12 in western China. Nutrients, 2023, 15(4): 856.

[40] Navarro-Padilla M L, Bernal-Orozco M F, Fernandez-Ballart J, et al. The reproducibility and relative validity of a food frequency questionnaire for identifying iron-related dietary patterns in pregnant women. Nutrients, 2022, 14(11): 2313.

[41] Souza D S, Santos B I, Costa B M, et al. Food frequency questionnaire for foods high in sodium: Validation with the triads method. PLoS One, 2023, 18(7): e0288123.

[42] Shahar S, Shahril M R, Abdullah N, et al. Development and relative validity of a semiquantitative food frequency questionnaire to estimate dietary intake among a multi-ethnic population in the Malaysian cohort project. Nutrients, 2021, 13(4): 1163.

[43] Alawadhi B, Fallaize R, Franco R Z, et al. Web-based dietary intake estimation to assess the reproducibility and relative validity of the EatWellQ8 food frequency questionnaire: validation study. JMIR Form Res, 2021, 5(3): e13591.

[44] 李艳平, 王冬, 何宇纳, 等. 不同膳食调查方法评估人群能量和营养素摄入量的比较. 中国慢性病预防与控制, 2007, 15(2): 79-83.

[45] 李艳平, 何宇纳, 翟凤英, 等. 称重法、回顾法和食物频率法评估人群食物摄入量的比较. 中华预防医学杂志, 2006, 40(4): 273-280.

[46] 蒲玲玲, 韦京豫, 高蔚娜, 等. 称重法和化学分析法在武警某部膳食调查中的应用与比较. 军事医学, 2015, 11: 831-834.

[47] 李剑虹, 鹿子龙, 颜流霞, 等. 称重法、频率法与24h尿钠法评估人群食盐摄入量的比较. 中华预防医学杂志, 2014, 12: 1093-1097.

[48] Mogensen C S, Vedelspang A, Geiker N R W. Validation of a food frequency questionnaire in the assessment of dietary glycemic index, glycemic load, and protein intake in pregnant women with obesity. Nutrition, 2023, 118: 112249.

[49] Tucker K L. Assessment of usual dietary intake in population studies of gene-diet interaction. Nutr Metab Cardiovasc Dis, 2007, 17(2): 74-81.

[50] 姜婷婷, 戴永梅, 苗苗, 等. 即时性图像法在南京市孕妇膳食调查中应用效果评价. 卫生研究, 2015, 44(4): 586-592.

[51] Arab L, Wesseling-Perry K, Jardack P, et al. Eight self-administered 24-hour dietary recalls using the Internet are feasible in African Americans and Whites: the energetics study. J Am Diet Assoc, 2010, 110(6): 857-864.

[52] Hallal P C, Rocha A, Sardinha L M V, et al. Telephone survey of risk factors for chronic noncommunicable diseases during the pandemic(Covitel): methodological aspects. Cad Saude Publica, 2023, 39(9): e00248922.

[53] Pannen S T, Gassmann R, Vorburger R, et al. Development of a multilingual web-based food frequency questionnaire for adults in Switzerland. Nutrients, 2023, 15(20): 4359.

[54] Abu-Saad K, Accos M, Ziv A, et al. Development and functionality of a parsimonious digital food frequency questionnaire for a clinical intervention among an indigenous population. Nutrients, 2023, 15(23): 5012.

[55] Eldridge A L. FITS and KNHS Overview: Methodological challenges in dietary intake data collection among infants, toddlers, and children in selected countries. Nestle Nutr Inst Workshop Ser, 2019, 91: 69-78.

[56] Basch C E, Shea S, Arliss R, et al. Validation of mothers' reports of dietary intake by four to seven year-old children. Am J Public Health, 1990, 80(11): 1314-1317.

[57] Okada E, Nakade M, Hanzawa F, et al. National nutrition surveys applying dietary records or 24-h dietary recalls with questionnaires: a scoping review. Nutrients, 2023, 15(22): 4739.

[58] Ahluwalia N, Dwyer J, Terry A, et al. Update on NHANES dietary data: focus on collection, release, analytical considerations, and uses to inform public policy. Adv Nutr, 2016, 7(1): 121-134.

[59] 赵丽云，丁钢强，赵文华，等. 2015—2017 年中国居民营养与健康状况监测报告. 北京：人民卫生出版社，2022.

[60] 赵显峰，荫士安，郝兰英. 12 ～ 14 岁男童体内强化去植酸豆粉中钙铁锌的吸收利用率研究. 中华预防医学杂志，2003, 37(1): 5-8.

[61] Tang G, Gu X, Hu S, et al. Green and yellow vegetables can maintain body stores of vitamin A in Chinese children. Am J Clin Nutr, 1999, 70(6): 1069-1076.

[62] 李蕾，王茵，武洁姝，等. 平衡膳食对改善山区学龄儿童营养状况的初步观察. 卫生研究，2006, 35(5): 625-627.

[63] Li L, Zhao X, Wang J, et al. Spirulina can increase total-body vitamin A stores of Chinese school-age children as determined by a paired isotope dilution technique. J Nutr Sci, 2012, 1:e19.

[64] Wang Z, Yin S, Zhao X, et al. beta-carotene-vitamin A equivalence in Chinese adults assessed by an isotope dilution technique. Br J Nutr, 2004, 91(1): 121-131.

[65] 汪之顼，谷贻光，张传冬，等. 中青年人体内 β-胡萝卜素转化为维生素 A 的效率. 卫生研究，2006, 35(1): 59-62.

[66] Wang J, Wang Y, Wang Z, et al. Vitamin A equivalence of spirulina beta-carotene in Chinese adults as assessed by using a stable-isotope reference method. Am J Clin Nutr, 2008, 87(6): 1730-1737.

[67] 杨光圻，周瑞华，荫士安，等. 我国人民硒需要量的研究 一，生理需要量、最低需要量和最低供给量标准. 卫生研究，1985, 14(5): 24-28.

[68] 杨光圻，周瑞华，荫士安，等. 我国人民硒需要量的研究 三，硒生理需要量的再研究和有关硒需要量问题的讨论. 卫生研究，1989, 18(2): 27-30.

[69] 朴建华，朱连珍，荫士安，等. 我国人民硒需要量的研究 二，硒的生理需要量. 卫生研究，1987, 16(3): 27-29.

[70] Yang G, Zhou R, Yin S, et al. Studies of safe maximal daily dietary selenium intake in a seleniferous area in China. I. Selenium intake and tissue selenium levels of the inhabitants. J Trace Elem Electrolytes Health Dis, 1989, 3(2): 77-87.

[71] Chen Z, Lee L, Chen J, et al. Cohort profile: the Kadoorie study of chronic disease in China (KSCDC). Int J Epidemiol, 2005, 34(6): 1243-1249.

[72] Sohn J A, Chang J Y, Oh S, et al. Differences in growth and dietary and nutrient intake patterns by breastfeeding status over one year among Korean children aged 24-35 months. J Korean Med Sci, 2023, 38(44): e363.

[73] Kubuga C K, Shin D, Song W O. Determinants of dietary patterns of Ghanaian mother-child dyads: a demographic and health survey. PLoS One, 2023, 18(11): e0294309.

[74] Ajami M, Salehi F, Kalantari N, et al. Dietary patterns in 1125 iranian women: adequacy of energy and micronutrient intakes and weight statuses. Int J Prev Med, 2023, 14: 82.

[75] 荫士安，赵显峰，赵丽云，等. 汶川大地震一年后灾区育龄妇女的营养状况. 中华预防医学杂志，2010, 44(8): 686-690.

[76] 赵显峰，荫士安，赵丽云，等. 汶川大地震一年后灾区农村 60 月龄以下儿童的营养状况. 中华预防医学杂志，2010, 44(8): 691-695.

[77] Foster E, Lee C, Imamura F, et al. Validity and reliability of an online self-report 24-h dietary recall method (Intake24): a doubly labelled water study and repeated-measures analysis. J Nutr Sci, 2019, 8: e29.

[78] Matsushita Y, Takahashi T, Asahi K, et al. Validation of improved 24-hour dietary recall using a portable camera among the Japanese population. Nutr J, 2021, 20(1): 68.